高齢者看護学

Gerontological Nursing

第3版

亀井智子 ｜ 小玉敏江　編集
Tomoko Kamei　Toshie Kodama

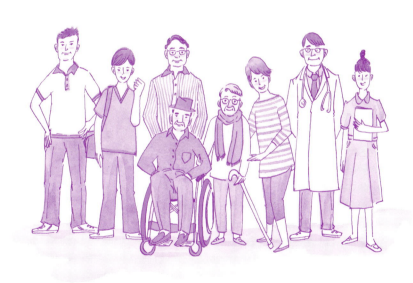

中央法規

Foreword

まえがき

　この10年余の日本社会の変化には目を見張るものがあり，医療技術の進歩，地域社会の変容は私たちの生活に功罪おりまぜた影響を与えています．そして超高齢社会と呼称される現在を生きる高齢者層の健康と生き方がこれまで以上に問われるようになっています．

　高齢者をとりまく保健医療福祉制度や施策が充実しつつある現在，これらの制度もふまえ，多様な場で生活する高齢者と家族への健康増進，および介護予防からエンドオブライフまで，高齢者の尊厳を守り，一貫性のある看護を行うための高齢者看護学教育が重要となっています．

　このたび，第3版の改訂の運びとなった本書では，高齢者の健康や健康問題の全体像を見据え，それぞれ看護を提供する場において多職種連携によるチームアプローチを推進して高齢者と家族の生活を支援する看護について内容の充実を図りました．

　改訂・編集にあたっては，次の事柄に主眼をおいて，高齢者看護学を系統的に学べるように留意しています．①老化のプロセスと調和を図りながら，現代に生きる高齢者の生活全体を理解すること，②高齢者の自立(自律)生活を支援するための包括的なアセスメントと包括的なケアを理解すること，③近年研究が進み，特に注目されるようになった高齢者のフレイル，サルコペニア，低栄養など，高齢者に特有な"健康と疾病の間の健康状態"で心身の脆弱性が出現し，生活機能に支障をきたしやすい状態への理解を進めること，④在宅・地域・入所施設，さまざまな場での看護の展開方法とそのために有効な資源の理解を進めること，⑤超高齢社会におけるエンドオブライフケアの重要性の理解をより一層図ること，⑥多職種ケアチームの中での看護の役割と，学際的チームアプローチの具体的な方法を理解すること，⑦制度や高齢者施策のアップデートを図り，最新情報を理解することです．多様な場で生活する高齢者と家族への健康増進，および介護予防からエンドオブライフまで，高齢者の尊厳を守り，一貫性のある看護を行うための高齢者看護学教育の重要性を踏まえた構成となっております．

　看護教育においては，文部科学省から看護学教育モデル・コア・カリキュラムが発出されました(2017(平成29)年度)．また，日本看護系大学協議会からは看護学士課程におけるコアコンピテンシーと卒業時到達目標が，さらに日本学術会議からは大学教育の分野別質保証のための教育課程編成上の参照基準看護学分野が公表されるなど，教育の質を保証

まえがき

する仕組みを確立する時期に入りました．

　本書では，これらの内容も参照しつつ，テキストとしての質の担保に力を尽くしており，高齢者看護学および老年学に関する豊富な知識と経験をもつ方々に専門的見地からご執筆いただきました．

　読者の皆様におかれましては，本書についての忌憚のないご意見を賜りますようお願い申し上げます．

　最後になりましたが，本書の制作にあたり中央法規出版の星野氏には常に温かく多大なご支援をいただきました．心から感謝申し上げます．

2017年12月

編著者

Contents

まえがき

第1章 高齢者の生活

§1 高齢者と家族・地域社会 ... 002

1. 高齢者・家族の生活状況 ... 小玉敏江 002
   1. 高齢者とは ... 002
   2. 長寿，高齢化，超高齢社会の次に来るもの ... 002
   3. 家族の形態変化 ... 003
   4. 家族観の多様化 ... 005
2. 高齢者・家族の健康状況 ... 006
   1. 健康的に優れた高齢者 ... 006
   2. 高い有訴者率と受療率 ... 007
   3. 日常生活に支障のある高齢者 ... 008
   4. 寝たきりの高齢者と認知症高齢者 ... 008
   5. 高齢者の看護・介護への希望と実態 ... 010
3. 高齢者の看護・介護をめぐる地域的背景 ... 012
   1. 高齢者の生活スタイル ... 012
   2. 社会資源の地域差 ... 012
   3. 地域の支え合い活動 ... 014
4. 高齢期の家族看護 ... 川上千春 015
   1. 老年期にある高齢者と家族関係の特徴 ... 015
   2. 高齢者をとりまく家族介護者への支援 ... 015

§2 生活においての折り合い ... 小玉敏江 020

1. 高齢期の発達課題 ... 020
2. 高齢期への適応 ... 021
   1. 適応の型 ... 021
   2. 人格の安定性と可変性 ... 022
   3. 死の接近への適応 ... 023
3. エイジズムという偏見 ... 023
4. 高齢期の健康と日常生活 ... 024
   1. 日常みられる高齢者の心理 ... 024
   2. 日常生活動作（ADL）と生活範囲 ... 024
   3. 健康のために実行している生活習慣 ... 025
   4. 生活障害への対処 ... 026
5. 高齢期の生きがい ... 027

§3 自立（自律）にかかわる高齢者の心身の変化とその評価 ... 渡辺修一郎 030

1. 加齢に伴う構造と機能の変化 ... 030
   1. 老化とは ... 030
   2. 老化でみられる一般的な変化 ... 030
   3. 老化でみられやすい系統別変化 ... 031
2. 高齢期に生じやすい症状や症候，疾病の特徴 ... 031
3. 主な老年症候群 ... 033
   1. フレイル ... 033
   2. 低栄養 ... 034
   3. ロコモティブシンドローム ... 034
   4. サルコペニア ... 034
   5. 骨粗鬆症 ... 036
   6. 尿失禁 ... 036
4. 生活機能の加齢変化 ... 037
   1. 高齢期の健康指標 ... 037
   2. 生活機能の評価 ... 037
   3. 生活機能の自立状況 ... 039
5. 感覚機能の加齢変化 ... 039
   1. 視覚の変化 ... 039
   2. 聴覚の変化 ... 039
   3. その他の感覚の変化 ... 041
6. 認知機能の加齢変化とその評価 ... 041
   1. 感覚，知覚，認知 ... 041
   2. 認知機能の加齢変化の特徴 ... 041
   3. 認知症と軽度認知障害 ... 042
   4. 認知機能の評価 ... 043
7. 心理状態の変化と評価 ... 044
   1. 高齢期における心理状態の変化の特徴 ... 044
   2. 心理状態の評価 ... 044
8. 社会・家族環境の評価 ... 045
   1. 社会環境とは ... 045
   2. 高齢期の社会環境の変化 ... 046
   3. 社会環境の評価 ... 047

§4 高齢者の保健医療福祉に関する制度の変遷 ... 049

1. 医療制度 ... 清水由美子 049

- ❶ 国民皆保険制度と老人医療費 049
- ❷ 医療制度改革（2006（平成18）年）以降の新たな高齢者医療体制 052
- ❸ 医療費の推移 053
- **2 保健・福祉制度** 053
  - ❶ 老人保健法制定以前 053
  - ❷ 老人保健法施行 054
  - ❸ ゴールドプラン策定と介護サービスの基盤整備 054
  - ❹ 介護保険法の制定・改正と地域包括支援センター創設 056
  - ❺ 地域包括ケアシステムの実現に向けた介護保険法改正以降 056
  - ❻ 認知症対策 058
- **3 介護保険制度** 060
  - ❶ 介護保険制度の趣旨 060
  - ❷ 介護保険制度の概要 060
  - ❸ 要介護認定と介護保険サービスの利用手続き 061
  - ❹ ケアマネジャー（介護支援専門員） 063
  - ❺ ケアマネジメントとケアプラン 063
  - ❻ 介護予防と地域支援事業 063
- **4 訪問看護制度** 064
  - ❶ 訪問看護制度の変遷 064
  - ❷ 訪問看護制度の概要 065
  - ❸ 訪問看護ステーション 065
  - ❹ 訪問看護の利用 066
- **5 わが国の社会福祉への諸外国の影響** 066

  河田萌生, 藤村芳子
  - ❶ アメリカ 066
  - ❷ イギリス 066
  - ❸ ドイツ 068
  - ❹ フランス 068
  - ❺ 韓国 068

第2章 高齢者看護の役割と特徴

§1 高齢者看護の役割　小玉敏江 070

- ❶ 少子高齢社会の高齢者看護の役割 070

§2 高齢者看護の特徴 072

- ❶ 高齢者看護におけるコミュニケーションの重要性　井上映子 072
- ❷ 事例で示す高齢者看護の特徴 073

  井上映子, 髙木初子, 長嶋まり子, 根本敬子, 小玉敏江
  - ❶ その人の暮らしに尊敬の念をもってケアを行う 073
  - ❷ 病状回復支援とともに, 常に自立支援を行う 075
  - ❸ 健康レベルを低下させるリスクを防ぐ 077
  - ❹ その人のもつ潜在力を引き出すケアを行う 080
  - ❺ 地域で老いることを支える 082
  - ❻ その人が望むエンドオブライフケアを行う 085

§3 高齢者看護の場の特性　工藤禎子 087

- ❶ さまざまな高齢者看護の場における看護職の動向 087
- ❷ 病院以外で働く看護職をとりまく特性 087
- ❸ 病院以外の場における看護職に期待される役割と機能 088
- ❹ 病院以外の場で働く看護職のめざす方向と多職種との連携 088
- ❺ 介護保険における施設サービス 088
- ❻ 高齢者が地域で暮らすための社会資源 089
  - ❶ 社会資源とは何か 089
  - ❷ 社会資源の調整を担う職種と看護職による補完 090
  - ❸ 高齢者の健康レベル別にみた有用な社会資源 090
  - ❹ 社会資源利用のポイント 091
  - ❺ 社会資源の開発と看護職の役割 092
- ❼ 介護老人保健施設における看護 092
  - ❶ 介護老人保健施設とは 092
  - ❷ 介護老人保健施設を利用している高齢者の特性 093
  - ❸ 看護職の配置と期待される機能 093
  - ❹ 介護老人保健施設における看護のポイント 093
- ❽ 介護老人福祉施設（特別養護老人ホーム）における看護 095
  - ❶ 介護老人福祉施設（特別養護老人ホーム）とは 095

❷介護老人福祉施設（特別養護老人ホーム）を利用している高齢者の特性 …… 096
❸看護職の配置と期待される機能 …… 096
❹介護老人福祉施設（特別養護老人ホーム）における看護のポイント …… 096
9 病院・診療所における看護 …… 098
❶高齢者の療養の場としての病院・診療所 …… 098
❷看護職の配置と期待される機能 …… 098
10 訪問看護事業所（訪問看護ステーション）による看護 …… 099
❶訪問看護事業所（訪問看護ステーション）利用者の特性 …… 099
❷看護職の配置と期待される機能 …… 099
❸訪問看護事業所（訪問看護ステーション）における看護のポイント …… 100
11 地域密着型サービス …… 100
12 複合型サービス（看護小規模多機能型居宅介護） …… 101
13 認知症対応型共同生活介護（グループホーム） …… 101
14 保健所・市町村保健師による看護 …… 102
❶保健所，市町村の保健活動 …… 102
❷保健所保健師の活動の概要 …… 102
❸市町村保健師の活動の概要 …… 102
15 地域包括支援センター …… 103

第3章　高齢者看護の方法

§1 高齢者の包括的アセスメント　亀井智子 106

1 高齢者アセスメントの意義 …… 106
2 高齢期の心身機能変化の意味とその評価 …… 106
3 高齢者の心身社会的アセスメント（高齢者総合的機能評価） …… 107
❶日常生活機能 …… 110
❷精神的機能 …… 115
❸社会的機能 …… 117

§2 病院における高齢者看護のプロセス
藤田君支 124

1 日常生活の看護 …… 124
❶老年期の健康障害の特徴と看護 …… 124
❷高齢者の看護過程 …… 124
❸高齢者の看護診断 …… 124
❹事例に基づく看護診断・介入・評価 …… 124
2 診療場面の看護：外来診療・検査時の看護 …… 125
❶外来診療と看護 …… 125
❷検査時の看護 …… 125
3 薬物療法と看護 …… 126
❶薬物動態と恒常性維持機能の変化 …… 126
❷高齢者の薬物有害反応と危険因子 …… 126
❸服薬管理 …… 126

§3 高齢者ケアの継続性と退院計画
坂井志麻 128

1 高齢者ケアに求められる継続性 …… 128
2 退院調整部署の設置と役割 …… 129
3 地域包括ケアにおける退院支援 …… 129
❶退院支援とは …… 129
❷看護師が実践する退院支援の4つのプロセス …… 129
4 外来看護におけるケアの継続性 …… 131
❶外来病棟間の情報共有 …… 131
❷外来における再入院予防に向けた支援 …… 132

§4 高齢者看護における記録・報告 133

1 記録の目的・意義　福嶋龍子 133
2 報告─記録の活用　安武綾 133

§5 高齢者看護の質の確保 138

A リスクマネジメント　杉本知子 138
1 なぜリスクマネジメントが必要なのか …… 138
2 リスクマネジメントと看護職の責務 …… 140
3 高齢者ケアにおける危険性を予測するための基本的な視点 …… 141
4 異常な状態を招かないための日常管理 …… 142
5 組織としてのリスクマネジメント …… 143

B 高齢者看護と質の保証　　亀井智子 144
1. 高齢者をとりまく保健・医療の現状と質の管理の背景　144
2. 看護者の倫理　145
3. 第三者評価　145

第4章 高齢者看護のための学際的チームアプローチ

§1 高齢者ケアと学際的チームアプローチ　　亀井智子 150
1. 高齢者ケアと学際的チームアプローチの意義　150
2. 多職種によるケアチームの作り方　150
3. 高齢者ケアに関連する保健・医療・福祉の専門職　152

§2 高齢者ケアチームの各専門職の役割と連携方法の実際　155
1. 医師の立場から　辻彼南雄 155
2. 看護師の立場から　桑田美代子 156
3. 退院調整看護師の立場から　松本明子 157
4. 老人看護専門看護師(CNS)の立場から　吉岡佐知子 158
5. 慢性疾患看護専門看護師(CNS)の立場から　猪飼やす子 159
6. 認知症看護認定看護師の立場から　石原幸子 160
7. 摂食・嚥下障害看護認定看護師の立場から　白坂誉子 161
8. 訪問看護師の立場から　小野若菜子 162
9. 保健師の立場から　小野若菜子 163
10. 理学療法士・作業療法士の立場から　望月秀樹 164
11. 社会福祉士の立場から　神山裕美 165
12. 介護福祉士・ホームヘルパー(訪問介護員)の立場から　小野若菜子 166
13. 歯科医師・歯科衛生士の立場から　古屋純一 167
14. ケアマネジャーの立場から　神山裕美 167
15. 臨床心理士の立場から　黒川由紀子 168
16. 音楽療法士の立場から　藤野園子 169

§3 サービス担当者会議の展開　　杉本知子 171
1. サービス担当者会議(ケアカンファレンス)の概要　171
2. 学際的チームによるサービス担当者会議(ケアカンファレンス)の展開　173

第5章 高齢者看護の実践

§1 高齢期の健康とヘルスプロモーションと看護　180

A 高齢期の健康とヘルスプロモーション　芳賀博 180
1. 高齢者のQOLとしての健康　180
2. 高齢者の健康を測る指標　181
   1. 運動機能の評価　181
   2. 活動能力の評価　183
   3. 主観的側面からの評価　184
3. ヘルスプロモーションと健康づくり　184
   1. ヘルスプロモーションとは　184
   2. ヘルスプロモーションと健康日本21　185
4. 介護予防　186
   1. 介護予防の重視　186
   2. 介護予防の実際　186
5. 高齢者の社会参加と健康　187

B 健康な高齢者の看護　櫻井尚子 188
1. 健康な高齢者として，自立を維持するための看護ケア　188
2. 健康寿命を延伸するための看護ケア　189
3. 高齢者の健康づくり　190

§2 高齢期のフレイルの予防と看護　194

A 生活の自立を進め，行動範囲を広げる看護　梶井文子, 小玉敏江 194
1. フレイルの定義と要件　194
2. 加齢というプロセスにある「老化」と「フレイル」の位置づけ　194
3. 高齢期のフレイルの健康問題　194
4. フレイルの予防と高齢者看護の考え方　195

- ❶予防の視点をもつ看護展開 195
- ❷自立・自律を尊重する看護展開 196

B 転倒の予防と看護　　江藤真紀，梶田悦子 197
- **1** 転倒とは 197
- **2** 高齢者の転倒の実態 197
  - ❶高齢者の姿勢の特徴 197
  - ❷転倒経験者の身体・心理的活動 197
  - ❸転倒が高齢者に与える影響——転倒後症候群と転倒恐怖感 199
- **3** 高齢者の転倒要因 199
- **4** 高齢者の転倒予防対策とその看護 201
  - ❶高齢者の生活背景と転倒 201
  - ❷転倒要因から考えられる看護の視点 201
  - ❸転倒予防の看護の展望 201
- **5** 転倒と骨折 202
  - ❶骨折の原因 202
  - ❷転倒に伴う骨折 203
  - ❸転倒と骨粗鬆症との因果関係 203
- **6** 骨粗鬆症の予防と対策 203

C 排泄障害の予防と看護　　西村かおる 205
- **1** 正常な排泄 205
- **2** 老化と排泄障害の原因 205
- **3** 排泄看護のプロセス 205
  - ❶ステップ1：本人・家族の主訴や希望を聴く 205
  - ❷ステップ2：現状の把握 205
  - ❸ステップ3：問題点や課題を分析する 210
  - ❹ステップ4：課題に即した対処を計画する 210
  - ❺ステップ5：ケアの実際 210
  - ❻ステップ6：ケアの評価 212

D 低栄養の予防と看護　　梶井文子 214
- **1** 高齢者の栄養問題 214
- **2** PEMと摂食嚥下障害 215
- **3** PEMと脱水 215
- **4** PEMとフレイル 215
- **5** PEMとサルコペニア 215
- **6** 高齢者のPEMのリスクを早期発見するための看護 215

- ❶栄養スクリーニング 217
- ❷栄養アセスメント 217
- ❸栄養ケアプラン 219
- ❹栄養補給 219
- ❺栄養教育・栄養カウンセリング 220
- ❻各専門職による栄養ケア 220
- ❼モニタリング 220
- **7** PEMを改善するための看護 220

E 睡眠障害と看護　　尾﨑章子 222
- **1** 高齢者の睡眠 222
- **2** 高齢者の睡眠に関するアセスメントの留意点 222
  - ❶不眠と睡眠習慣 222
  - ❷不眠と不眠症 222
- **3** 高齢者の睡眠に対する看護支援 222
  - ❶睡眠に適した療養環境を整える 222
  - ❷睡眠習慣を見直す 223
  - ❸生活習慣を見直す 223
  - ❹身体疾患・精神疾患の治療が適切に受けられるようにする 224
  - ❺睡眠薬使用は最小限に，使用した際は十分な観察を行う 224

§3 急性期医療を必要とする高齢者の看護 226

A 急性期医療を必要とする高齢者への看護の考え方　　長谷川真澄 226
- **1** 急性期医療を受ける高齢者の特徴 226
- **2** 手術を受ける高齢者の特徴 226
- **3** 高齢者へのインフォームド・コンセント 227
- **4** 手術を受ける高齢者への看護の基本 228
  - ❶術前検査とオリエンテーション 228
  - ❷周術期の観察と予防ケア 228
  - ❸早期離床とリハビリテーションへの援助 229
  - ❹在宅復帰に向けた支援 229

B 周手術期の看護　　福嶋龍子 230
- **1** 白内障 230
  - ❶手術前の看護 230

- ❷ 手術後の看護 ……………………………… 230
- ❷ 前立腺肥大症 ……………………………… 231
  - ❶ 手術前の看護 ……………………………… 231
  - ❷ 手術後の看護 ……………………………… 232
- ❸ 大腿骨骨折 ………………………………… 232
  - ❶ 手術前の看護 ……………………………… 233
  - ❷ 手術後の看護 ……………………………… 233
- ❹ 胃がん ……………………………………… 234
  - ❶ 手術前の看護 ……………………………… 234
  - ❷ 手術後の看護 ……………………………… 235

§4 高齢者看護とリハビリテーション
荒木美千子 237

- ❶ リハビリテーションとは …………………… 237
- ❷ 高齢者ケアにおけるリハビリテーションの重要性と留意点 ………………………………… 238
- ❸ リハビリテーションのステージの考え方 …… 239
  - ❶ 急性期リハビリテーション ……………… 240
  - ❷ 回復期リハビリテーション ……………… 240
  - ❸ 維持期(生活期)リハビリテーション …… 240
- ❹ リハビリテーションの視点を看護に活かす … 241
  - ❶ 日常生活活動の支援 ……………………… 241
  - ❷ 社会参加への援助：脱孤立化 …………… 243
  - ❸ 主体性の回復 ……………………………… 243

§5 長期・慢性的疾患をもつ高齢者の看護 246

A 長期・慢性的疾患をもつ高齢者の看護
亀井智子 246

B 脳神経系疾患と看護 ………………… 248
- ❶ 脳血管障害と看護 …………… 鳥谷めぐみ 248
  - ❶ 脳血管障害の分類 ………………………… 248
  - ❷ 高齢者における脳血管障害の特徴 ……… 249
  - ❸ 脳血管障害の診断と治療 ………………… 249
  - ❹ 脳血管障害をもつ高齢者の看護 ………… 250
- ❷ パーキンソン病と看護 ……… 長谷川真澄 251
  - ❶ 病態・症状 ………………………………… 251
  - ❷ 診断 ………………………………………… 252
  - ❸ 治療 ………………………………………… 253
  - ❹ パーキンソン病の高齢者の看護 ………… 253

C 循環器系疾患と看護
金盛琢也 256

- ❶ 高血圧 ……………………………………… 256
  - ❶ 概要 ………………………………………… 256
  - ❷ 治療 ………………………………………… 256
  - ❸ 看護 ………………………………………… 256
- ❷ 虚血性心疾患 ……………………………… 257
  - ❶ 狭心症 ……………………………………… 257
  - ❷ 心筋梗塞 …………………………………… 258
- ❸ 慢性心不全 ………………………………… 258
  - ❶ 概要 ………………………………………… 258
  - ❷ 治療 ………………………………………… 259
  - ❸ 看護 ………………………………………… 259

D 呼吸器疾患と看護
亀井智子 260

- ❶ 高齢者に生じやすい低酸素血症と呼吸不全のメカニズム ………………………………… 260
- ❷ 高齢者の慢性呼吸不全と看護 …………… 260
  - ❶ 慢性閉塞性肺疾患 ………………………… 260
  - ❷ 高齢者の肺炎 ……………………………… 267

E 腎疾患と看護
六角僚子 273

- ❶ 腎不全 ……………………………………… 273
- ❷ 急性腎不全の看護 ………………………… 273
  - ❶ 発症期 ……………………………………… 273
  - ❷ 乏尿・無尿期 ……………………………… 273
  - ❸ 利尿期 ……………………………………… 273
  - ❹ 回復期 ……………………………………… 275
- ❸ 慢性腎不全の看護 ………………………… 276
  - ❶ Ⅰ期：腎予備力低下 ……………………… 276
  - ❷ Ⅱ期：腎機能障害 ………………………… 276
  - ❸ Ⅲ期：腎機能代償不全 …………………… 276
  - ❹ Ⅳ期：尿毒症 ……………………………… 276

F 骨・関節系疾患と看護
谷口好美 278

- ❶ 変形性関節症 ……………………………… 278
- ❷ 関節リウマチ ……………………………… 278
- ❸ 骨折 ………………………………………… 279
- ❹ 骨・関節系疾患をもつ高齢者の看護
—慢性疼痛の看護を中心に ……………… 279

G 代謝性疾患と看護　　　山本由子　281

1. 糖尿病 ……………………………… 281
   1. 高齢者における特徴 ………………… 281
   2. 血糖コントロールの目標 …………… 281
   3. 看護のポイント ……………………… 282
2. 脂質異常症 ………………………… 283
   1. 高齢者における特徴 ………………… 283
   2. 看護のポイント ……………………… 284
3. サルコペニアと肥満症 …………… 284
   1. 高齢者の特徴 ………………………… 284
   2. 看護のポイント ……………………… 285

H 皮膚疾患と看護　　　南由起子　287

1. 高齢者の皮膚の特徴（正常な変化） … 287
2. 高齢者に多い皮膚疾患と看護 …… 287
   1. 老人性乾皮症（ドライスキン）と老人性皮膚瘙痒症 ………………………………… 287
   2. 白癬症（皮膚糸状菌症） …………… 288
   3. 皮膚カンジダ症 ……………………… 288
   4. 疥癬 …………………………………… 288
3. 高齢者の皮膚に発生しやすい病態と看護 … 289
   1. 褥瘡 …………………………………… 289
   2. スキンテア（Skin Tear：皮膚裂傷）… 292

I 感染症と看護　　　鈴木明子　295

1. 高齢者の感染症の特徴 …………… 295
2. 感染対策 …………………………… 295
3. 高齢者と感染症 …………………… 296
   1. 誤嚥性肺炎 …………………………… 296
   2. 尿路感染症 …………………………… 297
   3. 褥瘡感染症 …………………………… 297
   4. インフルエンザ ……………………… 297
   5. 肺結核 ………………………………… 297
   6. ノロウイルス ………………………… 298
   7. 腸管出血性大腸炎 …………………… 298
   8. クロストリジウム・ディフィシル … 299
   9. 疥癬 …………………………………… 299
   10. 帯状疱疹 ……………………………… 299
   11. MRSA ………………………………… 299
   12. HIV …………………………………… 299
4. 組織や地域で取り組む感染症対策 … 300

J 高齢期のうつ・精神疾患と看護　301

1. 高齢期とうつ　　　堀内園子　301
2. うつの分類 ………………………… 302
   1. 不安や悩みによるうつ ……………… 302
   2. 気分変調症 …………………………… 302
   3. 軽症うつ病 …………………………… 302
   4. 大うつ病 ……………………………… 302
   5. 双極性障害（躁うつ病） …………… 302
   6. 季節性うつ病 ………………………… 303
3. うつの治療とケア ………………… 303
   1. 急性期の治療とケア ………………… 304
   2. 継続期の治療とケア ………………… 305
   3. 維持期の治療とケア ………………… 305
4. せん妄　　　長谷川真澄　305
   1. せん妄とは …………………………… 305
   2. アセスメントのポイント …………… 306
   3. 予防ケア ……………………………… 307
   4. 発生時の治療とケア ………………… 307
   5. 家族へのケア ………………………… 308

K 口腔内疾患と看護　309

1. 高齢者の口腔の特徴と口腔内疾患　　　古屋純一　309
   1. 歯の欠損と義歯装着 ………………… 309
   2. う蝕と歯周病 ………………………… 309
   3. 口腔乾燥と粘膜疾患 ………………… 310
   4. 高齢者の口腔の評価ツール ………… 310
   5. 高齢者の口腔ケアの実際 …………… 311
2. 高齢者の摂食嚥下障害 …………… 312
   1. 摂食嚥下のメカニズム ……………… 312
   2. 摂食嚥下障害 ………………………… 312
   3. 摂食嚥下障害の評価 ………………… 312
   4. 摂食嚥下リハビリテーション ……… 313
   5. 食形態と口から食べる楽しみ ……… 314
   6. 看護における食事介助 ……………… 314
3. 安全でおいしく楽しみのある食事と看護援助　　　目黒斉美　315
   1. 「管理」ではなく「支援」する高齢者への食事援助 ………………………………… 315
   2. 安全な食事 …………………………… 316
   3. おいしく楽しみのある食事 ………… 317

§6 認知症高齢者と家族の看護　長谷川真澄　319

1. わが国の認知症者の推移と施策 ……… 319
2. 認知症の病態・症状 ……………………… 320
   1. アルツハイマー病 ……………………… 322
   2. レビー小体型認知症 …………………… 322
   3. 前頭側頭型認知症 ……………………… 322
   4. 血管性認知症 …………………………… 322
3. 認知症の診断・治療 …………………… 323
   1. 診断 ……………………………………… 323
   2. 治療 ……………………………………… 324
4. 認知症高齢者の看護 …………………… 325
   1. 認知症高齢者に対する基本姿勢 …… 325
   2. 認知症高齢者とのコミュニケーション …… 325
   3. 生活障害への援助 ……………………… 326
   4. 行動・心理症状（BPSD）の予防と対応 …… 327
5. 認知症高齢者の家族への看護 ………… 328
6. 認知症に関する社会資源 ……………… 328

§7 高齢者虐待と看護　谷口好美　331

1. 高齢者虐待とは ………………………… 331
2. 高齢者虐待と身体拘束 ………………… 332
3. 高齢者虐待の防止・対応 ……………… 333

§8 エンドオブライフケア　北川公子　335

1. 高齢者のエンドオブライフケアの特徴 …… 335
   1. エンドオブライフケアの概念 ……… 335
   2. 高齢期における死のとらえ方の成熟とエンドオブライフケアの射程 …… 336
2. 高齢者死亡の動向 ……………………… 337
   1. 高齢期の死因 …………………………… 337
   2. 死を迎えたい場所と現実の死亡場所 …… 337
3. エンドオブライフケアの実際 ………… 339
   1. アドバンス・ケア・プランニングと意思決定支援 …… 339
   2. 身体徴候と苦痛の緩和 ………………… 340
   3. 看取り終えた家族への援助 …………… 341
4. 場の違いによる特徴 …………………… 341
   1. 施設におけるエンドオブライフケア …… 341
   2. 在宅におけるエンドオブライフケア …… 342

第6章　高齢者看護のめざすもの

§1 高齢者看護のめざすもの

亀井智子，小玉敏江　344

1. 目で見る高齢者看護の多面性と多様性 …… 344
2. 看護基礎教育においての高齢者看護教育のあゆみ …… 347
3. 大学院，専門看護師（CNS）教育における高齢者看護のあゆみ …… 349
4. 認定看護師教育における高齢者看護の方向性 …… 350
5. 高齢者看護の研究の動向 ……………… 350
6. 老年学をベースにもつ高齢者看護学と国際社会における今後の発展 …… 351

索引 …………………………………………… 355
執筆者紹介

第 1 章

高齢者の生活

Section 1 高齢者と家族・地域社会

> **Point**
> - 高齢者をめぐる生活と社会の状況を理解する．
> - 高齢者人口の増大で健康な高齢者も要介護状態の高齢者もともにその数を増している．介護問題は高齢社会の1つの大きな課題で，要介護状態にならないための予防（介護予防），また，単に長寿をめざすのではなく，健康寿命を伸ばすことが大切である．
> - 高齢期においては，年齢が高くなるほど身体障害や虚弱（フレイル），また認知症のために要介護状態となる者の割合が高くなる．また，家族の形態変化や家族役割の変化に伴い，家族以外による介護サービスへの期待が増大している．しかし，家族介護に期待されるところも根強くあり，介護負担，特に精神面での負担感が問題になっている．
> - 高齢者看護では「生活者としての高齢者」を理解することが大切である．高齢期の生活で大切なのは，健康，家族，そして友人，経済的側面であるから，高齢者の取り結ぶ関係についても注目し，また，地域の特徴および高齢者の生活スタイルにも目を向ける必要がある．

1 高齢者・家族の生活状況

❶ 高齢者とは

老化には個人差があり，何歳から高齢者なのかについて簡単にはいいきることができない．通常，行政上の規定にならい，65歳以上の者を**前期高齢者**，75歳以上を**後期高齢者**とあらわしている．ちなみに，内閣府による意識調査（2014年）や厚生労働省委託意識調査（2016年）で共通して，最も回答が多いのは「70歳以上」を高齢者とするとらえ方であって，年代の高い回答者ほど高齢者とする年齢が高くなっている．また，2017（平成29）年1月，日本老年学会から出された提言では75歳以上を高齢者，64～74歳を准高齢者としている．高齢者の規定については議論もあり，今後さらに70歳代の高齢者がいきいきと活動する場を得ていけば，意識と実態が高齢者の年齢規定を変えるだろう．

❷ 長寿，高齢化，超高齢社会の次に来るもの

日本人の**平均寿命**は，1947（昭和22）年に初めて男女とも50歳を超え，その後も，死亡率の低下を背景にして伸び続けた．その水準は男女とも世界的に高く，2016（平成28）年の平均寿命は男80.98歳，女87.14歳となっている．100歳を超える百寿者も年々増加し，6万人を超えている．

65歳以上人口を**老年人口**といい，老年人口の全人口に占める割合が人口の高齢化をあらわす指標となる．日本が高齢化社会の基準とされる高齢化率7％に届いたのは1970（昭和45）年であったが，その後，日本の人口高齢化はどの国よりも急速に進行し1994（平成6）年には14％に達し**高齢社会**に突入した．さらに続いて，2007（平成19）年には21％を超えて**超高齢社会**ともあらわされるようになった．2016（平成28）年現在，高齢化率は27.1％となり2050（平成62）年には約40％になる予測がされている．人口の少子高齢化には歯止めがかからず，死亡数は増加し，特に80歳以上の死亡数増加が顕著

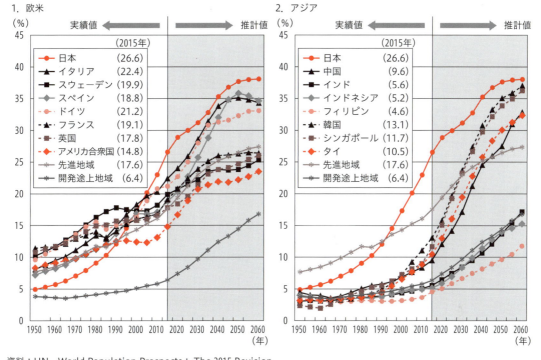

図1　主要国における高齢化率の推移

資料：UN, World Population Prospects：The 2015 Revision
ただし日本は，2015年までは総務省「国勢調査」
2020年以降は国立社会保障・人口問題研究所「日本の将来推計人口（平成29年推計）」の出生中位・死亡中位仮定による推計結果による．
（注）　先進地域とは，北部アメリカ，日本，ヨーロッパ，オーストラリア及びニュージーランドからなる地域をいう．
　　　 開発途上地域とは，アフリカ，アジア（日本を除く），中南米，メラネシア，ミクロネシア及びポリネシアからなる地域をいう．
（内閣府：平成29年版高齢社会白書（全体版）．p11, 2017. より）

となっている．そのため，総人口は2010（平成22）年を頂点として減少に転じてしまった（図1〜3）．今や，超高齢社会の次に到来するとされる**多死社会**の様相を垣間見せている．

　2016（平成28）年10月1日現在の人口3区分をみると，年少人口割合12.4％，老年人口割合27.3％であり，生産年齢人口割合は60.3％となっている．この，約6割を占める生産年齢人口の中でも高齢化は進んでおり，半数以上が40歳から64歳の者たちである．高齢者の中でも75歳以上の後期高齢者の増加は医療や介護の需要を増やすので注視されるが，生産年齢層に含まれる高齢者予備軍も含めて，広く高齢者の看護ケアを考えていかなければならない．

　高齢期の健康のとらえ方についてはもとより，健康増進策，医療福祉対策のすべての面で幅広い現実的検討が必須な現状である．

❸ 家族の形態変化

　これまでわが国は，多死社会から**少産少死**へという人口動態上の変化や，高度経済成長下で雇用されて働く者が増加したという就業構造の変化を経験してきた．そうした変化の中で核家族世帯が多くなり，高齢化とともに高齢者のいる世帯が増加してきた．

　高齢者の子どもとの同居率は，1980（昭和55）年にほぼ7割であったものが，2000（平成12）年には約5割，2014（平成26）年には約4割と減少を続けている．一方，一人暮らし，または夫婦のみの世帯は，1980（昭和55）年には合わせて3割弱であったものが，2015（平成27）

図2 高齢化の推移と将来推計

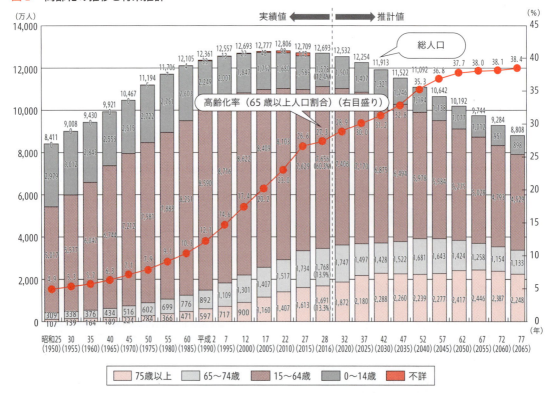

資料：2015年までは総務省「国勢調査」、2016年は総務省「人口推計」（平成28年10月1日確定値）、2020年以降は国立社会保障・人口問題研究所「日本の将来推計人口（平成29年推計）」の出生中位・死亡中位仮定による推計結果

（注）2016年以降の年齢階級別人口は、総務省統計局「平成27年国勢調査　年齢・国籍不詳をあん分した人口（参考表）」による年齢不詳をあん分した人口に基づいて算出されていることから、年齢不詳は存在しない．なお、1950年〜2015年の高齢化率の算出には分母から年齢不詳を除いている．

（内閣府：平成29年版高齢社会白書（全体版）．p 5, 2017. より）

図3 出生数および死亡数の将来推計

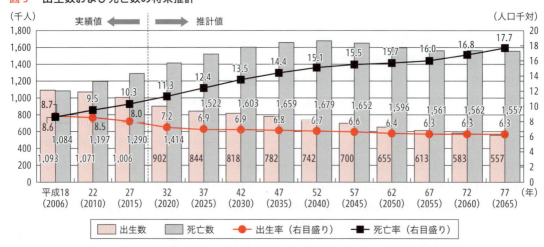

資料：2006年、2010年、2015年は厚生労働省「人口動態統計」による出生数及び死亡数（いずれも日本人）．2020年以降は国立社会保障・人口問題研究所「日本の将来推計人口（平成29年推計）」の出生中位・死亡中位仮定による推計結果

（内閣府：平成29年版高齢社会白書（全体版）．p 5, 2017. より）

図4 高齢者のいる世帯

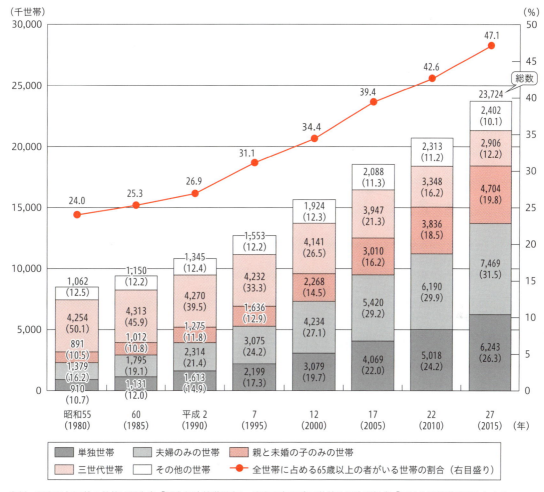

資料：昭和60年以前の数値は厚生省「厚生行政基礎調査」，昭和61年以降の数値は厚生労働省「国民生活基礎調査」による
（注1）平成7年の数値は兵庫県を除いたものである．
（注2）（ ）内の数字は，65歳以上の者のいる世帯総数に占める割合（%）
（注3）四捨五入のため合計は必ずしも一致しない．
（内閣府：平成29年版高齢社会白書（全体版）．p13, 2017. を一部改変）

年には過半数を占めるまでに増加している（図4）．

このように，人々の生活の基本単位である世帯の変化から家族の変化を類推すると，現在の家族には家族の形態変化と人員数の減少という変化が顕著であり，かつての時代の家族が担ってきた養育や介護に果たす役割を期待することは困難といえるだろう（p7，Column「高齢期のパーソナル・ネットワーク」参照）．

❹ 家族観の多様化

今日の家族変化の特徴は小家族化と多様化である．家族の変化は，核家族化を経てさらには一人ひとりの生き方を尊重する個人化へと移行しつつある．**若年層の未婚率**は上昇し，晩婚，非婚化の流れが生じている．そして，50歳時点で1度も結婚をしたことのない人の割合（生涯未婚率）も上昇している（図5）．家族は個人によって選ばれる生き方になるかもしれない．

こうした状況下で，人々の家族観や家族に期

図5 生涯未婚率の推移

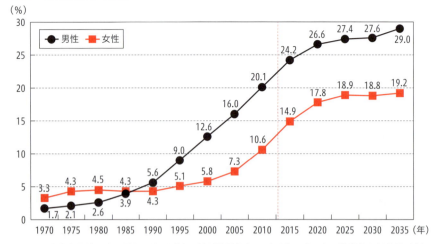

資料：国立社会保障・人口問題研究所「人口統計資料集（2015年版）」,「日本の世帯数の将来推計（全国推計2013年1月推計）」

（注）生涯未婚率とは，50歳時点で1度も結婚をしたことのない人の割合．2010年までは「人口統計資料集（2015年版）」，2015年以降は「日本の世帯数の将来推計」より，45～49歳の未婚率と50～54歳の未婚率の平均である．

（厚生労働省：平成27年版厚生労働白書．p67, 2005. より）

待する役割もさまざまある．内閣府による「結婚・家族形成に関する意識調査」（2014（平成26）年）では，結婚観に性別や地域，性による違いがあることが示されている．例えば，グループインタビューで，都市部を代表する東京の若者から，結婚は「結婚をしたいと思える人」とするものであって，結婚すること自体が目的とはならないという思いが多く聞かれた．一方，東北地方の若者では結婚はすべきで，家を継がなければならない，という認識が多かったという．そうしたグループ差の中に先の内閣府調査（2001年国民生活選好度調査）で報告されている「伝統重視型」と「多様性重視型」*1という2つの特徴が今も垣間みられる．

また，家族の役割として重要なことは何かという問いには，第1に男女とも「生活面で助け合う」ことを挙げた．続いて，女性では「喜びや苦労を分かち合う」「子どもを生み育てる」ことを，男性では「愛情を育む」「経済的に支えあう」ことを挙げた．

2 高齢者・家族の健康状況

❶ 健康的に優れた高齢者

健康自己評価（健康観）は主観的なものでありながら客観的健康状態を反映し，高齢者の生活満足感やモラール（士気，意欲）と関連をもつとされている．実際，健康な高齢者のライフスタイルや健康向上のための活動についてみてみると，高齢期を健康に生きるとは病気がないこと

> ワンポイント
>
> ＊1 伝統重視型（家族観）と多様性重視型（家族観）
> ここでの「伝統重視型」とは「長男にほかの子どもとは異なる特別な役割がある」「男の子どもがいなかったら家が絶えないように養子をとるのがよい」「婚前交渉は許されない」「離婚は極力避けるべきである」「女の幸福はやはり結婚にあり，仕事一筋に生きるべきではない」などの規範的な見方である．
> 「多様性重視型」とは，「結婚しても必ずしも子どもをもつ必要はない」「本人が納得していれば結婚をしないで子どもを産んでも構わない」「結婚しなくても，豊かで満足のいく生活ができる」「結婚は個人間の問題だから，婚姻届けを出す出さないは自由である」といった，従来の規範から自由な考え方である．

ではなく，心身調和し，自らの意思で生活を送っているという自尊感情や，日々の営みの中で喜びを見出せる生きがい感や総体的に健康であるという自覚があることといえる．

近年，高齢者の身体能力水準は向上しており，スポーツ庁による体力・運動能力調査（2015（平成27）年度）結果でも，加齢による低下はあるものの，高齢者の体力テスト成績はこの18年間，向上傾向を示している（図6）．また，健康寿命も2013（平成25）年時には男性71.19歳，女性74.21歳となり，3年前の2010（平成22）年時の値（男性70.42歳，女性73.62歳）より延びている．

65歳以上の高齢者については，寝たきり等で援助が必要な者と，日常生活において何らかの支援が必要な者とを合わせて約2割になる．つまり，割合としては，約8割の高齢者は自立しており，その中にはさらに健康的に優れた高齢者も含まれるのである．

❷ 高い有訴者率と受療率

高齢者では約半数の人が何らかの自覚症状を訴えており，日常生活に影響がある人はそのまた半数である．自立生活を送っている者の中にも，何らかの訴えをもって日々を過ごしている者が少なくないということを示している．医療

Column

📝 高齢期のパーソナル・ネットワーク

パーソナル・ネットワークは，ソーシャル・ネットワークの下位概念であり，個人を中心にした人と人との関係に特化している．さらに広く社会関係を含むものがソーシャル・ネットワークである．

ネットワークの要素は点と紐帯であり，個人がとりむすぶ人間関係の様子を，つながりの有無とその強さや内容でとらえるものである．パーソナル・ネットワークのありようをとらえることによりソーシャル・サポートの必要性もみえてくる．

高齢期の生活で大切なのは，健康，家族，そして友人であるといわれる．しかし，今日の家族は核家族化，小家族化の進行という特徴に加え，晩婚化と非婚化という現象も含んで多様化している．そこで，同居の家族のほかに別居子や親族，友人そして地域の人的ネットワークが重要になる．

また，友人との関係に関しては，家族・親族との関係が少ないと代替的に多くなるのか，あるいは同じように少なくなるのかは意見が分かれる．調査対象によって異なると考えられ，例えば団地の高齢者を調査し，女性を中心とするネットワークが形成されている事例を明らかにし，高齢者個人の社会的背景や地域環境が影響していることを示唆した論文もある．

さらに，支え合いが期待できるものとして，高齢者が地域で参加している団体・組織がある．内閣府の調査（2013（平成25）年）によると，高齢者の57.9％が何らかの団体・組織に参加と答えていた．内訳は多いものから，「町内会・自治会26.7％」「趣味のサークル・団体18.4％」「健康スポーツのサークル・団体18.3％」「老人クラブ11.0％」等となった．

家族の形態や考え方が変化する中で，子どもや家族に頼らない高齢期の自立の必要性を主張する立場もあるが，その場合は，地域のサポート体制があることが前提となろう．

参考文献
- 小玉敏江：高齢者の健康自己管理と地域的支援．pp44-45，こうち書房，2007．
- 玉野和志：団地居住老人の社会的ネットワーク．社会老年学 32：29-39，1990．
- 内閣府：平成25年度高齢者の地域社会への参加に関する意識調査結果．
  http://www8.cao.go.jp/kourei/ishiki/h25/sougou/gaiyo/index.html（2017年10月アクセス）

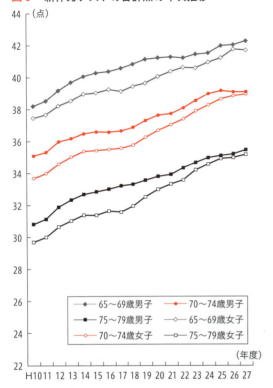

図6 新体力テストの合計点の年次推移

(注) 1. 図は、3点移動平均法を用いて平滑化してある.
2. 合計点は、新体力テスト実施要項の「項目別得点表」による.
3. 得点基準は、男女により異なる.

(スポーツ庁：平成27年度体力・運動能力調査結果の概要及び報告書について.より)

表1 受療率の高い主な傷病等(65歳以上)

	入　院		外　来
1位	脳血管疾患	1位	高血圧性疾患
2位	悪性新生物	2位	脊柱障害
3位	神経系の疾患	3位	歯肉炎および歯周疾患
4位	骨折	4位	糖尿病

(厚生労働省：平成26年患者調査.より)

機関での患者を調査した受療率についても、入院・外来ともに65歳以上で顕著に高くなっている．受療率の高い疾患は外来で高血圧性疾患など、入院で脳血管疾患などであり(表1)，高齢期以前からの疾病予防・管理が大切であるとわかる．

❸ 日常生活に支障のある高齢者

何らかの健康問題により日常生活上の支援・援助が必要という要介護高齢者の数も増加している(図7)．それは意識調査の結果にも示され、介護認定申請者の人数の推移によってもみることができる．日常生活に支障があっても認定申請を行わない者もいるので申請者のみで全体を正確に把握することはできないが、ここで申請者のうちの65歳以上の者(第1号被保険者)について確認しよう．表2で表したとおり、認定を受ける者の数は増加し、要支援とされる人数も要介護とされる人数も増加の一途をたどっている．ちなみに、介護が必要となった原因の第1は「脳血管疾患」、第2は「認知症」であり、さらに「高齢による衰弱」「骨折・転倒」「関節疾患」が原因として挙げられている(図8)．また、男性では「脳血管疾患」が多く、男性よりも後期高齢者が多い女性では、「認知症」などが多くなっている．

❹ 寝たきりの高齢者と認知症高齢者

寝たきりの高齢者数は、1993(平成5)年当時の推計では、65歳以上人口の5.3%とされた．認知症高齢者については、1990(平成2)年当時の推計で、65歳人口の6.8%と推計され、両者とも後期高齢者人口の増加とともに増えると予想されていた．

では、介護保険制度が定着した現状はどうだろうか．介護認定審査を経て要介護4(準寝たきり)および要介護5(寝たきり)とされた者の人数を追ってみると、2000(平成12)年当時67万人(1号被保険者2242万人中、約3%)であったが、2005(平成17)年99万人(同2588万人中、約3.8%)となり、2014(平成26)年133万人(同3302万人中、約4%)で、人数、割合ともに増加している．認知症高齢者も、2012(平成24)年時点で患者数約462万人(有病率15%)と大きく増加、加えて軽度認知障害(MCI)(正常と認知症の中間の人)が400万人と推計されている．

実は、欧米には日本のような寝たきり高齢

図7　高齢者の日常生活に支障のある事柄とその割合（複数回答）（人口千対）

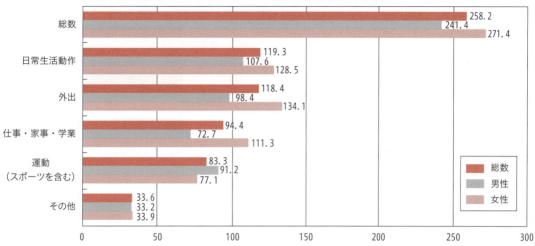

資料：厚生労働省「国民生活基礎調査」（平成25年）
(内閣府：平成28年版高齢社会白書（全体版）. p21, 2016. より)

表2　高齢者の介護認定割合　（単位：万人）

年　度	第1号被保険者数（65歳以上）	認定者数と割合（%）	軽度者数と割合（%）／内要支援者数（%）	重度者数と割合（%）
2000	2242	247　（11.0）	146　（6.5）／32　（1.4）	101　（4.5）
2005	2588	417　（16.1）	269　（10.4）／71　（2.7）	148　（5.7）
2010*	2910	491　（16.9）	304　（10.5）／130　（4.5）	186　（6.4）
2014	3302	592　（17.9）	385　（11.7）／168　（5.1）	207　（6.3）

＊軽度とは要支援1・2および要介護1・2と認定された者
＊重度とは要介護3〜5と認定された者
＊2010年度については，東日本大震災の影響により一部地域の数値が含まれない
(厚生労働省：介護保険事業報告（年報）. より)

図8　要介護となった主な原因

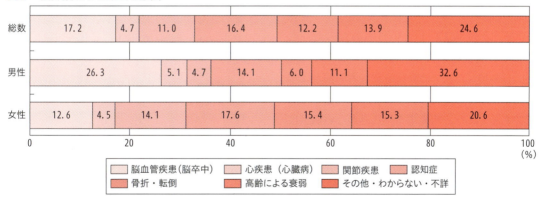

資料：厚生労働省「国民生活基礎調査」（平成25年）
(厚生労働省：平成29年版高齢社会白書. p24, 2017. より)

者*2はいないということが以前から指摘されてきたが，その内容には変化がみられる．かつて「**寝たきり老人**」という言葉が使われ始めた頃（1960年代後半）には，日本の場合は**寝かせきり老人**だと評された．そして，寝たきりあるいは閉じこもりを予防するために，いかに誘因となる疾患を予防しリハビリテーションを充実させるかが論点となった．現在，改めて「欧米には寝たきり老人はいない」[1]という指摘があるが，これは，コミュニケーション機能を失い意識もないままに延命処置としての点滴や経管栄養等を受け，回復の望みなくベッドに横たわったままの状態についての問題提起と理解される．論点となるのは終末期医療のあり方や，加齢に伴う老化の先にある事象（自然な衰弱という状況）に備える必要性についてであり，高齢期の QOL（Quality of Life）そして QOD（Quality of Death）である．世界の動きに合わせ，日本でも加齢に伴う「**フレイル（frailty）**」「**サルコペニア（sarcopenia）**」が，対応すべき課題となっている．

❺ 高齢者の看護・介護への希望と実態

内閣府による意識調査（2012（平成24）年度）によると，介護が必要になった場合に介護を受ける場の希望として，高齢者の答えは第1に「自宅で介護してほしい（全体で34.9％，男性42.2％，女性30.2％）」というものだった．これまでの調査結果より割合が若干低くなったが，住み慣れた家での介護を望む者の割合は年齢が上がるほど多くなっており，傾向として同様である．また，治癒する見込みがない病気になった場合，どこで最期を迎えたいか，に対しては「自宅（54.6％）」が最も多く，次いで「病院などの医療施設（27.7％）」となっていた．

介護を頼みたい相手（図9）としては，配偶者，子どもをあげる者が増え，さらにホームヘルパーや施設によるサービスに期待する者の割合が増加している．そして，介護を子どもの配偶

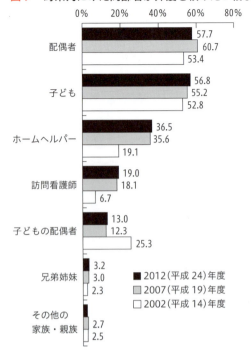

図9 時系列にみた高齢者が介護を頼みたい相手

配偶者 57.7／60.7／53.4
子ども 56.8／55.2／52.8
ホームヘルパー 36.5／35.6／19.1
訪問看護師 19.0／18.1／6.7
子どもの配偶者 13.0／12.3／25.3
兄弟姉妹 3.2／3.0／2.3
その他の家族・親族 ／2.7／2.5

■ 2012（平成24）年度
□ 2007（平成19）年度
□ 2002（平成14）年度

（内閣府：平成24年度高齢者の健康に関する意識調査．より）

者に期待する者の割合は減少している．ここで性別での相違に着目すると，男性で最も多いのは「配偶者」，次いで「子ども」「ホームヘルパー」の順であり，女性では「子ども」「ホームヘルパー」「配偶者」の順となっている．

では実際に在宅の寝たきり高齢者を主に介護するのは誰であるかとみてみると，同居の家族

> **ワンポイント**
>
> **＊2 寝たきり高齢者**
> 長期間臥床した状態にある高齢者のことである．1960年代後半から「寝たきり老人」という用語が使われ始めており，1992（平成3）年「障害老人の日常生活自立度（寝たきり度）判定基準」が策定された．
>
> **表 障害老人の日常生活自立度（寝たきり度）**
>
> | | |
> |---|---|
> | J | 生活自立（何らかの障害等を有するが，日常生活は自立しており独力で外出する） |
> | A | 準寝たきり（屋内での生活は概ね自立しているが，介助なしには外出しない） |
> | B | 寝たきり（屋内での生活は何らかの介助を要し，日中もベッド上での生活が主体であるが座位を保つ） |
> | C | 寝たきり（1日中ベッドで過ごし，排泄，食事，着替えにおいて介助を要する） |

が担うものが6割以上で，配偶者の占める割合が増加している．介護を担う者の年齢層については男女ともに50代以降が多く，男性ではその約19%が80歳以上である．必要に迫られ，介護のために離職・転職した者も多い．

現状において，高齢化の進展で介護者・被介護者ともに老齢となり，**老老介護**の問題は増加，介護離職の問題も顕在化して，介護に起因する家庭内問題が個々に深刻化している．

介護保険が始まった頃の調査では，介護者は

Column

介護保険利用者

制度発足以来，認定申請者数・サービス受給者数は増加を続けてきた．高齢者および加齢に伴う傷病（がんも含む）により介護サービスが必要となった被保険者は認定申請をして，介護認定審査を受け，そこで決定されたそれぞれの要介護（要支援）の状態区分に応じてサービスを受ける．

利用者としては，制度施行年である2000（平成12）年から，その中心は女性であり，80歳代が多いという状況が続いている．介護施設入所者では「寝たきり」および「準寝たきり」の重介護を要する者が多くなっており，2016（平成28）年介護サービス施設・事業所調査の結果によると，介護療養型医療施設では要介護5（53.6%），要介護4（33.9%）と重介護の者が最も多い．介護老人福祉施設では要介護4の者が35.7%，要介護5の者が32.9%であり，介護老人保健施設では要介護4（26.8%），要介護5（18.7%）となっている．このほか，介護を要する者が利用する居住系サービス施設として，有料老人ホーム，サービス付き高齢者向け住宅が急増しており注目される．また，要介護度別介護サービスの利用状況は図に示したとおりである．

なお，サービス利用状況については，計画的に繰り返されてきた制度改正により，そのつど変化がみられており，この後の介護予防サービスについては，地域総合事業との関連での変化が見込まれる．

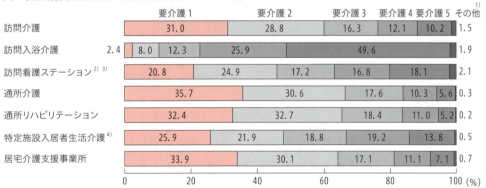

図　要介護度別利用者の構成割合（平成28年9月）

注：1）「その他」は，要介護認定申請中等である．
　　2）「訪問看護ステーション」は，健康保険法等のみによる利用者を含まない．
　　3）訪問看護ステーションの「その他」は，定期巡回・随時対応型訪問介護看護事業所との連携による利用者も含む．
　　4）「特定施設入居者生活介護」は，9月末日の利用者数である．
（厚生労働省：平成27年介護サービス施設・事業所調査の結果．p8，図3より）

介護保険によるサービスを利用することによって「安心感・心の支え」「生活リズムの安定」「自由に使える時間の増加」「ストレスの減少」が得られたと評価するものもあった.

しかし，介護保険制度が根づいた昨今の研究では，居宅介護サービスの利用が介護負担感を軽減することにつながっていないとの報告[2]もある．介護関係の中で発生した痛ましい事件を背景に行われたアンケート調査では，介護を行っていて精神的・肉体的に限界を感じたことがあるという者が7割を超えたという報道[3]もある．また，介護による肉体的・精神的・経済的な負担および時間的拘束，情報の不足という5大負担をとりあげたとき，なかでも重いのは精神的負担であったという報告[4]がある．そこではさらに，実際に介護従事者になると，その負担感はより重くなり，その介護負担の軽減には「コミュニケーション」と「分担」が必要である[4]とされている．

介護は家族内には収まりきらず，外部サービスへのニーズは増加し，さらに介護問題への地域的取り組みの必要性が高まっている．介護保険制度の理念をいかすためにも地域の力が求められ，現在進められている地域包括ケアおよびその中に含まれる介護予防・日常生活支援総合事業の進捗が期待される．

3 高齢者の看護・介護をめぐる地域的背景

❶ 高齢者の生活スタイル

緊密な近所づきあいがある中で暮らす者，人口密度の低い自然に囲まれた生活を送る者，また交通網の発達した都会に暮らす者など，それぞれに暮らし方や生活上の困難は大いに異なるだろう．私たちの暮らしのさまざまな側面，例えば学習や労働，趣味活動のみならず買物などの消費行動や，さらに家庭内での日常生活活動（ADL）などについて「地域という場」の要素を加えて考えてみると，いかにそれらが社会的な環境条件に支えられ，かつ影響されているかがわかる．高齢者の生活スタイルは個人史を背景にもつその人らしさの一部であり，しかも地域社会の資源の差を反映している．

❷ 社会資源の地域差

老年人口割合は，すべての都道府県で増加しており，特に秋田県（33.8%）や高知県（32.8%），島根県（32.5%）などの12県では30%を超えた．年少人口割合が最も高いのは沖縄県であり，生産年齢人口割合は，第1に東京都，次いで神奈川県，沖縄県，埼玉県で高くなっている．なお東京都は生産年齢人口が高く，人口の社会増加率が高い巨大都市であり，都市としての課題を抱えている（数値は平成27年国勢調査結果）．

人々の生活時間の過ごし方について，たとえば若者と高齢者とでは余暇時間の過ごし方が違うし，青壮年の職業生活も季節や地域環境によって差異がみられるだろう．地場産業ならではの働き方や家族の生活習慣もある．また，例えば乳幼児人口が増えれば母子保健対策がより重要となるわけで，地域にはそれぞれの課題がある．

人々が必要とする社会資源については，人口構成，地域の自然環境や産業も関係して，多様なものとなり，それぞれの地域の特徴に応じたサービスを人々の参加のもとに組み立てる必要がある．

地域差については一部を表3に記したが，このほか世帯構成にも地域差が生じている．図10により明らかなように，東北地方，日本海側の多くの県で三世代世帯が多く，東京都，高知県，沖縄ではひとり暮らし世帯が多い．そして，そのほかの道府県では夫婦のみ世帯が多い．

介護保険開始直前の地域調査で，同一県内においても古くからの住民の居住区では家族内で介護をまかなおうとするため福祉サービス利用が少なく，新しく住宅開発がなされた新住民が多く居住する地区では福祉サービス利用が多いという結果が認められた．これは，伝統的な家

表3　高齢化の中の社会生活統計に現れた地域差（2014）

	全　国	東　京	埼　玉	秋　田	沖　縄
総人口	12708万人	1339	724	104	142
年少人口割合	12.8%	11.3	12.8	10.8	17.5
生産年齢人口割合	61.3%	66.2	63.2	56.6	63.5
老年人口割合	26.0%	22.5	24.0	32.6	19.0
自然増加率	－0.21%	－0.00	－0.08	－0.88	0.35
社会増加率	—	0.55	0.21	－0.43	0.00
一般世帯の平均人員**	2.42人	2.03	2.50	2.71	2.63
粗死亡率（人口千当）	10.02	8.29	8.46	14.56	8.00
有訴者率（人口千当）*	312.4	322.7	309.3	290.8	273.4
一般病院数（人口10万当）*	5.9	4.5	4.0	5.4	5.7
老人ホーム定員（65歳以上人口千当）*	29.6	27.0	27.1	29.3	33.3
保健師数（人口10万当）	38.1人	25.4	25.9	54.5	51.0
民生委員数（人口10万当）*	180.7人	75.3	144.3	315.6	142.8
生活保護被保護高齢者数（65歳以上人口千当）*	27.6人	43.5	22.2	21.8	53.2

**2010年，*2013年
（総務省統計局：統計でみる都道府県のすがた2016．より）

図10　65歳以上の者のいる世帯のうち各県で最も割合が多い世帯構造

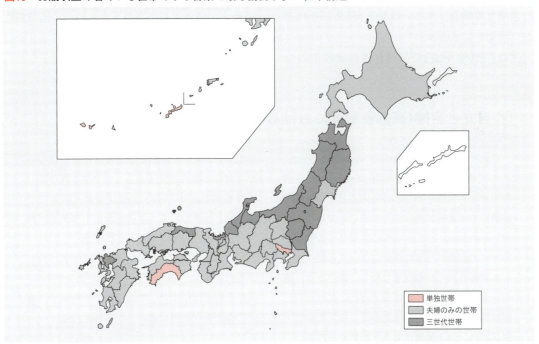

凡例：単独世帯／夫婦のみの世帯／三世代世帯

資料：厚生労働省「国民生活基礎調査」（平成22年）
（内閣府：平成24年版高齢社会白書．p15，2012より）

族役割が規範として残る地区においては，家族以外によるサービスを利用しようとしない傾向があったという一例である[5]．

またサービスの利用はその供給体制や制度に左右される傾向があることも確かである．例えば，介護保険がスタートして2年が経過した

2002（平成14）年になって，それまで介護認定申請が少なかったある地区で急に申請件数が増えるという出来事があった．この変化は，福祉サービスを利用することを避け医療機関に長期入院していた高齢者が，健康保険改正法に伴い入院継続が難しくなって申請してきたものと理解された．

日常生活に必要な消費材や情報の流通のありよう，暮らしを支えあう人間関係の細やかさ，福祉サービス利用をためらう風土あるいは空気，趣味活動やグループ活動を進める基盤の豊かさなどと，地域的な条件は多様である．

❸ 地域の支え合い活動

生きがいのある幸せな高齢期の生活のために，隣人や友人からなる人的ネットワークをつくり，また，介護する家族・親族を支える地域のサポートシステムを整えようとして自治体や社会福祉協議会，あるいはNPO団体がそれぞれに活動をしている．

国は，2005（平成17）年の介護保険改正のなかで地域包括支援センターを設置し，2011（平成23）年の改正では「**地域包括ケアシステム**」の構築に向けた取り組みを開始した．少子高齢社会の進行で人口減少が始まっているなか，国民のすべてが活躍できる社会を目指すとして，支え合いの地域を実現しようと行政も民間も一致して「**地域包括ケア**」の実践を広げようとしている．

各地で，地域の共生を支える市民ボランティア（**認知症コーディネーター**，**介護予防サポーターあるいは推進員**など）が，地域ごとに多様な名称で誕生している．そして，彼らを交えたチームを整備し，行政および地域の社会福祉協議会[*3]はもとより，大学や商工会，生活共同組合などのNPO組織も協力して，それぞれの地域独自の支援事業を興している．

ある地域では，地域包括ケアを実践していくキーワードは「情報共有」であるとして支えあいのしくみ作りを行い，その中で当該地域内全高齢者の情報共有を実現したという．地域特性を生かした取り組みが求められる．　　［小玉敏江］

Column

📝 自立と自律（高齢者看護における考え方）

自立という用語は通常，自立（independence）として用いられ，自律（self-regulation）を含む．また，自立を独立ととらえるとその意味は他者の力によらず独り立ちすることであり，自律（autonomy）ととらえると外部からの制御から脱して自身の立てた規範に従って行動することと理解されている．すなわち，自立とは，意思決定における自己決定権と遂行における自己管理能力を意味し，経済的自立・生活的自立・精神的自立の3要素がある[1]と考えられる．

障がい者の自立をめぐっては，自立に2つの立場があるとされ，それは「義務としての自立」「権利としての自立」である[2]．この「権利としての自立」という立場にたつと，高齢者の自立についても，「自分でできる」わけではないが「自分の意思で生活する」ことは支援によりできるのであり，「自分の意思を自己決定できる」ことがすなわち「主体的な生」であり，「権利としての自立」である[3]といえる．

自律性を重視する立場からは，高齢者に関しても自分でできることとできない部分を知り，何をどのように援助して欲しいのかを知り，適切に援助を引き出せることが必要となる．

引用文献

1) 上野千鶴子：自立．見田宗介・他，社会学事典，p480，弘文堂，1988．
2) 加藤直樹：障害者の権利と発達保障．明石書店，p22，1997．
3) 竹中星郎：高齢者の孤独と豊かさ．NHK放送出版会，p194，2000．

4 高齢期の家族看護

❶ 老年期にある高齢者と家族関係の特徴

　老年期にある高齢者にとって配偶者や子どもたちとの家族関係は，壮年期のときとは異なるものである．老年期には，**高齢者は老化による身体機能の低下や健康障害**が起こり，他者の手助けが必要になってくる時期である．老年期の生活の中で生じてくるさまざまな出来事や状況の変化に伴い，家族員との関係性が変化してくる．今までの高齢者と家族との関係性を継続しながら，新たな関係性を築いていくのが老年期における高齢者と家族の関係性の特徴である．

1 高齢者における夫婦の関係

　高齢者は仕事を引退した際には，仕事上の肩書を失い，その時期には子どもはすでに巣立ち，父親や母親としての子どもを養育する役割もなくなっていることがほとんどである．そのため，特に仕事一筋だった男性の場合，今まで仕事上で付き合っていた人間関係が消失し，周囲のコミュニティは配偶者である妻でしかないことに気づく．このように高齢者夫婦は，一人の人間同士として相手に向き合うときであり，そして苦楽を共にしてきた夫婦として，それぞれの人生を重ね合わせて人生を振り返り，夫婦としてのきずなを確かめ合うことが課題となる．

　さらに高齢になると，高齢者夫婦はともに老化による身体の衰退や健康障害を引き起こすことが多くなる．妻が夫を介護したり，逆に夫が妻を介護したりすることもある．このような中，相手方の人生の危機を夫婦の問題としてとらえ，これまでの夫婦関係を問い直したり，その関係性を再構築していく．

2 高齢者とその子どもとの関係

　親子関係は，親が子を養育する関係から，子の成長によって対等な社会人同士の関係性になり，さらに親の老化に伴って子が親を支援する関係性に変化していく．この時期，成人となった子ども世代と高齢者との間で役割交代が生じ，また，分離した子どもの家族との再統合を行う家族のケースもある．この過程は平坦なプロセスではなく，双方がこれまでの親のイメージの喪失にさらされ，新しい距離のとり方，新しい授受の仕方などを互いに探りながら，互いの関係性を徐々に再構築していく過程である．親子の関係性を再構築することができるかどうかは，高齢者にとっても子どもにとっても，今後の人生における自身への問いになり，自身のあり方に影響を与えていくものとなる．

　さらには戦前までは，家長制度が根強く，年老いた親の扶養は家族の役割として機能していた．しかし小規模化し核家族化した現代の家族では，年老いた親の扶養や介護を担う家族としての力が低下し，親の扶養や介護を社会にゆだねる傾向になってきている．そして，「子どもの世話にはなりたくない」と，考える自立心のある高齢者も多い．現代社会において高齢者にとって子どもとの関係性は，それぞれ独立した生活を尊重しつつ，情緒的なサポートや何かあったときにサポートをしてもらえればよいと期待する関係性であるともいえる．

❷ 高齢者をとりまく家族介護者への支援

　家族構成員の1人が病を抱え介護を要する状態になったり，在宅で療養生活を送ることになると，家族の暮らしはさまざまな変化を求められる．そしてそれらの変化にどのように家族は対処していくのかは，それぞれの家族によって

> **ワンポイント**
>
> **＊3 社会福祉協議会（社協）**
> 地域福祉を推進するために全国，都道府県，そして市町村の各段階で設置されている．公と民間との中間に位置する極めて公共性の高い組織であり，地域福祉計画やソーシャル・アクションに参画している．その業務の重要な要素は「組織化」と「連絡調整」の機能であり，福祉コミュニティづくり，ボランティアセンター事業，地域の福祉サービスの受託業務などを行っている．

異なり，家族自身で解決をしていかなければならない．そのような家族に対して，看護職は家族自身が自己決定できるような支援をすることが重要である．

渡辺[6]は，介護には家族に与えるポジティブな影響とネガティブな影響があり，ネガティブな影響がポジティブな影響に勝っていれば，全体として家族は，負担感を強め不適応状態に陥っていく．逆にポジティブな影響が勝っていれば，家族は介護に適応し，介護へのやりがいを高め，介護の方法を工夫して自己成長感や家族全体としての絆を強め，さらに介護への取り組みを発展させていくと述べている．また，このバランスを規定する因子は，「介護の必要度」「対応能力」「対処」と3つあり，これらは，介護を行う家族のアセスメントの視点ともなり，援助を導き出すうえでも重要なポイントにもなると述べている．

● 介護の必要度

要介護者の介護の必要度が高くなれば，おのずと介護者の身体的，精神的負担は大きくなり，要介護者の身体的，精神・心理的，社会的な問題が深刻であるほど家族に要請されるものも大きく，抱える課題も大きくなる．

● 対応能力

家族のもてる力のことであり，主介護者をはじめとする家族員の健康状態が良好で，ケア技術を習得する能力も高く，家族間の人間関係が良好に保たれており，お互いの役割を補完したり，外部サービスをうまく活用できる力をもっているかどうかのことである．

● 家族の対処

家族が実際に行う家族の対処のことであり，介護の局面で能力を生かして現実的な対処が行えるかどうかのことである．

以上のことを鑑みると，家族への支援は要介護高齢者のみをみていくものではなく，また介護者のみをみていくものでもない．家族というものは家族員同士で相互に影響を与え合い，相互に作用しあって成り立っている．よって，要介護高齢者とそれ以外の家族成員には切っても切れない情緒的なつながりがあり，それを切り離して考えることはできない．そのため，高齢者と家族を1つの単位としてとらえた支援が必然的に求められる．また，家族介護者への支援は介護によるポジティブな影響とネガティブな影響をバランスよく保っていくことであり，規定されている3つの因子である「介護の必要度」「対応能力」「対処」をうまく利用しながら援助を導き出し，支援していくことが重要である．

[川上千春]

引用文献
1) 宮本顕二，宮本礼子：欧米に寝たきり老人はいない．中央公論新社，2015.
2) 久保寺重行：在宅重要介護高齢者の介護者における介護負担感への関連要因．厚生の指標 63(5): 7-12, 2016.
3) 毎日新聞：「限界」7割 毎日新聞調査，家族の負担浮き彫り．2016年4月4日付東京朝刊．
4) 新しい大人文化研究所：介護家族の負担軽減にはコミュニケーションが力になる．竹内宏編，アンケート調査年鑑2015年版，pp520-524，並木書房，2015.
5) 北川隆吉編：現代日本の社会変動と地域社会の変容・再編Ⅱ（平成9年度科学研究費補助金，基盤A，中間報告）．p153, 1998.
6) 渡辺裕子監：家族看護を基盤とした在宅看護論Ⅰ概論編．日本看護協会出版会，2014.

参考文献
・二階堂ひさ子：変動する家族と生活．勁草書房，1986.
・目黒依子・渡辺秀樹編：講座社会学2 家族．東京大学出版会，1999.
・ヘルスケア総合政策研究所企画・制作：医療白書2015-2016年版．日本医療企画，2015.
・山本主税 川上富雄編著：地域福祉新時代の社会福祉協議会．中央法規出版，2003.
・総務省統計局：統計でみる都道府県のすがた．日本統計協会，2016.
・内海久美子編：地域包括ケアってなあに？ 地域で見守る認知症—砂川モデルを全国へ．医学と看護社，2016.
・平成25年度老人保健推進事業推進費等補助金研究事業，地域包括ケアシステム事例集成．日本総合研究所，2014.
http://www.mhlw.go.jp/file/06-Seisakujouhou-12400000-Hokenkyoku/0000073805.pdf（2017年4月アクセス）
・総務省統計局・平成27年国勢調査結果概要．
http://www.stat.go.jp/data/kokusei/2015/kekka/kihon1/pdf/gaiyou1.pdf（2017年4月アクセス）
・内閣府：平成24年度 高齢者の健康に関する意識調査結果．
http://www8.cao.go.jp/kourei/ishiki/h24/kenkyu/zentai/pdf/2-4_3.pdf（2017年4月アクセス）
・内閣府編：高齢社会白書．財務省印刷局，2016, 2012.
・厚生労働省：介護保険事業報告（年報）2014, 2010, 2005, 2000.
http://www.mhlw.go.jp/topics/kaigo/osirase/jigyo/14/dl/h26_gaiyou.pdf
・厚生労働省：認知症施策について．H25.6.25.
・厚生労働省：認知症施策の現状について．H26.11.19.

- 厚生労働省：国民生活基礎調査. 2013, 2015.
- 厚生労働省：平成26年(2014)患者調査.
- 厚生労働省監：厚生労働白書. ぎょうせい, 2015, 2016.

Column

家族看護に関する理論

■家族発達理論

個人が誕生して成長し，衰退，死亡するのと同じように，1つの家族という集団が発生して消滅するまでの変化の過程を生命体としてとらえようとする考え方である．

家族の変化の過程を家族の成長，発達であると考え，その家族のたどる周期的変化の各期を家族周期で表し，それぞれの周期に特有の家族の発達課題があると考える(表1)．

■家族システム理論

家族システム理論は，主にフォン・ベルタランフィが提唱した一般システム理論に基づいて家族をとらえようとする考え方である．

家族は数人の人間の単なる集合ではなく，独特の構造をもった有機体であり，人間関係が表すパターンによって成り立っている．家族はそのいかなる部分も，他の部分の機能を一方的にコントロールしているのではない．そして家族システムは，内部に夫婦サブシステム，母子・父子サブシステム，きょうだいサブシステム↘

表1　家族の発達課題

家族の発達段階	発達課題
1段階 家族の誕生	互いに満足できる結婚生活を確立し，調和のとれた親族ネットワークを築く．家族計画を立てる
2段階 出産家族 (第1子が2歳6か月未満)	家族員個々の発達ニーズを満たし，新しい役割(父親，母親など)を学習する．家族で役割の調整を行い，家族機能や家族関係を拡大する
3段階 学齢前期の子どもをもつ家族 (第1子が2歳6か月〜6歳未満)	子どもが役割を取得できるように育て，事故や健康障害を予防する．第1子のニーズを満たしながら，第2子のニーズを満たす．親役割と夫婦役割，親子関係(親の子離れ，子の親離れ)を調整する
4段階 学童期の子どもをもつ家族 (年長児が6〜12歳未満)	子どもの社会化を促し，子どもが学業に励むように配慮する．子どもが親から分離できるように促す．円満な夫婦関係を維持する
5段階 10代の子どものいる家族	子どもの自由や責任を認め，子どもを巣立たせる準備をする．家族の統合を徐々に緩め，子どもを解き放していく．両親と子どもとの間に開放的なコミュニケーションを確立する
6段階 新たな出発の時期にある家族 (第1子が家庭を巣立ってから末子が巣立つまで)	第1子の巣立ちを援助し，その他の子どもには巣立たせる準備をする．子どもの結婚により新しい家族員を迎え，家族を拡張する．子ども夫婦のライフスタイルや価値観を認め，夫婦役割を調整し再確立する
7段階 壮年期の家族 (空の巣から退職まで)	成長した子どもとの関係を再定義しながら子どもから独立することに取り組む．健康的な環境を整える．年老いた両親や孫と有意義な関係を維持する．夫婦関係を強固なものにする
8段階 退職後の高齢者家族 (配偶者の退職から死まで)	満足できる生活状態を維持し，減少した収入での生活に適応していく．夫婦関係を維持する．家族のきずなを統合させたものとして維持する．配偶者の喪失に適応する．人生を振り返り自分の存在の意味を見出す

(野嶋佐由美監，中野綾美編：家族エンパワーメントをもたらす看護実践. p105, へるす出版, 2005. より一部改変)

図1 家族システムとシステムの階層性

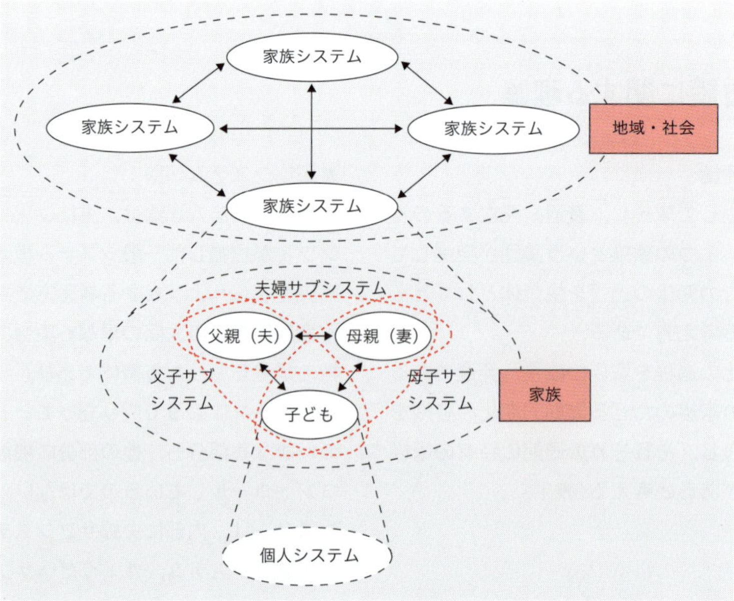

(長戸和子:家族システム理論. 法橋尚宏編著, 新しい家族看護学―理論・実践・研究. p63, メヂカルフレンド社, 2010. より)

表2 家族システムの特性

①全体性 (Wholeness)	家族成員の変化は必ず家族全体の変化となって現れる.
②非累積性 (Nonsummativity)	全体の機能は家族成員の機能の総和以上のものになる.
③恒常性 (Homeostasis)	家族システムは内外の変化に対応して安定状態を取り戻そうとする.
④循環的因果関係 (Circular Causality)	1家族成員の行動は家族内に次々と反応を呼び起こす.
⑤組織性 (Organization)	家族には, 階層性と役割期待がある.

(鈴木和子;看護学における家族の理解. 鈴木和子・他著, 家族看護学―理論と実践, 第4版. p53, 日本看護協会出版会, 2006. より)

などの小さなシステムを内包し, システムの中では親と子のような階層性とそれぞれに期待される役割も存在している. 図1のように, 家族システムの上位システムは, 地域や社会であるととらえられており, 家族は, その上位システムである地域・社会と交互作用しながら存在し, 家族内あるいは地域・社会からのニーズに応じて変化していかなければならない. それは, システムとは時間を超えて存続していくものだからである.

また, 「家族」を社会文化的・歴史的な環境との相互作用によって成り立っている「1つの開放システム」とみなしている[1]. 開放システムは環境との間に無限に要素を流出したり, 流入させたりして交換し合っているものである. 家族システムは, 変化に対応しながらシステムを維持していくために, この開放システムを利用し, 家族内外の境界の透過性を調整し, フィードバックとコントロールを繰り返している. このような, 家族内部および外部との絶え間ない相互作用によって成り立っている.

■家族ストレス対処理論

家族がさまざまなストレスや危機の状況に対して, どのように対処していくのかを明らかにしようとするのが家族ストレス対処理論で

図2　ジェットコースター・モデル修正版（石原）

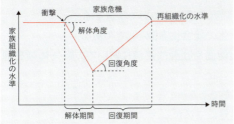

（石原邦雄編著：家族のストレスとサポート，改訂版．p103，放送大学教育振興会，2008．より）

図3　ABCX モデル

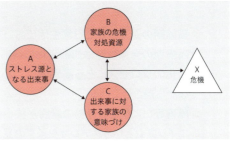

（石原邦雄編著：家族のストレスとサポート，改訂版．p100，放送大学教育振興会，2008．より一部改変）

↗ある．この理論は，第二次世界大戦やベトナム戦争中の兵士の留守家族を対象に家族のストレス対処過程を研究した結果から得られたものであり，米国の家族社会学をもとに確立された理論である．その後も現在では発展を遂げてきているが，基礎となっているのは，1949年にヒル（Hill R）が実証研究を基に提示したジェットコースター・モデル（図2）とABCXモデル（図3）である．ジェットコースター・モデルは，危機に対する家族の適応過程を示したものであり，ABCXモデルは家族危機の発生を構造化したモデルである．

［川上千春］

引用文献
1）鈴木和子，渡辺裕子著：家族看護学―理論と実践，第4版．日本看護協会出版会，2006．

第1章 高齢者の生活

Section 2 生活においての折り合い

Point
- 高齢期の発達課題と日常生活においての高齢者の適応について学習する.
- 高齢期の発達課題は加齢変化に適応し,人生の統合化を図ることである.
- 老化のプロセスにある高齢者は,心身の機能面や社会的価値においての喪失体験を抱えながら過ごしている.
- 障害等により生活行動の範囲が狭小化しがちである.
- エイジズムというステレオタイプの見方は偏見につながる.
- ライフスタイルは継続する.また,高齢者では何らかの保健行動を行っている者の割合が高い.
- 老化のプロセスも適応のタイプもさまざまであり,個別的で多様性をもつことが高齢期の特徴である.

1 高齢期の発達課題

「青年期までの心身の特徴は「成長と安定」という言葉でいい表すことができる」[1].そして,身体機能や能力を獲得していくプロセスに伴う**発達課題**については,一定の基準がある.しかし,一度獲得した機能や能力を喪失していくプロセスに関しては十分に明らかにされていないし基準も明らかでない.高齢期の課題は基準のない喪失のプロセスへの適応であるということもできる.**エリクソン**(Erikson)は「人生の諸段階は人格発達という精神的過程と,社会的過程が有する倫理的な力とに依拠し続けるのと全く同じように,生涯にわたって身体的過程と「繋がれた」ままになっている」[2]と述べ,高齢期においても身体的,精神的,社会的発達あるいは変化の関連のなかに発達課題があることを示している.そして,図1にあるように,高齢期(老年期)における最後の危機のテーマは,「統合」対「絶望」であるとした.いいかえれば,高齢期はライフサイクルの完結のときであり,英知という力をもって人生の一貫性と全体性の感覚をもつこと,すなわち統合をめざすときである.

成人期という人生において最も大きな影響力をもち社会的責任も大きいときの発達課題は,自己の心身機能のレベルや環境条件,そして自身の価値観や抱負に応じて課せられ生じてくるものである.続いてやってくる高齢期というのは,エリクソン,**ハヴィガースト**(Havighurst)らの提示した成人期までの発達課題と危機を,それぞれのスタイルで通過してきて至ったところから始まることになる.中年期・老年期の発達課題としては身体的健康度の減退,退職と収入の減少,伴侶との死別,それらの経験に伴う生活上の制約に耐えること,同年配の他人との親しい人間関係の構築などが提起される(表1).**ペック**(Peck)は高齢期の発達的危機と適応についてさらに細かく提示している(表2).

高齢者の加齢に伴う変化については,生物学的側面をとってもその様相は多様で,程度,状況もきわめて個人差のあるものであり,精神的,社会的側面においてはさらに個人間の差が大きい.知的総合能力など一部には発達するという見方もある.いわば,変化が多次元,多方向に,しかも大きな個人差を伴って表れるということが高齢期を特徴づけている.

身体面に関して,例えば免疫機能の老化を取り上げてみよう.明らかなことは,❶加齢に伴っ

図1 心理・社会的危機

		1	2	3	4	5	6	7	8
老年期	VIII								統合 対 絶望，嫌悪 英知
成人期	VII							生殖性 対 停滞 世話	
前成人期	VI						親密 対 孤立 愛		
青年期	V					同一性 対 同一性混乱 忠誠			
学童期	IV				勤勉性 対 劣等感 適格				
遊戯期	III			自主性 対 罪悪感 目的					
幼児期初期	II		自律性 対 恥，疑惑 意志						
乳児期	I	基本的信頼 対 基本的不信 希望							

（横軸の数字は人間の成長発達の各期に相当し，その標準的発達段階と心理・社会的危機を対角線上に示している）

(EHエリクソン・他，村瀬孝雄・他訳：ライフサイクル，その完結．p73，みすず書房，1991．より)

て免疫機能は低下する，❷それは主としてT細胞に起こる，❸その結果，免疫監視機能が緩くなる，❹つまり細菌，ウイルスに感染しやすくなる，❺また，がん細胞を芽のうちに摘み取れなくなり，がんの発生率が増加する，ということである．しかし，機能が低下するということは共通でも，その表れてくる事柄や程度は個々さまざまで予測できない．一方，免疫機能を保つためにどんなことが有効かというと，❶生活にリズムをもつ，❷気分転換，熱中できるものをもつ，❸入れ歯の調整，口腔内ケアを行う，❹腹八分目を心がける，❺定期的に健康チェックを受ける，などが推奨される．

こうして，個人の生活行動が関与し，心理・社会的要素が加わり，表れてくる事柄には一層多様性が増してくる．多様で個人差が著しい状況のなかで発達的危機状況を受け止め，いかに個々に合った方法で人生の統合化を図るか，それが高齢期の厳しい課題である．

2 高齢期への適応

❶ 適応の型

高齢期には「心身の健康の喪失」「家族や社会とのつながりの喪失」「経済的自立の喪失」「生きる目的の喪失」を経験しやすくなる．こうした重大な発達の危機に際して5つの適応の型

表1　中年期・老年期（高齢期）の発達課題（ハヴィガースト）

[中年期の発達課題]
①大人としての市民的・社会的責任を達成すること
②一定の経済的生活水準を築きそれを維持すること
③10代の子どもたちが信頼できる幸福な大人になれるよう助けること
④大人の余暇活動を充実すること
⑤自分と配偶者とが人間として結びつくこと
⑥中年期の生理的変化を受け入れそれに適応すること
⑦年老いた両親に適応すること

[老年期（高齢期）の発達課題]
①肉体的な力と健康の衰退に適応すること
②隠退と収入の減少に適応すること
③配偶者の死に適応すること
④自分の年頃の人々と明るい親密な関係を結ぶこと
⑤社会的・市民的義務を引き受けること
⑥肉体的な生活を満足におくれるように（すまいの）準備をすること

（ハヴィガーストRJ, 荘司雅子監訳：人間の発達課題と教育. 玉川大学出版部, 1995. より一部改変）

表2　ペックによる高齢期の発達と危機

①自我分化か，あるいは仕事役割への没頭か（引退の危機）
　定年退職あるいは子どもたちの独立という危機がくる．定年退職は同時に，経済面の縮小や職業上築いてきた地位の喪失を意味する．時には他者や子どもに依存した新しい立場に適応しなければならない．この強制的な変化に対し，新たな自己の価値や趣味等意味ある満足感をみつける（自我分化）ことができれば，自分の人生の別の側面を豊かに発展させることができる．

②身体的快適さの超越か，あるいは身体への没頭か（身体的健康の危機）
　病気に対して抵抗力，回復力が低下し，そのため身体的な苦痛の体験が増す．今まで身体的健康を幸福感と結びつけていた者は，老年期の身体的な危機状況に直面してただ身体面に関心が集中してしまいやすい．しかし，身体的快適さを超越して人間関係や精神面の創造的活動を行うことで晩年を快適に生きることもできる．この老年期の身体面の危機への対処は，中年期の段階において「体力の危機への対処（体力に価値をおくことから精神的なものへ価値をおくことに変える）」が達成されているかどうかをみる最終段階ともいえる．

③自我の超越か，あるいは自我没頭か（死の危機）
　老年期の危機の一つは死の予測である．死はすべての人にとって絶対的なものであるが若い時には予期することが少ない．老年期は死が近づいてくることを感じることができるので，自我を超越して死に立ち向かわなくてはならない．これに成功すれば家族や自分が生きてきた文化社会のために活動でき，活力ある満足感を得られる．

（下仲順子：老人と人格―自己概念の生涯発達プロセス. pp32-35, 川島書店, 1988. より）

（Coping style）が見出されている．アルフォンス・デーケンはライチャード，ら（Reichard S, et al, 1962）が調査をもとに見出した5つのタイプを次のように紹介している[3]．
①成熟型：人生に楽観的で未来志向的で健全な自己尊重の態度をもつ．
②ロッキングチェア・マン型：受容しているが消極的であり他人の援助や支持を期待する．
③装甲型：活動性を保つことで強固な防衛体制を敷く．過度の義務感をもち業績志向一辺倒になる．
④怒れる人：隠退，老齢化に否定的態度をとり，他者をうらみ，絶望，非難の感情をもつ．
⑤自己嫌悪者：人生を敗北とみなし自分を責める．受動的で悲観主義的で孤独である．

以上の5つのうち，前者3つが適応タイプで，後者2つは不適応タイプといえるだろう．ただ，これらは人間のタイプというより，成長の過程で培った知恵と行動様式を働かせて高齢期の変化に「折り合い」をつけた結果ということもできる．人は過去・現在・未来の連続性を自覚し受け入れることができたときに人生の統合化を図ることが可能となる．そして，高齢期の変化に向き合うときに，往々にして，各々のそれまでの人生経験が関与してくる．

❷ 人格の安定性と可変性

ここで，個人の行動様式としての**人格（パーソナリティ）**について考えてみよう．高齢期の人格が加齢に伴いどう変化するかについてはいくつかの説がある．そして，長谷川らは，「老年期における行動の変容はとりもなおさずその人のパーソナリティあるいは性格に何らかの変化・変容があったと解釈してよいのではないか」との立場をとっている[4]．

佐藤は，人格には加齢に伴って変化する側面と，若い頃の傾向とあまり変わらない側面とがある[5]として，それらを対置させてまとめている（表3）．変化する側面は高齢者を取り巻くさまざまな社会的，身体的，状況に対する態度（行動様式）であり，安定的な側面とは気質（精神症状や外向性など）や自己に対する一般的態度，認知スタイルなどである．

表3 人格に対する加齢の効果：安定性と可変性

安定的な側面	変化する側面
●気質または特性 ・外向性（社交性・交際好き） ・神経症性（適応・不安） ・軽減への開放性 ・誠実性（誠実さ・良心的） ・協調性・愛想のよさ ●自己に対する一般的態度 ・統制の位置（locus of control） ・自信・自覚的能力・自己効力感 ●認知スタイル	●特定領域での自己に対する態度 ・知的コントロール ・健康コントロール ●深層の変数 ・熟達の様式，内省，対処様式，防衛，価値 ●自己概念 ●男性性―女性性・性役割 ●自尊心 ●達成動機・要求水準 ●情緒的変数 ・不安，うつ，疲労，幸福感，人生満足感

（Lachman（1989）を改変して引用／佐藤眞一：老人の人格．井上勝也・他編，新版老年心理学，p57，朝倉書店，1993．より）

表4 死の意味

永遠の眠りである	55%
人生の終着点である	53%
植物が枯れるように「自然の法則」である	53%
自己の完結である	36%
悲しむべきことではない	26%
苦しみからの解放である	11%
神仏のもとへ行くことである	43%
未知の世界への旅立ちである	32%
神秘的なものである	26%
死んでも魂はこの地上に残ることである	23%
死後の世界の始まりである	19%
黄泉（よみ）の国（地下の国）へ行くことである	13%
死ぬと魂は天上に行く	4%
運命で決まっていることである	62%
仕方のないものとして，あきらめることである	49%
別れである	32%
誰とも会えなくなることである	28%
何も経験できなくなることである	21%
「無」である	11%
怖いものである	11%

＊筆者が，内容別，頻度の順に組み替えて提示した．
（荒井保男・他編：老年心理学．p181，放送大学教育振興会，1994．より）

❸ 死の接近への適応

誰も一人称の死については経験を語ることができず，知ることのないまま死を迎える．高齢者は徐々に近づく死の恐怖をどのようにとらえているのだろうか(表4)．

実は，65歳以上の人々では，およそ10%の人が死のおそれを訴えたという報告があり，年齢とともに死の恐怖を訴える人は減少し，健康な高齢者はあまりおそれを感じないのではないかという見方もある[6]．しかし，死への態度には，さまざまな要因が関与しており，「わが国の高齢者では，特に死ぬ際の苦しみへの恐怖が大きいようだ」との報告がある[7]．そこでは同時に高齢になるほど死についての受容的態度が形成されるようだとの判断も示されている[8]．**死の受容**に関連し，井上は，次のような考えを述べている．高齢者のなかでも年齢の高い者の方が死の恐怖を訴えることが少ないのは，加齢に伴う感情の鈍化があるためかもしれない．また，死を既成の事実とみなし適応してきたとも考えられる．つまり，「われわれは年を経ていく中で死を意識し，そのつど『象徴的不死』の思想を強化してゆき，かくして死の恐怖に適応し得るようになるのではあるまいか」というのである[9]．長い人生を生き抜いてきて蓄積された力を無意識的に駆使して自分の死を受け入れようとしているのであろう．

3 エイジズムという偏見

高齢者観は社会的に形成される．気づきにくいことだが，**エイジズム**（ageism「高齢者差別」）は**レイシズム**（racism「人種差別」），**セクシャリズム**（sexualism「性差別」）と並び，1つの差別である．それは年齢を理由にして不当に扱うことであり，その人らしい活動を奪ってしまう．加齢に対する一方的な評価，嫌悪などが基礎にある[10]．一般社会にある高齢者への偏見をバトラー（Butler）は5つの神話として以下のようにあげた．

●老いに関する「5つの神話」(Butler, 1982)[11]

①老人のポテンシャルは，時間軸に支配されている（加齢の神話）
②老人はおしなべて皆，衰弱した存在である（ボケの神話）
③老人は創造的でなく生産性が低い（非生産性

の神話）
④老人は安楽のみを求めている（平穏の神話）
⑤老人は変化を好まない（柔軟性欠如の神話）

　さらには，高齢者が収入や性的感情に関することを表現したり，生活者としての個性を発揮することを，「もう歳なのに」と決めつけ押さえつける風潮もエイジズムといえるだろう．一方，高齢者を弱い者，保護すべき者とみなす，通り一遍の認識から知らず知らずに現れる態度がある．少し高いトーンと抑揚で話す保護者めいた語り「**パトロナイジング・スピーチ(patronizing speech)**」もその1つで，好む高齢者がいる反面，嫌う高齢者もいる．また，否定的な態度としては，侮蔑や無視という態度を呼ぶことにもつながる．こうしたエイジズムという偏見はすでに子どもの時代に始まると指摘されている．

4 高齢期の健康と日常生活

❶ 日常みられる高齢者の心理

　高齢者の心理について，遅れをとってはいけないとの焦りの心，大事をとってしりごみする心，過去を語る昔が恋しい心があるという．人が知ろうとしない自分の値打ちを知らせたいと思う気持ちが「おしゃべり」「でしゃばり」になり，周囲の無関心が「さびしがりや」「威張りたい気持ち」にもさせる．そして無関心な人に憎しみを感じると，「ひがみっぽさ」となり「年がいのない反抗」となってくる．加えて，未知の人への気後れ，自分本位，気分を変えにくい，人の批評をしたい，年が気になる，死亡欄が気になる，という高齢者らしさがあるともいう[12]．こうした通常みられる変化のほかに，マイナス面の変化もある．高齢期では無目的，意欲低下，自閉という心理状況が生じやすく，病的変化としては抑うつ，認知症の問題が大きい．

　加齢に伴う心理変化は生活環境変化とともに，社会的な事象にも反映される．端的な例として，高齢者数の増加に伴い高齢者が関係する犯罪も増加している．『平成20年版犯罪白書』(2008年)によると，高齢者による犯罪では窃盗，特に万引きが件数として多く，高齢初犯者の動機で経済的理由は低いという．また，被害者となるものでは高齢者を狙った詐欺が注目されている．

　このところの認知機能の加齢変化（図2）に関する研究の進展は目覚ましい．高齢者では流動性能力の低下に特徴があり，感覚器の老化の影響もあって，行動面からみると処理が全般に遅くなり，記憶や注意力が低下しやすい[13]．今後，感情と認知，意思決定に関することなど，心理面と日常行動との関係がさらに明らかにされていくと期待される．

❷ 日常生活動作（ADL）と生活範囲

　加齢による身体的な機能低下には順序性がある．まず，世帯単位の生活動作から困難になる．買物や家事に支障が生じ，生活に何らかの支援が必要になってくる．歩行や移動に関しての困難や何らかの苦痛によることが多い．同時に，生活範囲が地域から家の近所，そして屋内から室内へと狭くなっていく．次いで，個人単位の生活動作に支障が及ぶと，より複雑な動作である入浴動作から更衣，排泄動作が困難になり，しまいには食事動作までもできなくなる．身のまわりのことが自力でできなくなると介護を受けながら生活することになる．そして，介護の体制のあり方や環境の整備状況によりその生活範囲は左右される．

　また，高齢者の日常生活を観察すると，例えば，歩けるのだけれどもほとんどベッド上で過ごしているとか，トイレに立つ回数を増やしたくないからと飲水を自ら制限してしまうとか，能力として可能なはずの動作がなされていない状況を知ることがある．高齢者の場合，「**しているADL**(Activities of Daily Living)」と「**できるADL**」が必ずしも一致しないのである．

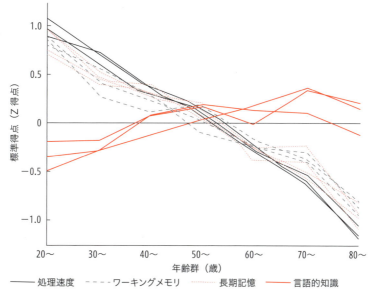

図2 認知機能の加齢による横断的変化の例

(Park DC, Reuter-Lorenz P: The adaptive brain; Aging and neurocognitive scaffolding. *Annu Rev Psychol* 60: 173-196, 2009. より)

鈴木ら[14]は自信のない行動は避ける傾向がある高齢者の特質に着目し，日常生活動作に関する**自己効力感**[*1]の強さを測定することを考えた．使わない機能は低下し，生活範囲を狭め，さらに介助を要する状態となり，自立生活を障害する．したがって「入浴する」「歩く」「衣服の着脱」などのADLと「電話の対応をする」「掃除をする」「買物をする」などのIADL (Instrumental Activities of Daily Living)に対する自信の程度を測定することで明らかにし，自信のない日常生活活動能力の低下を防ぐ手立てにつなげていきたいとしたのである．

❸ 健康のために実行している生活習慣

健康のための行動では，知識として知っていることが必ずしも実行されているとは限らない．そのちぐはぐ度について，高齢者を中心に調査した結果報告があるのでみてみたい．実践している項目として，実践度が50％を超えたもの[15]は「日常生活で体を動かす」「仕事と休養・睡眠のバランス」「自分にあった睡眠時間」「腹八分目の食事」「野菜を十分に食べる」「朝食の摂取」「就寝前2時間以内に夕食しない」「いろどり豊かな食事」「減塩」「1日1回の家族・友人との食事」「適正体重の維持」「週に1回以上の休肝日」「禁煙」であって，食生活に関することが多かった．さらに，高齢者では健康管理についての自己採点も高かった(図3)．加齢に伴い何かしらの症状を訴えることの多い高齢者では，自分の健康について悩みや不安を感じている者も多く，それだけに健康には関心が高いと考えられる．

なお，全体の約半数が健康づくりの仲間がいると答えており，特に女性ではその割合が高い．これに関連し，高齢者の地域社会への参加に関

> **ワンポイント**
>
> **＊1 自己効力感(セルフ・エフィカシー，Self-Efficacy)**
>
> 「予想される状態に対処するための一連の行動を計画し実行する能力が自分にあるという信念」のことである．バンデューラ(Bandura)によって提唱されたセルフ・エフィカシー理論によれば，ある一定の環境下で自分はこのようなことができるという評価がその後の行動を規定しているという．高齢者では，ちょっとしたつまずきや怖さを感じた出来事をきっかけにして，行動範囲を狭めてしまうという消極的な対応をとりがちである．

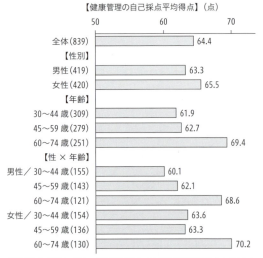

図3　健康管理の自己採点（健康・体力づくり事業団）

（財団法人 健康・体力づくり事業財団：平成19年度高齢者を中心とした健康知識と行動のちぐはぐ度調査事業報告書，2008．より）

する意識調査（内閣府，2013（平成25）年）において，地域での自主的な活動への参加状況は，「健康・スポーツ」「趣味」「地域行事」の順に多くなっていた．そして，特に「健康・スポーツ」への参加は増加が続いている．健康づくりにおける仲間の存在の大きさがわかる．

　高齢期の人々にはそれまでに培ってきた暮らし方，ライフスタイルがある．食生活については，これまでの調理や食事内容に関する習慣があり，若い人と嗜好が異なる．子ども世帯と同居している高齢者についても，味や好みが違うからと台所を別にし食事も別にとっているケースもめずらしくない．料理を好んではしなかった人はあまり調理を好まないし，ことに1人分の調理は不経済でおっくうになるようである．衣生活についても，若い頃のイメージが基本にあると思われる．着衣の乱れや不潔感が生じる場合は，往々にして精神的な不健康を訴える本人からのシグナルだと考えてよい．

❹ 生活障害への対処

1）積極的な対処と消極的な対処*2

　健康生活のために友人や家族と楽しいときを過ごすようにしたいと考える人は多く，前述したように多彩な趣味・余暇活動が行われている．特に前期高齢者では旅行を楽しむ人が多い．

　ただし，元気な高齢者であっても，排泄やコミュニケーション等に支障があるとそれらは行動内容・範囲に影響する．高齢期ではいわゆる"トイレが近い"という状態になり，排尿障害の出現頻度も高くなりトイレを気にしながら行動する傾向があり，その点で安心できないと外出を控えるなど行動制限をしてしまう．また視力や聴力が衰えることで社会的な生活行動範囲が狭くなることもある．難聴のある高齢者が聞こえないことで嫌な思いをすると，そういう場面を避けるようになる．例えば，人の集まりに出ない，電話が鳴っているのがわかっていてもどうせ聞き取れないからと出ないということがある．

　他方，積極的な対応をするケースもあり，例えば，ある障害者のグループで会長として活動してきたKさんは突発性難聴で聴力にも障害が生じたため，会長を降りて体調をみながら参加者として会に参加するようになった．対面の会話もかなり困難な状況だったが，それでも奥さんの通訳と手紙でこれまでの人間関係をつなげるようにしていた．

　聞こえの問題は，高齢者のなかでも年代が高くなるにつれ大きくなり，認識，対処の方法と

> 👉 **ワンポイント**
>
> **＊2 ストレスへの対処（コーピング）**
> コーピングは，状況的要因と個人的傾向との相互作用による結果であり，行動と認知レベルの双方で生じる．具体的方法について，藤縄昭による「勤労者におけるストレスマネージメントに関する報告書」では，①問題解決型対処行動，②認知的対処行動，③回避的対処行動，④援助希求型対処行動，⑤自己非難的対処行動の5つの型に分類されている．

もにかなり本人の性格に関連している．障害の初期には，相手の声が小さいからだと思い，自身の聞こえの問題を認識しないこともあるが，家族や仲間との交流のなかで認識するようになる．対処として補聴器や電話の音声を大きくする機器などは，本人が意識的に使用すればかなり有効だが，家族であっても強要はできない．高齢者であっても補聴器は年寄りをイメージさせるものとして嫌う傾向があるからである．

　症状を伴う障害を抱えて日常生活を送る者には，症状への対処とともに生活への対処がされている．例えば，脳卒中による後遺症を抱えて在宅生活を送る者では，実際に自分で行動し，さまざまな成功体験をもつことにより自分に自信をもち，障害を受容し，肯定的になることが観察されている．また，否定的な自己認知をする者に対しては，その否定的傾向を減じる効果が期待できるとされるリハビリメイクなどのケアが活用されている．

2）福祉機器の活用と住まい方の工夫

　人口の高齢化は国際的な潮流であり，OECDでの長期ケア（long-term care）の利用者は，半数が80歳以上で，5分の4が65歳以上であるという．人口の高齢化が世界的に進んでいる今日においては，健康な高齢化をいかに推進するかが世界共通の課題となっている．また，障害を抱えるにいたる重大疾患としては，先ず骨関節症があげられ，加えて感覚器障害や加齢に伴う慢性疾患の存在を考えることができる．

　高齢期のQOLを調査したイギリスでの報告からは，「外出・移動」の関与の大きさを知ることができる．可動性が低くなるにつれ顕著なモラール低下がみられた．その「外出・移動」を妨げるものとしては，交通の流れ，道の傾斜，歩道の縁石等の物質的環境があり，それらに対応するときの個人の側の要因として健康状態や交通機関へのアクセスの善しあし，感覚の衰えがある16)．

　わが国においても「日常生活に関する意識調査」（内閣府）で，日常生活で不自由を感じるのはどのようなときかとの問いに，第1に多い回答は外出するときというものであった．では，福祉用具・機器の利用意向はどうかと問うと，使用したいというものは計67.6％となっていた．一方，面倒だからとか経済的理由で，使用したくないというものも計17.1％あった．

　共生のための地域の整備が必要であり，バリアフリーをめざす住宅の改善や福祉機器の活用が望まれる．もちろん，個別のニーズに合わせた支援を含めてである．

5 高齢期の生きがい

　サクセスフルエイジング（successful aging）という用語が高齢期の適応のよい状態を示すものとして社会老年学で用いられている．老年期にいかに適応しているか，あるいはどういう状態が幸福な老いなのかということに関しては，よく知られている2つの理論がある．ワンポイントに紹介した活動理論*3と社会的離脱理論*4であり，これらは幸福な老いを社会参加との関係でみている．

　しかし，実際の高齢者は，常に自信をもって活動を継続できているわけではない．悠々自適

> **ワンポイント**
>
> **＊3 活動理論（activity theory）**
> 多くの高齢者の間で，その社会的活動と心理的健康との間の相関が見出されていることから，可能な限り長期間，活発に活躍していきたいと老化に否定的な立場をとるものである．
>
> **＊4 社会的離脱理論ないし自由化説**
> 　　（disengagement theory）
> カミングとヘンリー（Cumming E & Henry WH, 1961）が提唱したもので，老化に肯定的な観点をもつ．高齢化の過程で人々は，自我拡大の欲求ではなく，さまざまな義務からの解放，自由感に動機づけられることを示唆した．個人の人生を，職業生活や役割関係からのみとらえるのでなく，自分自身の内なる世界，個人的な価値や目標のために個人が望むものだとするとらえであり，パーソナリティのタイプによっては適合するとされている．

な退職後の生活と衰えをみせない活動的な生活との間を揺れ動きながら自己の安定を図っている．ニューガーテンら(Neugarten, et al, 1968)は，高齢期の適応にはいろいろな方向があり，それはその個人の人格に依存し，それまで個人が選択してきたことの延長なのだという**継続理論**(continuity theory)を主張した[17]．

では高齢期の生きがいについてはどうとらえられているだろうか．高齢期は「喪失期」などといわれることもあるが，実は，さまざまな生き方の可能性があり「挑戦期」と呼んでもいいのではないかという意見もある．個人の老いへの適応感をとらえる試みもなされ，「モラール」や「人生満足度」「幸福感」「アフェクト・バランス」などの概念を手掛かりに**主観的幸福感**(subjective well-being)が追求されている．

高齢期を元気ですごすために望ましいことはどんなことかというと，それは「周りへの興味を失わず，人を愛し人とのふれあいを求め，旅行をしたり，集団での活動に加わったり，身体を動かし，そして，自分としての意見をもち，頭を使う習慣を失わないようにしながら，自分なりの健康的な生活習慣を守って生活すること」といえるだろう．

[小玉敏江]

引用文献

1) 大川一郎：老年期の認知機能．井上勝也・他編，最新老年心理学，p19，朝倉書店，1993．
2) EHエリクソン，村瀬孝雄・他訳：ライフサイクル，その完結．p73, pp71-86，みすず書房，1991．
3) アルフォンス・デーケン：老年期の適応．長谷川和夫，霜山徳爾編，老年心理学，pp78-80，岩崎学術出版社，1979．
4) 長谷川和夫，長嶋紀一：老年の心理．p41，全国社会福祉協議会，1992．
5) 佐藤眞一：老人の人格．井上勝也・他編，最新老年心理学，pp56-57，朝倉書店，1993．
6) 荒井保男：老年期と死．宮川知彰・他編，老年の心理と教育，p181，放送大学教育振興会，1990．
7) 河合千恵子，下仲順子，中里克治：老年期における死に対する態度．老年社会科学17(2): 107-116, 1996．
8) 河合千恵子：高齢者の死生観—あまり聞けない死の話．http://www.tmig.or.jp/J_TMIG/j_topics/topics_1852_2.html （2016年11月アクセス）
9) 井上勝也：老人と終い．井上勝也・他編，最新老年心理学，pp196-199，朝倉書店，1993．
10) 濱口晴彦・他編：現代エイジング辞典．p34，早稲田大学出版部，1996．
11) 谷口幸一：エイジング教育．東清和編，エイジングの心理学，p93，早稲田大学出版部，1999．
12) 穂永豊：老人の心理．中央法規出版，1978．
13) 佐久間尚子：認知心理学からみた高齢者の認知機能低下．老年精神医学雑誌23(4): 434-440, 2012．
14) 鈴木みずえ・他：在宅高齢者の日常生活動作に対する自己効力感測定の試み．看護研究32(2): 29-38, 1999．
15) 財団法人 健康・体力づくり事業財団：平成19年度高齢者を中心とした健康知識と行動のちぐはぐ度調査事業報告書，2008．
16) アラン・ウォーカー編著，岡田進一監訳，山田三知子訳：イギリスにおける高齢期のQOL—多角的視点から生活の質の決定要因を探る，pp55-70，ミネルヴァ書房，2014．
17) 東清和編：エイジングの心理学．pp138-142，早稲田大学出版部，1999．
18) 日本老年行動科学会監，井上勝也・他編：高齢者の「こころ」事典．pp 8-9，中央法規出版，2000．

参考文献

- 東京都老人総合研究所：第51回老年学公開講座　老化の断面をみる．1996．
- 宇佐美まゆみ：高齢者とのコミュニケーション．第57回老年学公開講座　お年寄りのコミュニケーションを考える，東京都老人総合研究所，1998．
- 難聴高齢者のサポートを考える研究会：難聴高齢者のサポートハンドブック．日本医療企画，2001．
- 荒井保男，常本瑛生：老人の人格．井上勝也・他編，老年心理学，pp132-148，朝倉書店，1980．
- 村山冴子：死の臨床．井上勝也編，老年期の臨床心理，川島書店，1983．
- 島薗進：老いゆくことと死生観をもつこと．老年精神医学雑誌24(1): 52-59, 2013．
- 法務省法務総合研究所編：平成20年版犯罪白書—高齢犯罪者の実態と処遇．2008．
- 権藤恭之編：高齢者心理学．朝倉心理学講座15，朝倉書店，2008．
- 藤永保監：最新心理学事典．p520，平凡社，2013．
- 外里冨佐江・他：在宅脳卒中後遺症者の心理的適応の構造．作業療法25(1): 60-68, 2006．
- 内田嘉壽子・他：リハビリメイクの精神心理学的効果についての研究．新潟歯学会雑誌35(1): 19-28, 2005．
- OECD: Ageing and Long-Term Care. OECD Indicators, Health at a Glance 2015, OECD, 2015.
- WHO: Leading causes of years lost due to disability in 2004. Global Burden of Disease 2004, WHO, 2004.
- WHO：高齢化と健康に関するワールド・レポート．2015．

演習

自分からアプローチして地域の高齢者と話をしてみましょう．
高齢者の理解を深めるとともに，自分の高齢者観を確認することが目的です．

①地域の高齢者と話をする．

　地域には高齢者を支援するグループや高齢者による集まりが種々あります．例えば，地域の「老人会」（市町村が助成）や，「ふれあい・いきいきサロン」（社会福祉協議会が助成）などについての活動状況をお聞きしたり，あるいはデイケアやデイサービス，その他の地域福祉サービスなどについて参加状況を聞いてみるのもよいでしょう．

②記録を書く．

　お話は30分から長くても1時間以内で収めます．終了後，お聞きした内容やその時の状況を記録しましょう．高齢者により語られた，①ご本人や家族のこと，他者のこと，あるいは全体としての活動のこと，②過去のこと，現在のこと，今後のこと，③病気や健康に関することなど，いろいろ含まれてくると思われます．

③学生間でディスカッションしたり，高齢者についての知識度クイズに答えて高齢者の理解を深める．

高齢者についての知識度クイズ[18]

【設問】 これから簡単なクイズに答えてください．下の文章を読んで正しいと思ったら○を，間違っていると思ったら×を（ ）の前につけてください．

(1) 大多数の高齢者（65歳以上）は，ぼけている（記憶力が落ちている，自分の居場所や時間がわからない）．
(2) 高齢になると，目や耳などいわゆる五感がすべて衰えがちになる．
(3) 大多数の高齢者は，性的関係に対して興味もなく能力もない．
(4) 高齢になると，肺活量が落ちる傾向がある．
(5) 大多数の高齢者は，多くの時間をみじめな気持ちで過ごしている．
(6) 高齢になると，肉体的な力が衰えがちになる．
(7) 少なくとも高齢者の1割は，養護老人ホーム，特別養護老人ホームなどに長期入居している．
(8) 高齢者の4分の3以上は，健康で他人の手助けなしで普通の生活を送ることができる．
(9) 高齢になると，若い人ほど効率よく仕事をこなすことができない．
(10) 高齢になると，新しいことを学ぶとき時間がかかりがちになる．

注 1） 奇数項目はすべて間違い，偶数項目はすべて正解．
　　2） (1), (3), (5), (7), (9)が間違いならば否定的な歪みを示す．(2), (4), (6), (8), (10)が間違いならば肯定的歪みを示す．

（日本老年行動科学会監，井上勝也・大川一郎編：高齢者の「こころ」事典. pp 8-9, 中央法規出版, 2000. より）

第1章 高齢者の生活

Section 3 自立（自律）にかかわる高齢者の心身の変化とその評価

> **Point**
> - 加齢変化のうち，特に成熟期以後に起こる組織的崩壊あるいは機能的減退を老化という．
> - 老化に伴い高齢期に生じることの多い徴候や症状からなる病態を，老年症候群という．
> - 高齢期の健康指標として重要な生活機能に影響を及ぼしやすい，運動器，呼吸・循環系，感覚器をはじめとした身体機能，精神・心理機能，老年症候群の状態は個人差が大きいため，適切に評価しケアすることが重要である．

1 加齢に伴う構造と機能の変化

❶ 老化とは

1 成長・発達と老化

発生から死にいたるまで時間とともに生じる変化を**加齢変化**という．生後成熟期頃までに起こる主に形態的あるいは量的な増大を**成長（growth）**といい，機能的な成熟を**発達（development）**という．成熟期以後には，さまざまの不可逆的な組織的崩壊あるいは機能的減退が進んでいき，これを**老化**という．

老化の特徴として，ストレーラー（Strehler BL, 1979）は，❶普遍性（すべての生命体に認められる），❷内在性（個体に内在する），❸進行性（進行性で不可逆性），❹有害性（個体の機能を低下させる）の4つを挙げている．

老化の機序については，種により最大寿命が異なること，線維芽細胞は約50世代までしか分裂しないこと（Hayflickの限界），遺伝的早老症の存在，細胞のプログラム死（アポトーシス）などの事象があることなどから，遺伝的因子の関与が考えられている（プログラム説）．また，生体の障害や老廃物の蓄積も老化に関与していると考えられている（エラー蓄積説）．

2 生理的老化と病的老化

老化はすべての人に普遍的にみられるが，大きな傷病に罹患せず天寿を全うする過程でみられる老化を，特に**生理的老化**という．しかし，心身の老化は個人差が大きく，器官によっても進み方に違いがある．さらに，栄養状態や運動などの生活習慣，傷病やストレス，紫外線曝露や大気汚染などの環境の影響を受けるため一様ではない．さまざまな病的状態により生理的老化以上に進められた老化を**病的老化**という．

❷ 老化でみられる一般的な変化

1 予備力の低下

高齢期になっても心拍出量や1回換気量など生命を維持するために重要な働きについては，平常時の機能はあまり低下しない．しかし，運動などの負荷がかかった際に発揮される最大能力は低下しやすく，息切れや動悸などを生じやすくなる．

2 恒常性機能・適応力の低下

自律神経機能などのように内部環境を一定の状態に保ちつづけようとする**恒常性機能（ホメオスタシス）**も生命を維持するために重要であり，平常時の機能はあまり低下しない．しかし，温度変化などの大きな負荷が生じた際の恒常性機能は低下しやすいため，低体温症や熱中症などを生じやすくなる．また，生体リズムに影響する夜勤など生活環境や身体機能の変化などに対して適応する力が低下しやすい．

❸ 防御機能の低下

特に視床下部—下垂体—副腎系のホルモンのストレス反応などの低下により，負荷がかかった際に重篤になりやすい．また，免疫機能の低下による易感染性，筋骨格器系の機能低下や皮下脂肪の減少などにより外傷しやすくなるなど，防御機能が低下しやすい．

❹ 回復力の低下

傷病の治癒や疲労からの回復などに，より時間がかかるようになる．

❸ 老化でみられやすい系統別変化

身体は，約50兆個ある細胞を基本単位として，❶細胞が集まり特定の機能を行う**組織**，❷複数の組織が集まり形づくられる**器官**，❸同様の働きをする器官をまとめた**系**の統合により形づくられている．一般的には，出生時前後に組織の機能単位数がほぼ規定され再生しにくい神経，骨格筋，腎臓，心臓，肺などの機能は低下しやすく，出生後も増殖が続く消化器系，肝臓，血液系などの機能は病的老化がなければ低下しにくい傾向にある．表1に，身体機能の老化とケア上の留意点を主な系統別に示した．

2 高齢期に生じやすい症状や症候，疾病の特徴

高齢期には，歪んだ生活習慣により中年期以降に多くなる**生活習慣病**[*1]と，老化を基盤とする**老年症候群**[*2]が問題となりやすく，何らかの疾病を有することが多い．また，疾病や老化などによりさまざまな症状や症候がみられる．これらの高齢期に多くみられる症状や症候，疾病には留意すべき共通した特徴がある．

❶ 個人差が大きい

老化による変化は生活習慣や環境の影響などにより個人差が大きい．このため，「高齢者だからこうだろう」と決めつけることなく，対象者の機能・病態の評価を個別に正確に行い，対応する必要がある．

❷ 複数の病態を有することが多い

生活習慣や老化を基盤とする疾病が多いため，複数の疾病を有することが多い．特に急変が生じた際にはそちらだけに注意が向かい，普段治療中の疾病の管理がおろそかになりがちで，「インフルエンザは治ったが脳梗塞を起こしてしまった」というような事態が生じることがある．常に全身的な観察と管理が必要である．

❸ 潜在的な老化病変のため回復力や予備能が低下している

老化は負荷がかかった際に問題となることが多い．新たに傷病を生じた際には急変したり重

ワンポイント

＊1 生活習慣病

1956（昭和31）年に国は，中年期から問題となり死因の上位を占める脳血管疾患やがん，心疾患などの疾患群を「成人病」と呼ぶことを提唱し，その予防と管理をめざしてきた．これらの多くは，原因にブレスローが提唱した7つの健康習慣（適正な睡眠，禁煙，適正体重，適正飲酒，運動，毎日の朝食，間食をしない；1972年）などの生活習慣が関与することが判明し，その是正である程度の予防が可能になることがわかってきた．

このような背景から，公衆衛生審議会は1996（平成8）年に，生活習慣が発症や進行に強くかかわる疾病を「生活習慣病」と呼ぶことを提唱した．2型糖尿病，肥満，非家族性高脂血症，高尿酸血症，非先天性循環器疾患，非家族性大腸がん，高血圧症，肺扁平上皮がん，慢性気管支炎，肺気腫，アルコール性肝障害，歯周病などが生活習慣病に含まれる．

生活習慣病の特徴として，自覚症状が少ないこと，危険因子や予防法がほぼ確立されていること，寿命だけでなく健康寿命も縮めること，経済的打撃も甚大であること，などが挙げられる．2016（平成28）年現在，がん（28.5％），心疾患（15.1％），脳血管疾患（8.4％）の三大疾病のみで全死因の約52％を占めている．

＊2 老年症候群

心身の老化に伴い高齢期に生じることの多い低栄養，認知症やうつ，尿失禁，視力・聴力障害，転倒・骨折，閉じこもり，寝たきり，脱水，睡眠障害などの一群の徴候や症状からなる病態を，「老年症候群」という．老年症候群は直ちに生命を脅かすことは少ないが，長期にわたり日常の生活機能を低下させ，自立を障害する原因になりやすく，生活の質（QOL）を著しく損ない，本人だけでなく介護者にとっても大きな負担となることが多い．

表1 系統別にみた老化

系	老化でみられやすい変化
外観	● 身長は70～85歳の間に男性で約2.5cm，女性で約5cm短縮する． ● 体重も減少傾向を示す． ● しわ，しみ（老人斑），白髪の増加，脱毛，上体の前屈（円背）などがみられやすい． ● 爪の縦条が多くなる．
運動器系	● 骨密度や持久力は30歳頃から徐々に低下し，特に女性の骨密度は閉経後に著減する． ● 関節可動域（ROM）も徐々に縮小し生活機能を低下させる要因となる． ● 歩行速度が低下する．
脳神経系	● 入眠障害，中途覚醒，早朝覚醒が多くなる． ● 自律神経機能低下により高温下での脱水や熱中症，低温下での低体温などが生じやすくなる． ● 神経細胞数の減少，刺激伝導速度の低下により運動や反射が遅延しやすい．
精神・心理	● 知能は50歳頃をピークに漸減する． ● 記銘や計算などの流動性知能は30歳以降低下する． ● 経験や学習の蓄積が有利に作用する結晶性知能（知識や判断など）は傷病がなければ低下しにくい． ● 意志や欲求が減弱しやすい． ● 疾病や薬剤の影響，さまざまな喪失体験などから，うつ状態が現われやすくなる．
感覚器系	● 視覚：水晶体を厚くする働きが低下し老視が生じる．白内障や網膜の機能低下により視力や暗順応が低下する． ● 聴覚：高音域の聴力低下，語音の弁別能力が低下する． ● 嗅覚・味覚：感覚が低下し食欲が低下する． ● 皮膚感覚：温痛覚や触覚が低下する．
内分泌系	● ストレス反応が低下する． ● 女性ホルモンは閉経後著減し，更年期障害や骨粗鬆症などを生じやすくする． ● 男性ホルモンは50歳代より徐々に減少し，性機能の低下や抑うつ気分などを生じやすくなる（男性更年期）． ● インスリンの作用低下により耐糖能が低下する．
血液	● 骨髄細胞が減り貧血を生じやすくなる． ● 体水分割合が50％程度に低下し，脱水が生じやすい．
免疫系	● 白血球のTリンパ球が主体となる細胞性免疫機能は低下しやすい． ● 抗体が主体となる液性免疫は低下しにくいが，自己抗体が生じやすくなる．
呼吸器	● 肺活量，1秒量（最初の1秒間で思い切り吐き出せる量）が低下する． ● 残気量が増加する． ● 痰の喀出力が低下する．気道粘膜に細菌がつきやすくなる．
循環器	● 最大心拍出量が減少し，運動負荷時に息切れが生じやすくなる． ● 動脈硬化が進み，特に収縮期血圧が上昇しやすくなる． ● 心弁膜症や不整脈が生じやすくなる．
消化器	● 歯の喪失や唾液分泌の減少，筋力の低下などから，咀嚼・嚥下機能が低下し，誤嚥しやすくなる． ● 肝機能の低下により解毒作用が弱くなる． ● 便秘しやすくなる．
泌尿器	● 腎機能が徐々に低下する． ● 男性では前立腺肥大により残尿や頻尿が多くなる． ● 女性では尿道括約筋が弱り，腹圧性尿失禁を起こしやすくなる．
生殖系	● 女性では50歳頃閉経する． ● 女性では膣分泌が生じにくくなる． ● 男性では完全勃起と射精が起こりにくくなる．

篤化しやすいため，特に慎重に経過をみる．

4 症状や所見，経過が典型的でない

　高齢期の疾病の多くは症状や所見，経過が典型的でない．例えば，高齢糖尿病患者で口渇，多飲，多尿の三主徴を訴える者はほとんどいない．また，鎮痛薬をはじめとする薬の常用や他の疾患により症状が複雑となる．例えば，入院を要する高齢肺炎患者で38℃以上の高熱をきたす者は半数程度である．特に新たに食欲不振や無動，意識低下，認知機能の低下，失禁などが生じた場合には，原因疾患の有無を精査する必要がある．

5 薬の効果の現れ方が一様でない

作用や副作用が強く表れやすいため，高齢者に薬物療法を実施する際には3つのSの原則を重視する．

①Small：少量の薬剤（通常一般成人の半量程度）から開始する．
②Simple：多剤併用（ポリファーマシー）による薬剤有害作用を避け，また，薬の飲み忘れや飲み間違いなどを避けアドヒアランスを高めるためにも，なるべく単純な服用方法が望ましい．
③Short：効果がなければいたずらに増量せず，短期間で中止する，あるいは別の薬に変更する．

高齢者の薬物療法の際，逆に反応性が低下し効きにくいこともある．投薬が新たに始まった際，薬の種類が変わった際には，効果の評価，副作用のチェックを十分に行う必要がある．

6 救命救急を要する病変も多い

多くの高齢者が治療を受けている慢性疾患は，しばしば高度な医療を要する病態（脳・心発作，転倒・骨折，肺炎などの重症感染症など）を引き起こす．救急時の対応を訓練しておく必要がある．

7 後遺症を残しやすい

後遺症を残しやすいため，治療，ケアやリハビリテーションの状況や生活環境などにより予後が大きく影響される．このため，適切な医療・福祉サービスを継続していく必要がある．

8 合併症を生じやすい

疾病の罹患が他の傷病を引き起こすことが少なくない．例えば，脳梗塞の発症後には，麻痺による転倒・骨折や，嚥下障害から誤嚥性肺炎などの合併症をきたしやすくなる．合併症の予防，早期発見につとめる．

9 うつや認知症様症状，幻覚などの精神症状を生じやすい

うつ症状は内因性の気分障害のほか，脳梗塞など他の疾病による場合や，近親者やペットの死などによる心因反応，薬剤副作用などでも生じる．精神症状が出現した際には，背景に身体的疾病がないかどうかも精査する．

10 最終的には死を迎える

年間死亡者数は2016（平成28）年では130万7748人であるが，2040年には約167万人に増加すると推計されている．すべての人々にとって死生学，エンド・オブ・ライフ・ケア能力の向上が必要となっている．

3 主な主な老年症候群

❶フレイル，❷低栄養，❸ロコモティブシンドローム，❹骨粗鬆症，❺尿失禁が挙げられる．

❶ フレイル

フレイル（Frailty）は「加齢とともに心身の活力（運動機能や認知機能等）が低下し，複数の慢性疾患の併存などの影響もあり，生活機能が障害され，心身の脆弱性が出現した状態であるが，一方で適切な介入・支援により，生活機能の維持向上が可能な状態像」と定義されている（厚生労働省：後期高齢者の保健事業のあり方に関する研究班の定義，2016）．

Friedらがthe Cardiovascular Health Studyのデータを用いて作成したフレイルの診断基準（CHS index）では，❶体重減少，❷疲労感，❸身体活動量の減少，❹歩行速度の低下，❺握力の低下の5項目中，3項目以上に該当するとフレイル，1または2項目だけに該当する場合にはフレイルの前段階であるプレフレイルと判断される．

わが国の平均年齢71歳の地域在宅高齢者集団におけるフレイルの頻度は11.3%と報告されている[1]．CHS Indexを日本人向けに改良したJ-CHS Index（表2）が作成されている．

フレイルの中核的病態の低栄養とロコモティブシンドロームも重要な老年症候群である．

表2　フレイルの診断基準（J-CHS Index）

● 体重減少	6か月で，2～3 kg以上の体重減少
● 体力低下	握力：男性＜26 kg, 女性＜18 kg
● 疲労感	（ここ2週間）わけもなく疲れたような感じがする
● 歩行速度	通常歩行速度＜1.0 m/秒
● 身体活動	①軽い運動・体操をしていますか？　②定期的な運動・スポーツをしていますか？のいずれも「していない」と回答

0項目：健常
1～2項目：プレフレイル
3項目以上：フレイル

（長寿医療研究開発費，フレイルの進行に関わる要因に関する研究（25-11）総括報告書，2016．より）

❷ 低栄養

　高齢期には，さまざまな疾病への罹患，食欲低下，咀嚼や嚥下の問題，肝機能の低下などから低栄養を生じやすい．高齢者の低栄養は，感染症，褥瘡，創傷治癒の遅延などの健康問題の背景となるだけでなく，身体機能の低下や生命予後の悪化にも直結するため，定期的に栄養状態の評価を行う必要がある．

　タンパク質・エネルギー低栄養（protein energy malnutrition：**PEM**）と呼ばれる高齢者の低栄養には，脂肪および骨格筋組織の減少が著しいが，血清アルブミンは比較的保たれるため浮腫はみられないマラスムス（Marasmus）型のPEMと，血清アルブミンの低下が著しく浮腫が高度となるクワシオルコル（Kwashiorkor）型のPEMがある．

　体重減少などの身体計測指標だけで評価するとクワシオルコル型のPEMを見逃し，血清アルブミンだけで評価するとマラスムス型PEMを見逃すため，低栄養の評価の際には，体重減少率などの身体計測指標と血清アルブミンなどの血液検査所見とを組み合わせて評価する必要がある（表3）．

❸ ロコモティブシンドローム

　ロコモティブシンドローム（locomotive syndrome：**運動器症候群**，通称**ロコモ**）とは，日本整形外科学会が2007（平成19）年に提唱した概念で，運動器の障害により要介護になるリスクの高い状態である．

　運動器の障害の原因は，運動器自体の疾患と老化による運動器機能不全に大別される．運動器自体の疾患としては，変形性関節症，骨粗鬆症に伴う円背，易骨折性，変形性脊椎症，脊柱管狭窄症，関節リウマチなどが挙げられる．老化による運動器機能不全は，瞬発力，持久力，反応時間，運動速度，巧緻性，深部感覚，バランス能力などの運動機能の低下による．ロコモティブシンドロームの原因となる病態の1つにサルコペニアがある．

　日本整形外科学会は2015（平成27）年に，整形外科専門医が，被検者の生活は自立しているが移動機能低下が進行している，と判断しうる臨床判断値（表4）を発表している．

❹ サルコペニア

　サルコペニアは，Rosenberg（1989）がギリシア語で「肉」を表すsarx（sarco）と「喪失」を意味するpenlaから造語した，老化による筋肉量の低下を意味する用語である．老化以外に明らかな原因がないものを1次性サルコペニ

表3　低栄養の指標

	軽度の低栄養	中等度の低栄養	高度の低栄養
①身体計測指標： 体重減少率＝（平常時体重－現在の体重）÷平常時体重×100（％）にて判定	体重減少率3％未満	1か月に3～5％未満，または3カ月に3～7.5％未満，または6カ月に3～10％未満	1カ月に5％以上，または3カ月に7.5％以上，または6カ月に10％以上
②血清アルブミン値	3.6 g/dL～3.8 g/dL	3.0 g/dL～3.5 g/dL	3.0 g/dL未満

表4　ロコモティブシンドロームの臨床判断値

- ●ロコモ度1（移動機能の低下が始まっている状態）　①〜③のうちいずれかに該当
  - ①立ち上がりテスト(図1)：片脚で40cmの高さから立つことができない
  - ②2ステップ値(図2)：1.3に達しない
  - ③ロコモ25*：7点以上
- ●ロコモ度2（移動機能の低下が進行している状態）　①〜③のうちいずれかに該当
  - ①立ち上がりテスト：両脚で20cmの高さから立つことができない
  - ②2ステップ値：1.1に達しない
  - ③ロコモ25：16点以上

*ロコモ25：身体状態・生活状況をチェックする調査票．身体の痛みや日常生活の困難度，対人交流や社会参加，転倒不安などに関する25項目についてチェックし，将来ロコモになる危険度を判定する(https://locomo-joa.jp/check/test/pdf/locomo25.pdf　参照)

図1　立ち上がりテストの方法

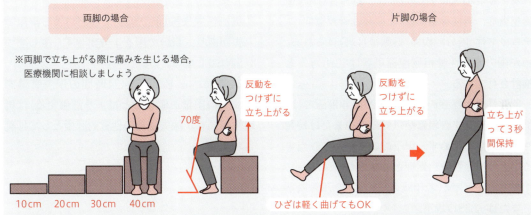

①10・20・30・40cmの台を用意する．まず40cmの台に両腕を組んで腰かける．このとき両脚は肩幅くらいに広げ，床に対して脛(すね)がおよそ70度(40cmの台の場合)になるようにして，反動をつけずに立ち上がり，そのまま3秒間保持する．
②40cmの台から両脚で立ち上がれたら，片脚でテストを行う．①の姿勢に戻り，左右どちらかの脚を上げる．このとき上げたほうの脚の膝は軽く曲げる．反動をつけずに立ち上がり，そのまま3秒間保持する．

(村永信吾：昭和医学会誌　2001；61(3)：362-367. を参考に作成)

図2　2ステップテストの方法

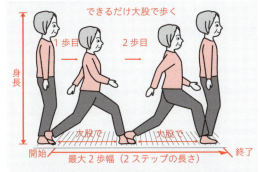

①スタートラインを決め，両足のつま先を合わせる．
②できる限り大股で2歩歩き，両足を揃える(バランスをくずした場合は失敗とする)．
③2歩分の歩幅(最初に立ったラインから，着地点のつま先まで)を計測する．
④2回行い，よい方の記録を算出する．
⑤2ステップ値＝2歩幅(cm)÷身長(cm)を算出する．

(村永信吾：昭和医学会誌　2001；61(3)：362-367. を参考に作成)

ア，老化以外の原因(閉じこもりや傷病，栄養障害等)があるものを2次性サルコペニアという．

European Working Group on Sarcopenia in Older People(EWGSOP)による診断基準では，❶筋肉量の減少に加え，❷筋力の低下，または❸身体能力の低下が存在することとなっている．

AWGS(ASIAN working Group FOR SARCOPENIA)によるアジア人のサルコペニアの診断基準では，筋肉量減少については筋量(補正四肢筋量)が，生体電気インピーダンス法(BIA法)であれば，男性7.0kg/m^2未満，女性5.7kg/m^2未満，二重エネルギーX線吸収度法(DXA法)であれば，男性7.0kg/m^2未満，女性

5.4kg/m²未満，筋力低下については最大握力が男性で26kg未満，女性で18kg未満，身体能力の低下については，歩行速度が0.8m/秒未満としている(p285, 図1参照).

❺ 骨粗鬆症

骨粗鬆症とは，骨密度と骨質により規定される骨強度が低下し骨折リスクの高まる全身性の疾患である．日本人女性の骨粗鬆症は，50歳代で10％を超え，80歳代では50％以上にみられる．やせの人に生じやすい．原発性（閉経後骨粗鬆症，男性骨粗鬆症）と続発性骨粗鬆症（ステロイド性，内分泌疾患，妊娠後）に分けられる．わが国の原発性骨粗鬆症罹患者は1280万人と推計されている．

原発性骨粗鬆症の診断基準2012年度版では，低骨量をきたす骨粗鬆症以外の疾患または続発性骨粗鬆症を認めず，以下のいずれかに該当する場合に原発性骨粗鬆症と診断される．
① 骨密度がYAM（若年成人平均値）の70％以下または−2.5SD以下.
② 椎体，大腿骨近位部に骨折がある．
③ 上腕骨近位端，橈骨遠位端，肋骨，骨盤に骨折があり，骨密度がYAMの80％未満．

❻ 尿失禁

自分の意志とは関係なく尿が漏れてしまうことを尿失禁といい，主に以下の病態がある．
① 腹圧性尿失禁（骨盤底筋群の機能低下により出産を経験した女性に多い）
② 機能性尿失禁（排尿機能は正常であるが，身体運動機能の低下や精神機能の低下により尿失禁をきたす）
③ 切迫性尿失禁（脳血管障害や前立腺肥大などにより急に尿意が生じ我慢できずに失禁してしまう）
④ 溢流性尿失禁（前立腺肥大などによる排尿障害があり，自分で尿を十分出せず，少しずつ漏れてしまう）

24時間パッドテスト（24時間の尿失禁量をパッドの重量を測ることにより評価する）は再現性が高く，尿失禁量の他覚的評価として推奨される．

Column

📝 高齢者の目標とするBMI（Body Mass Index）

日本人の食事摂取基準（2015年版）では，成人期を3つの区分に分け，観察疫学研究で総死亡率が最も低かったBMIを基に，疾患別の発症率とBMIとの関連，死因とBMIとの関連，日本人のBMIの実態に配慮し，目標とするBMIの範囲を提示している（表）．高齢期では，とくに「やせ」にならないように指導上の配慮が必要である．

表 目標とするBMI（kg/m²）の範囲（18歳以上）

年　　齢	18〜49歳	50〜69歳	70歳以上
目標とするBMI	18.5〜24.9	20.0〜24.9	21.5〜24.9

① 男女共通．あくまでも参考として使用すべきである．
② 観察疫学研究において報告された総死亡率が最も低かったBMIを基に，疾患別の発症率とBMIとの関連，死因とBMIとの関連，日本人のBMIの実態に配慮し，総合的に判断し目標とする範囲を設定．
③ 70歳以上では，総死亡率が最も低かったBMIと実態との乖離が見られるため，虚弱の予防及び生活習慣病の予防の両者に配慮する必要があることも踏まえ，当面目標とするBMIの範囲は21.5〜24.9kg/m²とした．

（厚生労働省：日本人の食事摂取基準（2015年版）．より）

4 生活機能の加齢変化

❶ 高齢期の健康指標

国民生活基礎調査結果によると，65歳以上の半数近くが何らかの自覚症状を訴えている．また，65歳以上の7割近くが何らかの傷病で通院している．このように高齢期には老化を基盤として心身のさまざまな障害や疾病が生じやすくなり，よく知られるWHO憲章前文の**健康の定義**「健康とは，身体的，精神的および社会的に完全にwell-being（良好，安寧）な状態にあることで，単に疾病や虚弱でないということではない」を達成するのは困難である．WHOの専門委員会は，1984年に高齢者の健康指標として疾病の保有状況ではなく「生活機能」を重視することを提唱している[*3]．

❷ 生活機能の評価

人が日常生活を営むための働きを生活機能という．Lawtonは，生活機能について，低次なものから順に，❶生命維持，❷機能的健康度，❸知覚-認知，❹身体的自立，❺手段的自立，❻状況対応，❼社会的役割，という7つの水準からなる階層性モデルを提唱している（p183，図1参照）．

1 基本的日常生活動作（Basic Activities of Daily Living：BADL）

身体的自立に該当し，食事，更衣，整容，トイレ，入浴等の身の回り動作および移動動作に関するものである．最も基本的なセルフケアでもある身体的自立が失われると，何らかの介護が必要な要介護状態となる．BADLの指標としては，Katz Index（表5）やBarthel Index（表6），機能的自立度評価表（Functional Independence Measure：FIM）（p111，表6参照）などがよく用いられている．

Katz Indexは，入浴，更衣，移乗，食事の4項目の自立の有無を評価するもので，生活の場でBADLを評価するのに適している．

Barthel Indexは，食事，移乗，整容，トイレ動作，入浴，歩行，階段昇降，着替え，排便コントロール，排尿コントロールの10項目の自立の程度を100点満点で判定するもので，リハビリテーション分野で広く使用されている．

FIMは，セルフケア（食事，整容，清拭，上半身の更衣，下半身の更衣，トイレ動作），排泄コントロール（排尿，排便），移乗（ベッド・椅子・車いす，トイレ，浴槽・シャワー），移動（歩行・車いす，階段），コミュニケーション（理解，表出），社会的認知（社会的交流，問題解決，記憶）に関する18項目について，7段階に評価し合計点を算出する．「しているADL」を測定するもので，介入による効果など，より細かな変化を評価するのに向いている．

2 手段的日常生活動作（Instrumental ADL：IADL）

交通機関の利用や電話の応対，買物，食事の準備，家事，洗濯，服薬管理，金銭管理などの，より複雑な手続きを要する手段的自立に関するものである．手段的自立が失われると何らかの支援が必要な要支援状態となる．

IADLの指標としては，LawtonとBrodyによる尺度，Fillenbaumによる尺度などがあるが，わが国ではより高次の生活機能を評価するために開発された老研式活動能力指標の下位尺度の手段的自立得点（表7）がよく用いられている．これは，公共交通機関による外出，日用品の買い物，食事の用意，請求書の支払い，預貯金の出納の5項目の能力を合計するものである．

ワンポイント

[*3] 自立と自律
他の援助や支配を受けず，ひとり立ちできる状態を自立（independence）といい，自分の意志で自分の行動をコントロールできることを自律（autonomy）という．

表5　修正版 Katz Index

入浴	自立	浴槽からの出入り，シャワー，入浴を介助なしに行う．または身体の一部の洗浄についてのみ介助を受ける．
	依存	浴槽の出入り，シャワーで介助を受け，入浴は付き添いを必要とし，身体の2か所以上の洗浄で介助を受ける．または全面的に他者に介助され入浴する．
更衣	自立	自分で行う．または靴ひも結びのみ介助を受ける．
	依存	更衣に付き添いを必要とし，靴ひも結び以外にも介助を受ける．または全面的な介助により更衣を行う．
移乗	自立	ベッドから椅子への移乗を介助なしに行う．
	依存	介助を受けるか，ベッドから出ない．
食事	自立	自分で行う．またはパンにバターを塗る．あるいは肉を切るのに介助を受ける．
	依存	食事に付き添いを必要とし，パンにバターを塗る．あるいは肉を切る以外にも介助を受ける．または全面的に他者より食事をとらせてもらう．

(Katz S, et al: Active life expectancy. N Engl Med 309: 1218-1224, 1983. より)

表6　修正版 Barthel Index

項目	不能	ほとんど全介助，介助なしは危険	半分は介助，見守りを要する	ほぼ自立	完全自立（遂行時間は考慮しない）
整容	0	1	3	4	4
入浴	0	1	3	4	5
食事	0	2	5	8	10
トイレ動作	0	2	5	8	10
階段	0	2	5	8	10
着脱衣	0	2	5	8	10
排便	0	2	5	8	10
排尿	0	2	5	8	10
車椅子移乗	0	3	8	12	15
歩行	0	3	8	12	15
車椅子（歩行不能のとき）	0	1	3	4	5

● 採点方法（各項目の得点を合計する．100点満点）

(Shah S, et al: Improving the sensitivity of the Barthel Index for stroke rehabilitation. J Clin Epidemiol 42(8): 703-709, 1989. より)

表7　老研式活動能力指標

手段的自立（IADL）	1．バスや電車を使って一人で外出できますか	1．はい	0．いいえ
	2．日用品の買い物ができますか	1．はい	0．いいえ
	3．自分で食事の用意ができますか	1．はい	0．いいえ
	4．請求書の支払いができますか	1．はい	0．いいえ
	5．銀行預金・郵便貯金の出し入れが自分でできますか	1．はい	0．いいえ
知的能動性	6．年金などの書類が書けますか	1．はい	0．いいえ
	7．新聞を読んでいますか	1．はい	0．いいえ
	8．本や雑誌を読んでいますか	1．はい	0．いいえ
	9．健康についての記事や番組に関心がありますか	1．はい	0．いいえ
社会的役割	10．友だちの家を訪ねることがありますか	1．はい	0．いいえ
	11．家族や友だちの相談にのることがありますか	1．はい	0．いいえ
	12．病人を見舞うことができますか	1．はい	0．いいえ
	13．若い人に自分から話しかけることがありますか	1．はい	0．いいえ

(古谷野亘・他：地域老人における活動能力の測定—老研式活動能力指標の開発．日本公衛誌 34：109-114, 1987. より)

❸ 生活機能の自立状況

BADLおよびIADLの項目別にみた自立割合を図3に示した．BADL項目は，80歳頃まではほとんどの者が自立している．一方，IADLは年齢層が上がるにしたがい自立している者の割合は低下し，特に80歳以降の自立割合の低下が著しい．

5 感覚機能の加齢変化

視覚や聴覚をはじめとする感覚機能は40歳頃から徐々に低下し，高齢期には生活に影響が出始めることが少なくない．感覚機能が低下すると，毎日の活動の維持や社会生活を送るうえで必要な情報収集が不十分となる．そのためコミュニケーションや危険の認知に問題が生じてくる．

❶ 視覚の変化

1 老視

視覚では，調節力が低下し近方視が困難となる老視が増加し，新聞などの小さな字が読みづらくなる．また，視点を変えたときにピントが合うまでの時間がかかるようになる．老視の主要な原因は水晶体の老化に伴う弾性の低下である．老視は近距離視力の測定により評価できる．近距離視力は40歳以降急激に低下する（図4）．老視は老眼鏡によりある程度の矯正が可能であり，日常生活でよく見る距離に合わせた老眼鏡で矯正する．

2 白内障

水晶体が混濁することにより，光の散乱・反射，レンズ機能の低下（収差増大）を生じ，視力が低下する．老化によるものが多いが，眼疾患，全身疾患（糖尿病，アトピー性皮膚炎，筋ジストロフィーなど），薬剤（ステロイドなど），赤外線曝露なども原因となる．

視力低下や霧視，羞明感，複視などの症状がみられ，光が散乱するため明るい場所で見づらい場合もある．白内障は，細隙灯顕微鏡検査で診断される．日常・社会生活に支障をきたさない場合には経過観察を行うが，視力低下が進み日常生活の支障が大きくなった場合には手術適応となる．

3 加齢黄斑変性

加齢黄斑変性は欧米における中途失明原因の第1位で，わが国でも急増しており，男性に多く（約3：1），高齢者や喫煙者に多い．歪視や霧視の初期症状が続き，進行すると視力低下や中心暗点をきたす．わが国で多い滲出型加齢黄斑変性の診断には蛍光眼底造影検査が必要であるため，視覚に関する自覚症状がある場合は眼科にて精密検査を受ける．

4 糖尿病網膜症

糖尿病管理が不十分な状態が長く続くと，微小血管障害の合併症による糖尿病網膜症が生じ，視力が低下する．糖尿病網膜症による失明者は年間3000人で，日本の中途失明の第2位を占める．

❷ 聴覚の変化

老化による聴力低下は高音域から始まり，徐々に会話音域，低音域へ進んでいくが，個人差が大きい．固定電話機で聞こえる周波数は通常の会話で主に使われる400～3000Hzの範囲内にあるが，70歳代以上になると2000Hz以上の高音では，ささやき声に相当する30dB程度の音が聞きづらくなる（図5）．

老年性の**難聴**は両側性で左右差がないことが多い．また，言葉の聞き取り能力も50歳代以降に低下していくため，音は聞こえるが何をいっているかがわかりにくくなる．

耳垢塞栓や耳漏が難聴の原因となっていることがあるため，必ず耳孔を観察する．次いで純音聴力検査により，難聴の程度と**伝音難聴**か**感音難聴**かを評価する．老人性難聴では，4000Hz，8000Hzの高音域の聴力低下が顕著であり，**騒音性難聴**では4000Hzの聴力低下の度合いが大きい．言葉の聞き取り能力は語音弁

図3 地域在宅高齢者の生活機能の自立状況

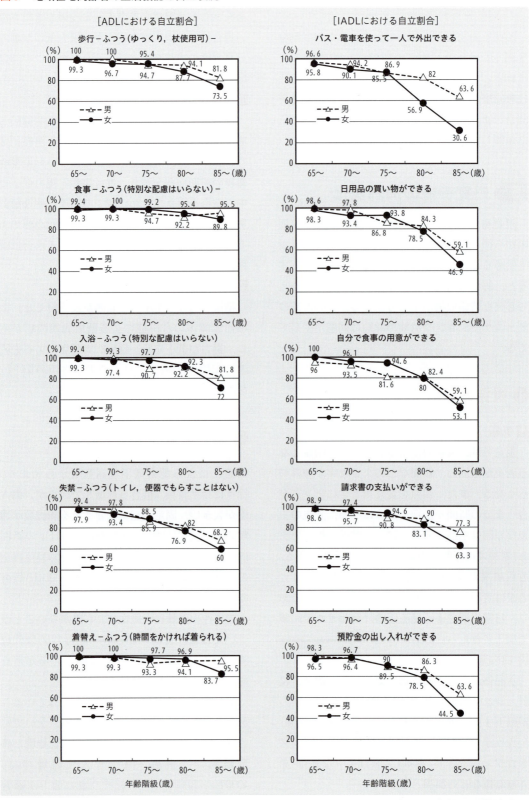

(新開省二:高齢者の健康.厚生労働省第3回次期国民健康づくり運動プラン策定専門委員会,次期国民健康づくり運動に関する委員提出資料,2012).より

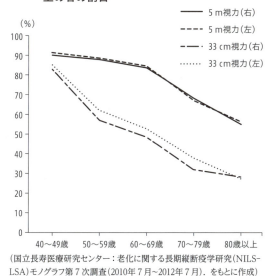

図4 年齢区分別・視距離別にみた常用視力0.7以上の者の割合

(国立長寿医療研究センター：老化に関する長期縦断疫学研究(NILS-LSA)モノグラフ第7次調査(2010年7月～2012年7月). をもとに作成)

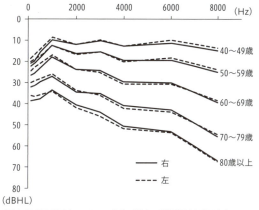

図5 年齢区分別にみた標準純音聴力(気導閾値)

(国立長寿医療研究センター：老化に関する長期縦断疫学研究(NILS-LSA)モノグラフ第7次調査(2010年7月～2012年7月). をもとに作成)

別検査で測定する.

聴力の低下は直接生命の危機を引き起こすものではないが，コミュニケーションの障害から人間関係の悪化を招いたり，閉じこもりの原因になることも少なくない．周囲の対応では，ゆっくりとわかりやすい言葉で，また口の動きを同時に見せながら話すよう心がける．大きな声で怒鳴るような話し方をせず，なるべく近くで話をするようにする．高齢者側の対応として補聴器の装用を考慮する．

❸ その他の感覚の変化

味覚や嗅覚の低下も生じやすく食欲不振の原因となる．味覚低下の原因は老化だけでなく，亜鉛の不足や薬剤副作用，口腔乾燥などによることもある．痛み以外の感覚は，同じ刺激が続くとその刺激に慣れていく順応がみられるが，嗅覚は老化による低下に加え順応しやすいため，行動範囲が狭くなりやすい高齢者はとくに臭いに気づきにくくなる．また，温痛覚や触覚などの低下により環境の変化に気づきにくくなる．ケア提供者は環境管理に細心の注意を払う必要がある．

6 認知機能の加齢変化とその評価

❶ 感覚，知覚，認知

感覚器により刺激を受容し，中枢で認めることを感覚といい，感覚の質や強さを区別し，それらの時間的な経過を認めることを知覚という．認知とは，複数の知覚を総合し，知覚したものが何かを認める中枢の働きで認識ともいう．この認知の働きをもとに私たちは会話によって他者と交流したり，計画を立てたり，実行に移したりするため，認知機能に障害が生じると結果として行動に障害があらわれる．

❷ 認知機能の加齢変化の特徴

高齢期には老化による認知機能の低下や認知障害を伴う疾患の有病率が高くなり，生活機能に影響を及ぼすことが少なくないが，高齢者の認知機能は個人差が非常に大きい．また，認知機能の加齢変化は認知機能を構成する個々の要素によっても異なる．

記憶は記銘力，保持力，想起力の要素からな

るが，高齢期には新しい出来事，特に無意味な数字などの記銘力が低下し，また想起力も低下するため，ど忘れ*4が多くなる．一方，長期記憶の保持力はあまり低下しないので，ど忘れしたことでも後にふと思い出すことが少なくない．

定められた時間内に記憶や計算をこなすような流動性知能は高齢期に低下しやすいのに対し，言語的理解能力や経験や知識の蓄積に基づいて発揮される判断能力などの結晶性知能の衰えは少ない．

❸ 認知症と軽度認知障害

認知機能の病的状態である認知症は，脳や身体の疾患を原因として記憶・判断力などの障害が起こり，普通の社会生活が営めなくなった状態である．認知症では，記憶障害や見当識障害，

> **ワンポイント**
>
> **＊4 ど忘れ**
> ふと忘れてどうしても思い出せないことをいう．一過性の想起障害．あまり使わない単語や名詞は想起できにくくなる傾向がある．思い出す場所や時間を変えると思い出せることが多い．

Column

補聴器の取り扱い方

加齢とともに耳が遠くなるのは，誰にでも起こりうるごく自然な現象である．そのため，高齢になってから補聴器を必要とする人は多い．補聴器は，声や環境音などを電気的に増幅し，難聴による聞こえの低下を補うものである．代表的なものとして，耳かけ型補聴器，耳あな型補聴器，ポケット型補聴器があり**（図）**，それぞれ大きさや使い勝手が異なる．また，昨今の補聴器の進歩は目覚ましく，デジタル技術が進んだため，多岐にわたるハイスペックな機能を搭載している補聴器も増えている．そのため，使い勝手や必要機能を踏まえたうえで，各人に合った補聴器を選択することが大切になる．

また，補聴器を装用すれば聞こえが万全になるわけではなく，補聴器が有効な場面と限界のある場面が存在する．有効な場面は，①一対一の会話，②静かなところでの会話や音，③近くでの会話や音，④生の音や声であり，限界のある場面は，①複数の会話，②騒音下での会話や音，③離れた場所からの会話や音，④スピーカー等機械を通した音や声である．そのため，なるべく周囲の雑音を減らし（例：テレビを消す，窓を閉める），顔を見ながら一対一でゆっくり話すことが，難聴の人の聞き取りにはより効果的である．

［西尾彰子］

図　補聴器

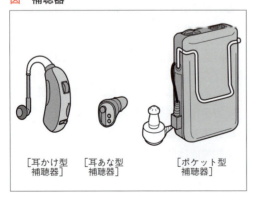

［耳かけ型補聴器］　［耳あな型補聴器］　［ポケット型補聴器］

参考文献
- 東京都心身障害者福祉センター編著：より良いコミュニケーションのために―補聴器の使い方と取扱いについて．東京都心身障害者福祉センター，1995．
- 難聴高齢者のサポートを考える研究会編著：難聴高齢者サポートハンドブック　耳が遠くなったときの介護・生活支援・補聴器．日本医療企画，2001．

抽象思考や判断の障害などの中核症状に加え，不安や抑うつ，幻覚や妄想，徘徊や異食，暴力などの問題行動や人格変化など**認知症に伴う行動・心理症状**（Behavioral and Psychological Symptoms of Dementia：**BPSD**）がみられる．

原因では，神経変性性認知症の代表であるアルツハイマー病と，脳梗塞や脳出血などの脳血管障害により起こる血管性認知症，幻視やパーキンソン症状を伴いやすいレビー小体型認知症が多い．

また，本人および第三者から認知機能低下に関する訴えがあり，認知機能は正常ではないが認知症の診断基準は満たさず，基本的な日常生活は保たれているが，複雑な日常生活機能の障害は軽度にとどまる状態**軽度認知障害**（Mild Cognitive Impairment：**MCI**）とされる．MCIは認知症に移行しやすいため，早期発見，早期対策の重要性が指摘されている．

後期高齢者の急増に伴い，認知機能を正しく評価し，より質の高いケアに生かしていくニーズがますます高まっている．

❹ 認知機能の評価

認知機能の評価法は，対象者に直接実施する質問法と，家族や介護者あるいは治療者が対象者の言動を観察して評価を行う観察法に大別される．質問法は，普段の対象者の生活に関する家族からの情報がない状況で認知機能の評価を行うのに有用であり，**改訂長谷川式簡易知能評価スケール（HDS-R）**や **Mini-Mental State Examination（MMSE）**などがよく用いられる（表8）．

ただし被験者には「試されている」という印象を与え警戒されやすいため，実施にあたってはあらかじめ検査について十分説明をしておく．また，被験者が視力障害や難聴などの感覚機能障害を有する場合や書字などの運動機能障害を有する場合には検査施行が困難である．

観察法は，普段の対象者の生活における言動や態度，作業遂行能力などを観察して知的機能の段階を評価するものである．柄澤式「老人知能の臨床的判定基準」やClinical Dementia Rating（CDR），Dementia Assessment

表8　主な認知機能検査（スクリーニング検査）

① HDS-R（Hasegawa's Dementia Scale-Revised：改訂長谷川式簡易知能評価スケール）（所要時間：6〜10分）	● 年齢，見当識，3単語の即時記銘と遅延再生，計算，数字の逆唱，物品記銘，言語流暢性の9項目30点満点で評価する． ● 20点以下が認知症の疑いで感度93%，特異度86%と報告されている．
② MMSE（Mini-Mental State Examination：ミニメンタルステート検査）（6〜10分）	● 時間の見当識，場所の見当識，3単語の即時再生と遅延再生，計算，物品呼称，文章復唱，3段階の口頭命令，書字命令，文章書字，図形模写の計11項目30点満点で評価する． ● 23点以下が認知症の疑いで感度81%，特異度89%である．27点以下は軽度認知障害（MCI）が疑われる（感度45〜60%，特異度65〜90%）．
③ Mini-Cog（2分以内）	● 3語の即時再生と遅延再生と時計描画を組み合わせたスクリーニング検査で，2点以下が認知症疑いで感度76〜99%，特異度83〜93%で，MMSEと同様の妥当性を有する．
④ MoCA-J（Japanese version of Montreal Cognitive Assessment）（10分）	● 視空間・遂行機能，命名，記憶，注意力，復唱，語想起，抽象概念，遅延再生，見当識からなり，MCIをスクリーニングする検査である．
⑤ DASC-21（Dementia Assessment Sheet for Community-based Integrated Care System-21 items：地域包括ケアシステムにおける認知症アセスメントシート）（5〜10分）	● 認知機能障害と生活機能障害に関連する行動の変化を評価する尺度で，介護職員やコメディカルでも施行できる21の質問からなる．臨床的認知症尺度（CDR）と相関があり，妥当性が報告されている．
⑥ Clinical Dementia Rating（CDR）（10分）	● 臨床的な認知機能障害の重症度判定に用いられる．記憶，見当識，判断力と問題解決，社会適応，家族状況および趣味，介護状況の6項目から評価する．

Sheet for Community-based Integrated Care System-21 items (DASC-21) などが該当する．対象者の協力が得られない場合や質問法が実施できない場合でも判定が可能であるが，正しく判定するためには，対象者の日常生活状況をよく知る家族や身近な人たちから正しい情報を引き出す必要がある．

7 心理状態の変化と評価

❶ 高齢期における心理状態の変化の特徴

　高齢期における心理状態の変化として，感情の起伏は少なくなる傾向があるが，一方では，些細なことで涙ぐんだり怒ったりすることもある．また，自分の身体や身近なものへの関心や執着が強くなる傾向がみられる．入院中の高齢患者はしばしば自宅や自宅の物品がどうなっているか気にする．意志や欲求は一般に減弱する．高齢者に多い性格として，保守的，自己中心的，易怒的，短気，引っ込み思案，義理堅い，頑固，融通性がない，ひがみやすい，などがいわれているが，加齢による性格変化は，もともとの性格が先鋭化する場合と，中年期までの生活で抑圧されていたものが表面に出てくる反動がみられる場合，性格の偏りがとれて丸くなる場合があり一様ではない．

　加齢に伴うパーソナリティの変化に関する下仲らの研究によると，60歳から80歳にかけては他者と円滑な関係を築こうとする調和性が上昇し，85歳以上になると上昇した調和性が維持されることが示されている．

　また，家庭に対する肯定的なイメージも強まる傾向にあり，その背景として，高齢期には定年退職や身体的状況の変化，生活環境の変化をきっかけに，社会的なネットワークが縮小するため，家族や親類との関係性が以前よりも緊密になることが考えられている．

　高齢期には，疾病や薬剤の影響あるいはさまざまな喪失体験を受けることが多く，うつ状態が現われやすい．高齢期のうつ状態の特徴として，身体症状が前面に出る仮面うつの病態が多い．また，不安や焦燥感のため，じっとしていられないことがある．妄想がみられることもあり，認知症と間違われることがある．

❷ 心理状態の評価

　高齢期の心理状態は生存率とも関係することが知られている．**主観的健康感**の低下が年齢に次ぐ重要な総死亡の危険因子であることが国内外で確認されているほか，自我の強さが維持されている高齢者は，低下した高齢者に比べて生存率が高いことが示されている．

　発達課題から心理状態を理解することも試みられる．人は誕生してから死を迎えるまで生涯にわたって人格が発達するとする生涯発達理論を提唱したエリクソン（Erickson, 1959）は，高齢期では，それまでの人生に満足し，死に対して安定的態度をもつ「統合」の獲得が課題とし，これが達成された場合，徳目として「英知」が挙げられるが，達成できない場合は「絶望」に至るとしている．また，エリクソンは，次世代の価値を生み出す行為に積極的に関わる態度として「**ジェネラティビティ**（Generativity）」という用語を造語した．

　高齢期の心理状態を評価する際には，老いの自覚や疾病罹患，喪失体験などから生じやすいうつ状態や将来の不安，死の恐怖などのネガティブな心理状態の評価だけでなく，老いの受容，さまざまの困難を乗り越えて適応していく**レジリエンス**，主観的なQOL指標としての生活満足度，高齢期には「物質主義で合理的な世界観から，宇宙的，超越的，非合理的な世界観への変化」が高まるとするトーンスタム（Tornstam）が提唱した**老年的超越**（Gerotranscendence）など，ポジティブな心理状態の評価も必要となる．

　主観的事象である他人の心を読むことは困難な作業ではあるが，高齢者，高齢患者の心理状態を把握し理解することは心の通ったケアを行

ううえで欠かせない．ここではうつ状態の代表的評価指標として Geriatric Depression Scale 短縮版（GDS15）および主観的QOL指標としてよく用いられる改訂PGCモラール・スケールを紹介する．

1 うつ状態の評価

Zungの自己評価式抑うつ尺度（SDS）などの一般的なうつ尺度は精神的症状と身体的症状から構成されているが，高齢期には老化によりさまざまの身体的症状が生じやすいため，うつ状態を過大評価するおそれがある．そのため，高齢者用うつ尺度短縮版GDS15（p121，表15参照）では身体的症状が除かれている．

2 生活満足度の評価

改訂PGCモラール・スケール（Philadelphia Geriatric Center Morale Scale）（表9）は，Lawton（1975）によって開発された「心理的動揺」「満足・不満足」「老いの受容」の3次元から構成されるモラール（士気）を測定する尺度であり，主観的QOLの評価に用いられる．自記式の尺度として開発されたものであるため，聞き取り法を用いる場合には調査者が説明を加えたり誘導したりしないよう注意する．

8 社会・家族環境の評価

❶ 社会環境とは

高齢期には高齢者をとりまく社会環境も大きく変容する．社会環境とは，人間の生活に直接的あるいは間接的に影響を与える社会的な諸条件のすべてであり，物的環境のみならず，組織や制度，社会階級や社会構造，慣習，社会の大多数の成員が共有する国民性や社会的性格，人的環境も含まれる．人的環境では家族環境もしばしば変化する．

表9　改訂 PGC モラール・スケール

	質問項目	回答		
1)	あなたの人生は，年をとるにしたがって，だんだん悪くなっていくと思いますか	1．そう思う	2．そうは思わない	
2)	あなたは去年と同じように元気だと思いますか	1．はい	2．いいえ	
3)	さびしいと感じることがありますか	1．ない	2．あまりない	3．始終感じる
4)	最近になって小さなことを気にするようになったと思いますか	1．はい	2．いいえ	
5)	家族や親戚，友人との行き来に満足していますか	1．満足している	2．もっと会いたい	
6)	あなたは，年をとって前よりも役に立たなくなったと思いますか	1．そう思う	2．そうは思わない	
7)	心配だったり，気になったりして，眠れないことがありますか	1．ある	2．ない	
8)	年をとるということは，若いときに考えていたよりも，よいことだと思いますか	1．よい	2．同じ	3．悪い
9)	生きていても仕方がないと思うことがありますか	1．ある	2．あまりない	3．ない
10)	あなたは，若いときと同じように幸福だと思いますか	1．はい	2．いいえ	
11)	悲しいことがたくさんあると感じますか	1．はい	2．いいえ	
12)	あなたには心配なことがたくさんありますか	1．はい	2．いいえ	
13)	前よりも腹を立てる回数が多くなったと思いますか	1．はい	2．いいえ	
14)	生きることは大変きびしいと思いますか	1．はい	2．いいえ	
15)	今の生活に満足していますか	1．はい	2．いいえ	
16)	物事をいつも深刻に考えるほうですか	1．はい	2．いいえ	
17)	あなたは心配事があると，すぐにおろおろするほうですか	1．はい	2．いいえ	

＊17項目は因子分析により3つの領域に区分され，それぞれ，満足・不満足（3，5，9，11，14，15），心理的動揺（4，7，12，13，16，17），老いの受容（1，2，6，8，10）となる．
＊下線の選択に対して1点ずつ配点され，高得点ほどモラールが高いと判断される．
（古谷野亘：QOLなどを測定するための測度（2）．老年精神医学雑誌 7：431-441, 1996. より）

❷ 高齢期の社会環境の変化

1 社会生活上の変化とその影響

　高齢期に生じることの多い社会生活上の変化では，職業からの引退，再就職，収入の減少，生活圏の縮小，余暇時間の拡大，人的環境の変化などが挙げられる．社会生活上の変化は活動や参加の減少による身体機能の廃用性の低下の原因となるだけでなく，心理状態にも影響を及ぼすことが多い．職業からの引退に伴う社会的役割の喪失から，行動意欲が減退したり，職場での人間関係からの離脱により孤独感が生じることがある．また，役割に固執したり老人扱いされることへの拒否感から，過度な自己主張がみられたりする．

2 家庭環境の変化とその影響

　核家族化が進んでいるため子どもが家を巣立った後は夫婦だけの生活となり，養育の役割喪失から抑うつ状態をきたすことがあり，**空の巣症候群**と呼ばれる．また，配偶者の死や熟年離婚による喪失から生じる抑うつ状態は通常1～3年程度持続する．特に，妻に先立たれた夫は，食生活などにも大きな問題を生じやすい．その他，ペットの死による**ペットロス症候群**や疾病罹患による健康の喪失も抑うつの原因となる．生活機能の自立が障害され施設に入居したり，子どもと同居し子どもに依存した生活になるなどの大きな家庭環境の変化が生じることもある．子どもや孫と同居する場合でも，家事や育児方法などで嫁と姑間などの世代間で意見が対立し，ストレス源となることも多い．

3 高齢者の尊厳の侵害

　高齢者のための国連原則にも挙げられている高齢者の尊厳は，高齢者の増加や核家族化の進行，社会生活の変化によりしばしば脅かされている．特に，**高齢者差別（エイジズム）**や**高齢者虐待**が問題となる．高齢者差別は，年齢による高齢者に対する偏見や差別をいう．雇用労働者が多くを占める今日，多くの高齢者は定年による引退を強いられ，社会参加を阻まれている．また，弱者・守るべきものであるという誤ったイメージが，働かない社会のお荷物であるという意識を生み，心のバリアを築くこともある．さらには，虐待を受けることもある．2005（平成17）年に成立した，高齢者虐待の防止，高齢者の養護者に対する支援等に関する法律（高齢者虐待防止法）では，高齢者の虐待を以下の5つに区分している．

①身体的虐待（暴力をふるうなど）
②ネグレクト（外出させない，福祉サービスを受けさせない，減食，おむつを長時間かえないなど）
③心理的虐待（弱者として罵ったりいじめたりするなど）
④性的虐待（わいせつな行為をしたりさせたりするなど）
⑤経済的虐待（財産を不当に処分したり，不用なものを売りつけるなど）

　家族やケア提供者が虐待を行っている場合もあり，問題が潜在化していることがある．家族からの虐待は，特に男性の子によるものが多い．清拭や入浴介助の際には身体や性器などの虐待のサインのチェックも欠かさず行う．また，原因不明の心身機能の低下の背景に虐待がないかどうか留意する．虐待に気づいたら市町村や地域包括支援センターなどに通報する義務があり，この際は守秘義務は問題とならない．また，通報者の秘密も守られる．

　弱者の権利を擁護し，ときに当事者に代わって代弁していくことをアドボカシーという．**成年後見制度**[*5]などを活用して高齢者の権利が侵

> **ワンポイント**
>
> **[*5] 成年後見制度**
> 精神上の障害等により判断能力が不十分な人が不利益を被らないよう，援助者を立てて法律的に助ける制度．将来，判断能力が不十分となった場合に備えて，「誰に」「どのような支援をしてもらうか」を予め契約により決めておく「任意後見制度」と，すでに判断能力に問題が生じている人が対象となる「法定後見制度」とがある．法定後見制度は，本人の判断能力に応じ，「後見」「保佐」「補助」の3種類があり，それぞれ成年後見人，保佐人，補助人が本人の代理となり活動する．

害されたり，差別の対象にならないようにしていかなくてはならない．

❸ 社会環境の評価

　看護やケアの業務においては，ケアの場にいる高齢者の姿だけではなく，家庭や施設に戻った高齢者の姿にも思いを馳せなければならない．回復期リハビリテーションを経て生活の自立機能を取り戻した患者が自宅生活に戻った後，道路事情や住宅環境，福祉用具の未整備などにより活動や参加が阻害され，再び要介護状態になることは少なくない．

　また，食料や日用品の販売店，保健・医療・福祉施設などの生活施設が郊外化し，保健医療福祉サービスや食料品入手のためのアクセスが困難な高齢者が増加している．道路交通網の発達は車での移動の利便性を向上させたが，日常生活での歩行を減少させ，また，車を利用できない高齢者の日常生活への影響が深刻になっている．

　特に退院支援の際などには，内部のスタッフだけでなく，患者本人，家族，行政窓口，地域包括支援センター，在宅医，ケアマネジャー，介護サービス事業所などの関係者とチームを組み連携を取り合って，質の高い在宅療養につなげていく必要がある．

　把握すべき社会環境として，家族構成，住居と居室の状況，福祉用具の整備状況，同居者とキーパーソン，介護者と介護力，居住地，経済的自立状況，居住地付近の介護保険サービス提供事業者，かかりつけ医の状況，保険や助成の認定状況，日用品や食料の入手元などが挙げられる．

　介護者と介護力に関しては，ZBI（ザリット介護負担尺度）などを活用して介護者の介護負

Column

📝 社会環境に対する取り組み

● **集約型まちづくり**

　心身機能が低下している高齢者に対応した，段差のないバリアフリーの住宅や公共の建物・道路，エスカレーターの設置などの生活環境の整備により，高齢者の活動や参加の内容や範囲を広げていくための取り組みが喫緊の課題となっている．国土交通省は2013（平成25）年度に集約都市（コンパクトシティ）形成支援事業を創設し，医療施設，社会福祉施設，教育文化施設，商店等の都市のコアとなる施設の集約地域への移転や，移転跡地の都市的土地利用からの転換を促進し，都市機能の近接化による歩いて暮らせる集約型まちづくりの実現に取り組んでいる．

● **社会環境の変化による影響をプラスにする取り組み**

　社会環境をよりよいものに整備していくだけでなく，社会環境の変化による影響をプラスにする取り組みも考慮する．職業からの引退は，収入の減少や職場での人間関係の縮小というネガティブな側面が大きいが，それまで職業生活により阻まれていた地域活動や趣味，同窓会活動や他の仕事などに新たに取り組む余裕ができるという側面，また，新たな社会参加のもとで，それまでのしがらみから離れた新たな人間関係を構築できるというプラスの側面もある．

　ハローワークやシルバー人材センター，地域包括支援センター，行政窓口などの社会資源を活用して社会環境の変化によるネガティブな影響を最小限にし，ポジティブな影響を最大限にするよう高齢者本人も能動的に活動し，また，周囲もそれを支援する必要がある．高齢者は社会環境の影響を一方的に受けるだけでなく，社会環境を計画的に改変し構築する主体的，能動的立場にもなり得ることも忘れてはならない．

担の程度を把握し破たんが生じないよう関係者と連携を図ることも忘れてはならない．

［渡辺修一郎］

引用文献

1) Shimada H, Makizako H, Doi T, et al: Combined prevalence of frailty and mild cognitive impairment in a population of elderly Japanese people. J Am Med Dir Assoc 14(7)：518-524, 2013.
2) 厚生労働省：日本人の食事摂取基準(2015年版)
3) ロコモ チャレンジ！推進協議会：ロコモ度テスト結果記入シート．
https://locomo-joa.jp/check/test/pdf/locomo25.pdf
(2017年5月アクセス)
4) 村永信吾：立ち上がり動作を用いた下肢筋力評価とその臨床応用．昭和医学会誌61(3)：362-367, 2001.

第 1 章 高齢者の生活

Section 4 高齢者の保健医療福祉に関する制度の変遷

> **Point**
> - 高齢者人口の増加に加え，疾病構造や社会経済情勢が変化する中で高齢者保健医療福祉政策がさまざまに展開されてきた．
> - 老人医療費の適正化や壮年期からの生活習慣病予防をねらいとして老人保健法が1983（昭和58）年から施行され，40歳以上の住民を対象とした健康診査，健康教育などの保健事業や70歳以上の高齢者を対象とした医療を市町村が実施してきた．2006（平成18）年の医療制度改革により高齢者の医療の確保に関する法律に全面改正され，高齢者医療制度の改正や生活習慣病予防対策の強化が行われることとなった．
> - 高齢化の進行に伴い介護問題が深刻となったことから，介護の社会化をめざして介護保険制度がスタートした．要介護者や介護サービス利用者が増加し，介護保険の総費用も著しく増加していることから，介護予防に力点を置いた「予防重視型システム」への転換が図られた．
> - 生活習慣病予防や介護予防を推進する一方で，高齢者が住み慣れた地域で自立した生活を営めるよう，医療，介護，介護予防，住まい，日常生活支援が切れ目なく提供される地域包括ケアシステムの取り組みが推進されている．

1 医療制度

❶ 国民皆保険制度と老人医療費

わが国の医療保障制度は，人々が保険料を出し合い，傷病などが発生した際に医療が現物給付される社会保険方式をとっている．これは，1922（大正11）年に制定された健康保険法により，職域の健康保険組合が労働者を対象とした給付を開始したことから始まった．その後，1924（大正13）年に国民健康保険法が制定され，昭和30年代に入り国民皆保険体制が推進されると，自営業や農業など，職域の被用者保険に加入していないすべての人々が，市町村が保険者となる国民健康保険に加入することになり，1961（昭和36）年に国民皆保険が実現した．わが国では，この国民皆保険制度により，誰もが安心して医療を受けられるようになった．国民皆保険以降の高齢者の医療と保健・福祉の変遷を表1に示す．

1970年代初め頃の国民健康保険の給付率は7割（自己負担3割）であり，職域保険（健康保険）の被用者の家族（被扶養者）では給付率が5割であった．高齢者は有病率が高く，慢性的な疾患を抱える傾向があることから，医療費を支払えないために必要な医療を差し控えることのないよう，1973（昭和48）年から老人医療費支給制度により70歳以上（65歳以上の寝たきり者を含む）の高齢者の医療費が無料化（患者負担部分を国，都道府県，市町村が負担）された．また，同年にはすべての被扶養者の給付率が7割になり，高額療養費制度も創設されたことにより，国民の医療費負担が軽減された．

老人医療費の無料化により高齢者の受診は増加したが，その年度内に使われた医療費を示す**国民医療費**[*1]も急増した．また，脳血管疾患や悪性新生物，心疾患といった生活習慣病（当時は成人病）による死亡者の全死亡に占める割合は，1960（昭和35）年には44.2％だったのが1980（昭和55）年には61.9％に増加し，疾病構造

表1 高齢者の医療と保健・福祉の変遷

年代	高齢化率 社会情勢・政策	医療	保健	福祉
1961(S36)		国民皆保険		
1962(S37)				国庫補助事業による家庭奉仕員派遣事業(生活保護世帯対象)
1963(S38)			老人健康診査開始(老人福祉法による)	老人福祉法(特別養護老人ホーム創設,家庭奉仕員派遣事業の制度化)
1969(S44)			寝たきり老人に対する健康診査	
1970(S45)	高齢化率7.1%にて「高齢化社会」へ	老人性白内障手術費の支給		
1971(S46)			在宅老人機能回復訓練事業への助成	
1972(S47)				老人福祉法改正(老人医療費支給制度の発足)
1973(S48)		老人医療費支給制度(老人医療費無料化),健康保険法改正(被扶養者の7割給付,高額療養費制度の創設)		
1975(S50)			老人保健学級開催への助成	
1978(S53)			第1次国民健康づくり対策(市町村保健センターの設置) 老人保健医療総合対策開発事業をモデル市町村で実施(〜1982年まで)	ショートステイ事業(短期入所生活介護)開始
1979(S54)				デイサービス事業(通所介護)開始
1981(S56)	悪性新生物が脳血管疾患を抜き死因順位第1位となる			
1982(S57)			老人保健法成立(S57)	
1983(S58)		老人保険拠出金の導入,老人医療費の一部負担金の導入(老人保健法による)	老人保健法施行(40歳以上に対する保健事業開始)	
1984(S59)		健康保険法等改正(被保険者本人1割負担導入)		
1985(S60)		医療法改正(第1次)		
1986(S61)			老人保健法改正(老人保健施設の創設)	
1987(S62)				社会福祉士及び介護福祉士法制定
1988(S63)			第2次国民健康づくり対策(アクティブ80ヘルスプラン)	
1989(S64/H1)			寝たきり老人ゼロ作戦	高齢者保健福祉推進十か年戦略(ゴールドプラン)策定
1990(H2)			老人保健法改正(都道府県・市町村老人保健福祉計画策定義務)	老人福祉法等福祉関係8法の改正(福祉サービス事業の市町村への一元化)
1991(H3)			老人保健法改正(老人訪問看護制度の創設)	育児介護休業法成立
1992(H4)			老人訪問看護制度の開始(老人訪問看護ステーション)	

表1 高齢者の医療と保健・福祉の変遷（つづき）

年代	高齢化率 社会情勢・政策	医　療	保　健	福　祉
1993(H5)		医療法改正（第2次）		
1994(H6)	高齢化率14.1%にて「高齢社会」へ	健康保険法改正（訪問看護療養費新設）	地域保健法（保健所法全面改正）	新ゴールドプラン策定
1995(H7)				高齢社会対策基本法制定
1996(H8)	「成人病」を「生活習慣病」に変更			
1997(H9)		医療法改正（第3次），健康保険法等改正（被保険者本人2割負担へ）		介護保険法制定
1999(H11)				ゴールドプラン21策定
2000(H12)			老人保健法改正，21世紀における国民健康づくり運動（健康日本21）：第3次国民健康づくり対策	介護保険法施行 成年後見制度（民法等の改正により制度化）
2001(H13)		健康保険法等改正（老人の一部負担に上限付き定率一割負担を導入，など）		高齢者の居住の安定確保に関する法律（高齢者住まい法）制定
2002(H14)		健康保険法等の改正（老人医療の対象年齢および公費負担割合の段階的引き上げ）		
2003(H15)		健康保険法等改正（3〜69歳への給付率を原則7割へ統一）	健康増進法	
2004(H16)	「痴呆」という用語を見直し，「認知症」へ変更			
2005(H17)				介護保険法改正（介護予防重視，食費等の自己負担，地域支援事業，地域包括支援センター創設）
2006(H18)		医療制度改革（後期高齢者医療制度の創設等），健康保険法等改正（現役並み所得の高齢者の3割負担，等）	高齢者医療確保法成立（老人保健法の全面改正，特定健診・特定保健指導の導入）	改正介護保険法施行，高齢者虐待防止法施行
2007(H19)	高齢化率21.5%にて「超高齢社会」へ			
2008(H20)		後期高齢者医療制度の開始	高齢者医療確保法施行（特定健診・特定保健指導開始）	介護保険法改正（介護事業運営の適正化等）
2011(H23)	肺炎が脳血管疾患を抜き死因の第3位となる			介護保険法改正（地域包括ケアシステムの実現） 高齢者住まい法改正（サービス付き高齢者住宅制度の創設）
2012(H24)		社会保障制度改革推進法	21世紀における第2次国民健康づくり運動（健康日本21（第2次））：第4次国民健康づくり対策	認知症施策推進5か年計画（オレンジプラン）策定
2013(H25)			健康日本21（第2次）開始（〜34年度まで）	
2014(H26)		医療介護総合確保推進法成立		介護保険法改正
2016(H28)				新オレンジプラン策定，育児介護休業法改正

（国民衛生の動向，国民の福祉と介護の動向等に基づき作成）

が生活習慣病中心へと大きく変化した．

このような背景のもと，1982（昭和57）年に**老人保健法**が成立し，1983（昭和58）年度から施行された．老人保健法に基づく老人保健制度のねらいは，国民の老後における健康の保持と適切な医療の確保を図るため，壮年期からの疾病の予防と治療，機能訓練等の総合的な保健医療サービスの提供と，必要な費用は国民が公平に負担することであり，❶健康手帳の交付，❷健康教育，❸健康相談，❹健康診査，❺医療等，❻機能訓練，❼訪問指導を市町村が実施するというものであった．医療については70歳以上（65歳以上の寝たきりの者を含む）を対象とし，医療を除く6つの保健事業については40歳以上の住民を対象として実施された．老人保健制度の施行により，これまで医療費が無料であった70歳以上の者（65歳以上の寝たきりの者を含む）が医療を受ける際，外来では1日400円，入院では2か月を限度として1日300円を患者が負担することとなった．また，70歳以上の者への医療費は公費に加え，医療保険者が費用を出し合う保険者拠出金で賄うこととなった．これにより高齢者が多く加入する国民健康保険と他の健康保険との間の負担の調整が図られた．

老人保健法の制定後も，人口の高齢化の進展や老人医療費が増大する中で，患者の一部負担金の引き上げや加入者按分率の引き上げを含む医療保険制度改正が次々と行われてきた．2002（平成14）年度の改正では，老人医療の受給対象年齢を75歳以上に引き上げるとともに，患者負担を1割（現役並み所得者は2割）とすることになった．この老人医療受給対象年齢の引き上げは，2007（平成19）年まで5年間をかけて段階的に行われることとなった．また，2006（平成18）年には，「健康保険法等の一部を改正する法律」が公布され，医療制度改革が行われた．患者負担の見直しにより，2006（平成18）年から現役並み所得を有する高齢者の患者負担は2割から3割に引き上げられ，2008（平成20）年からは70〜74歳の高齢者の患者負担が1割から2割に引き上げられることとなった（平成20年度から26年度までは特例措置として1割とされていた）．また，**療養病床（介護療養型医療施設）**[*2]に入院する高齢者は，2006（平成18）年から食費や居住費を所得に応じて負担することになったのに加え，全国の療養病床（2015（平成27）年現在で34万床）を廃止し再編することとなった（廃止期限は2012（平成24）年3月末から2018（平成30）年3月末に延期）．

❷ 医療制度改革（2006（平成18）年）以降の新たな高齢者医療体制

2006（平成18）年の医療制度改革の一環として老人保健法が全面改正され，「**高齢者の医療の確保に関する法律（以下，高齢者医療確保法）**」と名称を変えて2008（平成20）年4月から実施されることとなった．高齢者医療確保法のねらいは，医療費適正化計画の作成や，医療保険者

ワンポイント

***1 国民医療費**
1954（昭和29）年度から推計されている．当該年度内の医療機関などにおける治療に要する費用を推計したものであり，診療費・調剤費・入院時食事療養費・訪問看護費のほかに，健康保険等で支給される移送費などを含む．傷病の治療費に限定されるため，正常な妊娠や分娩の費用や，健康診断や予防接種の費用，固定した身体障害のための費用（義眼や義肢など）は含まれない．

***2 療養病床（介護療養型医療施設）**
医療法で規定された病床の種類（精神病床，感染症病床，結核病床，療養病床，一般病床）のうちの1つであり，長期にわたり療養が必要な患者を入院させる施設である．2001（平成13）年の医療法改正において，それまでの療養型病床群と老人病院（特例許可老人病院）が統合された．介護保険法では，療養上の管理，看護，医学的管理の下における介護その他の世話および機能訓練その他必要な医療を行うことを目的とする「介護療養型医療施設」として位置づけられた．しかし，同様の身体状況であるにもかかわらず，医療保険と介護保険の適用の区分が明確でないこと等から2006（平成18）年の医療制度改革において，療養病床を廃止し，介護療養型保健施設（2008（平成20）年に創設）等への転換を進めることとなった．

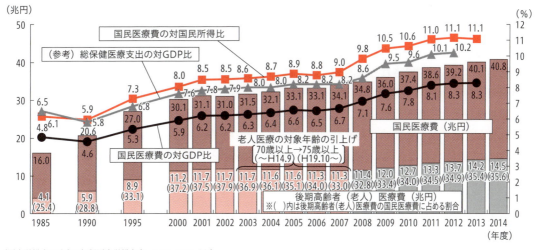

図1 国民医療費と老人医療費の年次推移

(厚生労働省：平成28年版厚生労働白書. p.88, 2016. より)

による健康診査と保健指導の実施に加え，高齢者の医療に関して，**前期高齢者**(65〜74歳)については保険者間の費用負担の調整を行うとともに，**後期高齢者**(75歳以上)に対する新たな医療制度を創設するというものであった．

これにより，2008(平成20)年4月から75歳以上の高齢者に対する医療は，独立した後期高齢者医療制度として実施されている．都道府県単位ですべての市町村が加入する「後期高齢者医療広域連合」が運営主体となり，保険料の決定や医療の給付を行っている．医療給付の財源は，後期高齢者の保険料(約1割)，現役世代からの支援金(約4割)，公費負担(約5割)からなる．被保険者は75歳以上(一定の障害があり広域連合の認定を受けた65歳以上の者を含む)で，保険料は，一人ひとりが各市町村を通じて支払い，医療を受けた場合の自己負担は1割である(現役並み所得者は3割，低所得者に対する軽減措置あり)．

❸ 医療費の推移

国民医療費は1965(昭和40)年度に1兆円を超え，1978(昭和53)年に10兆円を超えた後は毎年約1兆円ずつ増加している(図1)．2000(平成12)年度からの介護保険法の施行により，居宅サービス費(p60, **3**「介護保険制度」参照)として計上される費用を医療から切り離したことにより一時的に減少した年もあるが，国民医療費は経年的には増加傾向が続いている．2014(平成26)年度では40.8兆円となっており，このうち35.6％にあたる14.5兆円を後期高齢者医療費が占めている．国民医療費に占める後期高齢者医療費(老人医療費)の割合は，それまで70歳以上を対象としていた老人医療受給者の年齢が，2002(平成14)年度から段階的に75歳以上へと引き上げられた際に低下したものの，近年では増加に転じている．

2 保健・福祉制度

❶ 老人保健法制定以前

わが国の老人福祉対策が本格的に始まったのは，1963(昭和38)年の**老人福祉法**[*3]の制定以降である(表1参照)．前年の1962(昭和37)年に生活保護世帯を対象とした家庭奉仕員(ホームヘルパー)派遣事業が始まったが，それまでの老人福祉対策は，厚生年金保険法や国民年金法の老齢年金給付と，生活保護法による養老施設への収容保護など，救貧対策の一環として行われていた．老人福祉法では，高齢者の心身の

健康の保持と生活の安定のために必要な施策を実施することにより福祉の向上を図ることを目的とすることから，経済的理由にかかわらず，要介護状態等の要件に合致すれば入居できる特別養護老人ホームが創設され，養護老人ホームや軽費老人ホーム，老人福祉センターと併せ，**老人福祉施設**として老人福祉法上に位置づけられた．また，前年度から開始した家庭奉仕員派遣事業も法制化された．その後，1960〜1970年代にかけては，主として施設サービスや在宅サービスの拡充が図られ，1978（昭和53）年に**ショートステイ（短期入所）事業**が，1979（昭和54）年に**デイサービス（通所介護）事業**が開始された．

保健対策としては，1963（昭和38）年に制定された老人福祉法の法定事業として老人健康診査が開始され，高齢者の疾病の予防と早期発見，早期治療を目的として市町村長が65歳以上の者に対して毎年健康調査を実施することになった．さらに，1969（昭和44）年度からは，寝たきり老人に対して，市町村長が医師や看護師をその居宅に派遣して健康診査を行う制度が始まった．また，1970（昭和45）年度より老人性白内障手術費の支給，1971（昭和46）年度より在宅老人機能回復訓練事業への助成，1975（昭和50）年度より老人保健学級開催への助成が行われることとなった．1978（昭和53）年には第1次国民健康づくり対策が開始され，地域住民の健康づくりを支援するための身近な場として市町村保健センターの設置が進められることになった．

❷ 老人保健法施行

1982（昭和57）年に，それまで老人福祉法によって実施されてきた保健事業を統括し，老人医療と連携させることにより，疾病の予防から治療，リハビリテーションまでを総合的，体系的に実施する老人保健法が成立し，翌1983（昭和58）年から施行された．市町村が実施主体となり，40歳以上の住民を対象に医療を除く6つの保健事業（❶健康手帳の交付，❷健康教育，❸健康相談，❹健康診査，❺機能訓練，❻訪問指導）を実施することとなった．1986（昭和61）年の老人保健法の改正では，老人保健施設の制度が創設された．高齢者の社会的入院が問題となる中，老人保健施設は要介護高齢者の多様なニーズに応えるために，高齢者の自立を支援し，その家庭への復帰を目指すことを目的とした中間施設として位置づけられた．老人保健施設は，介護保険制度の創設後は，老人保健法から介護保険法における介護老人保健施設に移行した．

❸ ゴールドプラン策定と介護サービスの基盤整備

1980年代後半，高齢化の進行に伴う高齢者介護問題が社会的に大きな問題となってきたことから，高齢者の保健福祉の基盤整備を進めるために，1989（平成元）年に**高齢者保健福祉推進十か年戦略（ゴールドプラン）**が策定された．この計画では，市町村における在宅福祉対策の緊急整備として，ホームヘルパーなどの在宅サービスや特別養護老人ホームなどの施設サービスについて10年後の整備目標が具体的に定められた．さらに，1994（平成6）年にはゴールドプランを改定して目標値を引き上げた**新ゴールドプラン**が策定された．また，新たに1990（平成2）年度から制度化された在宅介護支援センターに

> **ワンポイント**
>
> **＊3 老人福祉法**
> 老人の福祉に関する原理を明らかにするとともに，老人に対し，その心身の健康の保持および生活の安定のために必要な措置を講じ，老人の福祉を図ることを目的としている．老人福祉施設に関する規定のほかに，市町村の役割として，身体上または精神上の障害があるために日常生活を営むのに支障がある65歳以上の者が，心身の状況，その置かれている環境等に応じて，自立した日常生活を営むために最も適切な支援を総合的に受けられるよう努めることが規定されている．また，市町村と都道府県は，それぞれ介護保険事業計画，介護保険事業支援計画と一体となった老人福祉計画を策定しなければならない．

ついても，ゴールドプランおよび新ゴールドプランにおいて整備目標が掲げられた．在宅介護支援センターは，市町村レベルで在宅の要援護高齢者やその家族に対して在宅介護に関する総合的な相談に応じるとともに，保健・福祉サービスが円滑に受けられるよう調整する機関である．24時間対応を図ることが期待され，特別養護老人ホームや老人保健施設等に設置された．その後，2006(平成18)年度には，類似の機能をもつ**地域包括支援センター**を市町村に設置することとなったことから，多くの在宅介護支援センターは地域包括支援センターに移行した．

1990(平成2)年には，老人福祉法等の福祉関連8法の改正において，ホームヘルパーの派遣や特別養護老人ホームへの入所など住民に身近なサービスを市町村で行うこととなった．また，この改正の一環として老人保健法も改正され，すべての都道府県と市町村は老人保健計画と老人福祉計画を一体のものとして「老人保健福祉計画」を策定し，それぞれの地域における保健福祉の基盤整備を計画的に進めることとなった．

1991(平成3)年の老人保健法の改正により老人訪問看護制度が創設され，1992(平成4)年から老人訪問看護ステーションによる在宅の寝たきり老人等に対する看護サービスの提供がスタートした．さらに，1994(平成6)年の改正では，ゴールドプラン支援のために保険者からの老人保健拠出金による老人保健施設や訪問看護ステーションの緊急整備が行われた．

新ゴールドプランが1999(平成11)年に終了した後は，**ゴールドプラン21(今後5か年の高齢者保健福祉施策の方向)**に引き継がれることとなった．このプランは，2000(平成12)年からの介護保険法施行に向けて，地方公共団体が介護保険事業計画を作成するために把握した在宅サービスや施設サービスの必要量の見込みを反映させた介護サービス基盤の整備目標も含まれたものであった．

また，高齢社会対策を総合的に推進し，経済社会の健全な発展と国民の生活の安定向上を図ることを目的とした「**高齢社会対策基本法**」が1995(平成7)年に制定された．この法律では政府が**高齢社会対策大綱**＊4を策定することや，国会が高齢社会対策に関する年次報告書(高齢社会白書)を提出すること，内閣府に高齢社会対策会議を設置することなどを定めている．

1990年代には高齢者の保健福祉の基盤整備が急ピッチで進められたが，高齢化率が7％(高齢化社会)から14％(高齢社会)に倍増した年数が1970(昭和45)年から1994(平成6)年の24年というのは西欧諸国に比べかなり短く，日本の高齢化は極めて急速に進行していた．また，高齢化に伴う要介護者の増加や介護期間の長期化，核家族化の進行，介護家族自身の高齢化など，要介護高齢者を支えてきた家族の背景や社会状況が変わるなか，従来の福祉制度では介護

> **ワンポイント**
>
> ＊4 **高齢社会対策大綱**
> 高齢社会対策基本法によって政府に作成が義務づけられている高齢社会対策大綱(以下，大綱)は，政府が推進する高齢社会対策の中長期にわたる基本的かつ総合的な指針である．
> 大綱は，経済社会情勢の変化等を踏まえて概ね5年を目途に，必要がある場合に見直しを行うこととされている．1996(平成8)年に最初の大綱が策定されてから5年後の2001(平成13)年に2度目，10年後の2012(平成24)年に3度目の見直しおよび新たな大綱の策定が行われた．3度目の大綱では，今後，戦後生まれの人口規模の大きい「団塊の世代」(昭和22～24年生まれ)が高齢期を迎え，わが国は本格的な高齢社会に移行することから，高齢社会対策の推進にあたり，以下の6つの基本的考え方が示されるとともに，これらをふまえ，「就業・年金等分野」「健康・介護・医療等分野」「社会参加・学習等分野」等6つの分野別の基本施策が示された．
> 〈6つの基本的考え方〉
> ①「高齢者」のとらえ方の意識改革
> ②老後の安心を確保するための社会保障制度の確立
> ③高齢者の意欲と能力の活用
> ④地域力の強化と安定的な地域社会の実現
> ⑤安全・安心な生活環境の実現
> ⑥若年期からの「人生90年時代」への備えと世代循環の実現

をめぐる問題に十分対応できなくなってきた．このようななか，高齢者の介護を社会全体で支える仕組みづくりの必要から介護保険制度の検討が始まり，1997(平成9)年に**介護保険法**が成立し2000(平成12)年から施行された(p60，**3**「介護保険制度」参照)．

❹ 介護保険法の制定・改正と地域包括支援センター創設

　介護保険制度施行後も高齢化の進展に伴い要介護者数や介護保険サービスの利用者が大幅に増加し，介護保険の総費用も著しく増加した．このような背景のもと，最初の法改正が2005(平成17)年に行われ，介護予防に力点を置いた「予防重視型システム」への転換を図ることとなった．この改正により，地域支援事業が創設され，市町村に介護予防事業が義務づけられるとともに，地域包括支援センターが創設された．また，新たなサービス体系として，市町村が実施する地域密着型サービスが位置づけられた．

　高齢者保健対策においても，2008(平成20)年から高齢者医療確保法が施行されたことにより大きな転換期を迎え，予防を中心とした政策展開の強化が図られた．それまで老人保健法の下で40歳以上を対象として実施されてきた老人保健事業については，制度創設以来，市町村での保健活動の拡大・推進や，保健関係職種の役割の定着や技術の向上に寄与したことなど一定の評価はされているものの，個人のライフステージにかかわらず一律に事業を実施していることや，基本健康診査受診率の低さ，事業の効果などアウトカム評価の不足等，いくつかの問題も指摘されてきた．そこで，高齢者医療確保法では，健康診査に関しては，40～74歳の被保険者と被扶養者に対して生活習慣病予防に着目した**特定健康診査・特定保健指導**[*5]を実施することを医療保険者に義務づけ，75歳以上の者については，後期高齢者広域連合に努力義務を課している．特定健康診査は，老人保健事業の基本健康診査の項目に腹囲測定等を追加した

ものであり，血圧や血糖，脂質等の循環器疾患のリスク要因の重複の程度に応じて特定保健指導が実施される．また，それまで老人保健事業として実施されてきた各種検診(歯周疾患検診，骨粗鬆症検診，肝炎ウイルス検診)や健康手帳の交付，健康教育，健康相談，機能訓練(2017(平成29)年4月より廃止された)，訪問指導は，健康増進法に基づく事業として実施されることになった．がん検診についても健康増進法に位置づけられた．

❺ 地域包括ケアシステムの実現に向けた介護保険法改正以降

　介護保険法は2005(平成17)年の大きな改正の後も何度か見直され，2008(平成20)年の改正では，前年に介護サービス事業者による不正の問題が発覚したのを受けて，介護サービス事業者に対する規制の強化等が行われた．2011(平成23)年の改正では，高齢者が住み慣れた地域で自立した生活を営めるよう，医療，介護，予防，住まい，生活支援サービスが切れ目なく提供される**地域包括ケアシステム**の実現に向けた取り組みを推進することをねらいとし，新たに24時間対応の定期巡回・随時対応型サービスや複合型サービス，介護予防・日常生活支援総合事業が創設された．また，介護福祉士や一定

> **ワンポイント**
>
> **＊5 特定健康診査・特定保健指導**
> 特定健康診査はメタボリックシンドローム(内臓脂肪症候群)に着目した健診であり，内臓脂肪の蓄積を評価する指標として腹囲測定が取り入れられた．
> 特定健康診査における腹囲および血圧，血糖，脂質等の測定結果から，生活習慣病の発症リスクが高く，生活習慣の改善が特に必要な者を抽出して，医師や保健師，管理栄養士等によって面接や電話，メール等を活用した特定保健指導が行われる．なお，特定保健指導には，血圧，血糖，脂質等の循環器疾患のリスク要因の重複の程度に応じて，動機づけ支援と積極的支援がある(よりリスクが高い者に積極的支援)．

の教育を受けた介護職員による痰の吸引や経管栄養が認められた．2014(平成26)年度には，医療法と介護保険法を一括して改正する法律である**地域における医療及び介護の総合的な確保を推進するための関係法律の整備等に関する法律(医療介護総合確保推進法)**(表2)により介護保険法の改正が行われた．この改正において，地域包括ケアシステムの構築に向けた地域支援事業の充実(在宅医療・介護の連携や認知症対策の推進等)のほか，予防給付として全国一律で実施されてきた要支援者への訪問介護と通所介護を市町村による地域支援事業に移行することが決定された．また，特別養護老人ホームへの新規入所者は原則として要介護3以上の高齢者に限定されることとなった．

医療介護総合確保推進法策定に至る経緯は次のようである．急速に進む少子高齢化に伴い社会保障に要する費用も大きく増加する傾向にあることから，今後もその財源を安定的に確保し，将来にわたり制度を持続させることを課題として検討がなされ，2013(平成25)年に「**持続可能な社会保障制度の確立を図るための改革の推進に関する法律(社会保障改革プログラム法)**」が成立した．この法律は，少子高齢化の進行や，家族や地域の変容，非正規労働者の増加など雇用環境の変化等をふまえ，全世代が安心，納得できる社会保障制度へ転換する必要があることから，社会保障制度改革の全体像・進め方等，今後の改革のプログラム(項目)を示したものである．この社会保障改革プログラム法に基づき医療介護総合確保推進法が2014(平成26)年6月に成立した．

医療介護総合確保推進法により，介護保険法や医療法等が改正され，ゴールドプラン策定時に施設整備を推進するために制定された「**地域における公的介護施設等の計画的な整備等の促進に関する法律(地域介護施設整備促進法)**」については，名称変更と内容の一部改正がなされ**地域における医療及び介護の総合的な確保の促進に関する法律(医療介護総合確保法)**[*6]となった．

主要な概念である地域包括ケアシステムについては，社会保障改革プログラム法(第4条第4項)および医療介護総合確保法(第2条)において次のように定義づけられている．すなわち，**地域包括ケアシステム**とは，地域の実情に応じ

表2 地域における医療及び介護の総合的な確保を推進するための関係法律の整備等に関する法律(医療介護総合確保推進法)

この法律のねらいは，効率的かつ質の高い医療提供体制と地域包括ケアシステムの構築を通じて地域における医療および介護の総合的な確保を推進するため，医療法，介護保険法等の関係法律を一体的に整備することである．概要は次のとおり．
1 新たな基金の創設と医療・介護の連携強化【医療介護総合確保法】
　① 都道府県の事業計画に記載した医療・介護の事業(病床の機能分化・連携，在宅医療・介護の推進等)のため，消費税増収分を活用した新たな基金を都道府県に設置
　② 医療と介護の連携を強化するため，厚生労働大臣が基本的な方針を策定
2 地域における効率的かつ効果的な医療提供体制の確保【医療法】
　① 医療機関が都道府県知事に病床の医療機能(高度急性期，急性期，回復期，慢性期)等を報告し，都道府県は，それをもとに地域医療構想(ビジョン)(地域の医療提供体制の将来のあるべき姿)を医療計画において策定
　② 医師確保支援を行う地域医療支援センターの機能を法律に位置付け
3 地域包括ケアシステムの構築と費用負担の公平化【介護保険法】
　① 在宅医療・介護連携の推進などの地域支援事業の充実とあわせ，全国一律の予防給付(訪問介護・通所介護)を地域支援事業に移行し，多様化
　② 特別養護老人ホームについて，在宅での生活が困難な中重度の要介護者を支える機能に重点化
　③ 低所得者の保険料軽減を拡充
　④ 一定以上の所得のある利用者の自己負担を2割へ引上げ(ただし，月額上限あり)
　⑤ 低所得の施設利用者の食費・居住費を補填する「補足給付」の要件に資産などを追加
4 その他【保健師助産師看護師法，他】
　① 診療の補助のうちの特定行為を明確化し，それを手順書により行う看護師の研修制度を新設
　② 医療事故に係る調査の仕組みを位置づけ
　③ 医療法人社団と医療法人財団の合併，持分なし医療法人への移行促進策を措置
　④ 介護人材確保対策の検討(介護福祉士の資格取得方法見直しの施行時期を平成27年度から28年度に延期)

て，高齢者が，可能な限り，住み慣れた地域でその有する能力に応じ自立した日常生活を営むことができるよう，医療，介護，介護予防，住まいおよび自立した日常生活の支援が包括的に確保される体制をいう．

地域包括ケアに欠かせない在宅医療と介護の連携については，医療介護総合確保推進法による介護保険法改正において，在宅医療・介護連携推進事業が地域支援事業に位置づけられた．この事業は，市町村が主体となって郡市区医師会等の関係団体と連携して行う**8つの取り組み**（表3）からなっており，2018（平成30）年4月にはすべての市町村で実施することとされている．

介護を担っている家族を支える施策としては，1991（平成3）年に**育児休業，介護休業等育児又は家族介護を行う労働者の福祉に関する法律（育児介護休業法）**[*7]が制定されたが，長時間労働が常態化した職場環境に加え，家族構成や地域社会の変化に伴う単身介護や遠距離介護等により，介護のために仕事を退職せざるを得ない人も少なくない．このため，介護を担う立場になったとしても希望する場合には働き続けることができる社会の実現をめざす「介護離職ゼロ」を目標に掲げた政策が打ち出された．また，子育てや介護と仕事を両立しやすい就業環境の整備等をさらに進めていくために，**育児介護休業法**が2016（平成28）年に改正され，2017（平成29）年1月から施行された．この改正により，育児休業・介護休業の申し出ができる有期契約労働者の要件が緩和されたほか，介護休業の分割取得や子の看護休暇・介護休暇の半日単位の取得ができるようになった．また，パワーハラスメント等，育児休業等の制度の利用に関する言動により労働者が就業環境を害されることがないよう，雇用管理上の措置を講ずることが事業主に新たに義務づけられた．

❻ 認知症対策

認知症対策はゴールドプラン等でも進められてきたが，2004（平成16）年に，それまでの呼称であった「**痴呆**」が「**認知症**」に改められたのを契機に，翌年の2005（平成17）年度を「認知症を知る1年」とするとともに，この年から2015（平成27）年までの10年間を「認知症を知り地域をつくる10か年」として「認知症を知り地域をつくるキャンペーン」が展開されてきた．人々が認知症を正しく理解するとともに，

ワンポイント

[*6] 地域における医療及び介護の総合的な確保の促進に関する法律（医療介護総合確保法）
この法律は，地域における創意工夫を生かしつつ，地域において効率的かつ質の高い医療提供体制を構築するとともに地域包括ケアシステムを構築することをめざすもので，厚生労働大臣に対し，地域における医療および介護を総合的に確保するための基本的な方針（総合確保方針）の策定を義務づけている．また，都道府県と市町村は，総合確保方針に即して，かつ，地域の実情に応じて，医療および介護の総合的な確保のための事業の実施に関する計画（都道府県計画／市町村計画）を作成することができることになった．さらに，都道府県の事業計画に記載した医療・介護事業を支援するため，消費税増収分を活用した基金（地域医療介護総合確保基金）が設置された．

[*7] 育児介護休業法
育児休業・介護休業に関する制度や子の看護休暇・介護休暇に関する制度を設けるとともに，所定労働時間等に関する措置を定めるほか，育児または家族の介護を行う労働者等に対する支援措置を講ずること等により，このような労働者の雇用の継続や再就職の促進を図ることで，職業生活と家庭生活との両立に寄与するとともに，経済および社会の発展に資することを目的としている．

表3 在宅医療・介護連携推進事業の8つの取り組み

①地域の医療・介護の資源の把握
②在宅医療・介護連携の課題の抽出と対応策の検討
③切れ目のない在宅医療と介護の提供体制の構築推進
④医療・介護関係者の情報共有の支援
⑤在宅医療・介護連携に関する相談支援
⑥医療・介護関係者の研修
⑦地域住民への普及啓発
⑧在宅医療・介護連携に関する関係市区町村の連携

認知症になっても住み慣れた地域の中で暮らし続けられる地域づくりを目指す取り組みであり，この一環として，認知症に対する正しい知識と理解をもち，地域で認知症の人やその家族に対してできる範囲で手助けをする認知症サポーターの養成や，その講師役となる認知症キャラバンメイトの養成が進められてきた．

　2012(平成24)年に厚生労働省による報告書である「今後の認知症対策の方向性について」がまとまり，今後の認知症対策の基本目標とその実現のために必要な施策が示された．これを受けて翌2013(平成25)年度から5年間の具体的な計画として**認知症施策推進5か年計画(通称オレンジプラン)**が策定された．

　その後，認知症高齢者数は，2012(平成24)年の約462万人が2025(平成37)年には約700万人前後になり，65歳以上高齢者に対する割合は約5人に1人となるとの将来推計が示されたのに加え，2014(平成26)年に開催された認知症サミット日本後継イベントにおいて，内閣総理大臣より厚生労働大臣に対して，認知症施策を加速させるための戦略の策定について指示があり，**認知症施策推進総合戦略～認知症高齢者等にやさしい地域づくりに向けて～(新オレンジプラン)**が策定された．これは厚生労働省が中心となり11の関係省庁と共同して検討した新たな戦略で，基本的考え方は，認知症の人の意思が尊重され，できる限り住み慣れた地域のよい環境で自分らしく暮らし続けることができる社会の実現を目指すことであり，**7つの柱(表4)**のもとにさまざまな施策を展開することとしている．対象期間は，団塊の世代が75歳以上となる2025(平成37)年までである(数値目標は2017(平成29)年度末等を目途に設定された)．

　認知症においては早期に発見し，早期に対応することが本人や家族の苦痛の緩和につながることから，家族の訴え等により認知症が疑われる人や認知症の人およびその家族を**認知症初期集中支援チーム**が訪問し，アセスメントや家族支援などの初期の支援を包括的，集中的に行い，

表4　新オレンジプランの7つの柱

以下の7つの柱のもとに，認知症対策が進められている．なお，認知症サポーターの養成は①に含まれ，2017(平成29)年度末までに800万人を養成する目標を掲げている．認知症サポーターは，2016(平成28)年12月末現在ですでに849万人を超えている．
①認知症への理解を深めるための普及・啓発の推進
②認知症の容態に応じた適時・適切な医療・介護等の提供
③若年性認知症施策の強化
④認知症の人の介護者への支援
⑤認知症の人を含む高齢者にやさしい地域づくりの推進
⑥認知症の予防法，診断法，治療法，リハビリテーションモデル，介護モデル等の研究開発およびその成果の普及の推進
⑦認知症の人やその家族の視点の重視

自立生活のサポートを行う取り組みが推進されている．この取り組みは，介護保険法の地域支援事業に位置づけられている．認知症初期集中支援チームの設置主体は市町村であり，地域包括支援センターや病院・診療所等に設置され，メンバーは医療と介護の専門職および専門医で構成される．新オレンジプランでは2018(平成30)年度には全市町村で実施することを目標に掲げている．

　そのほかの認知症対策として，2000(平成12)年4月から導入された**成年後見制度**[*8]による認知症高齢者等の財産や権利の保護が行われている．成年後見制度では，本人の支援者として選定された成年後見人等が，本人の生活や療養看護，財産の管理に関する事務を行う．ただし，成年後見人等が本人に代わってすべてを行うのではなく，あくまで本人の意思や自己決定を尊重しつつ本人の保護を図ろうとするところに重きが置かれている．成年後見制度の利用促進を図るため，成年後見制度利用支援事業により，市町村に対して制度の広報・普及活動や申立人の経費助成等の補助が行われている．

　地域支援事業には，市町村の実施すべき事業として権利擁護事業が位置づけられており，地域包括支援センターが業務を担当している(p103, **15**「地域包括支援センター」参照)．

　また，認知症の進行により意思疎通困難や周

辺症状が出現すると，介護負担を増大させ虐待のリスクにつながりかねない．高齢者虐待の防止は，認知症の有無にかかわらず高齢者の尊厳を保持するうえで重要であることから，**高齢者虐待の防止，高齢者の養護者に対する支援等に関する法律（高齢者虐待防止法）**[*9]が2005（平成17）年に成立し，翌2006（平成18）年より施行されている．

3 介護保険制度

❶ 介護保険制度の趣旨

介護保険制度の趣旨は，自立支援，利用者本位，社会保険方式の3つである．自立支援とは，高齢者が，介護を要する状態になっても，その有する能力に応じて自らの意思に基づき自立した質の高い日常生活を送れるよう支援することである．利用者本位とは，利用者の選択により多様な事業主体から必要な保健医療・福祉サービスを総合的に受けられるということである．それまで，在宅サービスや施設サービスの利用は措置によって行われてきたのに対し，介護保険でのサービス利用は，利用者とサービス事業者との契約によることとなった．社会保険方式とは，すべてを税金で賄う方式ではなく，医療保険制度と同様にあらかじめ保険料を納め，必要なときにサービス提供を受けるという，給付と負担の関係が明確な社会保険方式を採用するというものである．

❷ 介護保険制度の概要

介護保険制度の保険者は，国民に最も身近な行政単位である市町村（特別区を含む）である．被保険者（保険の加入者）は40歳以上の者であり，第1号被保険者（65歳以上の者）と第2号被保険者（40歳以上65歳未満の医療保険加入者）に区分される．被保険者はあらかじめ保険者に介護保険料を納め，介護等が必要な状態になったときに一定の自己負担により保険給付（介護保険サービスの提供）を受ける．介護保険給付のための財源のうち，50％が保険料であり，残りの50％を税金（うち，国が25％，都道府県と市町村が12.5％ずつ）で補う．

65歳以上の第1号被保険者は，制度創設当初の2000（平成12）年4月末に2165万人だったのが，2015（平成27）年4月末には3308万人に

ワンポイント

[*8] 成年後見制度
成年後見制度は，認知症，知的障害，精神障害などにより判断能力が不十分な人の判断能力の不足を補い，本人の保護と権利擁護を図るための法律上の制度で，法定後見制度と任意後見制度の総称である．
法定後見制度には，後見，保佐，補助の3類型があり，本人の判断能力の低下の程度や保護の必要性の程度に応じて選ぶ．それぞれの対象者は，後見については，精神上の障害により判断能力が欠けているのが通常の状態にある人（重度），保佐については，精神上の障害により判断能力が著しく不十分な人（中度），補助については，軽度の障害により判断能力が不十分な人（軽度）とされている．法定後見の開始のための申立てをすることができるのは，本人，配偶者，4親等内の親族，検察官，市町村長などである．本人の支援にあたる成年後見人や保佐人，補助人（以下，これらをまとめて成年後見人等）には，家族が選任される場合が多いが，弁護士や司法書士，社会福祉士などの専門職が選任される場合もある．一定の研修を受けた市民が成年後見人等となる市民後見人の育成も進められている．
任意後見制度は，判断能力が十分にある者（本人）が，判断能力が不十分になった場合に備えて，あらかじめ自分の望む任意後見人となる者を選任しておき，本人の判断能力が低下した段階で，任意後見人として財産管理等の援助を行う制度である．

[*9] 高齢者虐待防止法
高齢者虐待を受けた高齢者に対する保護や養護者に対する支援のための措置等を定めることにより，高齢者虐待の防止や養護者支援等に関する施策を促進することを目的としている．高齢者とは65歳以上の者をさし，高齢者虐待とは，養護者（高齢者の世話をしている家族，親族，同居人など）による高齢者虐待および養介護施設従事者等（施設職員や居宅サービス事業に従事する職員）による高齢者虐待をいう．高齢者虐待は，①身体的虐待，②介護・世話の放棄・放任，③心理的虐待，④性的虐待，⑤経済的虐待に分類され，身体的虐待が最も多い．

増加した．介護等が必要な状態と認定された者（要支援・要介護認定者）の人数も増加を続け，制度創設当初の218万人が608万人（2015年4月末）となった．

利用できる介護保険サービスは要支援・要介護の認定状況によって異なり，要介護者が利用できるサービスには**居宅サービス**（訪問看護や訪問介護等），**施設サービス**（介護保険施設への入所），**地域密着型サービス**（小規模多機能型居宅介護，認知症グループホーム等）がある．要支援者が利用できるサービスには，**介護予防サービス**，**地域密着型介護予防サービス**があり，要介護状態の発生を予防する観点から提供されている．地域密着型（介護予防）サービスは，一人ひとりができる限り住み慣れた地域での生活を継続していくために身近な市町村の指定・監督により提供されるサービスであり，2005（平成17）年の介護保険法改正により創設された．

介護保険サービス（地域密着型サービスを含む）を利用した場合には，サービスの種類ごとに設定された基準額の9割（または8割）が介護給付（要介護者）または予防給付（要支援者）として利用者に支給される．サービスにかかる費用は原則として事業者に直接支払われるので，利用者は費用の1割（一定以上所得者については2割）を負担してサービスを受けることになる（法定代理受領による現物給付）．さらに，施設入所者（ショートステイを含む）では，保険対象外の居住費と食費については自己負担となる．居宅サービスについては，要介護度に応じて保険給付の上限額（区分支給限度額）が設定されており，限度額を超えた額は全額利用者の負担となる．

❸ 要介護認定と介護保険サービスの利用手続き

介護保険からの給付を受けるには，市町村に申請して要介護認定を受け，要介護または要支援の状態にあると認定される必要がある．ただし，第2号被保険者ではその状態が**老化に起因**する16の疾病（**特定疾病**）（表5）によるものであることが要件となる．要介護認定と介護サービス利用手続きの流れを図2に示す．

市町村では被保険者からの要介護認定申請を受けると，認定調査員を派遣して心身の状況等に関する調査（認定調査）を行うとともに，主治医の意見（主治医意見書）を聴取する．認定調査は2段階に分かれており，認定調査結果と主治医意見書によるコンピューター判定（一次判定）の後，その結果と主治医意見書に基づく審査と判定（二次判定）を市町村に設置された要介護認定審査会で行う．要介護認定審査会は保健，医療，福祉の学識経験者で構成される．二次判定の結果は，市町村を通じて申請者に通知される．

要介護度はどのくらい介護サービスを必要とするかを示す指標であり，介護に要する時間によって，要支援1，2および要介護1～5の7区分に設定されている．いずれにも該当しない場合には非該当となる．

表5　介護保険法で定める特定疾病

①がん（医師が一般に認められている医学的知見に基づき回復の見込みがない状態に至ったと判断したものに限る）
②関節リウマチ
③筋萎縮性側索硬化症
④後縦靱帯骨化症
⑤骨折を伴う骨粗鬆症
⑥初老期における認知症
⑦進行性核上性麻痺，大脳皮質基底核変性症及びパーキンソン病
⑧脊髄小脳変性症
⑨脊柱管狭窄症
⑩早老症
⑪多系統萎縮症
⑫糖尿病性神経障害，糖尿病性腎症及び糖尿病性網膜症
⑬脳血管疾患
⑭閉塞性動脈硬化症
⑮慢性閉塞性肺疾患
⑯両側の膝関節又は股関節に著しい変形を伴う変形性関節症

図2 介護サービス利用の手続き

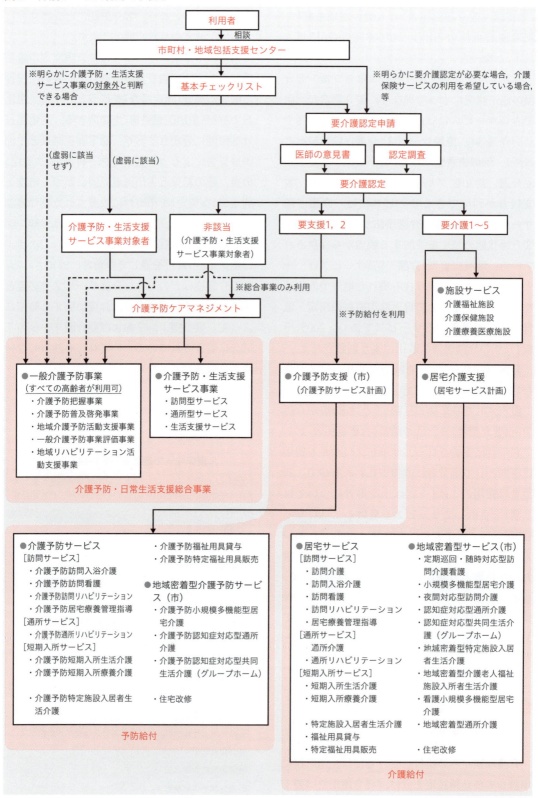

注 (市)＝市町村が指定・監督を行うサービス
(厚生労働統計協会編：国民衛生の動向2016/2017. 厚生の指標63(9)(増刊)：251, 2016. を改変)

❹ ケアマネジャー（介護支援専門員）

　介護保険では，利用者が自らの意志に基づいて利用するサービスを選択し，決定することが基本であり，これを支援する役割を担う者としてケアマネジャー（介護支援専門員）を位置づけた．ケアマネジャーは要介護者等からの相談に応じるとともに，要介護者等がその心身の状況等に応じ適切な介護保険サービスを利用できるよう，市町村や介護サービス事業者等との連絡調整を行う者であり，要介護者等が自立した日常生活を営むのに必要な援助に関する専門的知識と技術を有する者である．ケアマネジャーになるためには，保健，医療，福祉の分野において実務を5年以上経験した者が，介護支援専門員実務者研修受講試験に合格し，かつ必要な研修を修了しなければならない．

❺ ケアマネジメントとケアプラン

　介護保険サービスを利用するには**介護サービス計画（ケアプラン）**を保険者に提出する必要がある．ケアマネジャーは，要介護者等の心身の状況や環境，本人や家族の希望を把握し，自立支援の観点から**アセスメント**し，適切なサービスを組み込んだケアプランを作成する．このように利用者主体でニーズに合った必要なサービス（ケア）を調整する一連のプロセスを**ケアマネジメント（居宅介護支援）**という．居宅介護支援によりケアプランを作成した場合の費用については，基準額の全額（10割）が支給されるため，利用者の自己負担は生じない．

　ケアプランにはいくつかの種類があり，居宅サービス計画や施設サービス計画，介護予防サービス計画（介護予防ケアプラン）が含まれる．**居宅サービス計画**は，要介護者が居宅サービスを利用する場合であり，ケアマネジャーの他，利用者自身が作成することもできる．**施設サービス計画は施設入所者**[*10]のケアプランであり，施設のケアマネジャーが作成する．

　介護予防サービス計画は，要支援者が介護予防サービスを利用する場合のケアプランであり，地域包括支援センターが作成する．

❻ 介護予防と地域支援事業

　介護予防とは，要介護状態の発生をできる限り防ぐことをいい，要介護状態にあってもその悪化をできる限り防ぐこと，さらには軽減をめざすことをいう．2005（平成17）年の介護保険法改正により**地域支援事業**が創設され，要支援・要介護状態になる前からの介護予防事業を市町村が実施することになった．また，2011（平成23）年の改正により，市町村の判断により行う**介護予防・日常生活支援総合事業**（以下，**総合事業**）が加えられた．さらに2014（平成26）年の改正により，総合事業は平成29年度末までにすべての市町村で実施されることとなった．

　地域支援事業には，**総合事業**と**包括的支援事業，任意事業**がある．総合事業は，要支援者と虚弱高齢者を対象とする**介護予防・生活支援サービス事業**と，すべての高齢者を対象とする**一般介護予防事業**からなる（図2）．それまで要支援者に対し，介護予防サービスとして提供されていた介護予防訪問介護と介護予防通所介護は，それぞれ介護予防・生活支援サービス事業の訪問型サービス，通所型サービスに移行し，市町村が地域の実情に応じ，NPOや住民ボランティアの協力も含め多様なサービスを実施することとなった．市町村の窓口や地域包括支援センターに生活の困りごと等の相談に訪れた住民に対しては，**基本チェックリスト**（p187，＊3「基本チェックリスト」参照）を活用して本

> **ワンポイント**
>
> ＊10 施設入所者
> ここでいう施設入所とは，介護保険施設への入所をさす．介護保険施設には，介護老人福祉施設（特別養護老人ホーム），介護老人保健施設，介護療養型医療施設（2018（平成30）年3月末までに廃止予定）がある．これらの施設により提供される通所サービスや短期入所サービスは，いずれも居宅サービスに含まれる．

人の状況を確認し，必ずしも認定を受けなくても必要なサービスを総合事業で利用できるよう支援することとなった．

また，包括的支援事業として**地域包括支援センター**の運営に加え，在宅医療・介護連携の推進や認知症施策の推進等を行うこととなった．

地域包括支援センターは，地域包括ケア実現に向けた中核的な機関として市町村が設置し，保健師や社会福祉士，主任ケアマネジャーの各専門職が配置されている．地域の高齢者の総合相談，権利擁護や地域の支援体制づくり，介護予防の必要な援助などを行い，高齢者の保健医療の向上および福祉の増進を包括的に支援することを目的としている．2015(平成27)年4月末現在，全国で4685カ所に設置されている(p103，**15**「地域包括支援センター」参照)．

4 訪問看護制度

❶ 訪問看護制度の変遷

わが国では，明治，大正の時代から巡回看護にみられるような家庭看護が行われてきたが，現在の訪問看護の原型ができたのは1960年代に入ってからといえる．

1963(昭和38)年に制定された老人福祉法により，市町村が医師や看護師を家庭に派遣し，寝たきり老人等の健康診査を行う事業が1969(昭和44)年から開始された．また，厚生省は，在宅老人家庭看護訪問指導事業や老人健康診査，老人健康相談事業等を一貫して行う老人保健医療総合対策開発事業を，1978(昭和53)年からモデル市町村で実施し，これが1982(昭和57)年の老人保健法制定につながった．老人保健法では，6つの保健事業の1つに訪問指導が位置づけられ，在宅で療養している40歳以上の者で療養上の指導が必要な者を市町村の保健師や看護師が訪問し，療養方法や家庭における機能訓練方法のほか，家族介護者の健康管理の支援や関係諸制度の活用方法の助言等を行うこととなった．

他方，医療機関においては，1965(昭和40)年頃から病院を退院した後の継続看護として医療機関からの訪問看護が行われていたが，老人保健制度において退院患者継続看護・指導料が創設されたことにより，1983(昭和58)年以降，医療機関から老人診療報酬による高齢者に対する訪問看護が行われるようになった．1986(昭和61)年からは精神科の訪問看護・指導料が診療報酬に位置づけられたのに続き，1988(昭和63)年の診療報酬改定により，高齢者以外の一般患者も訪問看護の対象となった．

1991(平成3)年の老人保健法の改正において**老人訪問看護制度**が創設され，翌年より**老人訪問看護ステーション**から在宅の寝たきり老人等に対する訪問看護がスタートした．1994(平成6)年からは，健康保険法等の改正により訪問看護の対象が老人医療の対象とならない難病患者や障害者に拡大され，高齢者に限らず全年齢の在宅療養者が**訪問看護ステーション**からの訪問看護を受けられることとなった．

2000(平成12)年4月からの介護保険法施行に伴い，訪問看護は居宅サービスに位置づけられ，介護保険の適用となる要介護高齢者等(**厚生労働大臣が定める疾病等**(表6)に該当する場合を除く)への訪問看護には介護保険による給付が行われることとなった．

2011(平成23)年の介護保険法の改正においては，地域包括ケアの推進に向け，訪問看護と他のサービスを組み合わせた定期巡回・随時対応型訪問介護看護や複合型サービス(2015(平成27)年に**看護小規模多機能型居宅介護**に改称)が創設された．医療保険の診療報酬面でも，2014(平成26)年に24時間対応やターミナルケア，重症度の高い患者の受け入れ等の機能強化型訪問看護ステーションの評価が加わるなど，訪問看護は在宅療養を後押しするものとして必要度が高まっている．

表6　厚生労働大臣が定める疾病等

以下に該当する場合には，介護保険利用者であっても訪問看護は医療保険対応となる．

① 末期の悪性腫瘍
② 多発性硬化症
③ 重症筋無力症
④ スモン
⑤ 筋萎縮性側索硬化症
⑥ 脊髄小脳変性症
⑦ ハンチントン病
⑧ 進行性筋ジストロフィー症
⑨ パーキンソン病関連疾患（進行性核上性麻痺，大脳皮質基底核変性症，パーキンソン病（ホーエン・ヤールの重症度分類がステージ3以上であって生活機能障害度がⅡ度またはⅢ度のものに限る））
⑩ 多系統萎縮症（線条体黒質変性症，オリーブ橋小脳萎縮症およびシャイ・ドレーガー症候群）
⑪ プリオン病
⑫ 亜急性硬化性全脳炎
⑬ ライソゾーム病
⑭ 副腎白質ジストロフィー
⑮ 脊髄性筋萎縮症
⑯ 球脊髄性筋萎縮症
⑰ 慢性炎症性脱髄性多発神経炎
⑱ 後天性免疫不全症候群
⑲ 頸髄損傷
⑳ 人工呼吸器を使用している状態（夜間無呼吸に対するマスク換気を除く）

❷ 訪問看護制度の概要

訪問看護は，居宅で生活する療養者が尊厳を保ちながら可能な限り自立した生活を続けられるよう，医師や関係職種と連携しながら看護師等が療養者の自宅を訪問して行われる．訪問看護は病院や診療所等の医療機関のほかに，訪問看護ステーションによって提供されている．支援の範囲は予防段階からターミナル期，看取りまで幅広く，療養者を支える家族も対象としている．

訪問看護は介護保険と医療保険によって提供され，原則として，医療保険より介護保険が優先される．それぞれの対象となる場合を以下に示す．

● **介護保険**
　65歳以上の者（第1号被保険者）および40歳以上65歳未満の者（第2号被保険者）のうち16の特定疾病により要支援・要介護に認定された者

● **医療保険**
　介護保険の対象とならない者（40歳未満の者，40歳以上65歳未満で特定疾病以外の傷病の者，65歳以上で要支援・要介護に認定されない者）のほか，要支援・要介護認定を受けている場合でも厚生労働大臣が定める疾病等に該当する者や病状の悪化により特別訪問看護指示期間にある者

❸ 訪問看護ステーション

地方公共団体のほかに，医療法人や社会福祉法人，医師会，看護協会，NPO法人，営利法人（会社）等法人格をもつ団体が，健康保険法または介護保険法に基づき都道府県の指定を受けて開設する．管理者は常勤の保健師，助産師*または看護師であり，従事者を兼ねることができる．従事者は，保健師，助産師*，看護師または准看護師を常勤換算で2.5人以上を必ず配置しなければならず，必要に応じて理学療法士や作業療法士，言語聴覚士を配置することができる．訪問看護ステーションからの訪問看護を開始するには，医師の訪問看護指示書が必要となる．また，訪問看護の開始にあたっては訪問看護計画書を作成するとともに，訪問を実施したら訪問日や提供した看護内容等を記載した訪問看護報告書を作成しなければならない．

2015（平成27）年介護サービス施設・事業所調査の概況によれば，2015（平成27）年10月1日現在で活動中の訪問看護ステーションは8745施設であり，開設主体では営利法人（会社）が44％，医療法人が30％となっている．1月あたりの利用者数が40人未満の比較的小規模な訪問看護ステーションが約4割を占めている．

*助産師が管理者や従事者となるのは健康保険法による指定訪問看護事業所のみ．

❹ 訪問看護の利用

　介護保険で訪問看護を利用するには，他の居宅サービスと同様，要介護または要支援の認定を受け，訪問看護（介護予防訪問看護）を含むケアプラン（介護予防ケアプラン）の作成が必要となる．担当のケアマネジャーあるいは要支援の者であれば地域包括支援センターが，主治医や訪問看護ステーションと連絡をとり，訪問看護が開始される．また，医療保険で訪問看護を利用するには，主治医または訪問看護ステーションに訪問看護の利用希望を伝え，申し込み手続きをする必要がある．

　利用回数については介護保険では特に規定はなく，ケアプランに基づいて提供される．医療保険では原則として週3回まで，1回あたり30〜90分以内である．ただし，厚生労働大臣が定める疾病等に該当する場合や，病状が悪化した場合にはこの限りでなく，週4回以上，1日複数回の訪問看護が認められる．

　利用料の自己負担は，介護保険を利用する場合には費用の1割（一定以上の所得がある場合には2割）であるが，1月あたりの支給限度額を超えた分は全額自己負担となる．医療保険を利用する場合には，通院等により医療を受けた時と同様，費用の1割から3割（義務教育就学前までは2割，義務教育就学後〜70歳までは3割，70〜74歳は原則2割，75歳以上は原則1割）を負担するのに加え，訪問にかかる交通費を実費で負担する．

[清水由美子]

5 わが国の社会福祉への諸外国の影響

　諸外国の医療，社会福祉制度をみてみよう（表7・8）．

❶ アメリカ

　アメリカは，個人の生活に干渉しないという自己責任の精神と連邦制のため州の権限が強く，このことが社会保障にも影響を及ぼしている．高齢者等の医療を保証する**メディケア**や低所得者に医療扶助を行う**メディケイド**といった対象が限定される公的医療保障制度，補足的所得保障や貧困家庭一時扶助といった公的扶助制度，有業者に適用される老齢・遺族・障害年金があるが，民間部門の果たす役割が大きい．大統領選挙による政権交代で，医療制度のあり方が引き続き議論されることが見込まれる．

❷ イギリス

　イギリスは，労働者互助組織である友愛組合の伝統のもと1911年の国民保険法の創設に始まり，1942年のベバリッジ報告で，国民すべ

表7　医療保険制度の国際比較

		アメリカ	イギリス	ドイツ	フランス	韓国
医療保険制度のタイプ		市場モデル（民間保険）	国営医療モデル（税方式）	社会保険モデル（高所得者以外は強制加入）	社会保険モデル（国民皆保険）	社会保険モデル（国民皆保険）
保険者		保険会社	NHS	疾病金庫	全国被用者疾病保険金庫	国民健康保険公団
給付対象		被保険者	全居住者	被保険者・被扶養者（条件付き）	被保険者・被扶養者	被保険者・被扶養者
医療費の自己負担		保険契約による	なし	1日あたり10ユーロ（上限年間28日）	入院80% 外来70%	入院20% 外来30〜60%
医療機関の選択	診療所	保険医のみ	登録医のみ	自由	自由	自由
	病院	保険医のみ	登録医からの紹介	診療所からの紹介	自由	自由

（水田吉彦：図解入門ビジネス最新医療制度の基本と仕組みがよーくわかる本．p13, 秀和システム，2012. を一部改変）

表8 年金制度の国際比較

	制度体系	強制加入対象者	保険料率	支給開始年齢	必要最低加入期間	国庫負担
アメリカ	老齢・遺族・障害保険（適用対象外：無業者／被用者および自営業者）	被用者および自営業者	12.4%（労使折半）	66歳 ※2027年までに67歳に引き上げ	40加入四半期（10年相当）	原則なし
イギリス	国家年金（適用対象外：無業者等／被用者および自営業者）	被用者および自営業者	（一般被用者）25.8% 本人：12.0% 事業主：13.8% ※保険料は，年金の他，雇用保険等の給付に充てるものとして徴収	男性：65歳 女性：63歳9カ月 ※女性は2018年までに65歳に引き上げ予定．男女ともに2046年までに68歳に引き上げ予定．	10年	原則なし
ドイツ	一部自営業者年金／一般年金保険／鉱山労働者年金保険（適用対象外：無業者・自営業者／被用者および一部自営業者）	被用者および一部の職業に従事する自営業者（弁護士，医師等）	（一般被用者）18.7%（労使折半）	65歳5カ月 ※2029年までに67歳に引き上げ予定	5年	給付費の26.4%（2015年）
フランス	職域毎の自治制度／一般制度／特別制度（適用対象外：無業者／自営業者／被用者）	被用者および自営業者	（一般被用者）17.65% 本人：7.25% 事業主：10.40%	61歳7カ月 ※2017年までに62歳に引き上げ予定．（ただし，満額拠出期間を満たしていない者が66歳7カ月（2022年までに67歳に引き上げ予定）前に受給開始した場合は減額される．）	なし	歳入の37.0%（2015年）
韓国	国民年金／公務員年金／軍人年金／私立学校教職員年金／別定郵便局職員年金（無業者・自営業者／公務員）	全居住者	（一般被用者）9%（労使折半） ※農業者および漁業者は保険料の半額が補助	61歳 ※2013年から5年ごとに1歳ずつ引き上げ，2033年に65歳になる予定	10年	管理費用および農業者・漁業者の保険料負担分の一部

（厚生労働省：年金制度の国際比較．平成29年4月作成，を一部改変）

てに最低限の生活保障を実行することが国家の義務とされた．特徴は，❶税財源により原則無料で医療サービスを提供，❷社会保険方式に基づき，公的年金の水準は低く，私的年金への依存度が高い，❸他の先進諸国と比較した場合に自治体が中心的な役割を果たし，民間サービスの活用も図られている，ということが挙げられる．

2014年に現行の二層型の年金制度から一層型の制度への新制度の導入が決定し，2016年4月以降の受給対象年齢に達する者より新制度が適用されている．同国が抱える問題としては，1960年代から70年代に，経済不振により福祉・社会保障の予算削減等が起こったことで病院の整備が整わず，待機患者が増加するという例もあり，医療費増加や高齢者介護の負担が問題となっている．

❸ ドイツ

ドイツの医療保険制度は，公的医療保険と民間医療保険があり，2007年の公的医療保険強制加入法の制定のもと2009年より全員加入が原則となった．公的年金制度は，被用者および自営業者のうち特定の職業グループ（教師，看護・介護職等）は強制加入が義務づけられている．ドイツの高齢化率は21.5%と世界第3位に位置しており，1995年から医療保険制度活用型の介護保険制度が実施された．日本では，ドイツの介護保険制度を参考に議論が行われ制度の確立に至った．

❹ フランス

フランスの医療保険制度は，職域ごとに被用者制度，非被用者制度などさまざまの制度があり，いずれかに強制加入が義務づけられている．強制加入の対象とならないフランス居住者は，2000年から実施されている普遍的医療給付制度の対象となるため，現在国民の99%が保険でカバーされている．年金制度は，強制加入の職域年金が多数分立している法定基礎年金制度が施行されているが，無業者は任意加入のため国民皆年金制度ではない．

❺ 韓国

韓国の医療保険制度は，職場医療保険と地域医療保険の両立により国民皆保険が実現され，両制度は管理・運営・財政ともに統合されている．国民年金制度は，1999年に全居住者を対象とした国民皆年金が達成されている．現在，韓国は急速に高齢化が進んでおり2018年に高齢化率14.3%と高齢社会を迎える見込みである．これを踏まえて2007年に日本やドイツの介護保険制度や動向を参考に，老人長期療養保険法の制定のもと2008年に医療保険制度活用型の高齢者長期療養保険制度が施行された．

［河田萌生，藤村芳子］

参考文献

- 厚生労働統計協会編：国民衛生の動向2016/2017他．厚生の指標（増刊）63(9)，2016．
- 厚生労働統計協会編：国民の福祉と介護の動向2016/2017．厚生の指標（増刊）63(10)，2016．
- 厚生労働省編：厚生労働白書　平成28年版．日経印刷，2016．
- 内閣府編：高齢社会白書　平成28年版，2016．
  http://www8.cao.go.jp/kourei/whitepaper/w-2016/html/zenbun/index.html
- 勝又浜子，門脇豊子，清水嘉与子，森山弘子編：看護法令要覧　平成28年版．日本看護協会出版会，2016．
- 厚生労働省老健局長通知：介護予防・日常生活支援総合事業のガイドラインについて（平成27年6月5日通知）
  http://www.mhlw.go.jp/file/06-Seisakujouhou-12300000-Roukenkyoku/0000088520.pdf
- 厚生労働省：平成27年介護サービス施設・事業所調査の概況（平成28年9月14日公表）
  http://www.mhlw.go.jp/toukei/saikin/hw/kaigo/service15/dl/gaikyo.pdf
- 厚生労働省：世界の厚生労働2016 2015年海外情勢報告．音羽印刷，2016．
- 橘木俊詔：安心の社会保障改革―福祉思想史と経済学で考える．pp52-55，東洋経済新報社，2010．

第 2 章

高齢者看護の役割と特徴

第2章 高齢者看護の役割と特徴

Section 1 高齢者看護の役割

> **Point**
> - 少子高齢社会における高齢者看護の対象と場は，多様性を増しつつ拡大している．
> - 高齢者看護の役割は，第1に対象の健康レベルに応じること，第2に高齢者に加え家族・介護者，社会資源，地域を対象とすること，第3にケアチームの一員として看護ケアを行うことである．

1 少子高齢社会の高齢者看護の役割

　高齢者の生活について，身体的，精神・心理的，社会的状況を学んできた（第1章参照）．高齢者は時代を超えて生き抜いてきたという自負があるため，一面において強い自己をもつ．しかしながら同時に，この高齢社会という新たな環境の中で高齢期を生き抜くということに不安も抱えており（表1），保健・医療・福祉への要望は大きい．

　高齢期にある人々については，平均余命が延び年齢も健康レベルもさまざまでその層の厚みが増している．高齢期の生活の場についても，高齢者に関する保健医療福祉制度の整備の進展や在宅医療福祉の発展に伴い，急激に多様化している．**超高齢多死社会**と呼称されることもあるとおり，死亡数は増加し，看取りのケアのニーズはますます高くなっている．つまり，高齢者看護の対象と場は，その多様性を増しつつ拡大しているのであり，高齢者看護に期待される役割も幅広い．

　少子高齢社会における高齢者看護は，第1に対象の健康レベルに応じた看護ケアを社会のニーズに応えつつ実践しなければならない．「健康な高齢者の健康維持増進」「フレイルな高齢者の予防的ケア」「急性期の健康障害からの回復」「長期慢性期の心身機能の維持向上」，さらに各期にわたる「エンパワメント」はどれも重要な課題である．加えて人生の最終段階にある高齢者の尊厳とQOL維持をめざす「エンドオブライフケア」を充実させる必要性が増している．医療技術の発展により先端医療の対象年齢も広がっている．先端医療と歩調を合わせた高齢者看護も必要となろう．高齢者をめぐる状況は変化し，家族は必ずしも一枚岩ではない．高齢者および家族の意思を尊重するということの重要性と困難さを認識しつつ，さらに人々のニーズに沿う質の高い看護が求められている．

　第2に，高齢者看護のアプローチは，直接の看護対象である高齢者本人に加え，高齢者の家族あるいは介護者へ，さらには，本人・家族の機能を補い助ける社会資源，あるいは地域への働きかけを含む．高齢者個々の健康状態は，その個人をとりまく家族や地域社会の健康状態と関連をもち，健康を守る仕組みと関連するからである．例えば，現在の高齢者看護においては，

表1 将来の日常生活への不安

不安に感じること（複数回答）	2014（平成26）年	2009（平成21）年
1. 自分や配偶者の健康や病気のこと	67.6%	77.8%
2. 自分や配偶者が，寝たきりや身体が不自由になり介護が必要な状態になること	59.9%	52.8%
3. 生活のための収入のこと	33.7%	33.2%
4. 子どもや孫などの将来	28.5%	21.3%
5. 頼れる人がいなくなり一人きりの暮らしになること	23.1%	19.1%
6. 社会の仕組みが大きく変わってしまうこと	21.6%	13.7%

（内閣府：平成26年度高齢者の日常生活に関する意識調査．より）

介護保険制度および地域包括ケアシステムを理解し活用できる力が必要となる．

また，高齢者看護では，いかなる場における実践でも看護過程を実践できること，あるいはケアマネジメントを遂行できることが必要であり，さらに，そのためには，看護の共通的な基本的技術であるコミュニケーション技術の活用が必須となる．

第3に，高齢者看護は学際的な知見や技術をもつ多彩な高齢者ケアチームの中で展開される．看護職は，全体の協働の中で力を発揮し，協力しつつ看護職独自の役割を発揮しなければならない．

高齢者看護の主要なキーワードは，「尊厳（Dignity）」と「地域で老いる（Ageing in Place）」[1]と理解されている．それを実現するためにも継続看護，そしてチームケアが重視される．

これらの役割を認識し遂行することにより，高齢期の人々の健康の維持向上と地域の「健康寿命」の延伸に寄与することができる．高齢者看護の働きは，一人ひとりの高齢者が最期の時を迎えるまで健やかな自立（自律）生活を送ることができるように健康支援を行うことである．さらに，療養生活に寄り添って看護ケアを実施するとともに日常生活上の自立支援および介護への援助を提供していくことである．こうした役割を担うことで看護は高齢社会の人々のQOL向上に関与することができる．［小玉敏江］

引用文献
1）山崎摩耶：高齢化の現状と老年看護の課題．看護58(4)：115-116，2006．

参考文献
・医療科学研究所監：人生の最終章を考える—その人らしく生き抜くための提言．法研，2015．

Section 2 高齢者看護の特徴

> **Point**
> - 高齢者看護におけるコミュニケーションの重要性を理解する．
> - その人の個人史を背景にした暮らしを尊重した全人的で包括的なケアを行う．
> - 高齢者とその家族を含めたケアチームで，一人の自立した人としての人権を守り，その人の望む人生を支援する．
> - 疾患に限らないさまざまな症状を発現し進行も早いことから，細やかな観察と気づき，そして迅速な対応を心掛ける．

1 高齢者看護におけるコミュニケーションの重要性

コミュニケーションとは，人間が言葉，絵，数字などのシンボルからなるメッセージを使ってお互いの考えや気持ちなどを共有する相互行為の過程(図1)である．情報，意見の交換，感情の理解，論争，慰め，励まし，命令などすべてはコミュニケーションを介して与えられる．コミュニケーションは進行性をもち，常に変化し続け，一度送り出したメッセージを取り戻すことはできず，常に前に進み続けている「過程」である．つまり，コミュニケーションは人間同士がお互いに影響し合う「過程」で，相手との絶え間ない連携で成り立つものである．

高齢者とのコミュニケーションは，情報処理と伝達において加齢による身体的変化，心理・社会的変化の影響を受ける．老年期には知覚機能の低下が起こりやすく，脳血管疾患などコミュニケーションに障害をきたす疾患に罹患することも多くなる．社会背景としても身近な人の死などによってコミュニケーションをとる相手が減少し，退職や社会的交流の減少から多様なコミュニケーションの機会が減少し，孤独感や孤立感に陥ることにもつながりやすい．

一方，コミュニケーションは，意思の伝達や人間関係形成に必要であるばかりでなく，会話の機会が減少し，外部からの情報が乏しくなっ

図1 コミュニケーションの過程

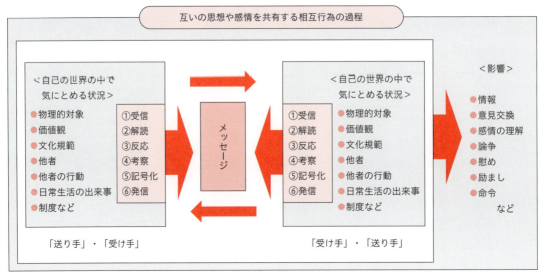

ている高齢者にとっては，精神機能の活性化や知的機能の維持増進に役立つ．適切なコミュニケーションは，他者との交流においても積極的になれ，活動性の高まりによって心身の活性化にもなる．さらに楽しいコミュニケーションは，高齢者の気持ちを開放的にし，精神的な満足感を高めQOLの向上にもつながる．高齢者が心身ともに健康であり，豊かで穏やかな生活をしていく上で，コミュニケーションは重要かつ不可欠なものである．

高齢者とのコミュニケーションを円滑にするには，まず日常生活の具体的な場面から視力，聴力，言語機能，精神機能の状態，コミュニケーション障害による日常生活への支障の状態をアセスメントして，高齢者個々のコミュニケーション機能を的確に判断する．そして視力と聴力の機能と対処方法，話題の選択やコミュニケーション環境など，高齢者，受け手および環境面のさまざまな要因を考慮した個別的な実践によって，高齢者のもてるコミュニケーション機能を最大限に発揮できるかかわりをする．また，どのような場面においても尊厳ある個人として接し，高齢者が十分に自分の気持ちや意思を表示できるような円滑な対人関係の構築と環境を整えることが重要である． ［井上映子］

2 事例で示す高齢者看護の特徴

❶ その人の暮らしに尊敬の念をもってケアを行う

Point 1 人間関係形成から高齢者看護は始まる

［事例1］ Ａさん(70歳代，女性)は，55歳のときに発症した脳出血により右片麻痺と失語症がみられ，娘の援助を受けながら自宅で暮らしていた．今回の入院は第一腰椎圧迫骨折の治療が目的であった．看護学生は，コルセットを装着し，神経因性膀胱のために膀胱留置カテーテルを留置しているＡさんを受け持った．入院生活にも慣れ，右片麻痺により右上肢は拘縮しているが手すりにつかまると立位保持ができた．1日3時間，座位バランス訓練，立ち上がり・立位訓練，移乗訓練，平行棒を利用した歩行訓練などのリハビリテーション(以下，リハビリ)に意欲的に取り組んでいた．

実習初日，学生はＡさんに受け持ち患者になることの同意を得た．失語症があるためにゆっくりとしたスピードで日常会話をし，学生の顔を見ながら家族やリハビリのことを話した．実習2日目，Ａさんのリハビリを見学して日常生活動作(ADL)の自立度を確認した．実習3日目，Ａさんは学生の話しかけに対して学生の顔を見ないで返答することが多くなった．バイタルサイン測定以外の膀胱留置カテーテル内の尿の観察や足浴などの援助を拒否され，リハビリ室から帰室時の声かけも無視された．

学生はＡさんの言動が理解できず，Ａさんへのかかわり方，病状と生活歴を見直した．入院前には一部介助を受けながらも自宅で自立した暮らしをし，入院生活にも慣れて意欲的にリハビリに取り組んでいるＡさんであることを再確認した．右片麻痺の障害による日常生活上の不自由さを理解できず，Ａさんの気持ちや意向を知る前に，自分の学習ニーズを満たすためにかかわろうとしていたことを振り返った．自身の言動がＡさんの入院生活のペースを壊し，不愉快な思いをさせていたことを反省し，Ａさんにその旨を伝え，謝罪をした．するとその翌日からは，Ａさんは学生の顔を見て話をするようになり，「これ(膀胱留置カテーテル)最初はショックだったわよ．だけど娘がそれをつけて生きられるならそれでいいのよと言ってくれたの」など自身の思いを語り，時折笑顔も見られるようになった．

●解説

学生は，患者に受け持ち患者になることの同意を得て実習を始める．高齢患者はさまざまな症状や障害を抱えていても，「自分で役に立つならば」と言い，受け持ち患者になることを承諾する人が多い．人との関係性を大切にする高齢者の利他性と寛容さに救われる．

学生は学習すべき目標を達成するために、緊張しながらも一生懸命実習に臨む．学生は行動として実践しやすい直接的なケアに注目し、高齢者との関係性を気に留めず実習を行ってしまうことがある．このような場合、高齢者は何らかのサインを示し、学生は関係性においてのつまずきを感知する．これをきっかけに自身の実践を振り返り、高齢者の思いと意向とのズレを明らかにして学習は深まっていく．

高齢者は、心身が衰え日常生活のさまざまな面で介護を必要としても、身近な家族やケアにあたる人々との関係性の中で、自分の意思を伝え自分の望む生き方を全うして生きていこうとする．つまり、高齢者は人との関係性の中で生かされている存在であり、高齢者との関係性がケア実践やケア効果に影響することを理解することが必要である．高齢者看護は、多様な独自性のある高齢者の暮らしに尊敬の念をもってコミュニケーションをとりながら高齢者との人間関係を形成することから始まる．　［井上映子］

Point 2　その人独自の生活リズムと意思を尊重する

［事例2］　Bさん（80歳代，男性）は3年前左大腿骨転子部骨折のため手術を受けていた．そのBさんが3カ月前，腰部痛のため主治医を受診し，第一腰椎圧迫骨折と診断され入院した．入院中には重度ナトリウム血症となり廃用症候群を併発し，ADLが著しく低下してしまった．膝の屈曲・伸展は可能であったが，仰臥位からの体位変換は自力では行えず，座位保持は手すりをつかんで2～3分程度であった．ベッドから車いすへの移乗動作は全介助で，自力でフットサポートに足を置くこともできず，車いすに座った状態で下肢の挙上は10cm程度であった．

自宅に帰ることを目標にしていたBさんは，リハビリを嫌がらず毎日1時間実施していた．しかし、Bさんは，午前中にリハビリを実施すると疲労のため昼食を摂取できず，「なぜ車いすでご飯を食べなければならない．ベッドで食べたい．高齢者なのだから」と発言された．Bさんは気難しいところがあり，看護師の説明に納得できないと声を荒げた．二人部屋では自分の病室空間と，自分の生活パターンを大切にしていた．

そのため，看護師はBさんの生活パターンを守り整えることを心がけた．車いすで昼食が摂取できるようにリハビリの時間を午後に変更し，疲労回復のために臥床による休息時間を確保した．疲労回復のためのリハビリ後の足浴も必要性を説明すると受け入れ，「気持ちがいい，風呂に入ったような感じ」と発言し，表情も穏やかになった．また，ティッシュやタオルを置く位置を配慮することで座位や仰臥位でできる日常生活行動を増やし，体力回復とADL向上を図った．

ケアの根拠と目的を明確に伝えることでBさんとの信頼関係を構築し，リハビリ効果を自覚できるよう運動機能の些細な変化も伝えた．3週間のリハビリによる筋力の向上に伴い疲労感は軽減し，家族の支えもあり，リハビリに継続的に取り組むことができた．

● 解説

高齢者は病気発症後，容態が安定するまでに1カ月以上かかると身体能力・機能の低下が顕著となり，発症前の状況までに回復するのは難しくなる．回復にはリハビリに懸命に取り組む必要があるが，時にリハビリに前向きに取り組むというよりも，仕方なく言われるままに取り組むといった姿勢がみられる．

高齢者には長年生きてきた中で培われた生活習慣があり，その人固有の生活パターンがある．高齢者にとって入院は大きな環境変化であり，入院に伴う生活リズムの変調は往々にして，健康レベルを低下させる．高齢者の今までの生活リズムや意思をできる限り尊重し，自己決定のもとで行動を促すことが重要となる．また，気難しい，頑固な人と判断するのではなく，時代背景や価値観からその人の言動を理解し，尊厳を守りながらその人の強みを発見し，その強みに働きかけていくことが必要である．［髙木初子］

❷ 病状回復支援とともに，常に自立支援を行う

Point 3 その人にあった「楽しみ」を活用して「動きたい」気持ち・活動を支える

[事例3] Cさん(70歳代，男性)は，50歳代から糖尿病と高血圧のために内服治療をしていたが，1カ月半前脳梗塞を発症し右片麻痺となった．現在は座位耐久性を獲得しており，最大限の機能回復に向けたリハビリが開始された．立位・歩行訓練などの能動的な訓練をリハビリテーション室で行い，病棟では移乗動作の獲得に向けた訓練などを行っていた．

Cさんは毎日続くリハビリに疲れ，表情は暗く，病棟リハビリテーションを拒否することが多くなっていた．受け持ち学生は，リハビリに意欲的に取り組めるようになってほしいという想いから，これまでの暮らしをCさんと家族から丁寧に伺った．すると，高校時代に野球をしていたことを誇らしげに語られた．そこで学生は，昔を懐かしみ，楽しみながら行えるキャッチボールを計画した．キャッチボールを行うことで上肢が動かされ，上肢の運動機能の向上につながることを説明した．

この計画をCさんは笑顔で了承したため，野球ボール作りから一緒に始めることにした．Cさんは左手で紙を丸め，麻痺のある右手は丸めたボールを支え，左手でガムテープ固定をしてマジックで縫い目を書いた．そして，Cさんの空き時間を利用してキャッチボールに誘った．右手で一生懸命投げ続け，回数を重ねるごとに紙ボールは少しずつ遠くへ飛ぶようになった．「昔を思い出すなあ」と表情は明るく嬉しそうに言うこともあった．実習終了の頃には右上肢の可動域は改善され，可動に伴う痛みも軽減した．

● 解説

Cさんは，単調なリハビリ，単調な入院生活を送る中で，疲労感が蓄積していたようである．そんな時期に学生と出会い学生との新鮮な人間関係を築く機会を得た．そして，学生から人生を振り返ると楽しいと思えるキャッチボールを提案され，身体運動機能が改善した．過去の経験の中で得意としていた身体運動をケアに取り入れたことによってCさんは自身が潜在的にもっていた身体運動機能を発揮することができたと考えられる．

高齢者がリハビリを継続し身体運動機能を維持・向上させるには，身体運動機能が発揮できる環境を整えることが前提条件として必要である．特に高齢者にとってのリハビリの継続性を考える場合，非日常になりやすい訓練のみではなく，その人のこれまでの日常にあった楽しみをケアに活用し，自らが「動きたい」と思う気持ちと活動を支えることが重要である．これこそがその人らしい生活の再構築であり，QOL向上に向けた自立支援である．

[井上映子]

Point 4 その人自身が目標設定し，チームで自立支援を行う

[事例4] Dさん(70歳代，女性)は，病気が発症するまで俳句やガーデニングを趣味として自宅で生活していたが，左聴神経腫瘍が見つかり，開頭にて腫瘍摘出術の手術を受けた．手術後に水頭症を発症し，脳室腹腔シャントの手術も受けた．聴神経腫瘍の影響で生じた左耳聴力低下に加え，左顔面神経麻痺によって咀嚼動作や嚥下が困難になった．顔面の左半分が動かしにくいため発音は不明瞭で，左眼は瞬きが困難で乾燥していた．日常生活動作(ADL)は，立位不能で車いすを使用していた．排泄はオムツを着用し失禁もあった．

病状安定期に入りリハビリテーション専門病院に転院し，言語聴覚士(ST)によるリハビリの効果もあり，水分摂取時のとろみは解除され，食事も常食となった．発音もかなり明瞭になり，右耳側から話しかけるようにすれば，コミュニケーションには問題がない状況まで回復した．理学療法士(PT)によるリハビリでは，当初「立位不能なため車いすベースの在宅をめざし，重心が後方に傾くため杖使用は不適切」と言われていたのが，手すり歩行が可能となった．

Dさんは早く退院しガーデニングをして，俳

句の会にも出席したいという希望をもっていた．

しかし，Dさんは自身の改善に気づかず，退院後の家事などを不安に思っていた．「車いす生活はいや」と車いす生活には抵抗感をもち，リハビリ中も自身の身体の現状への不満を表出する言動が目立っていた．

看護師は，リハビリの進行状況をDさん自身が整理し理解し，これからの目標を自身で明確にすることで意欲が高められると考えた．Dさんに毎日のリハビリの内容やできたこと・できなかったことを記載することを提案し，Dさんとリハビリテーション記録用紙に記載することを約束した．さらに長期目標を定めることを提案したところ，「孫の卒園式に歩いていく」と自身が頑張れる目標を立てた．翌日からリハビリ中の疲れや不安を訴える発言はなく，特に歩行訓練は意欲的に行った．リハビリを終えるとすぐに実施内容を記録し，「明日は病棟を1周したい」と翌日の目標を立て，能動的な姿勢で取り組むようになった．「今度はあの赤いボール（バランスボール）を使ったリハビリがしたい」等と提案も出された．Dさんの意識の変化は，効果的なリハビリへとつながった．

●解説

看護師は，アセスメントに基づいて日常生活の課題・問題点を抽出し，患者が主体となって前向きに日々の入院生活を送ることができるような看護介入を行うことが重要である．

突然の身体機能の低下に際したときの人の反応として，健常であったときの記憶（できた感覚）に左右されて，機能低下（できない感覚）からの回復がもどかしくて認め難い，ということはよくあることである．回復への期待が過大でリハビリの成果を急ぎすぎる場合もそうであるが，機能低下への落胆が大きすぎる場合にもそうなる可能性がある．

そこで，現実を整理し理解することが必要だという看護判断があり，段階を踏んでその人自身で目標を立てて少しずつ積み上げるという看護師の働きかけが行われ，効果があったのだと思われる．

ADLの拡大を自覚できなければ退院後をイメージすることも難しく，本来の目標を見失ってリハビリテーションへの意欲が減退し，その結果，ADLが低下するという悪循環を招く危険性がある．

回復期リハビリテーションにおいては，リハビリの各セラピスト（理学療法士（PT），作業療法士（OT），言語聴覚士（ST））が評価に基づいてゴール設定を行い，プログラムを作成して訓練を行う．看護師は日常生活の中で行える動作・機能をセラピストに適切に伝達し，チームが一体となってADLの向上に取り組むことが重要である．

［髙木初子］

Point 5 家族も含めたチームケアでその人らしさを取り戻す

［事例5］　Eさん（70歳代，男性）は20歳代で商売を始め，結婚して一人息子をもうけた．50歳代から組合の役員などを務めていた．70歳を超えた頃から仕事の段取りを間違えるようになり，ときおり記憶が曖昧になるので，息子に仕事を任せ，趣味の盆栽を楽しむ生活を送っていた．既往症は高血圧，糖尿病であり，現症はアルツハイマー型認知症である．

やがてEさんは，同じ話を繰り返したり，訳もなく急に怒り出したりと日常生活に支障をきたすようになった．このため妻は，主治医に相談して介護保険の申請を行い，要介護2の認定を受けたがサービスを利用することはなかった．まじめで家庭を大切にしてきた夫に対する感謝の思いが強く，妻は夫の介護を一人で抱え込んでいたという．しかし，徘徊が頻回になり，近隣に住む息子が両親の様子をみかねて居宅介護支援専門事業所に相談をした．

訪問したケアマネジャーに，妻は，夫の徘徊が時間帯にかかわらず頻回に見られること，夜間にはトイレがわからず放尿すること，このままでは夫の介護で疲れてしまうためしばらく入院でもしてもらって少しゆっくりしたいこと，など訴えた．その間，Eさんは発言することなく，落ち着きなくうろうろと部屋の中を歩いていた．

ケアマネジャーは，認知症の進行予防および症状の改善の必要性から認知症専門医への受診を勧め，Eさんが一人で外出した場合を想定して徘徊SOS（市町村サービス）利用の手続きをすることも勧めた．マンション管理人（常駐）には一人で出かけているところを見たら妻へ連絡することを依頼した．また，介護負担軽減のために，通所介護（デイサービス）と短期入所生活介護（ショートステイ）の利用と訪問介護による入浴介助サービスを提案し，息子への介護協力依頼と認知症に対する介護方法の説明を行った．

こうして必要なサービスを理解して利用した結果，Eさんは落ち着きを取り戻し，息子のサポートをも受けながら妻と自宅で暮らし続けることができた．

● 解説

Eさんのチームケアは，息子が居宅介護支援専門事業所に出向くことから始まった．Eさんは，妻と息子家族に加え，ケアマネジャー，主治医，認知症専門医，認知症対応型通所介護事業所のケアスタッフ，ヘルパー等の各種専門職，さらにマンション管理人ほか地域住民による連携・協働によって，住み慣れた地域で暮らし続けることができた．

近年，認知症高齢者が安心して住み慣れた地域で住めるための認知症連携支援パスが作成されるようになり，その実践報告が散見される．これは治療目的の「クリニカルパス」とは異なり，認知症に伴う行動・心理症状(behavioral and psychological symptoms of dementia：BPSD)の改善・防止を目的に，生活環境の急変を緩和し，本人の成育歴，本人と家族の思いや意向を重視したパスである．認知症高齢者を地域で支えるためには，保健・医療・福祉の専門職関係者と，認知症高齢者の尊厳を尊重し見守りのできる住民による認知症連携支援パスが有用であり，ここで紹介したようなチームケアによって認知症高齢者のQOLは担保できると考える．

[井上映子]

❸ 健康レベルを低下させるリスクを防ぐ

Point 6 ささいな変化への気づきと迅速な対応で転倒・骨折のリスクを防ぐ

[事例6] Fさん（80歳代，女性）は，夫が他界した後，施設に入所し，おおむね自立した生活を送っていたところ，下痢が続いたために受診し，潰瘍性大腸炎と診断され入院した．入院時のFさんは，見当識障害があり，下肢筋力の低下もあり伝い歩きをしていた．また，頻尿と下痢のためにオムツ使用となっていた．転倒防止のためセンサーマットで対応したが，ベッド柵（スライド柵＋2点柵）をまたぎカーテンを閉めようとして転倒し，看護師に発見された．ベッド柵を2点柵（スライド柵＋1点柵）に変更し，見守りを強化したが，その後も自力でトイレに行こうとして転倒したため，勤務室に近い病室にベッドを移動し，転倒予防に努めた．

Fさんが入院後の数日間で3回の転倒を起こしたため，病棟全体としての転倒・転落予防対策を検討することになり，アクシデントレポートの分析によって，「転倒・転落タイプ別の転倒・転落予防フローチャート」が作成された．そしてFさんの転倒・骨折の予防のための看護観察およびケアを強化した．

ちなみに，患者たちの行動を分析し，病棟として作成したフローチャートをケアに用いるようになっても，相次いで2件の転倒が発生した．1件目は，歩行時にふらつきがあり，認知機能にも問題があったため入院時よりセンサーベッドを使用していた患者で，日中から興奮が続いていたため夜間に睡眠導入薬を投与され，入眠後夜間トイレに行こうとして転倒した．2件目は，ADLには全介助を必要とし，認知機能にも問題があったため入院当初からセンサーベッドを使用していたが，病状悪化に伴い体動困難になったためセンサーベッドを外していた．ステロイド治療開始3日後，体動が見られるようになりベッドから転落した．

● 解説

　高齢者は加齢に伴う心身の機能低下によって転倒・転落リスクが高まり，体調不良や環境変化の要因が加わるとそのリスクはさらに増大する．看護師は，対象高齢者の転倒・転落の既往やADLのチェック，転倒・転落に関する危険因子のチェックを行い，防止対策や予防用品の活用を考える．また，施設内での定期的な物品・設備の点検と整備など，転倒・転落に関するリスクアセスメントを行い，看護ケアを実施する．

　今回事例で紹介した病棟独自のフローチャートは，転倒・転落防止のための対策として作成され，その病棟にとっては有用性が高いツールである．転倒・転落リスクの共有，ベッド周囲環境の整備などの統一された看護ケアが提供され，一定水準の事故防止には有用であったと考える．しかしながら，フローチャートは転倒・転落を防止するための工程表に過ぎない．治療中の高齢者は常時心身が変化し，転倒・転落のリスク誘因も変化する．フローチャートに基づく実践に安心することなく，刻々と変化する危険性を予測し，看護計画に組み込むことが必要となる．また，高齢者は薬剤の効果や副作用に付随してADLが変化しやすく，転倒・転落の危険性は高い．転倒・転落の防止には，治療内容の把握と言動のモニタリングによって高齢者の些細な変化に気づき，迅速な転倒・転落リスクの判断と適切な対応が重要である．

[長嶋まり子，井上映子]

Point 7 価値観や生活背景を考慮したケアで合併症など状態悪化のリスクを防ぐ

［事例7］　Gさん（80歳代，男性）は，バスの運転手をしていたが，定年退職後は妻と梨や栗などの農作業をしていた．6月の昼頃，左下肢の脱力，左顔面の口角下垂，しびれが出現したため病院を受診すると右脳梗塞と診断され入院となった．入院直後にDATP（抗血小板薬2剤併用治療）を受けた．Gさんは左半身麻痺となり，左足関節の動きが悪く骨盤の動きも低下していた．さらに時間の見当識など高次脳機能が障害されたため，リハビリ専門病院でリハビリを受けるために転院した．認知機能は改訂長谷川式簡易知能評価スケール（HDS-R）で12点であった．歩行して自宅に退院することを希望し，トイレまで一人で伝い歩きできることを目標に，両下膝関節可動域訓練，立位バランス訓練，歩行訓練，パズルや計算問題などを実施していた．

　Gさんは左下肢不全麻痺のため立位バランスが不安定であり，めまいが出現することもあることから転倒の危険性が高かった．また5年前に右膝に人工膝関節置換術を受けており，転倒には十分注意が必要であった．歩行能力は日々の訓練により向上していたが，しばらくフリーハンド歩行すると前傾姿勢になってバランスを崩すため病棟内移動は車いすを利用していた．

　高次脳機能障害をもつGさんなので，看護師はGさんに，車いすを安全に操作するための注意点を繰り返し伝えた．ブレーキのかけ忘れやベッドからの車いす移乗を誰も呼ばずに一人で行ってしまうことによる危険が想定されたからである．その都度，説明と注意をした結果，理解され，2週間後にはほぼ自分でブレーキ管理が行えるようになった．

　認知機能の改善のために，脳の活性化を図るケアも同時に行った．日時に対する見当識障害改善のために，塗り絵を付記したカレンダー作りを一緒に行った．塗り絵が完成したカレンダーは病室に貼り，リハビリの終了チェックを入れるよう指導した．塗り絵の絵柄は好きな動物や野菜にし，昔を想起するためのコミュニケーションツールとして活用した．色彩を考え，色を塗る作業で脳の活性化を図った．毎日日付をチェックするためにカレンダーを見るようになり，正しい日付が答えられるようになった．

　退院が近くなった頃，「退院したらやることがいっぱいある．農作業もするし，一人で銀行も行く」と話し，Gさんが考える退院後の生活は現実と大きく乖離していることがわかった．看護師は転倒や病状悪化のリスクをはらむ危険な生活内容について説明をし，退院指導パンフレットも使用して現状理解を促した．看護師からの

日常生活に関する退院指導を受け，その後パンフレットをしっかり読み，説明も理解している様子であった．

● 解説

ADLが拡大するにつれて，認知機能に障害のある患者の危険行動は増え，転倒をはじめ病状悪化の危険性も高くなる．短期記憶に障害があると，長い説明に対する理解は乏しく，また，脳血管疾患の後遺症をもつ高齢者では，理解しようとする姿勢が乏しい場合がある．この場合には繰り返し注意を促す必要があり，その人が生活上の注意点をイメージしやすいように表現の仕方を工夫することが重要となる．

なお，転倒予防には脳の活性化を図るケアが効果を発揮する場合もある．高齢者の場合，今までの価値観や生活背景が大きく影響することから，それらを考慮したケアや声かけを行わなければ意欲を低下させてしまうことがある．したがって，性格や性別，趣味などの個別性を考えてケアしていくことが重要となる．危険行動を指摘する場合も，なぜ危険なのかをすぐに指摘するのではなく，看護師が患者と一緒になぜ危険なのかを考えることが，その人の自立にもつながる．

[髙木初子]

Point 8 健康行動を日常の生活に組み込んで感染症等のリスクを防ぐ

[事例8] Hさん(90歳代，女性)は，脳梗塞の後遺症として構音障害があり，週3回歯科衛生士による口腔内のチェックと口腔体操を受けていた．食事中のむせや湿性の嗄声はないものの，反復唾液嚥下テスト(RSST)では30秒間に1～2回の嚥下で嚥下障害が疑われた．

また口腔機能の検査の結果，首を左に曲げる動作と舌で左頬を押す運動が難しいことがわかった．これらの場面を見学した学生は，嚥下機能や唾液の分泌量の低下を推測し，嚥下機能向上の必要性を考えた．そこで，学生は毎日食前には口腔体操と頸部のホットパックを実施し，さらに食前の口腔体操の習慣化を目標に援助した．口腔体操は，「深呼吸」「頸部の運動」「肩の運動」「背筋肉伸ばし運動」「舌の運動」「発音器官の運動」とし，Hさんが理解しやすいように絵を入れて字を大きくしたパンフレットを作成した．パンフレットを使用しながら各運動を10回ずつ実施し，自己管理できるよう実施チェック表も作成した．昼食前には学生が口腔体操を促し実施されるということが続き，実習後半には，昼食後「運動をしたせいか喉がひろがって食事が食べやすかった」と話され，朝夕の食事前にも口腔体操のパンフレットを見ながら自ら体操を行うようになった．

● 解説

免疫力が低下する高齢者にとって感染予防は最も重要なケアとなる．単に感染予防行動を求めても，たとえ理解力が十分あったとしてもこれまでの生活習慣から逸脱したその人にとっての非日常の行動となると，日々の生活習慣として定着させることは難しい．

高齢者がこれまで行ったことがない健康行動を日常の中に組み込み習慣化させるには，まず高齢者にとって必要な情報を，その人が知りたい内容に合わせて，しかも知りたいと思ったタイミングで提供しなければならない．その内容に専門家としての判断を加え，高齢者の理解力に合わせた理解しやすい方法で説明することも大切である．また健康行動の習慣化を図る過程では一方的な誘導にならないように自己決定を促し，好ましい行動には承認を行って定着化を図る．このようなかかわりを継続的に行うことによって健康行動は定着し，その効果を実感する機会も得られるだろう．

[井上映子]

Point 9 急性期疾患にも廃用症候群予防が重要である

[事例9] Iさん(70歳代，男性)は，70歳のとき，食道がんで手術をし，さらに放射線療法と化学療法を受けた．退院後は妻と長男夫婦と孫1人の5人暮らしで，食事，排泄，入浴など日常生活は自立していた．

数日前から風邪症状があり，呼吸が苦しくなり外来を受診した．抗生物質の内服で経過を見

ていたが，改善が見られないため4人部屋に入院となり，抗生物質の点滴が開始となった．本人・家族の希望もあり，ベッドサイドでのリハビリも開始された．70歳まで会計事務所に勤務していたIさんは常に腕時計をしており時間を気にしていた．倦怠感のあるときもリハビリの時間になるとナースコールでリハビリを催促した．食事は食道がんの既往のため小食ではあったが，ベッドをギャッチアップし自分で摂取し，洗面や歯磨きも室内の洗面台で行っていた．Iさんは入院前から毎日，新聞を読み，入院後も家族に新聞をもってきてもらって読んでいた．ただ，4人部屋の同室者との会話はなく，食堂で食事をすることを促しても同意は得られず，受け持ち看護師や特定の看護師以外とのかかわりをもとうとはしなかった．

　入院数日後，呼吸症状が改善されたため歩行を促すと，「今日は歩きたくない，明日歩くから……」と言い，歩こうとしなかった．排尿も尿器を使用していたが，「出るのはわかる」と言いながら失禁することが増え，おむつを使用するようになった．食事はベッドをギャッチアップしセッティングしても身体が支えられず座位保持が困難となってきた．「このままだと動けなくなってしまうので，少し動きましょう」と声をかけても「動こうと思えば動けるから大丈夫」と答えるのみであった．家族の面会やお見舞い客に対しても起き上がろうとする様子はなく，「せっかくだから起きてみてはいかがですか」と促しても目を閉じているだけであった．

　徐々に昼夜逆転となり，ベッド上での体動も少なくなり，体位変換を行っても同一体位を好み褥瘡も発生し，ほぼ寝たきりの状態となった．家族は退院しても自宅での生活は無理と判断し，介護保険を申請して施設の申し込みを行った．

● 解説

　呼吸器疾患の患者は，起きると「疲れる」「呼吸が苦しくなる」といった理由から臥床状態で過ごすことが多い．この患者も同様に，呼吸の苦しさや倦怠感があったため臥床で過ごしてしまった．症状がよくなったら自分は動くことができるという思いがあったのだろう．高齢者の筋力は1週間の安静で10〜15％低下し，3〜5週間で50％まで低下し，同時に筋萎縮と筋繊維の張力低下も起きる．そのため立位を保つために重要な足関節底屈筋力，膝関節伸展筋力も影響を受ける．また，骨萎縮も非荷重後1週間以内に始まり，短期間の臥床でも影響を受ける．Iさんも筋力低下や骨萎縮が進み，ADLが低下し，歩行もできない状態になってしまった．

　また，精神面でも仕事を辞めたことによる社会からの孤立や入院生活により家族と離れたことで孤独を感じることが回復への意欲の低下につながり，廃用症候群の要因となりうる．したがって，急性期における呼吸器疾患患者においても廃用症候群予防を行い，身体面と同時に精神面・環境面の両側面から自立に向けた援助が重要となる．

[髙木初子]

❹ その人のもつ潜在力を引き出すケアを行う

Point 10　その人が望むその人らしい生活の営みを重視する

[事例10] Jさん（90歳代，男性）は，学生が受け持ったときには認知症と脳梗塞による左半身不全麻痺があり，おむつを取り外す動作が見られるために，拘束衣を着用していた．1日3時間のリハビリ以外は臥床して過ごし，両下肢は血行不良で右踵部には褥瘡ができていた．

　学生は血行不良を改善するために車いすに移乗してもらい足浴を実施した．足浴を行っているとき，理学療法士（PT）がリハビリのために訪室し，大きな声で足浴の感想を尋ねると「気持ちいい」と笑顔で返答した．足浴終了後リハビリを行った際には，PTは「足浴をした後だったからかな．いつもより足の動きがよいね」と言った．この状況から学生は，足浴援助をリハビリ前に計画し実施した．リハビリテーション室では平行棒を使用した歩行訓練が開始され，学生は毎日Jさんに話しかけながら車いすに移乗させては下肢の筋力増強のための運動も実施した．

学生は，Jさんらしい生活の営みを大切にしたいと考え，会話のできるJさんであることから，行動を求める際には必ず説明して理解を促すように努めた．そして，病棟生活においても活動と休息のバランスを考えつつ，活動性を高めるように導いた．その結果おむつを取り外す動作も軽減したことから，昼間はパジャマで過ごすようになり，トイレまで車いすで行き排泄できるようになった．拘束衣を着用していたときとは別人のように穏やかになり，実習最終日には歩行して退院した．

●解説

おむつ外しを防止するためにやむをえず身体拘束が行われることがある．学生は身体拘束を外したい一心から心身の活動性を高めるケア介入を行い，その結果，拘束衣は外され，運動機能は向上し歩行して退院することができた事例である．身体拘束は外傷リスクを一時的に回避することができるが，しかし，一人の自立した人としての人権を守り，その人のもつ潜在力に注目して潜在力を引き出すケアを見失う危険性は高くなる．

介護保険指定基準の身体拘束禁止規定では，介護老人保健施設においては，「当該入所者（利用者）又は他の入所者（利用者）等の生命又は身体を保護するために緊急やむを得ない場合」に拘束が認められている．これには「切迫性」「非代替性」「一時性」の3つの要件を満たし，かつ，それらの要件の確認等の手続きが極めて慎重に実施されるケースに限られるという注釈がつけられていることを忘れてはならない．

一方，医療機関では精神科病棟においては，精神保健福祉法第36条第1項により「医療又は保護に欠くことのできない限度において，その行動について必要な制限を行うことができる」ことになっている．急性期医療における身体拘束には，一般的に規定した法令は存在せず，治療への協力の得られない高齢者に対しても少なからぬ医療機関において漫然と行動制限が行われている．

身体拘束に関する最大の問題は，漫然と身体拘束をして，外すための努力や工夫が不十分なことであり，また「ルールの不在」である．身体拘束が実施された場合には，すみやかにその妥当性の評価を行うなどの一定のルール作りを行うことが必要である．身体拘束されている高齢者の中には，睡眠薬の中止や環境の調整，活動性を高める支援等によって不穏がとれて身体拘束が不要となる者が少なからず存在する．

医療・福祉従事者は，「やはり身体拘束はしたくない」という気持ちを家族も含めて皆で共有し，高齢者を不安や脅威にさらさないで，その人が望むその人らしい生活が営めるようにケアすることが大切である．やむを得ず身体拘束を行った場合には，その人の人権を保護する観点から身体拘束をどのようにすれば外せるかを問い続けることが重要である．

［井上映子］

Point 11 看護観察に基づく根拠あるケアを行う

［事例11］ Kさん（80歳代，男性）は，高血圧，慢性腎不全があり，3年前には胸部大動脈瘤でステントグラフトの手術を受けていた．6カ月前からは発作性心房細動が時々みられ，2カ月前の外来受診時に突然呼吸の苦しさを訴えた．そのまま心停止を起こし低酸素脳症となり，すぐに集中治療室（ICU）に入院した．治療の結果，心機能はほぼ正常となり，発作性心房細動も心拍のコントロールは良好となったが，1カ月あまりベッド上安静が続いたため，廃用性変化が進行してしまった．

全身の筋・関節拘縮，筋力低下が顕著となったKさんは，内科的治療とリハビリ目的で回復期リハビリ病院に転院した．このとき，Kさんは身体全体に柔軟性がなく拘縮が見られた．可動性障害が生じており，自分の力だけでは身体の位置を動かして姿勢を保持することができないなど，日常生活はほぼ全介助を必要とした．無表情かつ無言で，看護師の声かけにも反応が少なかった．ポジショニングすることで座位姿勢は保持できたため，食事は車いすに移乗し全介助で摂取した．さらに構音障害があるため声

量が弱くて自分の意思を他者に伝えることが難しく，体調によって傾眠気味で反応がないこともあった．看護師はKさんの表情や仕草を観察し，体調のよいときは話しかけるなど会話を多くもつようにしていた．

Kさんは慢性腎不全のため常に掻痒感があり，可動性障害があるために痒い部位には手が届かない．苦痛な様子が表情からも見られたが，やがて週2回の機械浴と毎日の清拭，ヒルドイド軟膏の塗布で掻痒感は軽減し，「痒みはあるけど眠れるようになった」と笑顔で話すようになった．このころからKさんは自分の意思を表出するようになり，リハビリにも積極的に取り組む姿勢が見られ，食事も半分は自力で摂取するようになった．髭を剃ることを勧めると，電気カミソリを持ち自力で行え，満足そうな笑顔が見られた．

直近の出来事として，バイタルサイン測定時に血圧低下，SpO$_2$低下，脈拍上昇が見られた．血液検査では赤血球308万/μL，ヘモグロビン8.9/dL，ヘマトクリット28.6％であったため，貧血による脈拍上昇と判断された．そして，その後のケアはバイタルサイン測定後に実施し，常に異常の早期発見に努めている．

● 解説

看護は観察で始まり観察で終わるといわれている．特に高齢者は自分の身体的変化を言葉で表現して伝えることがうまくできない場合がある．したがって，患者に生じている変化を早期に把握するために看護観察，患者からの情報とフィジカルアセスメントが重要である．

事例のKさんのように慢性腎不全がある人は，通常であれば尿として排泄される尿毒素が腎機能低下によって排泄されず，汗として体外に排出されるようになり，その汗が皮膚を刺激することで痒みが発生する．一日中持続する痒みは苦痛である．看護師は患者の表情からも訴えをくみ取り，苦痛を軽減するためのケアを模索する．この場合，身体を清潔にすることでKさんの苦痛を取り除き自然治癒力を促すことが大切であった．同時に，苦痛を緩和する援助は，患者との信頼関係を構築するためにも効果的であった．

看護師は患者のもっている潜在力を見極めることも重要となる．できないことに着目するのではなく，その人の強みを見つけ能力を引き出すかかわりをすることがQOLの向上につながる．

[髙木初子]

❺ 地域で老いることを支える

Point 12 多職種連携により看護の継続性を図る

[事例12] Lさん（90歳代，女性）は，15年前に夫を亡くし，長男夫婦と同居していた．朝方，意識障害と脱力感，左下肢の麻痺を認め，救急搬送された病院で「右内頸動脈・右中大脳動脈領域の血栓性脳梗塞」と診断された．初期治療を終え，Lさんは回復期リハビリ病院に転院してきた．

転院時，FIMの評価では整容・入浴・トイレ動作，移動がそれぞれ2点（2点の状態：動作のうち5割以上の介助が必要な状態）であった．立位保持，平行棒・杖歩行の理学療法，トイレ・更衣動作の作業療法が行われた結果，5カ月後，整容・入浴・トイレ動作，移動がそれぞれ4点（4点の状態：最小（部分あるいは一部）の介助が必要な状態）に改善されていた．認知機能については，特に低下は見られず，コミュニケーションに問題はなかった．しかし，他者と交流をもつことは少なく，トイレ・食事以外はベッド上で過ごすことが多かった．病棟での移動は車いすを使用していた．夕食時は長男あるいはその妻がLさんのお世話をしていた．

ある日，退院に向け，関係者間で検討会が開かれた（患者は不在）．参加者は，医師，理学療法士（PT）・作業療法士（OT），看護師，ソーシャルワーカー，長男夫婦であった．医師からこれ以上の回復は見込めないこと，担当リハスタッフからは現在のADL状況，看護師から入院生活の様子が報告された．長男は，家族の状況を話し，日中はそれぞれが不在であり，Lさんが

家に退院してくると日中独居となること，世話をする者がいないので，心配であることを訴えた．そして，できれば施設への入所を希望したいと話した．後日，看護師・ソーシャルワーカーでLさんに退院後の希望を確認すると，やはり，自宅で過ごしたいということだった．再度，関係者会議をもち，平日はショートステイ，週末のみ自宅で過ごすということでLさん，長男夫婦も納得された．

退院調整の結果，C施設のショートステイ受け入れが決定し，C施設のケアスタッフとの連絡調整が始まった．来院した施設の看護師と介護職員が，Lさん，長男夫婦と面談し，病棟看護師から現在のADLの状況や入院中の様子などの説明を受け，昼食場面などを見学した．さらにC施設では，受け入れに向けて担当者会議をもち，Lさんが生活しやすいように部屋およびベッド周囲の環境を整えた．こうしてLさんは無事退院し，C施設に入所した．

● **解説**

高齢者の場合，脳梗塞などの脳血管疾患に罹患すると発症前の状態に回復するまでは時間を要し，回復期リハビリを専門とする病院に入院しても，発症前の状態に戻ることは難しい．また近年の医療保険制度により回復期リハビリでも期間に制約がある．病院では，脳卒中関連の疾患は良くも悪くも5カ月以内に退院することを強いられる．

介護が必要な状態で退院を迎えることも多く，家族も自分たちの親を「家で介護したい」と思っていても家族間の関係性や子ども世代の高齢化，核家族によるマンパワー不足など，自宅での介護が難しいケースは珍しくない．Lさんの事例でもご本人は「家に帰りたい」と希望し，息子夫婦は「家でみたいが，日中1人で置いておくことが心配」と双方の思いは違った．そこで，Lさんと長男夫婦のそれぞれの希望をかなえられるように種々の社会資源を検討し，関係者間で協議が行われ，ご本人および家族の要望に合致している提案がなされた．

もちろん，提案を受けるかどうか，最終的な意思決定はご本人と家族がすることであり，その決定をサポートすることが看護師をはじめケアチームの役割である．さらに，決定内容が進められていく過程では，他の関係職種とともに，その方のQOLが低下しないように，専門職として連絡調整を行い，見守りを続ける．

このような多職種連携で重要なことは，LさんやLさんの長男の同席，最終的な意思決定はLさんおよび家族がすることである．患者本人や家族を含めて，多職種が目標を共有し，それぞれの専門性から患者本人や家族にとってよりよい方法を探り，提案していくことである．このような多職種連携における看護の役割は，患者の擁護者の立場から，普段の生活の状況を把握している立場でかかわることである．Lさんの場合は，双方の思いを受け止め，家族がいる週末を自宅で過ごし，それ以外はショートステイを利用することでお互いが納得できた．

退院先が決定した次は，Lさんの生活が施設に行っても継続できるように施設間で連携をもつことが重要である．看護サマリーなど文書で情報提供することは多い．最近では，受け入れる側が事前訪問を要求あるいは実施している事業所が多くなった．事例のように，受け入れる施設の介護・看護職が医療機関を事前訪問し，患者の日常生活動作や生活の様子を目で見て確認することができると，患者と面識をもてスムーズに入所後の生活へ移行しやすい．さらに，施設の様子を患者に伝えることであらかじめ不都合なところを把握でき事前に対応が可能となる．より一層施設への移行がスムーズになる．

入院そして退院，あるいは転院を経験する高齢者が，生活の場を移動することによって環境に適応できないなどの弊害が生じないように，事前に改善できることは改善し，高齢者が新しい環境での生活にスムーズに移行できるようにすることは重要である．なお，病院から帰るのが自宅ではなくても，その人が住み慣れた地域で，あるいは暖かい交流がある場所でその人らしい生活が継続できることが，「地域で老いることを支える」ことにつながる．　　　　[根本敬子]

Point 13 適切な報告・記録をする

[事例13] Mさん（80歳代，女性）は加齢に伴いADLが低下し，つかまって立位はとれるが自力で立っていることはできなかった．同じく高齢の夫が介護をしていたが，排泄時の移動や排泄後の直接介助はかなり大変な様子であった．息子夫婦は勤めに出ているので，日中の介護負担を軽減するために介護保険の居宅サービスを受けていた．通常は通所リハビリ（デイケア）を週2回利用し，入浴サービスと身体機能の維持のための訓練を受けていたが，介護者の体調により負担感が増したときなどは短期入所（ショートステイ）に切り替えて在宅生活を続けてきた．家族がショートステイよりもう少し長く預かってほしいと希望し入所サービスになったときもあった．Mさんの場合，同じ介護老人保健施設によるサービスを使い分けているので，スタッフも顔見知りで家族も安心して利用していた．

しかしサービスを提供する事業者としてはデイケアとショートステイ，さらに入所はそれぞれ独立した事業で，それぞれのサービス提供体制を組んでいる．例えばMさんが入所ないしはショートステイに移ったときとデイケアとは別のケアチームが看護・介護をした．そして看護・介護記録もまた別個で行っていた．

Mさんが退所され，自宅に戻りデイケアの利用を再開したときのことであった．顔色が悪くいつものような大きな声での挨拶が聞かれない．問いかけに答える「大丈夫」という声も小さくて発熱もしているようである．再開したばかりの通所の記録はまっさらといってよい状態で，家族からも連絡ノートに何の記載もない．通所リハビリの看護師は通常のプログラムへの参加は適当でないと判断したが，管理者からは入浴中止の必要はないという意見が戻ってきた．入所サービスの看護チームに連絡をとると，入所中に風邪で嘔吐したことがわかった．原因の推察ができれば方針も決まる．家では介護者が不在なのでそのままデイルームの一隅で看護・介護を受けることになったMさんは，まもなく胃内容物を嘔吐したが，その後発熱もおさまり，定時に帰宅となった．

この事例では直接看護師同士が情報交換していたが，それは常に可能ではない．サービスの変更に伴う報告・記録・連絡の重要性が考えられた．適切な情報が伝えられないと不適切なケアがなされる可能性があったのである．この出来事があった日のMさん関連の記録としては，デイケア日誌，看護・介護記録，家族との連絡ノート，その他入浴を中止したことに伴う事務的な記録などがなされた．

● 解説

集団を看る看護・介護には個人の記録とグループの記録がある．個人の記録にはその方の全体像を知らせるフェイスシートと日々の記録があり，またグループを対象にしたケアの記録には個々の参加者の個別ケアの組み合わせを含む活動記録がある．そしてカーデックスの存在が両者をつなげている．さらに家庭の介護者に宛てた服薬に関する事項や皮膚の処置等，あるいは受診，その他の連絡を含む連絡ノート等の記録が加わる．

今日，高齢者のケアは家庭，地域，そして病院や福祉施設と多様な場所で行われている．1つの場面での看護・介護の終了は別の場所での看護・介護の開始であるといってよい．看護が適切に継続されるために，また，療養者・介護者への教育的効果を得るために記録の工夫は大切である．訪問看護ステーションも含め介護保険サービス提供事業者については，記録の種類は多く人員体制も厳しい状況にある．コンピュータを利用した記録の変革も始まっている．個々のサービスの質を保障するためには，的確なケアプランの立案と同時に日々の看護・介護の記録・連絡・報告が重要であり，コンピュータによる看護・介護の情報共有が効果的である．

［井上映子，小玉敏江］

❻ その人が望むエンドオブライフケアを行う

Point 14 その人の思いに添い在宅で最期を看取る

[事例14] Nさん(90歳代,女性)は,戦中に兄弟と千葉県のある町に疎開した.そこで配偶者と知り合い,戦後,姉妹が帰京したにもかかわらず,一人残り配偶者と結婚した.義母と子ども3人(長男,次男,長女)で生活していた.あまり社交的な性格ではなく,物静かでおとなしい性格である.

身長140cm,体重29kgで,元来病弱であったが大きな病気もなかったという.70歳代後半になると,自分で思うように着付けができなくなったことをきっかけに「老い」を感じ始めた.

15年ぐらい前から近所のクリニックに,貧血や甲状腺機能低下症の内服薬,状態によって静脈内点滴注射の施行のために受診していた.

義母をはじめとし次男,配偶者を看取ったNさんは,配偶者の死後,かかりつけ医から「介護保険」の申請を勧められた.長女が高齢のNさんの今後のことも考え,介護認定を申請したところ「要介護1」となった.

その後,長男を看取った後,鍋を焦がす頻度が多くなり,もともと食が細かったことに加えますます食べようとしなくなった.焦がした鍋を長女に見つかると「火にかけているのを忘れちゃうのよね」と笑いながら話している.この頃から,トイレ以外の日常生活に人の手を借りるようになり,やがて排泄も間に合わず下着を汚すことが多くなった.食事の支度は長女がするようになった.

しばらくして,嘔気・嘔吐,下痢の症状が出現し食事がまったく摂取できなくなったため,かかりつけ医に受診し,電解質補給のための点滴静脈内注射,止痢剤が処方された.受診時にふらつきが著明で歩行が困難だったこともあり,長女は,その後の継続受診の負担が大きいと思い,友人やかかりつけ医に相談し,訪問看護ステーションの利用を決めた.担当ケアマネジャー,訪問看護師との打ち合せで,ベッドレンタル,エアマット,週2回の訪問看護ステーションの利用を決定した.下痢もおさまり,食事摂取量も増えたため,訪問看護ステーションの利用は週1回にした.Nさんは,受診する手間(車の乗り降りや車や診察室までの歩行)が省けただけでなく,自宅で静脈内点滴注射が受けられることで,「あら,とっても楽ね」と喜んでいた.介護サービス利用1カ月後の関係職種会議で,通所介護(デイサービス)などの利用を勧められたが,Nさん本人が頑に拒否したため,可能な限り在宅で過ごすことになった.この会議から数週間後,再度食欲が低下し,発熱(BT38.0度台)が見られるようになり,かかりつけ医の往診,訪問看護ステーションの利用回数を増やし様子を見ていたが,呼吸困難になり,救急病院に受診した.救急医から病状の説明があり,(入院を)どうするか聞かれると,Nさんは「うちに帰る」といい,帰宅した.

Nさんは,おむつでの排泄を嫌がりポータブルトイレに座るものの,座位を保持することが困難で,すぐベッドに戻り,口でハアハア息をしている.おむつでの排泄を受け入れたものの徐々に尿量減少,意識レベル低下,四肢冷感・チアノーゼが出現し,(救急受診)4日後に息を引き取った.

● 解説

高齢期にある人は,ハヴィガーストの6つの発達課題の「配偶者の死への適応」にあるように,配偶者や周りの人の死を受け入れながら,近い将来訪れるであろう自分の「死」を身近なものとして認識する.人生の終末をどのように迎えたいかは,高齢者によってさまざまである.一人ひとりが自分の人生と向き合い,家族と話し合いながら,自身の望む人生の終末を迎えられるように支えることが看護師の役割である.

Nさんは,戦争を体験した,自分の意見を相手に伝える習慣がない時代の女性だった.老後の生活の送り方や最後の迎え方など家族と話し合う機会をもたない高齢者も多い.周囲にいてケアをサポートする者は,その人が何を望み,

考えているのかを推察し，表出できるように話題を投げかけることが必要になってくる．

Nさんの長女はそれまでNさんと最後の迎え方などを話し合っていたわけではないが，亡くなるまでの1カ月，Nさんの性格やNさんの言葉から推察し「家で過ごすこと」がNさんにとって最善の方法と思い，在宅で看取ることを決心したのである．Nさんの例でもわかるように，在宅で看取るためには，家族の力だけではなく，在宅診療医やケアマネジャーなどの力が不可欠である．ケアに携わる多くの関係者とともに，その人は「何を希望しているか」「どうありたいのか」と話し合いながら，その人の想いに添う終末を迎えられるようにすることが高齢者看護では重要である．

[根本敬子]

参考文献

1) 橋本満弘，石井敏編：コミュニケーション論入門．桐原書店，1993．
2) 宮原哲：入門コミュニケーション．松柏社，1992．
3) 大坊郁夫：しぐさのコミュニケーション―人は親しみをどう伝えあうか．サイエンス社，1998．
4) 田中キミ子：高齢者とのコミュニケーション・スキル―ここからはじまる看護と介護．中央法規出版，2001．
5) 野村豊子：高齢者とのコミュニケーション―利用者とのかかわりを自らの力に変えていく．中央法規出版，2014．
6) 小玉敏江，亀井智子編：改訂高齢者看護学．中央法規出版，2007．
7) 金田嘉清：改訂リハビリテーション．放送大学教育振興会，2013．

演習 "高齢者にライフ・ストーリーをインタビューしてみよう"

地域在住高齢者にライフ・ストーリーをインタビューし，高齢者が語る自身の体験・経験やその生涯から，高齢者の心と身体，生活史を理解し，また高齢者看護におけるライフ・ストーリーの活用意義を学びましょう．

■方法
①インタビューで聞いた内容と，ライフ・ストーリーの聞き手として学んだことをレポートする．
②カードメソッドを活用して，インタビュー内容と学びをグループで図解する．
　1) 各自の作業：1枚のカードに1内容を記載する．
　2) グループ作業を行う．

> (1) リーダーは自分のカードを読み上げて，模造紙に載せる．
> (2) メンバーは自分のカードを読み上げながら，類似したカードの近くに載せる．
> (3) 全員のカードが載ったところで，各カードの内容の類似性を吟味する．
> (4) 意味の塊（島）に，文章で見出しをつける．
> (5) 各島の空間配置は，メンバー全員が納得するまで繰り返し検討し決定する．
> (6) 空間配置された島と島の関係を関係線で結び図解全体を考察する．

③各グループの図解を発表し，学びを共有する．

この演習を通して学生は，高齢者の心身と生活史を多角的に理解するとともに，高齢者に対する関心を高め，かかわることの楽しさや喜びを感じることができます．またライフ・ストーリーの聞き手としてかかわる体験は，語り手とインタビュアーの相互作用を実感させ，高齢者に対する看護職者として意識を高めることができます．

第2章 高齢者看護の役割と特徴

Section 3 高齢者看護の場の特性

> **Point**
> - 高齢者看護の場は，病院をはじめとして，介護老人保健施設，介護老人福祉施設など多様である．地域においても高齢者の生活の場に出向いて行う看護など，支援の形もさまざまある．
> - いずれの場においても高齢者の人権を守ることをめざし，柔軟で創造的な支援をすることが基本である．
> - さまざまな場における看護職に共通する基本的役割は利用者の心身の健康状態の観察でその力をひき出し，リスクを最小限にすることである．
> - 病院以外の場の看護職は少人数であり，多職種とチームを形成し利用者の生活の質を向上することをめざす．

1 さまざまな高齢者看護の場における看護職の動向

　看護職の働く場は，医療機関から，さまざまな保健福祉施設や在宅ケアへと拡大している．特に介護保険法の施行以降，治療から住み慣れた地域での生活支援を優先する方向へと施策が動き，2014（平成26）年からの地域包括ケアシステムの推進により，病院以外の場で働く看護職は著しく増加している．2012（平成24）年（衛生行政報告）には，訪問看護に従事する看護職は約3万人，介護保険施設等で働く看護職は約13万人となっている[1]．介護保険施設等で働く看護職の数は10年間で倍増し，看護職の総数，約137万人のうち1割以上が病院以外のさまざまな場で働いている．

2 病院以外で働く看護職をとりまく特性

　病院以外の場で働く看護職は増えているが，初めて病院以外の場で働く看護職は戸惑うことが多い．それは以下のような，場の特性によるものである．

1 支援において優先される価値とその比重

　病院の看護職は多数の医療職とともに「治療・ケア」という目的のために支援を行うが，病院以外の高齢者の支援の場では，多様な意味をもつ「生活の支援」に比重がおかれている．病院以外の場では，看護の対象者を，患者ではなく利用者と呼ぶことにも，支援の目的の違いが象徴的に表れている．

2 組織，人的環境

　病院では，看護職の上司はほぼ医療職であるが，病院以外の場では，医療職以外が上司のこともまれではない．病院では看護職は多数派であるが，福祉施設では，看護職は1～数人という少数の配置であり，福祉職や，体育，家政などさまざまな背景をもつ多様な専門職，および専門的訓練を受けていない職員とともに働く．

3 価値観と専門用語の意味内容の違い

　病院以外の場では，医療の価値や常識を根本から問い直されることや，用語が通じないことがある．看護におけるキー概念である「生活」という用語も，福祉施設においては「衣（衣類購入，洗濯，収納を含む）」「食（食材調達や調理を含む）」「住（家具の管理と掃除を含む）」の比重が高く，看護職がよく用いる「生活（＝日常生活動作（ADL））」とはかなり意味が異なる．
　基本的な理念の「利用者主体」の意味に関しても，病院以外の場では希望，嗜好が大きく優先される．したがって「何をどうすることが真

の利用者主体なのか」を看護職として改めて考えなければならない．

病院以外の場で働く看護職は，上記のような特性から自ずと「看護とは何か，看護職とは何ができて，何ができないのか」を自他に問うことになる．病院以外の場で働く看護職のジレンマやストレスは大きいが，医療という世界の中では暗黙に了解し合えた看護の内実を，看護職以外の人々にわかりやすく伝えること，すなわち看護の社会化の一端を担うという重要な課題を担っている．

3 病院以外の場における看護職に期待される役割と機能

看護職は，高齢者の身体の解剖生理や病理などの医学的知識を基盤にもち，さまざまな症状を心身の機能や生活様式と結びつけて理解し，症状を緩和するためのケアを実践することができる．福祉施設など病院以外の場では医療職の配置が限られているゆえに，看護職が医療職であるという当然のことが病院以上に重みをもつ．

高齢者看護のどんな場においても，看護職は，高齢者の心身の健康状態とその人のもつ力を見極め，希望にそって力を最大限に引き出すこと，そのために健康を阻害する要因やリスクを最小にし，質のよい看護を提供することが重要な役割である．

どんな場においても，看護職の役割として，利用者の生活と健康が少しでもよい方向へ向かう支援を担い，避けられない死に対しては，本人と家族を含む周囲の人達の苦痛が少なく，その時々の状態を満足して受け入れられるよう支援することが求められている．

4 病院以外の場で働く看護職のめざす方向と多職種との連携

病院以外の場で働く看護職には，看護職の専門的機能を多職種にわかりやすく伝え，かつ多職種と協働できる仕事の仕方が求められる．このことは看護職としての成長を促すものである．

高齢者の尊厳と権利を守るという理念のもとに，生活や健康がよい方向へ向かうために，多職種間で目標を共有し，職種間で役割を線引きするよりも多職種間で補い合う支援，高齢者にとっての利益を中心においた支援が必要である．高齢者支援の場において，高齢者の経済面と衣食住を含む生活基盤の整備，生活機能（p37，**4**「生活機能の加齢変化」参照）を高めること，心理面のケア，家族への支援など，多様な内容が求められるが，これらを看護職が抱え込むことなく，他の医療職，福祉職，心理職等と適切に連携することが重要である．よりよいケアのために多職種とよい連携を図ることも，看護職の重要な役割である．

5 介護保険における施設サービス

介護保険における施設サービスは，表1のように，利用者，物理的環境，人員に違いがあり，サービス内容が異なる．看護職の配置基準は，一施設数人と少なく「行うべき看護」と「行える看護」のギャップは病院以上に大きい．

介護老人福祉施設（特別養護老人ホーム）は，利用者100人に対して看護職の配置基準は3人である．介護老人福祉施設の入居には，常時の介護を要さない状態という要件はあるが，平均年齢が85歳以上であり，実際には重度の要介護状態，かつ複数の合併症をもつ高齢者が大多数を占め，日常の観察とケアには看護職の関与は欠かせない．

しかし，介護老人福祉施設は，医療が主ではない「生活の場」であり，一人当たりの面積が広く，トイレが多いなどの物理的環境と，入浴回数と**アクティビティ**[*1]に恵まれ，高齢者の状態が改善することもまれではない．

看護職が病院以外の場で看護する際，自分の

表1 介護保険制度における施設サービス

	介護老人福祉施設	介護老人保健施設	有料老人ホーム（介護付）	療養病床（廃止予定であり経過措置中）
設置根拠	老人福祉法に基づき認可された特別養護老人ホームを指定	介護保険法に基づく開設許可	有料老人ホーム（介護付き，住宅型，健康型）の1タイプ 都道府県から介護保険の「特定施設入居者生活介護」の指定	医療保険適用型と介護保険適用型の2種類
利用対象者	身体上または精神上著しい障害があるため，常時の介護を必要とし居宅において介護を受けることが困難な要介護1〜5の高齢者	病状安定期にあり，入院治療をする必要はないが，リハビリテーションや看護・介護を必要とする要介護1〜5の高齢者	施設によって入居基準が異なる．一般に共同生活にになじめる要介護度1以上の高齢者	カテーテルを装着している等の常時医療管理が必要で病状が安定期にある要介護1〜5の高齢者
利用者数（2015年）	約52万人	約37万人	約32万人	約6万人
設備等の指定基準	（従来型の場合） ●居室（10.65m²/人以上） ●医務室 ●機能訓練室 ●浴室 ●食堂 等	●療養室（8m²/人以上） ●診察室 ●機能訓練室，談話室 ●浴室 ●食堂 等	●居室（13m²/人以上） ●介護専用居室 ●機能訓練室 ●浴室 ●食堂 等	●病室（6.4m²/人以上） ●機能訓練室 ●談話室 ●浴室 ●食堂 等
人員基準（入所定員100人当たり）	●医師（非常勤可） 1人 ●看護職員 3人 ●介護職員 31人 ●介護支援専門員 1人 ●生活相談員 1人 ●機能訓練指導員 1人 ●栄養士 等	●医師（常勤） 1人 ●看護職員 9人 ●介護職員 25人 ●理学療法士，作業療法士または言語聴覚士 1人 ●介護支援専門員 1人 ●薬剤師，栄養士 等	●生活相談員 1人 ●看護職員と介護職員を合わせて 33人（看護師3人以上） ●介護支援専門員 1人 ●機能訓練指導員 1人 ●栄養士 等	●医師 3人 ●看護職員 17人 ●介護職員 17人 ●介護支援専門員 1人 ●薬剤師，栄養士 等

■介護・看護職員の配置は，原則，各施設とも3：1以上
（厚生労働省令等をもとに筆者が作成）

経験と価値を判断基準とした批判的な見方に偏ることなく，まずそれぞれの場の制度，文化上の違い，サービス目的を学び直すことが必要である．そのうえで対象者の生活や健康がよい方向へ向かう支援，すなわち「行うべき看護」を誰とどのように行うかを検討することになる．

福祉施設においては，病院における看護職間の役割分担とは異なることを念頭に，それぞれの場の大きな目的，制度に合わせ，多様な職員からなるチームの一員として，チームのメンバーとの人間関係を構築することにより，入居者にとっての最善のケアが可能となる．

対象者へのよりよい支援のためには，看護の対象の高齢者のみならず，さまざまなチームメンバーとの関係形成と相互理解を深めることが極めて重要である．

6 高齢者が地域で暮らすための社会資源

❶ 社会資源とは何か

高齢者の生活の質を保つためには，高齢者の健康レベルの高低にかかわらず，セルフケア能力を維持することと，高齢者自身の力が，維持，発揮されるような社会環境が必要である．この社会環境は，高齢者が利用するという視点からみると「**社会資源**」（social resources）ということができる．

> **ワンポイント**
>
> *1 アクティビティ
> 高齢者等の日常生活の中で心身を活性化するような，レクリエーション，軽体操，創作活動などを指す．屋内での活動のみならず，散歩や観劇など幅広い内容を含む．

社会資源とは，「ソーシャルニーズ*2を充足するために動員される施設・設備，資金や物資，集団や個人の有する知識や技能の総称」2)といわれている．保健医療福祉分野における資源は，❶物的資源（施設，設備，器具など），❷制度的資源（法制度，政策，保健医療福祉の各システムなど）と，❸人的資源（専門，非専門従事者数，技術水準，役割，知識・経験）からなる．

また，社会資源の特性から，「公的（フォーマル）な社会資源」としての行政機関と保健医療福祉機関の事業や介護保険法に基づくサービス，「私的（インフォーマル）な社会資源」として，親戚，友人，近隣の人，ボランティアなどの多様な人間的な関係も含む資源という分類もある．

❷ 社会資源の調整を担う職種と看護職による補完

わが国では，社会資源の調整や開発を担う職種として，社会福祉士（ソーシャルワーカー），介護支援専門員（ケアマネジャー）などの国家資格が整備されている．しかし，多くの高齢者は，これらの職種にであう前に，看護職にであうことも多い．したがって，看護職が社会資源の基本的な内容と活用について理解していることが，その後の高齢者の生活の質に大きく影響を及ぼすため，日頃から看護職が社会資源に関する情報を把握するよう意識しておくことは重要である．

❸ 高齢者の健康レベル別にみた有用な社会資源

1 要介護状態の高齢者支援に有用な社会資源

高齢者の健康レベル別にさまざまな社会資源が利用可能である．現在のわが国では，介護保険制度に基づく申請・認定により，要支援・要介護状態の人は，施設・居宅介護サービス（表1参照）を利用できる．

要介護者には，受診などの外出時の移送サービス，交通費の補助，ガイドヘルパー*3なども多くの市町村で，公的，私的に提供されている．

私的な社会資源の，訪問理美容，布団乾燥などの民間のサービスも，在宅で療養している高齢者と家族の生活の質の維持・向上に有効である．

2 介護予防の対象レベルの高齢者に有用な社会資源

介護保険法の改正に伴い，2015（平成27）年度以降，要介護状態にならないための予防は原則として介護保険からの拠出ではなく，市町村独自の事業として展開されることとなった．

それぞれの市町村で，地域にある建物，行政が関与する健康づくりなどの保健福祉事業，住民が行っているボランティアによるサロンなど，その地域にある物理的，人的な資源の特性を生かし，地域ぐるみの介護予防を行うことが期待されている．

従来の介護保険サービスによる通所系のサービスに加えて，ボランティアや町内会による見守り・声かけ訪問，民間のミニデイ，サロンなど多様な社会資源がある．

近年，増加している独居高齢者，軽度認知症の人などには，町内会やそれまでの交流関係を生かした私的関係による予防的な見守りによって，地域で生活できる期間を延ばすことができる．さらに，近隣のコンビニエンスストア，新聞・牛乳・給食等の宅配，郵便局，町内会など，あらゆるものが高齢者の生活を支える社会資源

ワンポイント

***2 ソーシャルニーズ**
人間が社会生活を営むために欠かせない基本的要件を指す．社会福祉援助が必要とされる状態の改善のために社会的な認識に基づいて政策的に取り扱われる課題を意味する．

***3 ガイドヘルパー**
移動介護従事者ともいう．各都道府県知事の行う研修を修了した人を指す．視覚，全身性，知的障害によって1人での外出が困難な人が安全に出かけられるよう移動介護を行う．

となる.

3 元気高齢者における社会資源

高齢者が健康を維持するためには，市区町村の保健センター等で行われている健康づくり教室・各種保健事業，生涯教育や生きがいづくり関連の各種サークル，運動のための施設などが貴重な社会資源である．

❹ 社会資源利用のポイント

高齢者の心身の機能レベルとソーシャルニーズは一人ひとり異なり，有用な社会資源の内容，範囲は，本来，一人ひとりに固有なものである．以下は，さまざまな社会資源利用に共通する基本的なポイントである．

1 利用者主体の原則

社会資源は，高齢者と家族の生活の質を維持，向上させるというねらいのもとに導入される．看護職が「この人(家族)に，こんな社会資源があれば」と思っても，選択・決定権は本人にあり，本人と家族の意向が合致しなければ，どんな社会資源も有効とはいえない．本人や家族が，世間体やしがらみを気にしている場合もあれば，スムーズに社会資源が導入できる場合もある．世間体やしがらみを気にし，他人が生活に入ることに抵抗感が強い人・家族には，意向を傾聴しながら，看護職が必要と判断した情報を繰り返し提供しながら見守っていく．

利用者・家族は，看護職との関係ができてくる中で，看護職が提供する情報に耳を傾け，自らも情報を求めてくる傾向がある．利用者・家族の意思を尊重する受容的な態度が，適切な社会資源活用を含む生活の質(QOL)向上への最善の道といってよいであろう．

2 利用者の基本的事項(住所，疾病・障害の重症度)の把握

利用者が利用できる公的な社会資源は，住民として登録されている市区町村のものに限られる．高齢者の場合，疾病等により準備なく子ども世帯と同居することや，季節や病状によって居場所を変えることもあり，実際に住んでいるところと住民登録地が異なっていることがある．実際に居住していても住民票がないところでは，その市区町村のサービスが受けられないため，必ず住民登録地を確認しておく必要がある．

また，市区町村によって，社会資源を使える年齢，疾病・障害の重症度は異なっている．高齢者の健康づくり事業，外来受診の交通補助(タクシー代の補助)，公共交通機関の割引・無料券なども，市町村ごとに利用できる対象者の年齢や，身体障害者手帳の等級などが異なるため，対象者の基本的事項は，正しく把握しておく必要がある．

3 社会資源の利用条件，最新情報を確認すること

自治体により，サービスの内容，利用条件(年齢や障害の程度)，自己負担，申し込み窓口などは異なるため，各自治体のサービスの最新情報を確認することが必要である．現在では，ほとんどの自治体がホームページに保健福祉情報を載せており，手軽に最新の情報が得られる．

どんな社会資源があるのか，また手続き方法などに迷ったときには，市区町村の保健福祉部門の総合相談窓口(多くは保健師やソーシャルワーカーが相談に当たる)や，地域包括支援センターにたずねるとよい．

4 高齢者への，ほどよくわかりやすい情報提供

高齢者は，さまざまな社会資源の名称や内容を理解，記憶することが困難な場合が多く，誤解も多い．言葉による説明と同時に大きな文字で記載されたリーフレットなど，視覚的に確認できる資料と合わせて情報提供することが必要である．

5 社会資源導入は1つずつ

社会資源を導入する際には，一度に複数の新しい資源を導入することは避け，1つずつ利用してみることが望ましい．1つの資源導入により生活がどのように変化するのか，生活に新たな歪みや新たな問題が生じていないか見極めるために，数回，内容によっては数カ月，体験してみる必要がある．

生活に一度に多くの変化が生じることは，対象者や家族に疲労をもたらしやすい．社会資源導入による生活変化の大小にかかわらず，その資源が生活の一部になり，なじんだところで次の導入を考えたほうが安定した生活維持につながる．

❻ 家族全体の生活のバランスを考えて導入すること

社会資源の導入に当たっては，家族を1つの単位ととらえて，家族全体の生活への影響を検討する必要がある．社会資源に要す費用が家計に過重な負担とならないか，ベッドや手すりなどの物的資源導入は家屋の空間に無理が生じないか，家族全員の安全性，家族全体の生活の質とバランスの視点から確認してみることが必要である．正式な購入の前に，業者や介護支援専門員を通じて，試してみることが望ましい．

❺ 社会資源の開発と看護職の役割

公的，私的なさまざまな社会資源が活用されるようになったが，高齢者の固有のソーシャルニーズを満たすための活用に当たり，手続きの際に初めてわかる不自由もある．看護職は，高齢者の生活と健康に関する身近なコーディネーターとして，現在ある社会資源を有効に機能させる調整と同時に，自らが知り得た不自由さを，不満や愚痴に終わらせることなく，利用者の利益を守るという視点から公表し，制度を改善することにも責任がある．

訪問看護サービスを例にみると，訪問回数増加や利用者年齢の拡大など，看護職が社会に提言することによって改善されてきた歴史があり，課題に組織的に取り組むことの重要性がわかる．

公的な社会資源の改善・開発のために，看護職は利用者や周りの職種とともに，社会資源に関するニーズ，使った効果，課題を公表し，現存する社会資源をさらに使いやすく改善することが必要である．現在，その地域にはなくても「あったらいい」と思う社会資源を作り出すことに重要な役割をもつ．

インフォーマルな社会資源についても，看護職は，地域で暮らす高齢者自身が声を出せるよう励ますことや，高齢者の声を代弁するかたちで，高齢者が住みやすい地域づくりの一端を担うことができる．

ある地域では，商店が高齢者宅に日用品の配達を行うようになった例，飲食店が多忙でない時間に1人前から出前の希望に応じる例などがある．「柔軟な発想」と「ニーズを具体的に声に出す勇気」があれば，新たな社会資源を生み出すことにつながる．これらは，高齢者の生活にかかわる誰が行ってもよいことであり，高齢者に身近な看護職の気づきから，自ら，または，社会的な活動が得意な仲間たちと組んで，行動を起こすことができる．

高齢者の生活と健康を支えるために社会資源を開発することは看護職の役割の一部という意識をもち，できることから行動することが重要である．社会資源の開発は，長い目で見ると，地域に住む療養者の生活の質を向上し，自分自身の仕事がしやすくなる資源づくりにつながる．

7 介護老人保健施設における看護

❶ 介護老人保健施設とは

介護老人保健施設は，1982(昭和57)年の老人保健法に基づいて設置され，現在は介護保険法[5]の規定により，入所対象者は「病状安定期にあり，入院加療をする必要はないが，リハビリテーションや看護・介護を必要とする要介護者」とされている．また，介護保険法の2005(平成17)年の改正で，介護老人保健施設は，要介護者に対し，施設サービス計画に基づいて，看護，医学的管理の下における介護および機能訓練その他必要な医療ならびに日常生活上の世話を行うことを目的とする施設として，都道府県知事の許可を受けたものと定義づけられた．

病院から家庭への退院をスムーズにするための中間的なリハビリテーション，あるいは医療と福祉の中間にあるサービスをめざして設立された特性を生かし，現在では保健・福祉・医療の総合的サービスの拠点としての機能へと発展がみられる．病状安定期の高齢者が普段の生活の中で身体を動かすこと，家庭的雰囲気を作ること，および在宅生活への支援がめざされ，家庭での自分の望む生活のためのリハビリテーションと生活の支援が受けられる場となっている．物理的環境も，1人当たりのスペースが医療機関より広く，多少は個人の持ち物が持ち込めるほか，機能訓練室，談話室を設けるよう定められ，日中，ベッドで過ごす時間が長くなり過ぎないよう，環境面の配慮がされている．

❷ 介護老人保健施設を利用している高齢者の特性

介護保険制度の施行以後，重度者の割合が増加している．介護老人保健施設の利用者は，在宅生活に向けて必要な身体機能回復をめざした機能訓練を目的とした入所が多い．一方で，在宅での生活が困難で介護老人福祉施設（特別養護老人ホーム）への入所待機中の重度者も入所しており，利用者の状態は多様である．

❸ 看護職の配置と期待される機能

人員の最低基準は，利用者100人に対して，常勤医師1人，看護職9人，介護職員25人，理学療法士（PT），作業療法士（OT）または言語聴覚士（ST）1人，介護支援専門員（ケアマネジャー）1人，支援相談員等が定められている[4]．看護職と介護職を合わせて直接的なケアに当たる職員として換算され，職員1人に対して利用者3人とされている．実際には，夜勤者や夜勤明け・休みの職員を除くと，通常の日勤職員数は，職員数の3分の1の人数となり，食事，入浴などの身の回りの世話，リハビリテーション，レクリエーション等のアクティビティなど多岐にわたる仕事を行うためには，仕事の効率化と職員間のチームワークが必須である．

看護職は，日勤者は2～3人のみの日もあり，100人の高齢者の日常生活のケアへ参加する時間は限られ，高齢者の健康・疾病管理に重点をおかざるを得ない．看護職は健康・疾病管理として，バイタルサインズのチェック，検査・投薬の援助，日常的な症状への対処，リハビリテーションの支援，受診の調整などを担う．医療的な処置以外に，生活の援助にかかわり，介護職やリハビリテーション専門職と柔軟に協働するしくみが望まれる．看護職が，食事や入浴などの介護にかかわることにより，高齢者の心身の状態把握と介護場面の中での処置ができ，介護職と情報が共有できる．看護職は，介護職とともに介護にかかわることができるように，看護職間で介護へ参加する重要性を確認し合い，勤務体制を工夫することが大切である．

● 事例：介護老人保健施設における看護の実際
　　　──ある看護職の1日

表2は，介護老人保健施設の看護職のある1日の例である．看護職は利用者の個別の援助計画，健康管理，食事，入浴のケアにかかわるとともに，施設全体の利用者集団が健康を保持増進するための企画や環境の整備，在宅生活のための家族への支援にもかかわる．

❹ 介護老人保健施設における看護のポイント

介護老人保健施設の利用者は「入院加療をする必要はないが，リハビリテーションや看護・介護を必要とする」という，まさにケアの質によって，よい方にも悪い方にも変化しやすい心身状態の高齢者である．看護職が介護職や他のスタッフとよいチームワークを組み，質のよいケアをすれば，高齢者の状態の改善という結果が得られる．利用者は，さまざまな場から入所し，2～3カ月後の退所が目標とされていることから，「入所中に，何をどこまで回復することをめざすか」について，利用者・家族が自己

表2 介護老人保健施設の看護職Aさんのある1日

時刻	業務	内容
8:00	出勤,療養室の巡回	●利用者と朝の挨拶を交わして歩く,1日の予定確認
8:30	朝のミーティング	●夜勤者から発熱者の状況を聞く
9:00	処置	●インスリン利用者への物品調達,腰痛者への湿布,痒症者への薬の配付等
10:00	利用者の家族の相談	●利用者の退所に備え,介護支援専門員とともに在宅介護の方法について相談,指導
10:30	リハビリ体操参加	●理学療法士が行うプログラムに参加・利用者の体操の様子の観察,励ましなど
11:30	昼食準備	●移動が不安定な利用者の見守り,食後薬の準備
12:00	昼食	●嚥下障害のある利用者への援助,全体の食事量把握
12:40	休憩	
13:40	入浴介助	●介護職と入浴介助に参加し,ADL・皮膚の状態を確認
15:00	会議	●介護支援専門員,介護職,理学療法士とともに月間レクリエーション計画,地域からのボランティア希望者への対応等の話し合い
16:00	午後のミーティング	●夜勤者への申し送り,記録等
16:30	退勤	

決定できるような支援を行わなければならない．また，転倒予防や感染症予防など，高齢者の健康状態を悪化させないようなリスク管理も重要である．

1 利用者の病状把握および必要に応じた的確な医療のための対処

介護老人保健施設では，安定した症状への必要な医療は提供されるが，施設内で対処困難な病状の場合，速やかに協力病院への入院，または往診，通院などの措置が講じられなければならない．看護職は，利用者の心身に関する情報とアセスメントを常勤医に伝え，利用者にとっての的確な医療のための対処を行う．

2 家庭での療養への移行に向けた利用者と家族への支援

介護老人保健施設に入所することが決定した時点で，利用者や家族と入所中に介護老人保健施設に期待するリハビリテーションやケアのゴールについて話し合うことが望ましい．入所時に退所までの目標と計画を立てること，また入所中に利用者が家族との関係が疎遠にならないよう面会を促したり，入所中のケアやリハビリテーションに家族にも参加してもらいながら在宅での介護方法を指導することが，スムーズな在宅への退所につながる．また，看護職は，利用者・家族の了解を得たうえで，退所後の主治医，居宅介護支援事業者，保健師などと連絡をとり，利用者・家族を支えるチームの一員として連携する．

3 集団を対象とした予防的な健康課題への取り組み

個別の看護と同時に，集団としての健康を守る支援は看護職の重要な役割である．集団の健康を守る支援として，生活習慣病や転倒など，高齢者に共通して重要な健康課題に関する健康教育を日常の生活プログラムに組み込むことが求められている．特に，脳血管疾患の発症・再発予防は利用者全員に共通する重要なテーマである．グループダイナミクスを生かした，利用者と看護職との対話型の健康教育は，利用者間の学び合いを生み，**セルフケア**[*4]**行動**を促す．さらに健康教育を介護職と行うことができれば，ケアの科学的根拠を確認しあう機会ともなる．

4 集団の感染症を予防する環境づくり(リスクマネジメント)

感染症予防対策は看護職の重要な役割であ

ワンポイント

＊4 セルフケア
自分自身の生存と健康と安寧に役立てるために人が積極的に行う実践行動．またこれらに関わる知識を増やすことと，それらを助成する資源の活用や学習を含む．

る．高齢者の施設では，インフルエンザ，感冒，食中毒，疥癬，レジオネラ菌などの集団感染が起こりやすい．一度これらの感染症が発生すると高齢者の心身状態を大きく低下させるだけでなく，対処のために職員の勤務が通常より大幅に過重になる．また介護老人保健施設本来の機能であるリハビリテーションやアクティビティどころではない事態となる．看護職はふだんから「予防に勝る治療なし」を心して働く必要がある．

感染症を蔓延させないために，介護職と協力しながら，ハウスダストやダニ，病原菌の少ない清潔な環境づくり，換気，手洗い・うがい推進などの身近な生活援助を行うとともに，利用者・職員への正しい知識や情報の提供，感染症予防に関する看護・介護の基準化や必要な機器購入計画など，感染症予防対策を日常の業務の中に計画的に組み込むことも看護職の役割である．

5 健康で住みよい地域社会づくりへの参画

介護老人保健施設は，地域社会にとって貴重な社会資源である．介護老人保健施設が地域社会に開かれ，ボランティアや地域のサークルや児童との交流が図られることは，利用者にとっては望ましい社会的刺激であり，住民にとっては高齢者問題を学ぶ機会ともなる．また，介護老人保健施設のような入退所が頻繁な施設では，施設内の生活の質が保障されていることは，住民がその土地で安心して高齢期を過ごすための大切な要因にもなる．短期入所生活介護（ショートステイ）や通所リハビリテーション（デイケア）が併設されている介護老人保健施設は多い．施設内の生活の質と地域住民の生活の質は連動している．看護職は，施設が存在する地域社会づくりの一端にもかかわっていることを自覚し，広い視点で地域の期待に沿った看護を実践することが期待されている．

8 介護老人福祉施設（特別養護老人ホーム）における看護

❶ 介護老人福祉施設（特別養護老人ホーム）とは

介護老人福祉施設（特別養護老人ホーム）は，1963（昭和38）年に制定された老人福祉法[3]に基づき，常時の介護を要する高齢者の「生活の場」として，介護保険施設の中でも利用者数が最も多い．設立当初は，障害のある高齢者の身の回りの世話は「寮母」と呼ばれる無資格の職員の献身によって支えられてきた．看護職は高齢者100人に対して3人，しかも常勤医が義務づけられていない制度の中で，重度の障害のある多くの高齢者に向き合い看護職の役割やケアの質に関して試行錯誤を繰り返してきた．

1987（昭和62）年制定の社会福祉士及び介護福祉士法により，介護を専門とする介護福祉士が国家資格化され，高齢者の生活の質を高める援助のために看護職と介護職がパートナーとして協同する基盤ができた．また，2000（平成12）年からの介護保険制度施行に伴い，介護老人福祉施設に位置づけられ，入所方式は措置から契約へと変わり，ケアプラン[*5]立案が図られ，支援の基準化，計画化，ケアの実施と評価の可視化が求められるようになった．しかし，看護職の配置基準は改善されず，課題となっている．

近年，高齢者の尊厳を保障する視点から「個室化」が進み，個人の家具等の持ち込みによる安心で快適な環境づくりが進められ，小規模生活単位型（ユニットケア）も増加している．保健医療福祉制度の変化に伴い，介護老人福祉施設

> 👆 ワンポイント
>
> **＊5 ケアプラン**
> 要介護者の状態の把握と課題分析（アセスメント）に基づき，保健・医療・福祉の専門職が協議し，各要介護者の意向と特性に合ったケアの目標とその具体的な計画を文面化すること．

（特別養護老人ホーム）におけるケアも変わりゆくが，設立当初からの目的である，常時の介護を要する高齢者の「生活の場」として，心身ともに安定した快適な生活のための援助と，安らかな終末期のためのケアというねらいは継承されている．現在は看取り介護の提供も明文化されている[4]．

今後の介護老人福祉施設（特別養護老人ホーム）は，以下の3点が目標である．1つは「常時の介護を要する在宅生活が困難な状態」を固定させることなく，**高齢者の状態や意思に基づき，在宅への移動をあきらめないこと**である．もう1つは，施設内の環境やケアをできるだけ家庭的なものに近づける，すなわち**ノーマライゼーション**[*6]の実現をめざすことである．そして3つめが，要介護4・5の人が多数を占め死亡退所が6割という現実に即した，**最期の「看取りのケア」の質の維持・向上**である．

介護保険制度の課題や，寝たきりと認知症予防の知識・技術，高齢者の自立を支える環境や職員配置の改善に関する情報を，介護老人福祉施設（特別養護老人ホーム）から発信し，高齢者の尊厳を守る社会づくりの一端を担うことも求められている．

❷ 介護老人福祉施設（特別養護老人ホーム）を利用している高齢者の特性

介護老人福祉施設（特別養護老人ホーム）利用者の要介護の内訳は，要介護4と5の重度者が約7割と多く，重度者の割合も年々増加している[7]．入所時点で重度の要介護状態にあり在宅介護が困難なために入所に至る者が多く，介護老人福祉施設（特別養護老人ホーム）を終の住処とする者も多い．

入所前の場所は，介護老人保健施設，病院が約7割を占める．認知症症状をもつ利用者の割合が極めて多く，認知症者が8割以上という施設も少なくない．利用者は後期高齢者が80％以上を占め，利用者全体の4分の1は90歳以上[7]であり，高齢化が著しく進んでいる．

❸ 看護職の配置と期待される機能

介護老人福祉施設（特別養護老人ホーム）における看護職の基本的役割（表3），および看護職の役割と機能（表4）のように，要介護高齢者にとって快適で人格の尊厳に配慮された生活を守るために，看護職は介護職との緊密な連携のもとに，高齢者の心身の健康管理に関する仕事を主に担っている．

❹ 介護老人福祉施設（特別養護老人ホーム）における看護のポイント

介護老人福祉施設（特別養護老人ホーム）の看護のポイントの多くは，前述の介護老人保健施設における看護のポイントと共通である．それらに加えて，介護老人福祉施設（特別養護老人ホーム）は，より重度の障害をもつ後期高齢者が多く，常勤医不在かつ看護職の配置が少ないことから，以下が看護のポイントである．

表3 介護施設における看護職の役割

①医療・看護の立場で入居者の健康と生活を支援する．
②チームケアの一員として看護の専門性を発揮する．
③施設全体のマネジメントをして，施設全体の「生活と健康」を守る．
④必要な社会資源の情報を把握し，地域と連携する．

（日本看護協会編：介護施設の看護実践ガイド．医学書院，2013．を参考に筆者が改変）

> **ワンポイント**
>
> **＊6 ノーマライゼーション**
> 障害がある者を特別視せず，普通の人間として接していくこと．障害者が手厚く保護されていても隔離や排除思想の上に行われていたのでは障害者の人格が尊ばれていることにはならないという考えのもと，障害者が一般の社会のなかに普通に参加する機会を拡大させ，障害の有無にかかわらず，人間が平等に権利と義務を分かち合おうという理念．

表4　介護施設における看護職の役割と機能

分類	機能と役割	支援・活動の例
①看護の立場での入居者の健康と生活の支援	健康管理	バイタルサインズ・血糖値等の測定と判断，健康相談，健康教育
	医療的ケア	服薬管理，胃ろう・ストーマ等の管理，インシュリン注射の管理
	緊急時対応	事故や災害時の救急看護
	家族支援	家族が入居者のケアに参加するための支援
	看取りのケア	看取りの場の選択，苦痛の緩和，医師との調整
②チームケアの一員としての看護の専門性の発揮	医療機関受診の支援	受診の計画，付き添い，代弁，家族・他スタッフへの受療内容の伝達，受療後のケア実践システム
	ケアプランへの参画	医療職の立場からのアセスメントとプラン
	オンコール	緊急時の情報整理と判断
	入退所時の支援	健康状態，生活背景の把握
	生きがいへの支援	入所者の役割・楽しみの創造，交流への協力
③全体的なマネジメントによる施設の生活と健康の支援	施設における計画	年間，月間，週間の施設の計画への参加・立案
	リスク管理	感染予防，転倒予防などの対策，啓発
	研究・研修	研修計画，人材育成，教育・研究
	施設管理	物理的環境整備，物品管理，予算管理，記録管理
④社会資源の把握と，地域との連携	社会資源の把握	施設周辺の関連機関の情報収集と連携
	多機関連携	医療機関・関係機関等との連携(情報交換，研修)
	地域活動	高齢者問題の啓発，健康相談，教育など

(日本看護協会編：介護施設の看護実践ガイド．医学書院，2013．を参考に筆者が作成)

1 医療職としての期待に応えるための継続的な学習

　介護老人福祉施設(特別養護老人ホーム)のほとんどの利用者は疾病，障害を多数あわせもっている．この福祉現場で，看護職は数少ない医療職として，さまざまな症状に関するアセスメントや処置，点滴や**経管栄養**[*7]の管理などが期待されている．常勤医の義務づけがないため，看護職は医師不在の状況でのさまざまな症状への初期的な対処や受診の決定に大きな役割をもつ．

　利用者に起こり得る疾病や症状，その要因や対処方法について，正しく最新の知識を更新できるよう，定められた研修以外にも自ら学習することは欠かせない．また，介護老人福祉施設(特別養護老人ホーム)では看護職の夜勤は組めない現状であるため，夜間の介護を担う介護職が安心してよいケアを行えるよう，利用者の心身の健康に関する情報や知識をわかりやすく伝える必要がある．看護職は，利用者の健康を守るという大きな目標のために，回りの職種に医学的情報を的確にわかりやすく伝えられるような学習が必須である．

2 看護職が自分を大切にすること

　高齢者の尊厳を大切にしたケアを行うためには，かかわる職員側の人権意識や生活感覚の豊かさが問われる．看護職自身が「自分，あるいは身内の者は，どんなケアを受けたいか」「身体拘束を受けたらどんな思いがするか」に思いを巡らせられる感性を保ち，よい仕事をするためには，自分自身を大切にする必要がある．

　自分を大切にする方法は個々人に固有なことであるが，看護職が仕事の理念をもち続けること，そのために学び続けることが基本となる．さらに，**バーンアウト(燃え尽き)症候群**[*8]の予防のために日頃から自分のコンディションを見つめること，消耗を補うエネルギーと癒しの取

ワンポイント

＊7 経管栄養
栄養補給の目的で，口腔または鼻腔・胃腸管瘻などから管を挿入し，流動物を胃腸内に注入する方法．嚥下困難，意識不明，術後の手術部位の清潔保持，強度の食欲不振の際などに用いられる．

＊8 バーンアウト(燃え尽き)症候群
過度のストレスや緊張状態が続いた結果，不全感や不適応感が生じ，ひいては無気力や感情が鈍麻する状態に至ること．仕事の重さとそれに対する報酬が見合っていない場合や自己期待と能力のズレ，心身の疲労等によってもたらされる．

り入れ，支え合えるような人間関係の構築，楽しみをもつこともよい方法である．また，看護職が，医療機関での体験や職業上のあるべき姿に固執することは，利用者の尊厳を傷つけたり，周囲の職員とのチームワークを乱すことにつながるおそれがあり，考え方を柔軟にし，バランス感覚を保つことが重要である．

看護職が，自分の心身の状態や考え方，感情の動きの特徴を知り，周囲との調和の中で，しなやかに自分の特徴を生かせるよう，自分自身についても学び続けることが大切である．

③ 看護職自身の心身を健康に保つこと

利用者の健康を守るためには，看護職自身の健康は重要な要因である．認知症高齢者の問題行動は看護職の心身状態を映す鏡といえるほどに，看護職の状態によって，利用者が落ち着きを取り戻したり，不穏になることはまれではない．看護職の心身の健康に基づいた自然にわき出る笑顔は，利用者のケアの質に大きな影響を及ぼす．

④ チームワークとネットワーキング*9を大切にすること

介護職やリハビリテーション専門職，あるいは協力病院の看護職たちとよいチームワークを組むことは，ケアの質，仕事の効率化，職員のモラルの向上のために重要である．チームワーク推進のためには，各職種間で「高齢者の尊厳を大切にした生活の質を支えるケア」という目的を共有し，互いの専門性を尊重し対等な立場で接すること，どんなこともできるだけ情報を共有し話し合って決定することが重要である．入浴や食事のケアに介護職とともに参加することや，生活相談員と家庭訪問に同行するなど，他職種と行動をともにすることは相互理解を進める．

また，施設内外の同職種，他職種，ボランティアを含む住民などさまざまな人や組織と出会い，よい刺激を交換し合い，ネットワークを広げ，よりよい施設づくりと広い視野をもった看護職としての成長が大切である．

9 病院・診療所における看護

❶ 高齢者の療養の場としての病院・診療所

医療施設は，医療法[8]により，病院，一般診療所，歯科診療所に分けられ，さらに，病床種別は一般病床，療養病床，精神科病床，感染症・結核病床等に区分されている．1994(平成6)年に医療の適正化をめざした医療機関の機能分類が行われ，高度な医療をめざす特定機能病院や，療養型病床群が定められた[9]．これにより，高齢患者においては，特定機能病院や一般病院での治療を終えた後，在院日数をできるだけ短期化し，介護保険による施設サービスへ移るという流れができた．

介護保険導入後の2000(平成12)年に，療養型病床群が「療養病床」に改められ，医療保険適用と介護保険適用に分かれた．「療養病床」の患者のうち，要介護度が重く，寝たきりや認知症の人は介護保険適用となり，酸素療法，点滴，検査など医療的なケアに関しては医療保険適用の療養病床が担うこととなった．

2005(平成17)～2006(平成18)年の介護保険法，健康保険法，医療法の改正により，介護療養型医療施設が2011(平成23)年度末をもって廃止された．療養病床も介護保健施設への改変と廃止が促されているが，廃止は2017(平成29)年度末まで，期限が延長された．

❷ 看護職の配置と期待される機能

看護職は病床種別ごとに配置基準が定められ

> **ワンポイント**
> **＊9 ネットワーキング**
> 現代はニーズ充足のためには多様なサービスが組み合わされ，相互に有機的に結びついていることが重要である．そのようなサービスのつながり，人的つながり，経時的なつながりを意識的に形成すること．

ている．療養病床では，患者6人に対して看護職員1人，看護補助者1人であり，看護職と看護補助者を合わせて患者3人に対して1人の配置基準である．これは，療養病床では，食事，入浴，排泄などの療養上の世話を看護職と看護補助職が行うという考えに基づいている．

一般病院よりも病状が安定し医療処置の少ない患者の場とされているが，医療保険適応の療養病床では，人工呼吸器，胃ろう，高カロリー輸液の管理，採血や痰培などの検査，輸血や麻薬の取り扱い，CT（コンピュータ断層撮影）やMRI（磁気共鳴画像）の検査の支援，バルーン交換などの仕事量が多く，看護師配置が少ないため一般病棟よりも厳しい現場も少なくない．

介護保険適応の療養病棟は，高齢者のティータイムやアクティビティの支援を通じて，会話をしながらゆったりした時間を過ごすことがめざされている．

看護師以外のケアスタッフ・看護補助者として，介護福祉士，ホームヘルパー研修終了者，無資格者など多様な人々が働いている．看護職は看護補助者には指示し，仕事を補助してもらう関係にあるが，国家資格者である介護福祉士とは基本的に対等な立場である．それぞれの病床の患者の重症度や，看護職と看護補助者の割合や介護福祉士の存在などの実情によって，看護職と他職種との役割や機能が異なる．

今後も医療の場における看護と介護の機能の見直しにより制度は変化するが，看護職はその流れを読みながら，高齢者の人権を守るという本質のために，看護職としてのあり方を模索していかなければならない．

10 訪問看護事業所（訪問看護ステーション）による看護

p49, §4「高齢者の保健医療福祉に関する制度の変遷」で述べたように，保健・医療・福祉にわたる総合的な高齢者対策の推進，中でも在宅ケア体制の充実をめざし老人訪問看護制度が創設された．訪問看護事業所（訪問看護ステーション）は，疾病や障害のある高齢者が「可能な限りその居宅において，その有する能力に応じ自立した日常生活を営むよう，その療養生活を支援し，心身の機能の維持回復を目指す」[10]ものである．訪問看護ステーションは，看護職が独自に開業し，経営と管理運営をすべて担うことが，看護職の働く場の中でも特徴的である．

❶ 訪問看護事業所（訪問看護ステーション）利用者の特性

訪問看護事業所（訪問看護ステーション）利用者約35万人[11]のうち，要介護4と5をあわせると約40％と重度者が多くを占める．利用者1人当たりの1カ月の利用は約5回である．利用者の傷病のなかで多いのは，脳血管疾患，神経系の疾患，精神・行動の障害，筋骨格系の疾患などである．また，心筋梗塞や糖尿病などの生活習慣病をもつ在宅療養者やがんのターミナル期の患者など，利用者は多岐にわたる．

❷ 看護職の配置と期待される機能

訪問看護事業所（訪問看護ステーション）の人員基準[10]は，1ステーション当たり看護職2.5人以上（1名は常勤）と，理学療法士または作業療法士適当数と定められている．またステーションごとに専従の看護職の管理者を置くことが定められ，看護職が訪問看護事業，ステーションの運営と会計に責任をもつ．2014（平成26）年には，全国に約7000カ所，従事者数は約3.3万人となった．1ステーション当たり3〜5人の看護師が勤務している事業所が約半数で小規模なところが多い[7]．

看護内容では，病状観察・情報収集，療養上の世話，療養指導・相談が約9割の利用者に実施され，医療的処置は，浣腸・摘便，褥瘡処置も増加している．

訪問看護の業務として，対象者に関する側面と管理・運営に関する側面がある．対象者特性に沿った支援の質の向上については，❶精神科

重症患者への支援，❷認知症高齢者とその家族に対する支援，❸医療ニーズの高い療養者の支援とITを用いたシステム開発，❹地域包括ケアシステムを発展させるような看取り支援のチームアプローチが重要である．

　管理・運営に関しては，❶限られた人員での持続可能な24時間対応体制，❷訪問看護ステーションにおける人材確保のための新卒看護師採用および教育，❸介護保険による地域密着型サービス事業所との連携などが，訪問看護ステーションで取り組む課題となっている．

❸ 訪問看護事業所（訪問看護ステーション）における看護のポイント

　訪問看護においては看護の場が利用者宅であり，利用者が主体で，看護者の立場は病院や施設とは大きく異なり外から訪問するサポーターである．

　訪問看護師として活動するときのポイントは以下のとおりである．
①病気ではなく生活に目を向け，人間関係をよくする姿勢をもつ．
②相手を丸ごと受け止め，自己決定を尊重する．
③介護力をきちんと理解する．
④生き生きと活気があり，快適な生活を保障する．
⑤感染予防のプロとして学び活動する．
⑥在宅ターミナルケアに挑戦する．
⑦積極的にケアを行う．
⑧看護チームとしての力量アップのために同行訪問，カンファレンス，事例検討会を行う．
⑨医師と共働し，地域の多職種とネットワークをつくる．
⑩医療全体や社会問題に興味をもつ．

　介護保険制度によってさまざまな保健・医療・福祉サービスのスタッフが支援に当たることが社会的にも広く知られてきたが，要介護高齢者の多くがサービス利用時以外は家族からのケアを受けているのも現実である．訪問看護においては，利用者の尊厳を中心に置きながら，利用者と家族のバランスと，地域社会全体に目を向けながら看護を実践することが求められている．

11　地域密着型サービス

　地域密着型サービスは，地域単位でより適正なサービスを整えるため，2005（平成17）年の介護保険法改正により導入された．市町村が指定，監督し，その地域に住民登録をしている住民のみが利用できる．

　地域密着型サービス事業所は，❶定期巡回・随時対応型訪問介護看護，❷夜間対応型訪問介護，❸認知症対応型通所介護，❹小規模多機能型居宅介護，❺認知症対応型共同生活介護，❻地域密着型特定施設入居者生活介護，❼複合型サービス（看護小規模多機能型居宅介護），❽地域密着型介護老人福祉施設の8種である[7]．

　小規模多機能型居宅介護サービスは，「通い」「訪問」「泊り」ができる総合的なサービスが特徴である．利用者と家族の状態やニーズが変化した場合に，遠くの施設に移らなくても，住み慣れた地域でニーズに沿ったサービスを組替えながら利用することが可能となる．

　利用者にとって使いやすく便利な制度である．しかし，介護報酬を市町村で独自に設定するため，財政力のある地域ではサービスの質や量が確保されるが，報酬を低く設定する地域では経営が困難となる．施設内の職員だけですべてに対応するのではなく，小規模の地域密着という特性を生かすことが重要である．家族や町内会，ボランティア，地域の商工会等と積極的に話し合い，その地域の社会資源をともに作り上げ，町の活性化のために協働するという考えで取り組むことが望ましい．住民の理解と協力により，認知症の高齢者を顔見知りの住民が見守るというシステムが可能となる．地域密着型サービスの成否は，職員の視野の広さと外部とのネットワークを築く行動力にかかっている．

12 複合型サービス（看護小規模多機能型居宅介護）

「看護小規模多機能型居宅介護」とは，2012(平成24年)度介護報酬改定で創設された（当初の名称は「複合型サービス」）新しいサービスであり，設置の目的は，❶退院直後の在宅生活へのスムーズな移行，❷がん末期等の看取り期，病状不安定期における在宅生活の継続，❸家族に対するレスパイトケア，相談対応による負担軽減である[12]．

主治医と看護小規模多機能型居宅介護事業所の密接な連携のもと，医療行為も含めた多様なサービスを24時間365日利用することができる．医療ニーズへの対応が必要な利用者に対して，従来の小規模多機能型居宅介護事業所では対応できなかったが，看護小規模多機能型居宅介護事業所では対応できる．

看護小規模多機能型居宅介護事業所の介護支援専門員が，「通い」「泊り」「訪問（看護・介護）」のサービスを一元的に管理するため，利用者や家族の状態に即応できるサービスを組み合わせることができる．

看護職の配置基準は訪問看護ステーションと同様に常勤換算で2.5人以上の保健師または看護師であり，「認知症対応型共同生活介護事業所」「地域密着型特定施設」「地域密着型介護老人福祉施設」「指定介護療養型医療施設」を併設する場合，一体的な運営をしていれば兼務でもよい．

2016(平成28)年には全国に300カ所以上が設置され，近年最も増加率が高い地域密着型サービス事業所となっている．今後も看護職が主体的に働く高齢者支援の場として増加が見込まれる．

13 認知症対応型共同生活介護（グループホーム）

2005(平成17)年の介護保険法の改正により，地域密着型サービスの1つに位置づけられた認知症対応型共同生活介護（グループホーム）は，急な勢いで普及し，2015(平成27)年には全国に1万3000カ所を超えている[7]．認知症高齢者が共同生活を営む小規模な生活の場（グループホーム）において，入浴，食事等の世話を受け，食事の支度・掃除・洗濯などを共同で行い，家庭的な落ち着いた雰囲気の中で精神的に安定した生活を送ることができる．5～9人を1つのユニットとする．

設立を社会福祉法人に限らないなど，認可規定が緩やかだったことと，これまでの施設型のサービスよりも認知症高齢者によい効果がみられることが明らかとなり，急増した．さまざまな設立母体があること，家庭的という名のもとに職員の資格がほとんど不問なこと，小規模で密室化しやすい環境などのため，火災，職員による高齢者虐待などの事件も発生し，サービスの質が問題となった．現在は事業者自らによるサービスの自己評価と，都道府県が選定した評価機関による外部評価を公表することが義務づけられた．

認知症対応型共同生活介護は，入居してケアを受けるサービスであるが，それぞれの居室の部屋代や光熱費は，生活費として自己負担である．建物，設備は，事業者の考えにより多様であり，部屋代も数万円～10万円以上と差が大きい．介護にかかわる部分のみが介護保険からの給付である．

職員については，介護福祉士やホームヘルパー養成研修修了者が介護に携わっているところが多いが，認知症高齢者の多数が後期高齢者であり，さまざまな身体合併症をもっていることや広義の看取りケアを含むことから，看護職の配置が望ましい．現在は職員として看護師を配置している場合については，医療連携体制加算を算定できる．

介護保険法[5]により，❶夜勤の義務づけ，❷短期入所，❸医療との連携の強化と看護師1名以上の確保，❹運営推進会議の設置と評価，❺防災・防火のための設備基準強化などが組み入れられた．看護職が，認知症高齢者の健康と生

活の質を支え看護の本質を発揮する場として，発展が期待されている．

14 保健所・市町村保健師による看護

❶ 保健所，市町村の保健活動

保健所，市町村の保健師の活動は，1994（平成6）年に制定された地域保健法[13]に基づいている．保健所と市町村の役割機能は，対象とする住民の範囲や重点的に取り扱う健康問題が異なるが，保健所も市町村も「地域住民の健康を守る」ことをめざし，個々の住民への健康支援とともに，地域の健康問題を解決するためのコーディネートや，健康な地域づくりのための活動を行っている．

❷ 保健所保健師の活動の概要

保健所は，都道府県および政令市，特別区によって設置され，住民の生活と健康を守るための広域的・専門的・技術的拠点としての機能をもつ．保健所は住民の生活と健康を守るための公衆衛生活動の中心的拠点であり，人口動態統計や地域保健に関する情報の収集や分析，上下水道や廃棄物など環境衛生に関すること，歯科保健，精神保健，特定疾患に関すること，エイズ・結核・性病・感染症の予防など幅広い活動を担っている．

保健所保健師は，子どもから高齢者までの幅広い住民を対象に，健康な住民がより健康を高めるための一次予防，疾病の早期発見と早期対応のための二次予防，疾病や障害のある者の再発・悪化予防をめざす三次予防など，さまざまな健康レベルの住民の健康の保持および増進にかかわる．

実際には，住民の健康に関するニーズを拾い上げ，市町村の保健師や地域の保健医療福祉関係者とともに，家庭訪問や健康相談などの直接的な支援から，対応困難な健康問題や災害等による健康危機管理のための体制づくり，患者会・家族会などの組織化，児童虐待防止システムなどの新たな社会資源の創出，市町村の保健福祉職員への研修，地域保健に関する研究などさまざまな活動を行っている．

問題が大きい患者が医療機関から地域に退院するとき，または在宅生活者が現存のサービスでは対応が困難になったときなど，保健所保健師が支援チームに参加することにより，広い視野から新たな解決方法が開けることがある．解決に直結しなかったとしても，他機関から保健所保健師へ地域のニーズを伝えておくことは，後の支援システムづくりにつながる可能性があり意義は大きい．

❸ 市町村保健師の活動の概要

地域保健法により，市町村の「住民の健康の保持増進を推進する責務」が明らかにされ，身近な保健サービスの拠点，かつ健康づくり推進の「場」として，市町村保健センター整備が進められた．保健センターは，住民のための健康相談，健康診査，健康教育やさまざまな健康づくり活動に活用されている*10．

市町村保健師は，母子保健，健康づくり・介護予防事業における，健康相談，健康診査，健康教育などを通じて，健康問題に関する住民の身近な相談者としてかかわるとともに，地域特性を生かした保健計画の策定にかかわる．

また，市町村保健師は，行政における数少な

👆ワンポイント

*10 健康日本21
国民健康づくり運動で2000（平成12）年から開始された．基本理念は「全ての国民が健康で明るく元気に生活できる社会の実現のため，壮年死亡とQOLの低下を軽減することを目指し，一人ひとりが自己の選択に基づいて健康を実現させること，そして，この一人ひとりの取り組みを健康に関連する機能をもった社会の様々な主体が，それぞれの特徴ある機能を生かして支援する環境をつくり，全体の健康づくりが総合的に推進されること」である．

い健康支援の専門職であり，高齢者保健福祉計画，介護保険計画，障害者プラン*11などの計画策定に参画し，住民のニーズを施策に反映させる役割を担う．

　高齢者の健康づくり，ならびに介護保険サービスの計画と評価においても，保健師は日ごろの保健事業で得た情報や健康課題を提供し，介護支援専門員や福祉職や住民とともに，地域の高齢者の生活と健康を守るシステムがよりよいものとなるよう努めている．

15　地域包括支援センター

　地域包括支援センターは，誰もが住み慣れた地域でその人らしく最期まで過ごせるような「地域包括ケアシステム」を実現するための中心的な機関である．地域の高齢者の総合相談，権利擁護や地域の支援体制づくり，介護予防の必要な援助などを行い，高齢者の保健医療の向上および福祉の増進を包括的に支援している．

　介護保険法[5]により，予防重視型システム，新たなサービス体系の確立，サービスの質の確保・向上が掲げられ設置された．地域包括支援センターは，市町村が，日常生活圏ごとの人口2～3万人（中学校区）に1カ所設置する．2012（平成24）年には，全国で約4300カ所が設置され，ブランチ（支所）を含めると7000カ所以上となっている．地域包括支援センターの職員は，❶保健師（または地域ケアに経験のある看護師），❷社会福祉士（総合相談等を担当），❸主任ケアマネジャー（地域のケアマネジャー支援等を担当）からなり，連携して業務に当たる．

　地域包括支援センターの主な機能は，❶総合相談事業，❷虐待の早期発見・防止などの権利擁護，❸包括的・継続的なケアマネジメント，❹介護予防ケアマネジメントである．

　地域包括支援センターにおける，看護職の職務は，❶介護予防と対象者を適切に結びつけること，❷社会福祉協議会，町内会，民生委員，NPO法人などと連携しながら，インフォーマルなサービスも有効に活用すること，❸市町村の保健師との連絡を密に取り，市町村の保健サービスを活用し，健康づくり・生活習慣病予防の側面からも介護予防を図ること，❹地域の特性をふまえて，必要とされるサービス・事業を関連機関と協働して創出すること，❺要介護状態にならないような地域環境づくりである．

［工藤禎子］

引用文献

1) 厚生労働省：就業保健師・助産師・看護師・准看護師数. http://www.mhlw.go.jp/toukei/youran/data26k/2-51.xls. （2017年4月アクセス）
2) 社会福祉実践理論学会：社会福祉実践基本用語辞典. p62, 川島書店, 1989.
3) 社団法人全国有料老人ホーム協会：平成24年度制度改正後の有料老人ホームに関する実態調査及び契約等に関する調査研究報告書. 2013.
4) 日本看護協会編：介護施設の看護実践ガイド. 医学書院, 2013.
5) 門脇豊子, 清水嘉与子, 森山弘子編：「介護保険法」看護法令要覧平成28年版. 日本看護協会出版会, 2016.
6) 総務省統計局：介護保険施設数―定員（病床数），都道府県―指定都市・中核市（再掲），施設の種類別. http://www.e-stat.go.jp/SG1/estat/GL08020103.do?_toGL08020103_&listID=000001158283&requestSender=dsearch. （2017年4月アクセス）
7) 厚生労働省・政府統計参事官付社会統計室：平成27年介護サービス施設・事業所調査の概況. http://www.mhlw.go.jp/toukei/saikin/hw/kaigo/service15/dl/gaikyo.pdf（2017年4月アクセス）
8) 門脇豊子, 清水嘉与子, 森山弘子編：医療法. 看護法令要覧平成28年版. 日本看護協会出版会, 2016.
9) 厚生労働統計協会：医療計画, 国民衛生の動向2015/2016. 厚生の指標62(9)：191, 2015.
10) 日本訪問看護財団監：訪問看護ステーション開設・運営・評価マニュアル, 第3版. 日本看護協会出版会, 2016.
11) 厚生労働省：訪問看護ステーションの事業運営に関する調査報告. http://www.mhlw.go.jp/iken/after-service-vol15/dl/after-service-vol15_2.pdf（2017年4月アクセス）
12) 厚生労働省：看護小規模多機能型居宅介護の概要. http://www.mhlw.go.jp/file/06-Seisakujouhou-12300000-Roukenkyoku/0000091119.pdf （2017年4月アクセス）
13) 門脇豊子, 清水嘉与子, 森山弘子編：地域保健法. 看護法令要覧平成28年版. 日本看護協会出版会, 2016.

ワンポイント

＊11 新障害者プラン
1996（平成8）年度に設定された障害者プラン～ノーマライゼーション7か年戦略～では，障害者の地域参加，社会的自立，QOL向上，バリアフリー化などの対策の数値目標が示された．2003（平成15）年度からこれをひき継ぐ新障害者プランが実施されることとなった．

第 3 章

高齢者看護の方法

第3章 高齢者看護の方法

Section 1 高齢者の包括的アセスメント

> **Point** ✓ 本章では，高齢者アセスメントの意義および高齢者の包括的アセスメントの具体的な内容と方法を理解する．

1 高齢者アセスメントの意義

　老年期に生じる身体的機能の低下は，生活環境や生活習慣，社会的背景などに影響を受けやすく，個人差も大きい．老年期は身体的機能の低下が進み，恒常性を維持する機能や予備力の低下が生じるため，正常域が狭く，正常か異常かの判断が難しくなる．

　高齢者への看護を行ううえでは，**身体的側面，心理的側面，社会的側面**と高齢者と家族の生活を包括的にアセスメントすることが大切である．それにより高齢者を全人的にとらえて，日常生活の自立を支えるための多角的なケアニーズを明確化することができる．これら1つひとつのケアニーズに対して，**多職種チーム**を作り，多様な観点からの包括的な支援を行うことが高齢者ケアでは特に重要である．

2 高齢期の心身機能変化の意味とその評価

　心身機能を把握し，看護問題を明確化するために，以下のような情報を収集し，評価を行う．

1 フィジカルアセスメント

　系統的な問診により，疾患や症状，既往歴や家族歴などを収集する．視診では，顔色や姿勢，身体可動性などを観察する．聴診では，胸部や腹部を体外から聴診器などを用いて判断する．触診では，手で触れて，皮膚や腹部などの状態，硬さ，振動などを観察する．打診では，身体の表面を軽く叩き，生じる音から身体内部の状態を把握する．

　高齢者の機能評価では，**できる点**にも目を向ける．また，疾患や身体症状により生じる影響は，心身社会面，日常生活面の観点から広く検討する．高齢者のバイタルサインズや血液検査の結果などの判断には，成人の標準値をあてはめられない場合があるため，正常と異常の判断には標準値との比較のみでなく，個別の経過をみて行うことも必要である．

2 呼吸・循環器系

　息切れ，慢性の咳，痰など，呼吸器系の症状を観察する．高齢者では血圧の日内変動があり，左右差がみられることもある．また，起立性低血圧を起こしやすい．大動脈弁，肺動脈弁，三尖弁，僧帽弁の閉鎖不全による心雑音，不整脈も生じやすい．

3 消化器系

　腸蠕動の低下による便秘，胃液分泌の低下による胸やけ，逆流性食道炎，また，嚥下機能の低下により誤嚥などが起こりやすい．

4 運動器系

　四肢筋力の低下，左右の握力差が生じやすい．関節可動域の低下，前傾姿勢，姿勢の左右のアンバランス，ふらつき，転倒などを生じやすい．

5 皮膚

　加齢に伴い，皮脂・セラミド，NMF（Natural moisturizing factor，自然保湿因子）の低下，皮膚角質層の薄化，ホルモン分泌低下の影響により皮脂分泌機能の衰退が生じ，**ドライスキン**を生じやすい．また，皮膚の脆弱性により出血や傷が生じやすく，**老人性紫斑**[*1]が生じることがある．皮膚の乾燥による亀裂，落屑も起こりやすい．ドライスキンにより皮膚のバリア機能が破綻した状態は，水分保持機能が衰退し，皮膚の瘙痒感を生じやすい．瘙痒感は就寝時に生

じやすいため，睡眠の妨げにもつながる．

爪は成長速度が遅くなり，黄変し，光沢を失う．爪が薄くなり，亀裂を生じやすくなる．足の爪は肥厚する．毛髪では，色素の脱灰から，白髪化が進む．腋毛，恥毛は細くなり，数も減少する．眉毛，鼻毛，耳毛は粗くなる．女性では，顔面の毛が増加することがある．

皮膚の観察を通して，虐待のサイン（表1）を見落とすことがないように留意する．身体に複数のあざや傷がある，身体や皮膚から異臭がする，爪や髪が伸びている，褥瘡がある場合など，**身体的虐待やネグレクト（世話の放棄）のサイン**とみることができる．

6 排泄・失禁

腎機能の低下により，日中よりも夜間尿量が増え，夜間頻尿を起こしやすい．尿失禁がある場合，どのようなときに尿が漏れるのか，尿の漏れで困ったことがあるかどうかを確認する．男性では，前立腺肥大の有無，排尿に時間がかかるか，尿の勢いや出方，排尿時痛，残尿感などを確認する．

薬物では，利尿薬，抗コリン薬，膀胱平滑筋弛緩薬などの使用を確認する．トイレの場所や排泄動作の理解が困難なことによる失禁がある場合，認知機能の評価をあわせて行う．

高齢者の排便については，排便習慣，便秘，下痢など排便障害が起こることがある．**ブリストル便性状スケール**（p207，表2参照）を用いることで，便の状態を判断する．

7 栄養状態

食欲，咀嚼力，唾液分泌量，味覚，嗜好，食事摂取回数と時間，摂取量，食品バランス，調理担当者，食事をともにする人の有無，1年間の体重増減量を収集する．

身長と体重から，BMI［体重(kg)／身長(m)の2乗］18.5未満，または，半年の間に体重が2〜3kg減少した場合は，低栄養のリスクがあるとみなす．

8 感覚器

個人差はあるものの，加齢とともに**視力や視覚は低下する**．日常生活上，視力や視野，色覚で問題になることはないか，本人と家族に聴取する．

聴力は，高齢者では高音域の聴力から低下し，徐々に低音域も低下する（p41，図5参照）．本人は聴力低下に気づいていないことも多いため，聞き返しや聞き間違いが増えることがある．

味覚では，老年期は全般的に低下するが，個人差がある．嗅覚では，加齢に伴う嗅細胞の減少により，においの識別が難しくなるといわれている．日常生活で，食品のにおいや腐敗臭をかぎ分けられているかを確認する．

9 睡眠

ノンレム睡眠が減って，浅い**レム睡眠**が増える（図1）ため，夜間に覚醒しやすくなる．また，認知症高齢者では，睡眠・覚醒・体内時計の調節にかかわる神経伝達物質の量が変化し，睡眠障害となる危険性が高いといわれている[1]．

3 高齢者の心身社会的アセスメント（高齢者総合的機能評価）

高齢者に対する医療や看護ケアは全身的かつ包括的であることが大切である．高齢者は疾患の影響に伴って，生活機能が低下しやすいため，単に臓器や身体機能の障害に焦点をあてるのではなく，常に日常生活や社会的な機能の維持を考慮して，総合的な視点で行うことが重要である．**高齢者総合的機能評価**（Comprehensive Geriatric Assessment：CGA）はこの観点に立ち，高齢者を包括的にアセスメントする方法である（図2）．

CGAは，1935年にイギリスの医師によって始められた．その後1984年，アメリカの医師

> **ワンポイント**
>
> ＊1 老人性紫斑
> 毛細血管は動脈と静脈をつなぐ細い血管で，壁が薄く一層の内皮細胞で構成されている．皮膚や血管の加齢性変化により強度が低下するために生じることがある．

表1 高齢者虐待発見チェックリスト（抜粋）

虐待が疑われる場合の『サイン』として，以下のものがあります．複数のものにあてはまると，疑いの度合いはより濃くなってきます．これらはあくまで例示ですので，この他にもさまざまな『サイン』があることを認識しておいてください．

《身体的虐待のサイン》

チェック欄	サ　イ　ン　例
	身体に小さなキズが頻繁にみられる．
	太腿の内側や上腕部の内側，背中等にキズやみみずばれがみられる．
	回復状態がさまざまな段階のキズ，あざ等がある．
	頭，顔，頭皮等にキズがある．
	臀部や手のひら，背中等に火傷や火傷跡がある．
	急におびえたり，恐ろしがったりする．
	「怖いから家にいたくない」等の訴えがある．
	キズやあざの説明のつじつまが合わない．
	主治医や保健，福祉の担当者に話すことや援助を受けることを躊躇する．
	主治医や保健，福祉の担当者に話す内容が変化し，つじつまがあわない．

《心理的虐待のサイン》

	かきむしり，噛み付き，ゆすり等がみられる．
	不規則な睡眠（悪夢，眠ることへの恐怖，過度の睡眠等）を訴える．
	身体を萎縮させる．
	おびえる，わめく，泣く，叫ぶなどの症状がみられる．
	食欲の変化が激しく，摂食障害（過食，拒食）がみられる．
	自傷行為がみられる．
	無力感，あきらめ，投げやりな様子になる．
	体重が不自然に増えたり，減ったりする．

（東京都福祉保健局：東京都高齢者虐待対応マニュアル．2006より一部抜粋）

図1 高齢者の睡眠と若年者の睡眠の比較

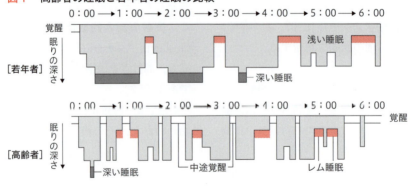

がCGAは生命予後や機能予後を改善するための評価手法であることを発表し，それ以来，急速に広まった[2]．CGAを行うことで生存期間の延長や，在宅生活を継続する者が多くなり，施設入所者数は有意に少なくなることが示され[3]，エビデンスのあるアセスメント手法である．わが国にはCGAは1990年初めから導入されるようになり，主として老年科などで導入されている．

CGAは，高齢者の機能を包括的に評価し，

図2　CGAの考え方

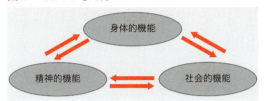

表2　CGAの利点

- 治療可能な状況の早期発見
- 過剰な薬剤の整理
- リハビリテーションサービスへの紹介
- より適切な社会サービスの紹介
- 患者満足度の向上
- ナーシングホームへの入所を防ぐこと
- 認知機能の維持・改善
- 身体的・精神的・社会的状況の改善
- 再入院の予防

(文献2, 4)より作成

表3　高齢者総合的機能評価(CGA)の評価領域, 評価項目, 評価尺度

領域	評価項目	評価尺度の例
日常生活機能		
● Basic ADL(BADL) (基本的ADL)	食事, 歩行, 移動, 排泄, 更衣, 整容, 入浴	● Berthel Index(バーセルインデックス) ● Katz Index(カッツインデックス) ● Functional Independence Measure(FIM)(機能的自立度評価法)
● Instrumental ADL(IADL) (手段的ADL)	電話, 買い物, 調理, 洗濯, 服薬管理, 旅行, 社会活動	● Lawton IADL 尺度
● 転倒・バランス	過去6カ月以内の転倒経験, 歩行動作, 姿勢反射, 柔軟性	● Timed Up & Go テスト(TUG) ● Functional Reach(FR)
● 視力	視力, 視覚	
● 聴力	純音聴力, 語音聴力	● 聴力検査
● 言語機能	発語, 構音	● 標準失語症検査(SLTA : Standard Language Test of Aphasia) ● 構音障害評価
● 栄養状態	身長, 体重	● BMI(Body Mass Index)
● 服薬管理	服薬中の処方薬の名称, 非処方薬の名称	
精神的機能		
● 認知	認知症の程度	● 改訂長谷川式簡易知能評価スケール(HDS-R) ● MMSE(Mini-Mental State Examination) ● Clinical Dementia Rating (CDR-J) ● FAST 分類
● 認知症の行動・心理症状 (BPSD)	認知症の行動・心理症状	● Dementia Behavior Disturbance Scale(DBD スケール) ● Delirium Screening Tool (DST) ● Memorial Delirium Assessment Scale (MDAS)
● 情緒	抑うつ	● Geriatric Depression Scale 15 (GDS 15)
	意欲	● Vitality Index
	QOL	● WHO QOL26 ● SF-36
社会的評価		
● 社会的機能	居住環境	
	家族構成	
	介護者・介護負担	● Zarit 介護負担尺度日本語版
	高齢者虐待	● 高齢者虐待リスク評価
	経済状態	

(諸資料を元に作成)

それに応じたケアを実施することで, 高齢者と家族のQOL(Quality of Life)を改善することを目的としている. CGAを用いることで, 治療可能な状況を早期に発見するほか, さまざまな利点が示されている(表2). 評価する領域は, 身体的機能を含む日常生活機能, および認知機能など精神的機能, 社会的機能である(表3).

各機能を評価する尺度は信頼性・妥当性などが確立されているものを各機関で統一して用いる. このことにより, 高齢者ケアチームの多職種メンバーが共通理解と情報共有を行うことができる.

❶ 日常生活機能

1 基本的日常生活動作(BADL)

基本的日常生活動作(Basic activities of daily living: BADL)を評価し, 自立の程度を

表4　Barthel Index(バーセルインデックス)

		点数	質問内容
1	食事	10	自立. 必要に応じて自助具を使用して, 食物を切ったり, 調味料をかけたりできる
		5	食物を切ってもらう必要があるなど, ある程度介助を要する
		0	上記以外
2	車いすとベッド間の移動	15	移動のすべての段階が自立している(ブレーキやフットレストの操作を含む)
		10	移動の動作のいずれかの段階で最小限の介助や, 安全のための声かけ, 監視を要する
		5	移動に多くの介助を要する
		0	上記以外
3	整容	5	手洗い, 洗顔, 髪梳き, 歯磨き, ひげそりができる
		0	上記以外
4	用便動作	10	用便動作(便器への移動, 衣服の始末, 拭き取り, 水洗操作)が介助なしにできる
		5	安定な姿勢保持や衣服の着脱, トイレットペーパーの使用などに介助を要する
		0	上記以外
5	入浴	5	すべての動作を他人の存在なしに遂行できる(浴槽使用でもシャワーでもよい)
		0	上記以外
6	平地歩行	15	少なくとも45m, 介助や監視なしに歩ける(補助具や杖の使用は可. 車輪付き歩行器は不可)
		10	最小限の介助や監視下で少なくとも45m歩ける
		5	歩行不可能だが, 自力で車いすを駆動し少なくとも45m進める
		0	上記以外
7	階段昇降	10	1階分の階段を介助や監視なしに安全に上り下りできる(手すりや杖の使用は可)
		5	介助や監視を要する
		0	上記以外
8	更衣	10	すべての衣服(靴の紐結びやファスナーの上げ下ろしも含む)の着脱ができる(治療用の補装具の着脱も含む)
		5	介助を要するが, 少なくとも半分以上は自分で, 標準的な時間内にできる
		0	上記以外
9	排便コントロール	10	随意的に排便でき, 失敗することはない. 坐薬の使用や浣腸も自分でできる
		5	時に失敗する. もしくは坐薬の使用や浣腸は介助を要する
		0	上記以外
10	排尿コントロール	10	随意的に排尿できる. 必要な場合は尿器も使える
		5	時に失敗する. もしくは尿器の使用などに介助を要する
		0	上記以外

(鳥羽研二監：高齢者総合的機能評価ガイドライン. p136, 厚生科学研究所, 2003. より)(Mahoney FI, Barthel D: Functional evaluation: The Barthel Index. Maryland State Medical Journal 14：56-61, 1965. より)

表5 Katz Index（カッツインデックス）

A	食事，排尿・排便自制，移乗，トイレに行く，更衣および入浴のすべてにおいて自立
B	上記の1つを除いてすべて自立
C	入浴および他の1つを除いてすべて自立
D	入浴，更衣および他の1つを除いてすべて自立
E	入浴，更衣，トイレに行くおよび他の1つを除いてすべて自立
F	入浴，更衣，トイレに行く，移乗および他の1つを除いてすべて自立
G	6つの活動すべてに介助を要する
その他	2つ以上の活動で介助を要するが，上記のC，D，E，Fに分類できない

（鳥羽研二監：高齢者総合的機能評価ガイドライン．p137，厚生科学研究所，2003．より）（Katz S, Ford AB, Moskowitz RW, et al: Studies of Illness in the Aged. The Index of ADL: A Standard Measure of Biological and Psychosocial Function. JAMA 185：914-919, 1963．より）

表6 FIM（Functional Independence Measure）

介助量		内容
7	完全自立	補助具または介助なしに適度な時間内に自立して安全に行える
6	修正自立	時間が掛かる．補助具を使用．服薬している．安全性の配慮が必要
5	監視または準備	監視・準備・指示・促しが必要．介助は10％未満
4	最小介助	手で触れる以上の介助は必要なし．75％以上90％未満自分で行う
3	中等度介助	手で触れる以上の介助が必要．50％以上75％未満自分で行う
2	最大介助	25％以上50％未満自分で行う
1	全介助	25％未満しか自分で行わない

（Keith RA, Granger CV, Hamilton BB, et al: The functional independence measure: a new tool for rehabilitation. Adv Clin Rehabil 1：6-18, 1987．より）

表7 手段的日常生活動作（IADL）尺度

項目	採点男性	女性	項目	採点男性	女性
A 電話を使用する能力			E 洗濯		
1. 自分から電話をかける（電話帳を調べたり，ダイアル番号を回すなど）	1	1	1. 自分の洗濯は完全に行う		1
2. 2，3のよく知っている番号をかける	1	1	2. ソックス，靴下のゆすぎなど簡単な洗濯をする		1
3. 電話に出るが自分からかけることはない	1	1	3. 全て他人にしてもらわなければならない		0
4. 全く電話を使用しない	0	0	F 移送の形式		
B 買い物			1. 自分で公的機関を利用して旅行したり自家用車を運転する	1	1
1. 全ての買い物は自分で行う	1	1	2. タクシーを利用して旅行するが，その他の公的輸送機関は利用しない	1	1
2. 小額の買い物は自分で行える	0	0	3. 付き添いがいたり皆と一緒なら公的輸送機関で旅行する	1	1
3. 買い物に行くときはいつも付き添いが必要	0	0	4. 付き添いか皆と一緒で，タクシーか自家用車に限り旅行する	0	0
4. 全く買い物はできない	0	0	5. まったく旅行しない	0	0
C 食事の準備			G 自分の服薬管理		
1. 適切な食事を自分で計画し準備し給仕する		1	1. 正しいときに正しい量の薬を飲むことに責任が持てる	1	1
2. 材料が供与されれば適切な食事を準備する		0	2. あらかじめ薬が分けて準備されていれば飲むことができる	0	0
3. 準備された食事を温めて給仕する，あるいは食事を準備するが適切な食事内容を維持しない		0	3. 自分の薬を管理できない	0	0
4. 食事の準備と給仕をしてもらう必要がある		0	H 財産取り扱い能力		
D 家事			1. 経済的問題を自分で管理して（予算，小切手書き，掛金支払い，銀行へ行く）一連の収入を得て，維持する	1	1
1. 家事を一人でこなす，あるいは時に手助けを要する（例：重労働など）		1	2. 日々の小銭は管理するが，預金や大金などでは手助けを必要とする	1	1
2. 皿洗いやベッドの支度などの日常的仕事はできる		1	3. 金銭の取り扱いができない	0	0
3. 簡単な日常的仕事はできるが，妥当な清潔さの基準を保てない		1			
4. 全ての家事に手助けを必要とする		1			
5. 全ての家事にかかわらない		0			

採点法は各項目ごとに該当する右端の数値を合計する（男性0〜5点，女性0〜8点）
（Lawton MP, Brody EM: Assessment of older people: Self-Maintaining and instrumental activities of daily living. Gerontologist 9（3 Part 1）：179-186, 1969．より）

評価・判断する．Barthel Index（バーセルインデックス）[5]（表4），Katz Index（カッツインデックス）[6]（表5），FIM（Functional Independence measure）[7]などを用いることが多い．

Barthel Indexでは，食事，車いすからベッドへの移動をはじめとした「できるADL」を評価する．合計は0点（最低点）から100点（最高点）に分布する（表4）．

Katz Indexは，入浴，更衣など6項目の動作の自立度を評価する（表5）．

FIM（機能的自立度評価表）[7]は，セルフケアの状態（食事動作，整容動作，清拭・入浴動作，更衣，トイレ動作），排泄コントロール，移乗，移動，コミュニケーション，社会認知の項目について，手助けが必要な程度を7（完全自立）から1（25％未満しか自分で行わない）の7段階で評価する（表6）．FIMは実際に「している」状況を記録することで，介助量を測定していく．生活を営んでいくために必要最小限の項目を把握するために用いられる[8]．

2 手段的日常生活動作（IADL）

手段的日常生活動作（Instrumental activities of daily living：IADL）とは，「道具」を使用したADLのことで，日常生活を送るうえでの基本的な自立の状態を把握するうえで重要である．IADLの評価には，Lawtonら[9]のIADL尺度などを用いる（表7）．電話を使用する能力，買い物，食事の準備など，「自分で完全に行える」「簡単なことはできるが完全には行えない」などの段階で評価する．男女の性別によって，評価項目が異なり，女性では，食事の準備，家事，洗濯が評価項目に含まれるが，男性ではこれらは含まれない．そのため，合計点も男性は0～5点，女性は0～8点となっている．

3 転倒・バランス

過去6カ月以内の転倒経験，歩行能力，姿勢反射，柔軟性などを評価する．転倒経験者には，転倒場所，時間，転倒した状況，転倒後のけが，治療などを収集する．

Timed Up & Go（TUG）テストは，歩行・移動能力，バランス能力，敏捷性，一連の動作を円滑に行えるかなどにより，移動能力や運動器の安定性を評価する指標である（図3）．高齢者の平均は8～11秒である[10]．日本運動器学会では，カットオフ値を11秒[11]としており，それを上回る場合，運動器不安定症としている．

ファンクショナルリーチ（Functional Reach：FR）は，自然な立位姿勢から，膝を曲げずに上肢をできるかぎり前方へ移動（リーチ）させて，その到達距離（FR距離）を測定するもので，身体の動的バランスを評価する（図4）．25cm以上の高齢者に対し，15cm未満の高齢者は転倒の危険が4倍あるとされている[12]．

4 視力・聴力

視力では，視力，視野，光覚，両眼視，色覚，調節力などを評価する．

聴力は，防音室でヘッドホンを両耳に当て，100～8000Hzの高さの異なる音の聞こえを左右で評価する純音聴力と，言葉の聞き取りの能力（語音聴力）を評価する．

5 言語・会話能

老年期には，大脳言語野の障害などにより，

図3　Timed Up & Go テスト

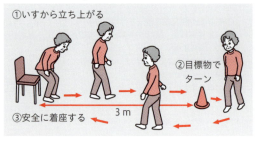

図4　ファンクショナルリーチ

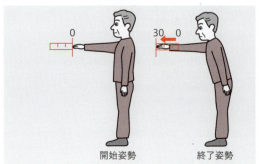

表8　簡易栄養状態評価表（MNA:Mini Nutritional Assessment）

簡易栄養状態評価表
Mini Nutritional Assessment
MNA®

Nestlé Nutrition Institute

氏名：　　　　　　　　　　　　性別：

年齢：　　　　　体重：　　　　kg　身長：　　　　cm　調査日：

スクリーニング欄の□に適切な数値を記入し、それらを加算する。11ポイント以下の場合、次のアセスメントに進み、総合評価値を算出する。

スクリーニング

A 過去3ヶ月間で食欲不振、消化器系の問題、そしゃく・嚥下困難などで食事量が減少しましたか？
- 0 = 著しい食事量の減少
- 1 = 中等度の食事量の減少
- 2 = 食事量の減少なし

B 過去3ヶ月間で体重の減少がありましたか？
- 0 = 3kg 以上の減少
- 1 = わからない
- 2 = 1〜3kg の減少
- 3 = 体重減少なし

C 自力で歩けますか？
- 0 = 寝たきりまたは車椅子を常時使用
- 1 = ベッドや車椅子を離れられるが、歩いて外出はできない
- 2 = 自由に歩いて外出できる

D 過去3ヶ月間で精神的ストレスや急性疾患を経験しましたか？
- 0 = はい　2 = いいえ

E 神経・精神的問題の有無
- 0 = 強度認知症またはうつ状態
- 1 = 中程度の認知症
- 2 = 精神的問題なし

F BMI 体重 (kg) ÷ [身長 (m)]²
- 0 = BMI が 19 未満
- 1 = BMI が 19 以上、21 未満
- 2 = BMI が 21 以上、23 未満
- 3 = BMI が 23 以上

スクリーニング値：小計（最大：14 ポイント）　□
- 12-14 ポイント：　栄養状態良好
- 8-11 ポイント：　低栄養のおそれあり (At risk)
- 0-7 ポイント：　低栄養

「より詳細なアセスメントをご希望の方は、引き続き質問 G〜R におすすみください。」

アセスメント

G 生活は自立していますか（施設入所や入院をしていない）
- 1 = はい　0 = いいえ

H 1日に4種類以上の処方薬を飲んでいる
- 0 = はい　1 = いいえ

I 身体のどこかに押して痛いところ、または皮膚潰瘍がある
- 0 = はい　1 = いいえ

Ref. Vellas B, Villars H, Abellan G, et al. Overview of MNA® - Its History and Challenges. J Nut Health Aging 2006; 10: 456-465.
Rubenstein LZ, Harker JO, Salva A, Guigoz Y, Vellas B. Screening for Undernutrition in Geriatric Practice: Developing the Short-Form Mini Nutritional Assessment (MNA-SF). J. Geront 2001; 56A: M366-377.
Guigoz Y. The Mini-Nutritional Assessment (MNA®) Review of the Literature – What does it tell us? J Nutr Health Aging 2006; 10: 466-487.
® Société des Produits Nestlé, S.A., Vevey, Switzerland, Trademark Owners
© Nestlé, 1994, Revision 2006. N67200 12/99 10M
さらに詳しい情報をお知りになりたい方は、
www.mna-elderly.com にアクセスしてください。

J 1日に何回食事を摂っていますか？
- 0 = 1回
- 1 = 2回
- 2 = 3回

K どんなたんぱく質を、どのくらい摂っていますか？
- ・乳製品（牛乳、チーズ、ヨーグルト）を毎日1品以上摂取　　はい □　いいえ □
- ・豆類または卵を毎週2品以上摂取　　　　　　　　　　　　　はい □　いいえ □
- ・肉類または魚を毎日摂取　　　　　　　　　　　　　　　　　はい □　いいえ □
- 0.0 = はい、0〜1つ
- 0.5 = はい、2つ
- 1.0 = はい、3つ

L 果物または野菜を毎日2品以上摂っていますか？
- 0 = いいえ　1 = はい

M 水分（水、ジュース、コーヒー、茶、牛乳など）を1日どのくらい摂っていますか？
- 0.0 = コップ 3 杯未満
- 0.5 = 3 杯以上 5 杯未満
- 1.0 = 5 杯以上

N 食事の状況
- 0 = 介護なしでは食事不可能
- 1 = 多少困難ではあるが自力で食事可能
- 2 = 問題なく自力で食事可能

O 栄養状態の自己評価
- 0 = 自分は低栄養だと思う
- 1 = わからない
- 2 = 問題ないと思う

P 同年齢の人と比べて、自分の健康状態をどう思いますか？
- 0.0 = 良くない
- 0.5 = わからない
- 1.0 = 同じ
- 2.0 = 良い

Q 上腕（利き腕ではない方）の中央の周囲長(cm)：MAC
- 0.0 = 21cm 未満
- 0.5 = 21cm 以上、22cm 未満
- 1.0 = 22cm 以上

R ふくらはぎの周囲長 (cm)：CC
- 0 = 31cm未満
- 1 = 31cm以上

評価値：小計（最大：16 ポイント）　□□
スクリーニング値：小計（最大：14 ポイント）　□□
総合評価値（最大：30 ポイント）　□□

低栄養状態指標スコア

- 24〜30 ポイント　□　栄養状態良好
- 17〜23.5 ポイント　□　低栄養のおそれあり (At risk)
- 17 ポイント未満　□　低栄養

言葉を聴く，話す，読む，書くことに何らかの機能低下が生じることがあり，これを**失語症**と呼んでいる．失語症では，**標準失語症検査**(Standard Language Test of Aphasia：**SLTA**)が代表的な検査であり，聴く，話す，読む，書く，計算の5大項目を評価して，失語症のタイプを鑑別してリハビリテーションをすすめている．

6 栄養状態

老年期の栄養状態スクリーニングでは，**簡易栄養状態評価表**(Ｍｉｎｉ Ｎｕｔｒｉｔｉｏｎａｌ Assessment：**MNA**)(表8)などを用いる．

ほかに身長，体重から肥満度，BMI(Body mass index)を評価する．皮下脂肪厚，血液生化学検査によるアルブミン値，血清総タンパクなども栄養状態の指標になる．

7 薬剤管理

高齢者では，薬物が複数処方されていることも多い．処方薬の種類，作用，使用方法，注意点の理解度を評価し，残薬の状況などから薬剤の自己管理状態を評価する．

表9 改訂長谷川式簡易知能評価スケール(HDS-R)

(検査日： 年 月 日)		(検査者：)
氏名：	生年月日： 年 月 日	年齢： 歳
性別：男／女	教育年数(年数で記入)： 年	検査場所
DIAG：	(備考)	

1	お歳はいくつですか？（2年までの誤差は正解）		0 1
2	今日は何年の何月何日ですか？ 何曜日ですか？ (年月日，曜日が正解でそれぞれ1点ずつ)	年 月 日 曜日	0 1 0 1 0 1 0 1
3	私たちがいまいるところはどこですか？ (自発的にでれば2点，5秒おいて家ですか？ 病院ですか？ 施設ですか？ のなかから正しい選択をすれば1点)		0 1 2
4	これから言う3つの言葉を言ってみてください．あとでまた聞きますのでよく覚えておいてください． (以下の系列のいずれか1つで，採用した系列に○印をつけておく) 1：a) 桜 b) 猫 c) 電車 2：a) 梅 b) 犬 c) 自動車		0 1 0 1 0 1
5	100から7を順番に引いてください．(100-7は？，それからまた7を引くと？と質問する．最初の答えが不正解の場合，打ち切る)	(93) (86)	0 1 0 1
6	私がこれから言う数字を逆から言ってください．(6・8・2，3・5・2・9を逆に言ってもらう．3桁逆唱に失敗したら，打ち切る)	2・8・6 9・2・5・3	0 1 0 1
7	先ほど覚えてもらった言葉をもう一度言ってみてください． (自発的に回答があれば各2点，もし回答がない場合以下のヒントを与え正解であれば1点) a) 植物 b) 動物 c) 乗り物		a: 0 1 2 b: 0 1 2 c: 0 1 2
8	これから5つの品物を見せます．それを隠しますのでなにがあったか言ってください． (時計，鍵，タバコ，ペン，硬貨など必ず相互に無関係なもの)		0 1 2 3 4 5
9	知っている野菜の名前をできるだけ多く言ってください．（答えた野菜の名前を右欄に記入する．途中で詰まり，約10秒間待ってもでない場合にはそこで打ち切る）0〜5=0点，6=1点，7=2点，8=3点，9=4点，10=5点		0 1 2 3 4 5
		合計得点	

(大塚俊男・他監：高齢者のための知的機能検査の手引き．ワールドプランニング，1998．より)

❷ 精神的機能

1 認知機能

高齢者では，認知機能のスクリーニング検査により，認知機能を評価する．代表的なスクリーニング検査を示す．**改訂長谷川式簡易知能評価スケール(HDS-R)** は，わが国で開発された認知症スクリーニングテストである長谷川式簡易知能評価スケールを1991年に改訂したものである(表9)．20～30点：異常なし，16～19点：認知症の疑いあり，11～15点：中程度の認知症，5～10点：やや高度の認知症，0～4点：高度の認知症と判定する．

Mini-Mental State Examination (MMSE) は，入院患者用の認知機能の障害の測定を目的として，1975年にFolsteinら[13]が開発したものである(表10)．27～30点は異常なし，22～26点は軽度認知症の疑いもあるとされ，21点以下ではどちらかというと認知症の疑いが強いと判定される．

Clinical Dementia Rating (CDR) は，認知症の重症度をスクリーニングする方法で，記憶，見当識，判断力と問題解決，社会適応，家族状況および趣味，介護状況の6項目を患者や周囲の人からの情報により評価する(表11)．それらを総合して「健康(CDR 0)」「認知症疑い(CDR0.5)」「軽度認知症(CDR 1)」「中等度認知症(CDR 2)」「高度認知症(CDR 3)」の5段階で評価する[14, 15]．

FAST分類(Functional Assessment Staging of Alzheimer's Disease) は，具体的な症状をもとにして，アルツハイマー型認知症の進行経過を正常から重度までの7段階に分類したものである(表12)[16, 17]．

2 認知症の行動・心理症状

認知症をもつ者の行動・心理症状を**BPSD (Behavioral and Psychological Symptoms of Dementia)** という．BPSDは，必ずしも出現する症状ではなく，認知症の種類や，置かれている環境により左右されるといわれている．

DBDスケール(Dementia Behavior Disturbance Scale，認知症行動障害尺度)は，Baumgartenらによって開発され，溝口ら[18]によって内的整合性などが検証された尺度である(表13)．各項目について「まったくない(0点)」「ほとんどない(1点)」「ときどきある(2点)」「よくある(3点)」「常にある(4点)」の5段階で評価し，総得点(最高112点)を算出し，行動上の障害の頻度を評価する．

Delirium Screening Tool (DST) は，せん妄のスクリーニングツールである．意識・覚醒・環境認識のレベル7項目，認知の変化2項目，症状の変動2項目の計11項目を評価する[19]．

Memorial Delirium Assessment Scale (MDAS) は，せん妄の重症度評価のための尺度であり，意識障害，見当識障害，短期記憶障害，順唱・逆唱の障害，注意の集中と注意の転換の障害，思考障害，知覚障害，妄想，精神運動抑制もしくは精神運動興奮，睡眠覚醒リズムの障害の10項目を評価する(表14)[20]．

3 うつ，不安

老年期は身近な人との死別，社会的役割の喪失など，気分がふさぐ，意欲の低下など，うつを招きやすい．

Geriatric depression scale 15 (GDS15) は，Yesavage[21]が開発した，高齢者のうつをスクリーニングする評価指標である(表15)．当初30項目であったが，その後15項目，5項目の短縮版が開発されている．GDS15では，5点以上がうつ傾向，10点以上がうつ状態と判定される．

4 意欲

意欲とは，物事を積極的に行おうとする気持ちのことである．高齢者の意欲低下は身体活動性の低下や食欲の低下につながりやすいため評価する．高齢者の意欲を評価するスケールに，**Vitality Index**[2]がある(表16)．

5 生活の質(QOL)

高齢者の生活の質の評価では，**WHO QOL26**があり，「身体的領域」「心理的領域」「社会関係」「環境」の4つの領域のQOLと全体QOLを評価できる[22]．

表10 Mini-Mental State Examination（MMSE）

検査日：200　年　月　日　曜日　　施設名：_____　　　得点：30点満点

被験者：_____　男・女　　生年月日：明・大・昭　年　月　日　歳

プロフィールは事前または事後に記入します．　　検査者：_____

	質問内容	回答	得点
1（5点）	今日は何年ですか．	年	
	いまの季節は何ですか．		
	今日は何曜日ですか．	曜日	
	今日は何月何日ですか．	月　日	
2（5点）	ここはなに県ですか．	県	
	ここはなに市ですか．	市	
	ここはなに病院ですか．	病院	
	ここは何階ですか．	階	
	ここはなに地方ですか．（例：関東地方）	地方	
3（3点）	物品名3個（相互に無関係） 検者は物の名前を1秒間に1個ずつ言う． その後，被検者に繰り返させる． 正答1個につき1点与える，3個すべていうまで繰り返す（6回まで）． 何回繰り返したかを記せ＿＿＿回		
4（5点）	100から順に7を引く（5回まで）．あるいは「フジノヤマ」を逆唱させる．		
5（3点）	3で提示した物品名を再度復唱させる．		
6（2点）	（時計を見せながら）これは何ですか． （鉛筆を見せながら）これは何ですか．		
7（1点）	次の文章を繰り返す． 「みんなで，力を合わせて綱を引きます」		
8（3点）	（3段階の命令） 「右手にこの紙を持ってください」 「それを半分に折りたたんでください」 「机の上に置いてください」		
9（1点）	（次の文章を読んで，その指示に従ってください） 「目を閉じてください」（下に質問あり）		
10（1点）	（なにか文章を書いてください）（下に質問あり）		
11（1点）	（次の図形を書いてください）（下に質問あり）		

9．「この文章を読んで，この通りにしてください」

10．「この部分に何か文章を書いてください．どんな文章でもかまいません」

11．「この図形を正確にそのまま書き写してください」

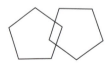

(Folstein MF, Folstein SE, McHugh PR: Mini-Mental State; A practical method for grading the cognitive state for the clinician. J Psychiatry Res 12: 189-198, 1975. より)

表11 臨床認知症評価法─日本語版（CDR-J）

得点	なし 0	疑わしい 0.5	軽度 1	中等度 2	重度 3
記憶	記憶障害なし，あるいは，軽度の断続的な物忘れ．	軽度の物忘れが常に存在．出来事を部分的に思い出す．"良性"健忘．	中等度の記憶障害．障害は最近の出来事についてより著しい．障害は日々の活動を妨げる．	重度の記憶障害．十分に学習したことのみ保持．新しいことは急速に記憶から消失．	重度の記憶障害．断片的なことのみ記憶に残存．
見当識	十分に見当識がある．	時間的前後関係に軽度の困難があることを除き，十分に見当識がある．	時間的前後関係に中等度の困難がある．検査の場所についての見当識は正常．他の場所についての地理的見当識障害があるかもしれない．	時間的前後関係に重度の困難がある．たいていの場合，時間的見当識は障害され，地理的見当識もしばしば障害される．	自分についての見当識のみが保たれている．
判断力と問題解決能力	日常の問題を解決し，仕事上および金銭上の問題を十分処理できる．過去の実績と比較して，遜色のないすぐれた判断力．	問題解決，類似点および相違点に軽度の障害がある．	問題解決，類似点および相違点に中等度の困難がある．たいていの場合，社会的判断力は保持されている．	問題解決，類似点および相違点に重度の障害．たいていの場合，社会的判断力は障害されている．	判断あるいは，問題解決が出来ない．
地域社会の活動	仕事，買い物，ボランティア，社会集団において，通常のレベルでは自立して機能する．	左記の活動に軽度の障害がある．	左記の活動のいくつかに，まだたずさわっているかもしれないが，自立して機能出来ない．通り一遍の検査だと正常そうに見える．	家庭外において，自立して機能するようには見えない．家庭外の会合に連れて行ってもらえるくらい健康そうに見える．	家庭外の会合に連れて行ってもらうには，具合が悪すぎるように見える．
家庭および趣味	家庭生活，趣味および知的興味の十分な保持．	家庭生活，趣味および知的興味は軽度に障害されている．	家庭における機能は軽度だが明確に障害されている．より困難な家事はやめている．より複雑な趣味や興味の喪失．	単純な家事のみ維持．非常に限られた興味が不十分に保持されている．	家庭において，重要な機能が果たせない．
身の回りの世話	自分の面倒は自分で十分みることができる．		促すことが必要．	着衣，衛生，身の回りの品の保管などに手伝いが必要．	身の回りの世話において，多くの助けが必要．頻繁に失禁がある．

（公益財団法人脳血管研究所：CDR-J（臨床認知症評価法 日本語版）．
http://mihara-ibbv.jp/ninchihyouka/images/cdr_j20130610.pdf（2017年4月アクセス））

また，健康関連QOLの評価ではSF-36[23]があり，❶身体機能，❷日常役割機能（身体），❸身体の痛み，❹全体的健康感，❺活力，❻社会生活機能，❼日常役割機能（精神），❽心の健康の8つの下位尺度で構成されるQOLを評価可能である．

❸ 社会的機能

高齢者の社会的機能では，社会的役割，経済状態，家族内役割，趣味や生きがい，介護ニーズ，介護者の負担感などが含まれる．

この中の介護負担感尺度としてZarit介護負担尺度日本語版（J-ZBI）[24]がある（表17）．介護力と負担感を評価して，退院調整の際の介護サービスの利用の検討などに用いることができる．

以上のようなCGAによる包括的な多職種アセスメントを行い，チームによるケアの具体的な計画に生かしていく．

［亀井智子］

表12 FAST 分類

1	正常	
2	年相応	物の置き忘れなど.
3	境界状態	熟練を要する仕事の場面では，機能低下が同僚によって認められる．新しい場所に旅行することは困難.
4	軽度のアルツハイマー型認知症	夕食に客を招く段取りをつけたり，家計を管理したり，買物をしたりする程度の仕事でも支障をきたす.
5	中等度のアルツハイマー型認知症	介助なしでは適切な洋服を選んで着ることができない．入浴させるときに，なんとかなだめすかして説得することが必要なこともある.
6	やや高度のアルツハイマー型認知症	不適切な着衣．入浴に介助を要する．入浴を嫌がる．トイレの水を流せなくなる．失禁.
7	高度のアルツハイマー型認知症	最大約6語に限定された言語機能の低下．理解しうる語彙はただ1つの単語となる．歩行能力の喪失．着座能力の喪失．笑う能力の喪失．昏迷および昏睡.

(Reisberg B, Ferris SH, Anamd R, et al：Functional staging of dementia of the Alzheimer type. Ann NY Acad Sci 435：481-483, 1984. より)

表13 DBD スケール

＊次の1から28の項目について，次の0から4までの評価に従って記入してください.

0：全くない　1：ほとんどない　2：ときどきある　3：よくある　4：常にある

記入欄		項　目
	1	同じことを何度も何度も聞く
	2	よく物をなくしたり，置場所を間違えたり，隠したりしている
	3	日常的な物事に関心を示さない
	4	特別な理由がないのに夜中起き出す
	5	特別な根拠もないのに人に言いがかりをつける
	6	昼間，寝てばかりいる
	7	やたらに歩き回る
	8	同じ動作をいつまでも繰り返す
	9	口汚くののしる
	10	場違いあるいは季節に合わない不適切な服装をする
	11	不適切に泣いたり笑ったりする
	12	世話をされるのを拒否する
	13	明らかな理由なしに物を貯め込む
	14	落ちつきなくあるいは興奮してやたら手足を動かす
	15	引き出しやタンスの中身を全部だしてしまう
	16	夜中に家の中を歩き回る
	17	家の外に出ていってしまう
	18	食事を拒否する
	19	食べ過ぎる
	20	尿失禁する
	21	日中，目的なく屋外や屋内をうろつきまわる
	22	暴力を振るう（殴る，かみつく，引っかく，蹴る，唾をはきかける）
	23	理由もなく金切り声をあげる
	24	不適当な性的関係を持とうとする
	25	陰部を露出する
	26	衣服や器物を破ったり壊したりする
	27	大便を失禁する
	28	食物を投げる
		0 点以外は異常

(溝口環・他：DBD スケール(Dementia Behavior Disturbance Scale)による老年期痴呆患者の行動異常評価に関する研究. 日老医誌30(10)：835-840, 1993. より引用改変)

表14 Memorial Delirium Assessment Scale（MDAS）

検査日： 　年　　月　　日　　時　　分
検査者：
氏　名：　　　　　　　　　　　歳　男・女　　合計点：

◆検者は患者の現時点での周囲とのやりとり，あるいは過去数時間にわたる患者の行動や体験に基づいて，以下にあげるせん妄の重症度を評価する．

①意識障害
　現時点の周囲（検者，室内にいる他の人やもの）に対する覚醒度および周囲とのやりとりを評価する（例えば患者に周囲の状況を説明するように求めてみる）．

- □ 0：なし　　患者は言われなくても周囲の状況を十分に把握しており，適切なやりとりができる．
- □ 1：軽度　　患者は周囲の状況の内いくつか把握していない点がある．もしくは自然に検者と適切なやりとりができない．強い刺激を与えると完全に覚醒し，適切なやりとりができる．面接は長引くが，ひどく中断することはない．
- □ 2：中等度　患者は周囲の状況の内いくつかのことについてあるいは全く把握していない．もしくは自発的には検者と適切なやりとりができない．強い刺激を与えても完全には覚醒せず，適切なやりとりができない．面接は長引くが，ひどく中断することはない．
- □ 3：重度　　患者は周囲の状況について全く把握しておらず，検者との自発的なやりとりもないし，検者に気づくこともなく，最大の刺激を与えても面接は困難ないし不可能である．

②見当識障害
　見当識に関する以下の10項目について質問する．
　（年・月・日・曜日・季節・何階・病院の名称・区市町村・都道府県・地方）

- □ 0：なし　　正答 9〜10項目
- □ 1：軽度　　正答 7〜8項目
- □ 2：中等度　正答 5〜6項目
- □ 3：重度　　正答 4項目以下

③短期記憶障害
　検者は3つの単語（例えば「りんご・テーブル・明日」「空・タバコ・正義」）を一個ずつ言う．その後，患者に繰り返させ，別の課題を経て約5分後に再度復唱させる．

- □ 0：なし　　3単語の即時再生と遅延再生が可能
- □ 1：軽度　　3単語の即時再生は可能だが，1単語だけ遅延再生が不可能
- □ 2：中等度　3単語の即時再生は可能だが，2〜3単語の遅延再生が不可能
- □ 3：重度　　1単語以上の即時再生が不可能

④順唱，逆唱の障害
　まず3数字の順唱，次に4数字，5数字の順唱，続いて3数字，4数字の逆唱を行う．ただし，正答できた場合のみ次の段階に進むこと（例えば「6−8−2」「3−5−2−9」「1−7−4−6−3」など）．

- □ 0：なし　　少なくとも5数字の順唱と4数字の逆唱が可能
- □ 1：軽度　　少なくとも5数字の順唱と3数字の逆唱が可能
- □ 2：中等度　4〜5数字の順唱は可能だが，3数字の逆唱は不可能
- □ 3：重度　　3数字の順唱のみ可能

⑤注意の集中と注意の転換の障害
　患者の注意力が変動する・話の筋道がそれる・外部からの刺激により注意が散漫になる・課題に夢中になりすぎ，などのために検者が質問を言い換えたり，何度も繰り返し行う必要があるかどうかによって面接中に評価する．

- □ 0：なし　　上記のいずれも認められない．患者の注意の集中とその転換は正常である．
- □ 1：軽度　　注意力の問題が1〜2度生じるが面接が長引くことはない．
- □ 2：中等度　注意力の問題がしばしば生じ面接は長引くが，ひどく中断することはない．
- □ 3：重度　　注意力の問題が常にあり面接は中断し，困難ないし不可能である．

（次ページにつづく）

表14 Memorial Delirium Assessment Scale (MDAS)（つづき）

⑥思考障害
まとまりのない，的外れな，支離滅裂な話，あるいは脱線した，迂遠な，誤った論法などによって面接中に評価する．患者に多少複雑な質問をしてみる（例えば「あなたの体は今どういう状態なのか教えて下さい」）．

- □ 0：なし　　患者の話は理路整然としておりまとまりがある．
- □ 1：軽度　　患者の話についていくのがやや困難である．質問に対する答えはやや的外れであるが，面接が長引くほどではない．
- □ 2：中等度　解体した思考や話が明らかに存在し，面接は長引くが中断することはない．
- □ 3：重度　　解体した思考や話のために，検査が非常に困難ないし不可能である．

⑦知覚障害
面接中，場にそぐわない行動から推測される誤解，錯覚，幻覚．患者自らが認める場合もある．過去数時間ないし前回評価以後の期間において，看護者や家族の話，診療録よりうかがえるそれらの症状も同様に評価する．

- □ 0：なし　　誤解，錯覚，幻覚は認めない．
- □ 1：軽度　　睡眠に関連した誤認，錯覚，あるいは一過性の幻覚が時折出現するが，場にそぐわない行動は認めない．
- □ 2：中等度　幻覚，頻繁な錯覚が数回出現するが，場にそぐわない行動はわずかで，面接は中断されない．
- □ 3：重度　　頻繁で激しい錯覚ないし幻覚があり，場にそぐわない行動が持続するため，面接は中断され，身体的ケアもひどく妨げられる．

⑧妄想
面接中，場にそぐわない行動から推測される妄想を評価する．患者自らが訴える場合もある．過去数時間ないし前回評価以後の期間において，看護者や家族の話，診療録からうかがえるそれらの症状も同様に評価する．

- □ 0：なし　　誤った解釈や妄想は認めない．
- □ 1：軽度　　誤った解釈や疑念が認められるが，明らかな妄想観念や場にそぐわない行動は認めない．
- □ 2：中等度　患者自らが妄想を認める．場にそぐわない行動が妄想の証拠になることもある．ただし，妄想は面接の中断や身体的ケアの妨げになるほどではなく，その寸前にとどまる．
- □ 3：重度　　持続的な激しい妄想を認め，その結果，場にそぐわない行動につながったり，面接が中断されるか，身体的ケアが著しく妨げられる．

⑨精神運動抑制もしくは精神運動興奮
過去数時間にわたる活動性ならびに面接中の活動性について評価し，以下のいずれかに〇印をつけること．
　　a：低活動型　　b：過活動型　　c：混合型

- □ 0：なし　　正常な精神活動
- □ 1：軽度　　抑制は動作がやや遅いことからかろうじて気づく程度．興奮はかろうじて気づく程度か，単にじっとしていられないように見えるのみ．
- □ 2：中等度　抑制が明らかに存在し，動作回数の著しい減少や動作の著しい遅延を認める（患者が自発的に動いたり話したりすることはほとんどない）．興奮が明らかに存在し，患者は絶えず動いている．
抑制・興奮いずれにおいても結果的には検査に要する時間が長くなる．
- □ 3：重度　　抑制は重度．患者は刺激なしには動くことも話すこともしない．緊張病像の場合もある．
興奮は重度．患者は絶えず動き，刺激に対して過度に反応し，監視や抑制を必要とする．
検査を完遂することは困難ないし不可能である．

⑩睡眠覚醒リズムの障害
適切な時間帯に入眠し，かつ覚醒していられるかどうかを，面接中の直接観察，ならびに過去数時間ないし前回評価以後の期間における睡眠覚醒リズム障害についての看護者，家族，患者の話，診療録記載によって評価する．ただし朝方に評価する時だけは前夜の観察を参考にする．

- □ 0：なし　　夜間よく眠り，日中も覚醒を維持できる．
- □ 1：軽度　　適切な睡眠・覚醒状態からの軽度の逸脱．夜間の入眠困難と一時的な中途覚醒があり，薬物を内服すれば睡眠は良好となる．日中には時々眠気がある程度，もしくは面接中傾眠ではあるが容易に完全覚醒できる．
- □ 2：中等度　適切な睡眠・覚醒状態からの中等度の逸脱．夜間，中途覚醒を繰り返し，再入眠しにくい．日中に長い居眠り状態が多い，もしくは面接中傾眠状態で強い刺激を与えないと完全覚醒しない．
- □ 3：重度　　適切な睡眠・覚醒状態からの重度の逸脱．夜間は眠らず，日中はほとんど眠って過ごす．もしくは面接中いかなる刺激を与えても完全覚醒しない．

(Matsuoka Y, Miyake Y, Arakaki H, et al: Clinical utility and validation of the Japanese version of Memorial Delirium Assessment Scale in a psychogeriatric inpatient setting. Gen Hosp Psychiatry 23(1)：36-40, 2001. より)

表15　Geriatric depression scale 15（GDS15）

No.	質問事項	回答	
1	毎日の生活に満足していますか	いいえ	はい
2	毎日の活動力や周囲に対する興味が低下したと思いますか	はい	いいえ
3	生活が空虚だと思いますか	はい	いいえ
4	毎日が退屈だと思うことが多いですか	はい	いいえ
5	大抵は機嫌よく過ごすことが多いですか	いいえ	はい
6	将来の漠然とした不安に駆られることが多いですか	はい	いいえ
7	多くの場合は自分が幸福だと思いますか	いいえ	はい
8	自分が無力だなあと思うことが多いですか	はい	いいえ
9	外出したり何か新しいことをするより家にいたいと思いますか	はい	いいえ
10	何よりもまず，もの忘れが気になりますか	はい	いいえ
11	いま生きていることが素晴らしいと思いますか	いいえ	はい
12	生きていても仕方がないと思う気持ちになることがありますか	はい	いいえ
13	自分が活気にあふれていると思いますか	いいえ	はい
14	希望がないと思うことがありますか	はい	いいえ
15	周りの人があなたより幸せそうに見えますか	はい	いいえ

＊1，5，7，11，13には「はい」0点，「いいえ」に1点を，2，3，4，6，8，9，10，12，14，15にはその逆を配点し合計する．5点以上がうつ傾向，10点以上がうつ状態とされている．
（Yesavage JA: Geriatric Depression Scale. Psychopharmacology bulletin 24（4）：709-711, 1988. より）

表16　Vitality Index

	意欲の指標　Vitality Index		
設問（点数）	質問内容	回答	得点
1（2点）	起床（Wake up） ＊いつも定時に起床している ＊起こさないと起床しないことがある ＊自分から起床することがない	2 1 0	
2（2点）	意志疎通（Communication） ＊自分から挨拶する，話しかける ＊挨拶，呼びかけに対し返答や笑顔がみられる ＊反応がない	2 1 0	
3（2点）	食事（Feeding） ＊自分で進んで食べようとする ＊促されると食べようとする ＊食事に関心がない，全く食べようとしない	2 1 0	
4（2点）	排泄（On and Off Toilet） ＊いつも自ら便意尿意を伝える，あるいは自分で排便，排尿を行う ＊時々尿意，便意を伝える ＊排泄に全く関心がない	2 1 0	
5（2点）	リハビリ，活動（Rehabilitation, Activity） ＊自らリハビリに向かう，活動を求める ＊促されて向かう ＊拒否，無関心	2 1 0	
	合計得点		/10

除外規定
　　意識障害，高度の臓器障害，急性疾患（肺炎など発熱）がある場合

（鳥羽研二監：文献1より）（認知症ねっと：不眠・睡眠障害の症状と現れ方．
https://info.ninchisho.net/symptom/s140．（2017年4月アクセス）より）

表17 Zarit介護負担尺度日本語版(J-ZBI)および短縮版(J-ZBI_8)(荒井らによる訳)

各質問について，あなたの気持ちに最も当てはまると思う番号を○で囲んで下さい

			思わない	たまに思う	時々思う	よく思う	いつも思う
	1.	介護を受けている方は，必要以上に世話を求めてくると思いますか	0	1	2	3	4
	2.	介護のために自分の時間が十分にとれないと思いますか	0	1	2	3	4
	3.	介護のほかに，家事や仕事などもこなしていかなければならず「ストレスだな」と思うことがありますか	0	1	2	3	4
◎	4.	介護を受けている方の行動に対し，困ってしまうと思うことがありますか	0	1	2	3	4
◎	5.	介護を受けている方のそばにいると腹が立つことがありますか	0	1	2	3	4
△	6.	介護があるので，家族や友人と付き合いづらくなっていると思いますか	0	1	2	3	4
	7.	介護を受けている方が将来どうなるのか不安になることがありますか	0	1	2	3	4
	8.	介護を受けている方は，あなたに頼っていると思いますか	0	1	2	3	4
◎	9.	介護を受けている方のそばにいると，気が休まらないと思いますか	0	1	2	3	4
	10.	介護のために，体調を崩したと思ったことがありますか	0	1	2	3	4
	11.	介護があるので，自分のプライバシーを保つことができないと思いますか	0	1	2	3	4
△	12.	介護があるので，自分の社会参加の機会が減ったと思うことがありますか	0	1	2	3	4
△	13.	介護を受けている方が家にいるので，友達を自宅によびたくてもよべないと思ったことがありますか	0	1	2	3	4
	14.	介護を受けている方は「あなただけが頼り」というふうにみえますか	0	1	2	3	4
	15.	いまの暮らしを考えれば，介護にかける金銭的な余裕がないと思うことがありますか	0	1	2	3	4
	16.	介護にこれ以上の時間は割けないと思うことがありますか	0	1	2	3	4
	17.	介護が始まって以来，自分の思いどおりの生活ができなくなったと思うことがありますか	0	1	2	3	4
◎	18.	介護をだれかに任せてしまいたいと思うことがありますか	0	1	2	3	4
◎	19.	介護を受けている方に対して，どうしていいかわからないと思うことがありますか	0	1	2	3	4
	20.	自分は今以上にもっと頑張って介護するべきだと思うことがありますか	0	1	2	3	4
	21.	本当は自分はもっとうまく介護できるのになあと思うことがありますか	0	1	2	3	4

			全く負担ではない	多少負担に思う	世間並みの負担だと思う	かなり負担だと思う	非常に大きな負担である
	22.	全体を通してみると，介護をするということは，どれくらい自分の負担になっていると思いますか	0	1	2	3	4

◎：J-ZBI_8 Personal strain △：J-ZBI_8 Role strain

(荒井由美子，田宮菜奈子，矢野栄二：Zarit介護負担尺度日本語版の短縮版(J-ZBI_8)の作成：その信頼性と妥当性に関する検討．日老医誌40：497-503, 2003. より)

引用文献

1) 認知症ねっと：不眠・睡眠障害の症状と現れ方．https://info.ninchisho.net/symptom/s140.（2017年4月アクセス）
2) 鳥羽研二監，長寿科学総合研究CGAガイドライン研究班著：高齢者総合的機能評価ガイドライン．厚生科学研究所，2003．
3) Ellis G, Whitehead MA, O'Neill D, et al: Comprehensive geriatric assessment for older adults admitted to hospital. Cochrane Database Syst Rev 6(7)：1-6, 2010. DOI: 10.1002/14651858.CD006211.pub2.
4) Epstein AM, Hall JA, Besdine R, et al: The emergence of geriatric assessment units. The "new technology of geriatrics". Ann Intern Med 106(2)：299-303, 1987.
5) Mahoney FI, Barthel D: Functional evaluation: The Barthel Index. Maryland State Medical Journal 14: 56-61, 1965.
6) Katz S, Ford AB, Moskowitz RW, et al: Studies of Illness in the Aged. The Index of ADL: A Standard Measure of Biological and Psychosocial Function. JAMA 185: 914-919, 1963.
7) Keith RA, Granger CV, Hamilton BB, et al: The functional independence measure: a new tool for rehabilitation. Adv Clin Rehabil 1：6-18, 1987.
8) FIMによる評価マニュアル．http://www.pref.shimane.lg.jp/life/kenko/kikan/masuda_hoken/tiikiriha/ryouyouno-to.data/no 2 fimmamyuaru.doc+&cd=1&hl=ja&ct=clnk&gl=jp
9) Lawton MP, Brody EM: Assessment of older people: Self Maintaining and instrumental activities of daily living. Gerontologist 9（3 Part 1）: 179-186, 1969.
10) Steffen TM, Hacker TA, Mollinger L: Age- and gender-related test performance in community-dwelling elderly people: Six-Minutes Walk Test, Berg Balance Scale, Timed Up & Go Test, and gait speeds. Phys Ther 82(2)：128-137, 2002.
11) 藤野圭司：Timed Up & Go Test（TUG）について．http://www.jsmr.org/TUG.html（2017年4月アクセス）
12) Duncan PW, Studenski S, Chandler J, et al: Functional reach: predictive validity in a sample of elderly male veterans. J Gerontol 47(3)：M93-98, 1992.
13) Folstein MF, Folstein SE, McHugh PR: "Mini-mental state". A practical method for grading the cognitive state of patients for the clinician. J Psychiatr Res 12(3)：189-198, 1975.
14) Morris JC: The Clinical Dementia Rating (CDR): current version and scoring rules. Neurology 43(11)：2412-2414, 1993.
15) 日本神経学会監：認知症疾患治療ガイドライン2010．医学書院，2010．
16) Reisberg B, Ferris S H, Anamd R, et al: Functional staging of dementia of the Alzheimer type. Ann NY Acad Sci 435: 481-483, 1984.
17) Reisberg B: Dementia: A systemic approach to identifying reversible causes. Geriatrics 41(4)：30-46, 1986.
18) 溝口環・他：DBDスケール（Dementia Behavior Disturbance Scale）による老年期痴呆患者の行動異常評価に関する研究．日本老年医学会雑誌 30(10)：835-840, 1993．
19) 町田いづみ，青木孝之，上月清司・他: せん妄スクリーニング・ツール（DST）の作成．総合病院精神医学 15(2)：150-155, 2003．
20) Matsuoka Y, Miyake Y, Arakaki H, et al: Clinical utility and validation of the Japanese version of Memorial Delirium Assessment Scale in a psychogeriatric inpatient setting. Gen Hosp Psychiatry 23(1)：36-40, 2001.
21) Yesavage JA: Geriatric Depression Scale. Psychopharmacology bulletin 24(4)：709-711, 1988.
22) WHOQOL Group: Development of the WHOQOL: Rationale and current status. Int J Ment Health 23：24-56, 1994.
23) Fukuhara S, Bito S, Green J, et al: Translation, adaptation, and validation of the SF-36 Health Survey for use in Japan. J Clin Epidemiol 51(11)：1037-1044, 1998.
24) 荒井由美子：介護負担度の評価．総合リハ 30(11)：1005-1009, 2002．

第3章 高齢者看護の方法

Section 2 **病院における高齢者看護のプロセス**

> **Point**
> - 急性期医療を行う病院では，高齢者の看護過程に看護診断を用いることが多く，看護診断の基礎的な理解が必要である．
> - 高齢者の特性を理解した外来診療，検査時の観察が重要である．
> - 高齢者の薬物有害反応と服薬管理の要点を理解する．

1 日常生活の看護

❶ 老年期の健康障害の特徴と看護

　高齢者の健康障害の特徴は，老年症候群とも表現されるように，複数の疾患が存在することが多く，症状や経過が非定型的なことである．さらに，高齢者は成人に比べ生体の恒常性を維持する機能が減退しているため，疾患に罹患した場合に重篤になりやすい．

　これらの健康障害の特徴を踏まえて高齢者の看護を実践するには，加齢に伴う生理機能の変化を基盤にしたフィジカルアセスメントと健康状態に影響する生活環境や生活体験についてのアセスメントが重要である．

❷ 高齢者の看護過程

　医療技術の進歩によって後期高齢者でも侵襲の大きい治療が行われるようなったが，病院における高齢者の看護ケアは，高度な急性期医療を提供する病院や一般病院，介護療養型の医療施設など多岐にわたっており，それぞれの場に応じた看護過程が展開されている．

　急性期医療を行う病院の多くは，看護過程に看護診断（Nursing Diagnosis）を使用している．つまり，一連の看護過程における情報収集とアセスメント後に，特定された患者の健康問題が看護診断ラベルを用いて表現され，計画・実施・評価が行われる．看護診断は看護理論を基礎にして体系的に整理されており，定義や診断指標を確認しながら問題の焦点化ができる有用なツールである．ここでは，NANDA（北米看護診断協会）看護診断を用いた看護過程について述べる．

❸ 高齢者の看護診断

　NANDA看護診断（以下，看護診断）は継続的に改定が行われ，現在は看護診断Ⅰ分類法Ⅱ2015-2017による構造で，13「領域」の中に類似の「看護診断」を束ねる複数の「類」がある（図1，表1）．高齢者の日常生活の看護では，栄養や排泄／交換，活動／休息など生理的ニードに関する看護診断の充足とともに，知覚／認知や安全／防御など老化による機能低下が危険因子となる看護診断が重要である．

❹ 事例に基づく看護診断・介入・評価

　78歳のA氏は心筋梗塞後に経皮的冠動脈形成術を受け，リハビリテーションを行っている．発症前は自宅で独居生活を送り日常生活動作（ADL）は自立していたが，「転びそうで怖い」「歩くときつい」と病室に隣接するトイレまでの自力歩行が困難である．A氏は歩行障害の定義「環境内での自力徒歩移動に限界のある状態」であり，その診断指標である「必要な距離を歩行できない」に該当する．関連因子は「持久力

図1 NANDA 看護診断分類法Ⅱの13領域

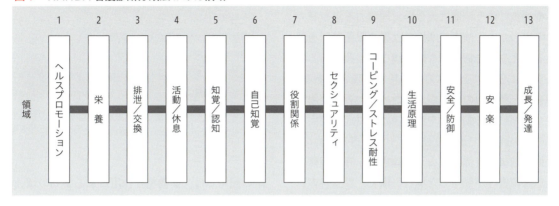

| 領域 | 1 ヘルスプロモーション | 2 栄養 | 3 排泄/交換 | 4 活動/休息 | 5 知覚/認知 | 6 自己知覚 | 7 役割関係 | 8 セクシュアリティ | 9 コーピング/ストレス耐性 | 10 生活原理 | 11 安全/防御 | 12 安楽 | 13 成長/発達 |

表1 主要用語の解説

看護診断 (Nursing Diagnosis)	●看護診断とは，個人・家族・地域社会（コミュニティ）の健康状態／生命過程に対する反応およびそのような反応への脆弱性についての臨床判断である．
診断指標 (Defining Characteristics)	●診断指標とは，診断所見としてまとまった観察可能な手がかり／推論である．具体的には徴候や主観的・客観的な症状のこと．
関連因子 (Related Factors)	●関連因子とは，看護診断との間になんらかの関係性のある，病院，状況，事実，あるいは影響である．具体的には原因，寄与因子（病因）のこと．
危険因子 (Risk Factors)	●危険因子とは，個人・家族・集団・地域社会（コミュニティ）の，健康によくない出来事に対する脆弱性を高めるような影響因子である．具体的には問題のリスクを増大させる環境的，心理的，遺伝的な因子のこと．

（NANDAインターナショナル，日本看護診断学会監訳：NANDA-I 看護診断　定義と分類 2015-2017　原書第10版．医学書院，2015．より一部抜粋）

の低下」や「転倒に対するおそれ」などが挙がる．介入計画では在宅での生活に必要な歩行障害の改善を目標とし，老化によって起こりやすい意欲低下や身体機能の低下を援助する．評価においては，在宅での生活が可能な歩行障害の回復がポイントになる．

2 診療場面の看護：外来診療・検査時の看護

❶ 外来診療と看護

外来を受診する高齢者では，病院の診療システムにとまどう人や視力・聴力の機能低下で，案内板の文字が見えにくい，案内アナウンスが聞こえないなどがあるので，注意を要する．

また，外来では，短い接触時間の中で，多数の患者の中から援助を必要とする人をとらえることが求められるため，診察前の情報収集時に症状や緊急性を判断し，適切な診療科で速やかに診療が受けられるようにする．高齢者への医療や看護についての説明は要点をまとめ，必要に応じてメモを渡し，家族も同席のうえで説明する．治療について医師の説明を十分理解できていないことや，遠慮して自分の意見を伝えられていない場合もあるので，その後の治療に影響しないよう患者の理解を確認する．生活指導や服薬指導は高齢者の意向や生活状況を把握し，「こうあるべき」というものより，実際の生活の中で可能な方法をともに考えながら行うことが必要である．

❷ 検査時の看護

診断・治療の過程において生体負担のある検査を受ける場合があるが，新しい体験や環境を

受け入れにくい高齢者では，検査に対する不安や検査に伴う苦痛は大きい．理解力不足や聴力障害のため，検査前準備で食事や服薬時間を誤ることや，血管造影や内視鏡など侵襲のある検査後に必要以上に体力を消耗する場合がある．また，予備力の低下があるため，検査に使用した薬剤による副作用や検査後の合併症も発症しやすい．安全で正確な検査データを得るために，検査前後の身体症状を十分観察し，呼吸困難や意識障害等が発生した場合に備え，緊急時の対応に熟知しておく．高齢者は検査後に合併症を起こしても症状の現れ方が定型的ではないことや症状の訴えが明瞭でないなどの特徴を踏まえ，観察することも大切である．

表2　薬物有害反応の危険因子

①多剤服用（特に6種類以上）
②複数診療科や病院での受診・処方
③認知機能障害
④視力障害・聴力障害などのコミュニケーション障害
⑤抑うつ，意欲低下
⑥腎障害，肝障害

3 薬物療法と看護

❶ 薬物動態と恒常性維持機能の変化

高齢者では，一般に薬物の血中濃度は上昇しやすく，副作用が出現しやすくなる．薬物の血中濃度は薬物の吸収，分布，代謝，排泄により規定されるが，加齢により肝臓での代謝能力が低下し，腎血流量が若年者の半分に低下する．特に，腎排泄の低下が高齢者における薬物動態を変化させる最も大きな原因である．また，高齢者では心血管・中枢神経系の恒常性維持を保つ機能が低下しているため，薬物誘発性の起立性低血圧や胃粘膜障害，鎮静などが顕在化しやすく，転倒や消化管出血，うつ状態など副作用につながりやすい．

❷ 高齢者の薬物有害反応と危険因子

高齢者は複数の疾患をもつ人が多く，複数の医療機関で多種の投薬が行われ，また，慢性疾患が多いため，投薬が長期にわたりやすい．多剤の服用では，薬物相互作用による薬効の増強や副作用の発現によって重篤な結果を招くことがある．看護師は高齢者が服用している全ての薬物を把握し，**危険因子や有害反応を観察する**（表2・3）．

❸ 服薬管理

高齢者や家族に服薬管理の知識を提供し，服薬のアドヒアランスを援助するのは看護師の役割である．加齢による視力障害や記憶力の低下により，薬物の変性に気づかないことや飲み忘れも多い．飲み忘れの予防には，服薬チェックシートや服薬カレンダーによる1回量別の保管を勧めるが，仮に飲み忘れた場合は，気づいた時点で1回分だけを服用するよう指導する．「もったいない」と古い薬を保管し，新しい薬との区別がつかない状態で所有していることもあるので，適宜残薬を処分することや頓服薬は冷蔵庫での保管を指導する．また，経口血糖降下剤や抗生物質などの時間薬は，高齢者が確実に服薬できるよう文字の大きさや配色を工夫して説明書をつける．嚥下機能低下がある場合は，薬剤師と相談して液剤やゼリー状の飲みやすい形状に工夫する．在宅での服薬管理には「お薬手帳」により処方情報を共有するなど医師や薬剤師と連携しながら自己管理を支援する．

［藤田君支］

表3 75歳以上の高齢者やフレイル高齢者に特に慎重な投与を要する薬物と副作用(一部抜粋)

分類	薬物	代表的な一般名	対象となる患者群(すべて対象となる場合は無記載)	主な副作用,理由	推奨される使用法
睡眠薬	ベンゾジアゼピン系睡眠薬・抗不安薬	フルラゼパム,ハロキサゾラム,ジアゼパム,トリアゾラム,エチゾラムなど		過鎮静,認知機能低下,せん妄,転倒・骨折,運動機能低下	長時間作用型は使用するべきでない.トリアゾラムは健忘のリスクがあり使用するべきでない.ほかのベンゾジアゼピン系も可能な限り使用を控える.使用する場合最低必要量をできるだけ短期間使用に限る
抗うつ薬	三環系抗うつ薬	アミトリプチリン,クロミプラミン,イミプラミンなど		認知機能低下,せん妄,便秘,口腔乾燥,起立性低血圧,排尿症状悪化,尿閉	可能な限り使用を控える
ステロイド	経口ステロイド薬	プレドニゾロン,メチルプレドニゾロン,ベタメタゾンなど	慢性安定期のCOPD患者	呼吸筋力の低下,呼吸不全の助長,消化性潰瘍の発生	使用すべきでない.増悪時,Ⅲ期以上の症例や入院管理が必要な患者では,プレドニゾロン40mg/日を5日間投与が勧められる
抗血栓薬	抗血小板薬	アスピリン,クロピドグレル,シロスタゾール	心房細動患者	抗凝固薬のほうが有効性が高い,出血リスクは同等	原則として使用せず,抗凝固薬の投与を考慮するべき
利尿薬	ループ利尿薬	フロセミドなど		腎機能低下,起立性低血圧,転倒,電解質異常	必要最小限の使用にとどめ,循環血漿量の減少が疑われる場合,中止または減量を考慮する.適宜電解質・腎機能のモニタリングを行う
β遮断薬	非選択的β遮断薬	プロプラノロール,カルテオロール	気管支喘息,COPD	呼吸機能の悪化や喘息発作の誘発	気管支喘息やCOPDではβ₁選択的β遮断薬に限るが,その場合でも適応自体を慎重に検討する.カルベジロールは,心不全合併COPD例で使用可(COPDの増悪の報告が少なく心不全への有用性が上回る.気管支喘息では禁忌)
糖尿病薬	チアゾリジン薬	ピオグリタゾン		骨粗鬆症・骨折(女性),心不全	心不全患者,心不全既往者には使用しない.高齢者では,少量から開始し,慎重に投与する
過活動膀胱治療薬	オキシブチニン(経口)	オキシブチニン		尿閉,認知機能低下,せん妄のリスクあり,口腔乾燥,便秘の頻度高い	可能な限り使用しない.代替薬として他のムスカリン受容体拮抗薬
	ムスカリン受容体拮抗薬	ソリフェナシン,トリテロジン,フェソテロジン,イミダフェナシン,塩酸プロピベリン,オキシブチニン経皮吸収型		口腔乾燥,便秘,排尿症状の悪化,尿閉	低用量から使用.前立腺肥大症の場合はα₁受容体遮断薬との併用.必要時,緩下剤を併用する
非ステロイド性抗炎症薬	NSAIDs	すべてのNSAIDs		腎機能低下,上部消化管出血	1.使用をなるべく短期間にとどめる 2.中止困難例では消化管の有害事象の予防にプロトンポンプ阻害薬やミソプロストールの併用を考慮 3.中止困難例では,消化管の有害事象の予防に選択的COX-2阻害薬の使用を検討(セレコキシブなど) a.その場合も可能な限り低用量を使用 b.消化管の有害事象の予防にプロトンポンプ阻害薬の併用を考慮

(日本老年医学会,日本医療研究開発機構研究費・高齢者の薬物治療の安全性に関する研究研究班編:高齢者の安全な薬物療法ガイドライン2015. pp26-31,メジカルビュー社,2015. より引用抜粋)

引用文献

1) NANDAインターナショナル,日本看護診断学会監訳:NANDA-I看護診断 定義と分類 2015-2017 原書第10版. pp24-25,58-59,医学書院,2015.

2) 日本老年医学会,日本医療研究開発機構研究費・高齢者の薬物治療の安全性に関する研究研究班編:高齢者の安全な薬物療法ガイドライン2015. pp26-31,メジカルビュー社,2015.

第3章 高齢者看護の方法

Section 3 高齢者ケアの継続性と退院計画

> **Point**
> - 人口の高齢化に伴う疾病構造の変化を背景として，医療と介護の連携強化，地域包括ケアシステムの構築が求められており，高齢者の健康生活を支える病院・施設・在宅関係機関のシームレスな連携が不可欠である．
> - 看護師が実践する退院支援プロセスには，❶退院支援の必要な患者の早期発見，❷患者・家族への意思決定支援，❸社会資源の活用，❹多職種連携による療養指導が挙げられる．さらに外来病棟間の情報共有や地域支援者と協働して外来における再入院予防に向けた支援も重要である．

1 高齢者ケアに求められる継続性

　人口の高齢化に伴う疾病構造の変化を背景として，国は医療提供のあり方について検討を重ね，2003（平成15）年より医療機関別に包括評価が行われ，診療報酬が定額支払いされる**診断群分類**（Diagnosis Procedure Combination：**DPC**）が導入された．これにより病院機能の分化や在宅医療が推進され，一般病床の在院日数短縮化が急速に進んできている．

　2014（平成26）年には，地域における医療及び介護の総合的な確保を推進するための関係法律の整備等に関する法律が施行され，医療と介護の連携強化，**地域包括ケアシステム**の構築が求められるようになった．地域包括ケアシステムとは，可能な限り住み慣れた地域で，自分らしい暮らしを人生の最期まで続けることができるような地域の包括的な支援・サービス提供体制を示し[1]，市町村や都道府県が，地域の自主性や主体性に基づき，地域の特性に応じて作り上げていくシステムである．今後，高齢化の進展に伴い，認知症高齢者や医療的ニーズが高い要介護高齢者が増加するとともに，高齢者のひとり暮らしや夫婦のみの世帯が増加する中，高齢者の尊厳を保持し，その能力に応じて自立した日常生活を営めるようにするためには，高齢者一人ひとりの状態に応じた最適な医療と介護を継続的，包括的に提供できる体制づくりが求められている．このような社会的背景のもと病院完結型の医療ではなく，高齢者が生活する中で医療や介護が必要となったときに，適切なサービスを受けながら住み慣れた地域で暮らし続けることができるよう，地域全体で高齢者の健康生活を支えていく仕組みづくりが全国各地で進められている．

　高齢者の特徴として，複数の疾患をもち，予備能力が若年者と比較して低下していることや環境により症状が変動しやすいことが挙げられる．さらに高齢者世帯の増加や家族形態の変化により，医療的な管理や日常生活の介護を必要とする患者・家族が退院への不安を感じ，退院へ消極的となることがしばしば生じている．また，高齢者は入院によりADLが低下しやすいことや，せん妄・認知機能の低下，転倒等，二次的弊害発生のリスクが若年者よりも高いため，それらの有害事象の発生を予防しながら，個々の高齢者がもっている機能（強み）を維持し，最大限に引き出すかかわりが大切である．円滑な退院支援を進めていくためには入院中の支援のみならず，高齢者のこれまでの暮らし，疾患を抱えながら生活していくことを考慮した個別的な支援が重要である．そして，高齢者の健康状態に応じて療養の場を移行していく退院（移行期）支援として，高齢者の健康生活を支える病院・施設・在宅関係機関のシームレスな連

携が不可欠である．

2 退院調整部署の設置と役割

　円滑な退院支援を目的に2008（平成20）年の診療報酬改定で「退院調整加算」が新設された．これにより，退院調整部署に専従の退院調整看護師およびMSWが配置され，支援の必要な患者へ早期より退院支援計画を立案・実施することが整備された．2016（平成28）年の診療報酬改定により「**退院支援加算**」へと名称が変わり，早期に患者・家族と面談を行うことや多職種チームによるカンファレンスの開催，地域の医療機関やケアマネジャーとの連携が強化された．さらに退院調整部署の退院調整看護師およびMSWに加えて，病棟への退院支援看護師の配置も促進されるようになった．

　退院調整看護師の主な役割として，退院計画の立案・実施評価，病院内の多職種チームとの連絡調整，地域のサービス提供機関・施設との情報共有や連携におけるネットワークづくりなどが挙げられる．退院調整看護師は院内外の部門を越えて横断的な活動を行い，病棟看護師と協働しながら退院支援を進めていく．

3 地域包括ケアにおける退院支援

❶ 退院支援とは

　退院支援とは，「**患者本人が今後どのような治療や療養支援を受けたいか，病いや障害をもちながらもどのように生活したいか，希望と現実をすり合わせながら自己決定するための支援のプロセス**」である．

　高齢者はこれまで生きてきた長い生活史があり，その過程において築き上げてきた生活スタイルがある．看護師はそのような人々の多様な価値観を尊重し，老いや病を抱えながら地域社会で生活し続ける人々の暮らし方を理解して，高齢者の個別のニーズに合わせた支援を行っていく必要がある．

❷ 看護師が実践する退院支援の4つのプロセス（図1）

　看護師が実践する退院支援プロセスには以下の4つの要素が挙げられる．
①スクリーニングにより支援の必要な患者を早期に退院調整部門へつなげる．
②患者・家族の今後の意向を把握し，自己決定を支援する．
③利用可能な社会資源について情報提供する．
④多職種と連携を図り療養指導を行う．

1 退院支援の必要な患者の早期発見

　退院支援の必要な患者を早期発見するためには，入院前の生活状況を把握することが重要となる．予定入院の患者の場合は，外来看護師と連携して入院治療により新たな医療処理やケアが必要となるか査定する．入院前より介護保険サービスを利用している患者の場合は，ケアマネジャーや訪問看護師から疾病管理状況や生活状況を情報共有していく．緊急入院の患者の場合は，スクリーニング票を用いて抽出するとともに，患者・家族が病気に対する受け止めや理解においてどのような認識をもっているのか，これまでどのような暮らしをしてきて，今後どのような生活を送りたいのか，日々のかかわりの中から情報収集していく．

　高齢患者は家族への遠慮から希望を表出せずにその意向を家族へ託すことがあることや，家族が在宅療養生活をイメージできない不安から退院へ消極的な姿勢を示すことがしばしば生じる．看護師は**患者・家族の言葉や態度から現在の入院生活や退院後の生活に対する「思い」に気づくこと，その言葉に含まれる意味を確認していくことが重要である**．

　ADLの低下や新たな医療処置の導入など入院前の生活状況が変化することが，患者・家族の不安につながる．そのため看護師は，**医師やリハビリテーションスタッフと連携して入院生活によるADL低下を最小限にするかかわりや**，

図1　看護師が実践する退院支援の4つのプロセス

支援の必要な患者の早期発見	意思決定支援	社会資源の活用	多職種連携による療養指導
〈必要な情報〉 ● 入院前の生活状況 ● 疾患，進行度，予後 ● 現在のADL，認知力 ● 社会背景（生活史） ● 家族構成と関係性 ● 経済状況 ● 介護保険利用状況 〈どのようにして情報収集するか〉 ● 外来看護師より情報共有する ● ケアマネジャーや訪問看護師より情報共有する ● スクリーニング票により抽出する ● 日々のケア時の会話や家族面会時を活用する	〈今後の方向性をどのように決定していくのか〉 ● 治療方針，今後の予測について医療者間で一致を図る ● 患者・家族の病状や予後への理解・受け止めを確認する ● 継続して必要となる医療処置やケア内容を明確にする ● 患者の自己管理能力，サポート体制を明確にする ● 患者・家族・医療者間で退院後の生活イメージを共有する ● 患者・家族が抱く不安へ対応する	〈どのような資源を活用するか〉 ● 介護保険制度，訪問診療，訪問看護 ● 院内の退院調整部署へ相談する 〈活用のポイント〉 ● 自宅の生活環境でできること，援助が必要なこと，介護力を明確にする ● 病院（患者）の近隣地域の社会資源を把握する ● 患者・家族の意向を尊重する ● 患者・家族の在宅療養不安を軽減する情報提供をする ● 経済面へ配慮する	〈退院後の療養生活に即した指導〉 ● 患者・家族の元々の生活スタイルを基盤とした指導をする ● 患者・家族の理解度に合わせて安全で簡便なものへアレンジする 〈どのように連携して進めるか〉 ● 院内の退院調整部署や地域医療福祉職と協働する ● 退院に向けたカンファレンスを開催して必要なサポート，医療材料，住環境等をサービス提供機関と調整する

患者の自己管理能力を査定してもてる力を最大限に引き出すかかわりをすることが重要である．病棟での日常生活援助は主に看護師が実践する機会が多く，移動・移乗・食事・排泄・整容といった毎日行う生活動作を患者の病状に合わせて，なるべくベッドから起き上がり日々行動範囲が拡大していくようにかかわっていく．

2 患者・家族への意思決定支援

退院支援とは，退院先を決定するのが主な目的ではなく，患者・家族がどのように生活したいのかという希望と疾患の予後や病院機能などの現実をすり合わせながら，今後の療養先について自己決定していくプロセスを支援することである．

患者・家族の自己決定を支えていくために看護師は，患者・家族の病状や予後への理解・受け止めについて把握する必要がある．さらに患者・家族が抱く退院後の生活のイメージと希望はどのようなものなのか，入院前の生活より変化したことはあるか（例：ADL，認知，医療処置）等をアセスメントしていく．

その際に看護師は，医師と患者の治療方針や予後，治療上必要な入院期間や退院後も継続して必要な医療処置等について情報共有しておくことが重要なポイントとなる．患者・家族の受け止めにズレが生じている場合は，再度医師からの説明の場を設定することや患者・家族が抱く不安に対して，活用可能な社会資源情報の提供や解決策について一緒に考えることにより，患者・家族・医療者間での生活のイメージやゴールを共有することへつなげていく．

3 社会資源の活用

高齢者の在宅療養において活用可能な社会資源として，医療保険，介護保険，障害者総合支援法によるサービスが挙げられる．患者の在宅療養ニーズについて情報収集からアセスメントを行い，支援の必要性を査定したら，早期に院内の退院調整部署へ相談し，退院調整看護師やMSWと連携しながら進めていく．

サービス導入の提案は，患者・家族の意向が大事である．医療者主導でサービス導入を進めても，患者・家族がその必要性を認識していない場合は，サービスを有効活用できない．退院後の生活イメージを患者・家族・医療者間で話

表1 退院支援にかかわるカンファレンスの例

	入院時カンファレンス	診療科カンファレンス	方向性共有カンファレンス	退院前カンファレンス
参加者	●ケアマネジャー ●訪問看護師 ●退院調整部署 ●病棟看護師	●医師 ●病棟（ユニット）看護師	●患者・家族 ●医師 ●病棟（ユニット）看護師 ●退院調整部署 ●リハビリテーションスタッフ ●薬剤師	患者，家族，訪問診療医，訪問看護師，ケアマネジャー，ヘルパー，医師，看護師，退院調整部署，リハビリテーションスタッフ，薬剤師等
目的 検討事項	入院前の生活状況（ADL，認知，疾患のコントロール状況，介護状況等）と今回の入院目的や入院予定期間を情報共有する．	今回の入院目的，治療方針，治療・リハビリテーション上のゴール，予後予測（継続する医療管理）や患者・家族へのIC内容の情報共有をする．	患者・家族が希望する生活，疾患の予後，継続する医療処置，入院前と変化したADL等を情報共有し，今後の方向性について話し合い，ゴールを共有する．	在宅生活の希望，病状・予後，医療機器への対応，介護の留意点・介護体制，緊急時の対応等について，退院後のサービス提供機関と情報共有し調整する．

し合い，在宅療養生活で生じる不安を軽減する方策としてさまざまな社会資源があることを説明し，患者・家族のニーズに合わせて導入を検討していく．

4 多職種連携による療養指導

退院後の療養生活に即した指導を行うためには，患者・家族の元々の生活スタイルを基盤とした指導を提供する必要がある．病院内の生活リズムではなく，入院前の患者の生活リズム（起床・就寝，食事，活動等）や家族の生活スタイルに合わせて，患者・家族が在宅でも継続していけるように配慮することが大切である．具体的にはインスリン等の薬剤投与時間や経管栄養の投与時間を医師と調整していくことや家族の介護負担を配慮した排泄援助時間の検討などが挙げられる．また，患者・家族の理解度に合わせて，指導方法を工夫していくことも重要なポイントとなる．

病院内で行っていることをそのまま在宅に移行するのではなく，患者・家族の生活状況をアセスメントして安全・簡便なものへとアレンジしていくことである．提供しているケアを在宅用にアレンジする際は，退院調整部署の退院調整看護師と連携をしながら支援していくことや，退院後のサービス提供機関の訪問診療医や訪問看護師等と相談しながら進めていく．

5 多職種連携におけるカンファレンスの重要性

退院支援を進めていくプロセスで，患者・家族・医療者間のゴールを共有するために院内外の多職種連携におけるカンファレンスの開催は不可欠である．効果的にカンファレンスを開催するためには，開催するカンファレンスの目的を明確にして，目的に合わせた参加者を選定し，時間を決めて時間内に終わるよう進行する（表1）．

4 外来看護におけるケアの継続性

近年，在院日数の短縮，入退院を繰り返す慢性疾患高齢者の増加やがん療養者の増加を背景として，地域包括ケアシステムの構築が推進されている．地域で暮らす慢性疾患高齢者の再入院予防に向けたケアやがん療養者への療養相談，地域支援者との通院患者情報の共有，病棟との入退院患者情報の共有，退院支援の必要性査定等の**在宅療養移行支援**は，外来看護の重要な役割である（図2）．

❶ 外来病棟間の情報共有

超高齢社会における慢性疾患の増加により，入退院を繰り返し，地域かかりつけ医による治療，あるいは外来での治療を継続する患者の増加が予測される．がんの化学療法や外科的治療目的などの予定入院患者の退院支援の必要性に

図2 地域・外来・病棟連携フロー図

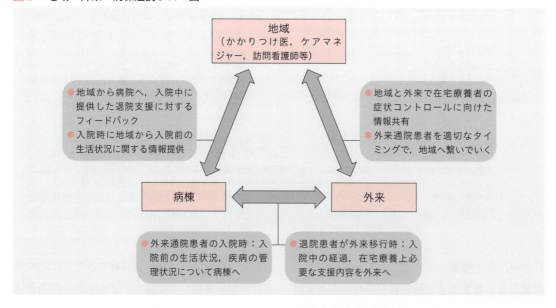

ついて，入院前より外来でスクリーニングして，必要時には病棟看護師と情報共有していく．

また，外来通院患者が入院加療する際は，入院前の生活状況や在宅での疾病コントロール状況，今後の方向性について病棟看護師へ申し送り，情報共有していくことも外来看護の重要な役割となる．

さらに，入院加療を終えた外来通院患者の入院中の病状経過，入院前より変化したこと（医療処置，ADL），退院後に起こりうる療養上の課題について病棟看護師より情報を受けて，円滑な在宅療養移行に向けて支援していくことや，入院中に患者・家族へ提供した退院支援に対するフィードバックを病棟看護師へ行っていくことも大切である．

❷ 外来における再入院予防に向けた支援

在宅医療が推進される中，地域支援者と協働しながら慢性疾患高齢者の再入院予防に向けたケアや，がん療養者などの病状進行に伴う生活変化への療養相談・地域支援者の導入査定など在宅療養移行支援の重要性が注目されている．専門看護師や認定看護師による外来看護相談窓口の開設や，外来患者を受け持ち制で担当することにより病状進行による生活上の変化をアセスメントし，適切なタイミングで必要な社会資源に繋げるためのモニタリングシステムの構築が進められている．

このように疾病のステージや療養生活，療養の場における移行期の支援拠点として，外来看護が在宅療養移行支援に関する能力を身につけ，地域・病院間連携において重要な役割・機能が期待されている．

[坂井志麻]

引用文献
1）厚生労働省：地域包括ケアシステム．
http://www.mhlw.go.jp/stf/seisakunitsuite/bunya/hukushi_kaigo/kaigo_koureisha/chiiki-houkatsu/（2017年4月アクセス）

第3章 高齢者看護の方法

Section 4 高齢者看護における記録・報告

> **Point**
> - 高齢者は慢性的な疾患や障害をもち，さまざまな場や状況から多職種によるケアが求められている．
> - 高齢者への適切なケア提供のために他職種間では記録の活用，共有化を行い，ケアの目標の統一化を図り，高齢者ケアの充実をめざしている．

1 記録の目的・意義

看護記録は看護の職能団体である日本看護協会における「看護記録および診療情報の取り扱いに関する指針」(2005年)では，看護業務基準(1995年)に看護実践の一連の過程を記録することを述べ，看護職者の思考と行為を示すものとしている．指針では看護記録について，以下の7点を目的および意義として掲げている．❶看護の実践の明示，❷患者に提供するケアの根拠，❸医療チーム間，患者と看護者の情報交換の手段，❹患者の心身状態や病状，医療の提供の経過およびその結果に関する情報の提供，❺患者に生じた問題，必要とされたケアに対する看護実践と，患者の反応に関する情報の提供，❻施設がその設立要件や診療報酬上の要件を満たしていることの証明，❼ケアの評価や質向上およびケア開発の資料である．

高齢者を対象としているあらゆる施設での看護において，看護記録の目的や意義を満たした内容の記載が必須である．高齢者を取り巻く医療では他職種との連携・協働が必要であり，多職種間でそれぞれの専門職が提示した記録を共有化することで高齢者が回復する効果を期待できる．他職種間で共通言語を用いることで，多職種間の情報交換は容易となる．共通言語は専門用語を用い各種のスケール[*1]を駆使することで，各職種間での高齢者へのケアの根拠が明確となり，高齢者の変化を把握しやすくなる．さらに電子カルテは記載時間の節約や即時閲覧などにより情報伝達が多職種間や高齢者にも効率よく提示できる．電子カルテの閲覧を患者自身が可能な施設も増えている．

看護記録は24時間継続してかかわる看護職の専門性を提示できるものでもあり，高齢者ケアの評価や質向上，ケア開発への資料になる貴重な資料である．高齢者看護の思考と行為を示せる内容の記載が求められている． [福嶋龍子]

2 報告―記録の活用

地域包括ケアを円滑に進めていくために，看護職は，看護を必要とする高齢者，家族，集団，地域等を継続的に観察し，健康状態や生活環境等を総合的にとらえる必要性がある．看護職は，対象の能力を査定したうえで，支援を必要とする内容を明らかにし，計画立案，実行，評価を記録を用いて行う．この一連の記録を用いた実践は，健康状態や生活環境等の変化に迅速かつ柔軟に対応するものであり，よりよい状態への支援を行うために適宜見直し，多職種と協働し必要に応じてさまざまな資源を活用することに用いられる．

> **ワンポイント**
> **[*1] 記録に活用する評価スケール**
> 多職種連携による記録には，看護師以外の職種の閲覧による理解が求められる．さまざまな評価スケールの活用は効果的な一方法である．評価スケールの種類や内容についても調べてみましょう．

表1　トータルケア・アセスメントシート

氏名	様					作成日（黒）	H　年　月　日	担当職員
介護支援専門員	㊞					変更日（赤）	H　年　月　日	担当職員
						変更日（青）	H　年　月　日	担当職員

項目（#）		基本情報			思い（○本人△家族◎職員）	支援内容（課題分析）		
1、基本動作 ※機能訓練指導員記入	①麻痺	□無	□有 【　部位　　　】		・起居動作時に恐怖心がある	移動手段	□歩行　□シルバーカー　□歩行器	
	②拘縮	□無	□有 【　部位　　　】		□無　□不明		□杖　□リクライニング　□車椅子	
	③座位保持	□できる	□つかまってできる	□できない	・有 どの動作【　　　】	移乗介助	□1人介助　□2人介助　□自立	
	④歩行	□安定	□不安定	□できない	・自分でやろうという意欲	リハビリ		
	⑤起き上がり	□できる	□一部介助	□できない	□無　□不明			
	⑥立ち上がり	□できる	□一部介助	□できない	□有	体位変換	□不要　□必要【　　　】時間毎	
	⑦両足での立位	□できる	□一部介助	□できない	・居住環境の中の危険箇所	寝具マット	□通常　□その他【　　　】	
	⑧片足での立位	□できる	□一部介助	□できない		座面マット	□座布団　□低反発　□その他【　　　】	
移乗移動	⑨離床、移乗	□できる	□一部介助	□できない		寝具	□ベッド　□畳	
	⑩移動	□できる	□一部介助	□できない		座位姿勢支援のポイント		
	⑪車酔い	□無	□有					
居住環境	⑫居室	□個室　□2人部屋　□3人部屋　□4人部屋			・その他	リスク予防	□転倒予防　□転落予防　□剥離予防	
	⑬ユニット	□　□　□					□褥瘡予防　□その他【　　　】	
	⑭障害高齢者自立度【　　】					《特記（予防的な対応）》		

			病名	年月	病院	主治医　　　医師	□回診		
2、健康状態 健康リスク ※看護職員記入	①既往					【　　病院　　医院】	□定期受診		
	現病					・病気に対する心配	【　　】病院【　　】おき		
						□無　□不明　□有	【　　】病院【　　】おき		

		No	薬剤名	服用開始時期	用法	・服薬のこだわり	服薬管理　□自己管理　□手渡し　□全介助	
		Ⅰ			朝昼夕眠（ ）	□無　□不明　☑有	（注意すべき薬・・・副作用など）	
		Ⅱ			朝昼夕眠（ ）		番号【　　】	
	②服薬名	Ⅲ			朝昼夕眠（ ）		番号【　　】	
		Ⅳ			朝昼夕眠（ ）		番号【　　】	
		Ⅴ			朝昼夕眠（ ）		番号【　　】	
		Ⅵ			朝昼夕眠（ ）		番号【　　】	
		Ⅶ			朝昼夕眠（ ）		番号【　　】	
	③採血データ （　月　日）	L H	L H	L H		・ターミナルケアについて	採血結果への対応	□無　□有【項目；　　】	
		L H	L H	L H		□自宅　□施設　□病院		□食事　□服薬　□その他【　　】	
身体状況	④平均バイタル　平均体温　　℃　平均血圧　　／					□その他【　　】□わからない	吸痰	□不要　□時々必要　□必要	
	⑤感染症	□無　□有【　　】					吸引箇所	□口腔　□鼻口　□タッピング	
皮膚状況	⑥褥瘡	□無　□有【　部位　】					吸引頻度	昼間【　】回　夜間【　】回	
	⑦かゆみ	□無　□有【　部位　】					処置	□不要　□必要　部位【　　】	
吸痰	⑧痰	□無　□有【　□多い　□少ない】				・その他		□無　□有	
経管栄養	⑨経管栄養	□無　□有【　□胃ろう　□腸ろう　□鼻注】					外用薬	□点眼【　　】	
	朝　　cc 白湯　　cc 昼　　cc 白湯　　cc							□貼用薬【　　】	
	夕　　cc 白湯　　cc 他　　cc 白湯　　cc							□軟膏【　　】	
その他	⑩疼痛	□無　□有【　部位　】					《特記；予防的な対応》		
	⑪睡眠	□良眠　□不眠　□不明　□傾眠がち							

3、認知症	①分類	□アルツハイマー　□脳血管　□レビー　□不明			・不快なこと	落ち着く環境づくりの配慮・工夫		
		□その他【　　】			□無　□不明　□有			
	②短期記憶保持	□有	□いくらかいえる	□不明		安心して生活していただくためのケアのポイント		
	③長期記憶保持	□有	□いくらかいえる	□不明				
	④自分の名前	□いえる	□まばら	□いえない	・心配なこと			
	⑤自分の年齢	□いえる	□まばら	□いえない	□無　□不明　□有			
	⑥今いる場所	□いえる	□まばら	□いえない		認知症の症状が及ぼす食事時の影響　□無　□有		
	⑦日時、季節	□いえる	□まばら	□いえない		（食事時の支援のポイント）		
	⑧家族の顔	□わかる	□まばら	□わからない	・不快感や心配が強まる時間や事柄			
	⑨失行（状況を理解し行動すること）		□できる	□できない	□無　□不明　□有	認知症の症状が及ぼす排泄時の影響　□無　□有		
	⑩失認（物事の認知、理解が）		□できる	□できない		（排泄時の支援のポイント）		
	⑪行動障害	□徘徊　□大声　□暴力　□異食　□過食						
		□介護抵抗　□不潔行為　□ひとり外出			・生活、環境のこだわり	認知症の症状が及ぼす入浴時の影響　□無　□有		
	⑪精神状態	□妄想　□幻覚　□幻聴　□不眠　□イライラ			□無　□不明　□有	（入浴時の支援のポイント）		
		□極度の心配性　☑夜間せん妄						
感情	⑫喜怒哀楽	□感じられる	□まれに感じられる	□感じられない	《特記；予防的な対応》			
	⑬コントロール	□できる	□感情コントロールできず不穏になる		・気持ちが落ち着くこと			
その他	⑭読み	□できる	□場合によりできる	□できない	□無　□不明　□有			
	⑮認知症高齢者自立度【　　】 長谷川式スケール【　　点】							

表1 トータルケア・アセスメントシート（つづき）

項目(#)		基本情報	思い（〇本人△家族◎職員）	支援内容（課題分析）
4、食事	①摂取方法	□経口 □経管栄養【 】⇒項目2へ	・好きな食べ物	食事摂取 □自立 □声かけ □一部介助 □全介助 □経管栄養【 】
	②食事姿勢	□安定 □不安定 ⇒項目1 座位姿勢のポイントへ		食事形態 主【 】 副【 】
	③食事動作	□自立 □声かけ □一部介助 □全介助	・嫌いな食べ物	自助具等 □箸 □スプーン □フォーク □タオル □エプロン □その他【 】
	④食物の移送	□できる □食べこぼす □できない		代替 □無 □有【 】
	⑤嚥下状態	□良好 □時々ムセる □常にムセる（水分，食物）	・胸焼けの訴え	□自立 □声かけ □一部介助 □全介助
	⑥食事形態 主	□普通 □軟飯 □お粥 □ソフト □その他	□無 □時々有 □有	水分摂取 □そのまま □ゼリー □トロミ □ソフティア
	副	□普通 □ほぐし □刻み □ソフト □その他	・アレルギー	□ポータージュ □シロップ □ジャム
	⑦摂取量	（平均水分）【 】cc （平均食事）主【 】副【 】	□無 □有【 】	栄養補助 □無 □有【 】
栄養	⑧体重	【 】kg BMI □基準値 □基準低 □基準高	・おやつ	《特記；予防的な対応》
※管理栄養士記入	⑨食事に関わる病気	□無 □有【 】□逆流性食道炎 □食道裂孔ヘルニア □他【 】	□無 □有【 】	
	⑩療養食	□無 □有【 食】	・その他（食事のこだわり，希望など）	
	⑪ALB	□基準値 □基準低 □数値【 】		
	⑫栄養リスク	□低 □中 □高 EER【 】kcal		
5、口腔ケア	①残歯	□無 □有【上 本／下 本】	・口腔ケアに対する思い	口腔ケア道具 □歯ブラシ □スポンジブラシ □ガーゼ □くるリーナ □舌ブラシ □モアブラシ □うがい □義歯洗浄剤 □歯磨き粉 □その他
	②義歯の使用	□無 □有【□上 □下 □部分】	□好き □不明 □嫌い	
	③口腔ケア	□自立 □一部介助 □全介助		
	④口臭	□無 □有		
	⑤唾液	□多い □正常 □少ない		頻度 □起床時 □朝食前 □朝食後 □昼食前 □昼食後 □夕食前 □夕食後 □その他
	⑥食物残渣	□多い □少し □ない		
	⑦歯科衛生士	□関与 無 □関与 有		《特記；予防的な対応》
6、排泄 排尿	①排尿動作	□自立 □一部介助 □全介助	・排泄へのこだわり，希望	排泄（日中） □トイレ □ポータブル □オムツ □バルーン
	②尿意	□無 □有	□無 □不明 □有	排泄（夜間） □トイレ □ポータブル □オムツ □バルーン
	③方法	□トイレ □ポータブル □オムツ		使用物品 日中； 夜間；
	④尿量	□多い □普通 □少ない		交換・誘導（昼） □定時 □希望時
排便	⑤排便動作	□自立 □一部介助 □全介助	・排便を促すためのケア	交換・誘導（夜） □定時 □希望時
	⑥便意	□無 □有	□無 □不明 □有	便秘対策 □無 □有【 】
	⑦方法	□トイレ □ポータブル □オムツ		尿路感染対策 □無 □有【 】
	⑧排便間隔	【 】日毎		陰部洗浄 □無 □有【 時間】
	⑨便秘	□無 □有【 】		《特記；予防的な対応》
	⑩排泄に関わる病気	□無 □有【 】		
7、入浴 入浴	①入浴方法	□個浴 □一般浴 □特浴 □機械浴 □その他	・お風呂は好き □好き □不明 □嫌い	入浴回数 □2回／週 □その他【 】 浴室移動 □手引き □シャワーチェア □ストレッチャー
	②着替え	□自立 □上衣類介助 □下衣類介助	・お風呂のこだわり	手浴，足浴 □無 □有【頻度 】
	③浴室内の移動	□自立 □一部介助 □全介助	□無 □ぬるめ □熱いめ	《特記；予防的な対応》
	④洗身	□自立 □一部介助 □全介助	□シャワー浴希望 □長風呂	
	⑤洗髪	□自立 □一部介助 □全介助	・その他（入浴へのこだわり，希望）	
	⑥入・出浴動作	□自立 □一部介助 □全介助		
	⑦入浴に関わる病気	□無 □有【 】		
整容	⑧洗顔	□自立 □一部介助 □全介助	・整容に関するこだわり，希望など	洗顔方法 □洗顔タオル □水洗い
	⑨整髪	□自立 □一部介助 □全介助		洗顔回数 □1回／日 □その他【 】
	⑩衣類の準備	□自立 □一部介助 □全介助		散髪 □1回／2ヶ月 □その他【 】
	⑪ヒゲ等の処理	□自立 □一部介助 □全介助	・好きな色や嫌いな色，好きな服装など	散髪場所 □施設 □その他【 】
	⑫爪きり	□無 □有【 】		《特記；予防的な対応》
	⑬化粧の習慣	□無 □有【 】		
8、活動 コミュニケーション	①視力	□見える □1～2m範囲でわかる □目の前も見えない	□眼鏡使用 □補聴器使用（右左） ・利き耳【 □右 □左 】	コミュニケーションへの配慮
	②視力に関わる病気	□無 □有【 】		
	②聴力	□聞こえる □耳元で聞こえる □聞こえない	・コミュニケーションに関する思い	
	②聴力に関わる病気	□無 □有【 】		
	③発語	□明瞭 □不明瞭 □できない		生活の中で大切にしなくてはいけないこと
	④意思伝達	□十分にできる □いくらかできる □できない	・好きな活動（生活の中の楽しみ）	
	⑤コールの使用	□押せる □押せない		
IADL	⑥金銭管理	□できる □できない 【 □預かり □家族 】		
	⑦調理	□できる □できない	・生活面での不安	家族との関係性で気をつけること
	⑧掃除	□できる □できない		
	⑨趣味	□無 □有【 □できる □できない 】		
	⑩電話	□できる □できない	・うれしいこと，好きなこと	
大切なこと	⑪職業	□無 □有【 】		
	⑫宗教（信仰）	□無 □有【 】		その他活動支援のポイント
社会との関わり	⑭社会参加	□無 □有【 】	・頼りにしている人	
家族の介護	⑮在宅復帰	□可能 □条件付 □困難 □不可能 理由【 】	・仲の良い入居者	
家族との関係性	⑯家族の関係	□良好 □あまり良くない □良くない		

管理栄養士	機能訓練指導員	看護職員
㊞	㊞	㊞

（特定非営利活動法人全国高齢者ケア研究会：トータルケア・アセスメントシート．より）

表2　24時間生活シート例

時間	日課	意向・好み	自分でできること	サポートが必要なこと
7:00	起床	●目覚めても10分ほどはベッドに入っていたいときがある	●電気とテレビを点ける	●起きるかどうか，声をかけて確認する
7:10	トイレ	●起きるとすぐにトイレに行きたい	●手すりを使って立ち上がる ●車椅子に移る	●立ち上がり時の見守り
	着替え	●カーディガンを羽織る	●着替え（上のみ）	●本日の着衣を確認し一式タンスから取って渡す ●下の着替え ●カーテンを開ける
	洗面	●人前に出るときにはきちんとしていたい	●手すりを使って立ち上がる ●顔を洗う ●化粧水をつける ●ブラシを使って髪をとく	●立ち上がり時の見守り
	リビングに行く		●車椅子で自走できる	●テレビと電気を消す
7:30	朝食	●牛乳とソフト食 ●テレビでニュース番組をみたい ●皆で一緒に食事をしたい	●牛乳を飲む	●テレビのリモコンを手元に置く ●テレビを点ける ●レンジで牛乳を温め，手元に置く ●朝食を置く

1 看護実践の継続性と一貫性の担保のための活用

看護実践の一連の過程の記録は，看護職の思考と行為を示すものである．その記録は，看護実践の継続性と一貫性の担保のために活用される．特に，多職種が協働しチームケアを行う高齢者施設において，記録は，客観的でどのような看護の場においても多職種と情報共有しやすい形とすることが求められる．

一般的に病院における看護記録には，基礎情報，問題リスト，看護計画，経過記録，看護サマリーの要素からなるが，高齢者施設の場合は，これに介護保険に関連するケアプランや，ケアプラン策定に必要なアセスメント用紙，デイケア・デイサービスの場合には，服薬に関する事項や，皮膚の処置等，受診情報，その他の連絡を含む過程の介護者との連絡ノート等の記録が加わる．

近年，高齢者看護を対象とする場において，認知症高齢者への対応，高齢者施設の重症化への対応，在宅の重度化への対応のため多職種協働はより重要性を増している．そこで，高齢者の全体像やゴールを多職種と共有するためのアセスメントシートとしての役割をもつ記録の重要性も高まっている．多職種の専門的観察視点が反映され，多職種で使用するために開発されたアセスメントシートとしての記録を参照されたい（表1）．

2 看護実践の評価および看護の質の向上への活用

近年のユニットケア型の施設では，高齢者一人ひとりのライフスタイルに合わせた個別ケアが実践されている．多職種が協働し，高齢者一人ひとりの生活歴や嗜好を考慮した個別ケアを行っていくために，高齢者の課題や目標を理解するためのツールとして**24時間生活シート**（表2）を使用している施設も多い．特に，認知症ケアの実践においては，行動・心理症状（BPSD）の発生要因を探り適切なケアを導き出すために，生活歴などの情報共有が重要となる．

これらの記録を用いて，高齢者のもてる力を活用した看護計画を立案・実施・評価し看護実践の質の向上のため個別的な計画を洗練させていくことが望まれる．

3 リスクマネジメントの視点より，看護実践を証明しケア提供者を保護する

　記録は看護実践を証明し，リスクマネジメントにも欠かせないものとなる．もし，医療事故が生じた場合には，看護実践の適切な遂行を証明し，ケア提供者を保護する機能ももつ．このため，看護実践の内容等に関する記録は，観察された事実をありのままに，いつ・何が・どこで・誰によって・どのように行われたのか・その結果はどうだったのかを具体的かつ簡潔に記録されている必要がある．記録された情報の取り扱いは，個人情報の保護，守秘義務を遵守し，他者との共有に際しては適切な判断のもとに行うことが重要である．

[安武　綾]

参考文献
- 公益社団法人日本看護協会：看護業務基準，2016年改訂版．
- 特定非営利活動法人全国高齢者ケア研究会：トータルケア・アセスメントシート．

第3章 高齢者看護の方法

Section 5 高齢者看護の質の確保

A リスクマネジメント

> **Point**
> - 医療の高度化・複雑化が進展する中で多職種による役割分担が推し進められた結果, リスクマネジメントに組織全体で取り組まなければ, 患者や医療従事者自身の安全を確保することが困難になってきている.
> - 医療従事者がエラーを犯す可能性があることを前提とし, そのエラーを未然に防いだり, エラーが生じた場合にも適切に対処できることが重要である.

1999(平成11)年と2002(平成14)年に日本看護協会が作成した「組織で取り組む医療事故防止──看護管理者のためのリスクマネジメントガイドライン」[1]や「医療事故発生時の対応──看護管理者のためのリスクマネジメントガイドライン」[2]のように, これまでのわが国では, 医療従事者などが安全確保に取り組むプロセスを表現する際には, 「**リスクマネジメント**」という用語が使用されてきた. しかし, 厚生労働省内に「医療安全対策検討会議」が2001(平成13)年に発足し, その翌年の2002(平成14)年には「医療安全推進総合対策」が策定されるなど, 近年では「**医療安全**」という用語が使用される機会も増している.

このように, 用語について詳細にみると, リスクマネジメントと医療安全とが混在している実態があることがわかる. そのほかにも, 看護ケアの提供の場面では医療事故, 医療過誤, インシデント, アクシデント, ヒヤリ・ハットなど, さまざまな用語が使用されている. これらについては, 「医療安全推進総合対策──医療事故を未然に防止するために」[3]や「リスクマネージメントマニュアル作成指針」[4]の中で用語の詳細な説明が行われている(**表1**). なお, 矢野らは, 医療におけるリスクマネジメントについて, 「患者の安全を確保するために医療上のリスクを洗い出し, 事故防止対策を施すこ

と」[5]と述べている. また, この用語は「医療安全管理」と同義として用いるという指摘もある[3].

1 なぜリスクマネジメントが必要なのか

わが国では, 個人による注意と責任の下で医療を受ける患者や, 医療を提供する看護師などの医療従事者への事故防止対策が実施されてきた. しかし, 医療の高度化・複雑化が進展する中で多職種による役割分担が推し進められた結果, 組織全体で取り組まなければ失敗や過ち, いわゆる**エラー**を回避し, 患者や医療従事者自身の安全を確保することが困難になってきている.

例えば, 患者への看護ケアを実践する際には, 通常看護師は, 医師からの指示を事前に受けるなど, 他職種との情報のやり取りを行う. また, 交代制勤務に従事する看護師は, 各勤務時間帯における患者の情報を伝達し, 業務の引き継ぎを行っている. これらの場面には, 複数の人が関与することになるため, 「必要な情報を伝え忘れた」「誤った情報を伝えてしまった」といった情報を発信する人に付随するエラーや, 「情報は伝達されたが, 実施するのを忘れた」「聞き間違いや思い込みなどのために, 情報の内容

表1 医療や介護サービスの提供場面で用いられている用語の説明

リスク[3]
- 「損害の発生頻度とその損害の重大さ」の2つの要素によって定義付けられる.
- 世の中の全ての事象にリスクは付随しており,安全とはリスクが許容できるものであるという状態をいう.

リスクマネジメント[3]
- 従来,産業界で用いられた経営管理手法である.
- 事故を未然に防止することや,発生した事故を速やかに処理することにより,組織の損害を最小の費用で最小限に食い止めることを目的とする.
- 「リスクは常に存在する」こと,また同時に「適切な管理によってリスクを許容範囲にまで減らすことができる」ことが「リスクマネジメント」の出発点である.

医療におけるリスクマネジメント[3]
- リスクマネジメントの手法の医療分野への導入は,1970年代にアメリカで始まり,その後欧州等にも広がった.
- 導入当初は,補償や損害賠償による経済的打撃を減らすことに重点が置かれたが,近年では,医療に内在する不可避なリスクを管理して,患者の安全を確保することに重点が移ってきている.
- 医療安全対策検討会議の中では,「医療安全管理」と「リスク・マネジメント」は同義として用いている.

医療事故[3]
- 医療に関わる場所で医療の全過程において発生する人身事故一切を包含し,医療従事者が被害者である場合や廊下で転倒した場合なども含む.

医療過誤[3]
- 医療事故の発生の原因に,医療機関・医療従事者に過失があるものをいう.

アクシデント[3]
- 通常,「医療事故」に相当する用語として用いる.
- 医療安全対策検討会議の中では,「事故」と「アクシデント」は同義として用いている.

インシデント[3]
- 日常診療の場で,誤った医療行為などが患者に実施される前に発見されたもの,あるいは,誤った医療行為などが実施されたが,結果として患者に影響を及ぼすに至らなかったものをいう.
- 医療安全対策検討会議の中では,「ヒヤリ・ハット」と「インシデント」は同義として用いている.

ヒヤリ・ハット事例[4]
- 患者に被害を及ぼすことはなかったが,日常診療の現場で,"ヒヤリ"としたり,"ハッ"とした経験を有する事例のことをいう.
- 具体的には,ある医療行為が,①患者には実施されなかったが,仮に実施されたとすれば,何らかの被害が予測される場合,②患者には実施されたが,結果的に被害がなく,またその後の観察も不要であった場合等を指す.

を誤って受け取ってしまった」といった情報を受信する人に付随するエラーが生じることもしばしばである.

さらに,これらのエラーが生じた結果として,生命の危機や永続的な障害を患者にもたらす深刻な事態,つまり医療事故が発生することもある.そのため,近年では,看護師などの医療従事者が**エラーを犯す可能性があることを前提**とし,そのエラーを未然に防いだり,エラーが発生した場合にも適切に対応できることが重視されるようになってきた.さらに,実際に事故が起きた場合には個人の責任のみを強く問うのではなく,むしろシステムや組織全体を見直すことによってエラーの再発を防ぎ,看護ケアの対象となる高齢者や看護師などの医療従事者の安全の確保を目指すという,リスクマネジメントの視点を備えておくことが医療現場では求められてきている.

また,看護ケアを提供する場の多様化に伴い,病院などの医療機関内や訪問看護ステーションに限らず,介護老人保健施設や特別養護老人ホームなどの高齢者ケア施設に看護師が所属する機会が増えてきている.これらの施設は,介護保険の給付対象となるサービスを提供している場合も多い.そのため各施設の看護師は,介護保険の基本理念である「自立支援」を踏ま

表2 医療や介護の現場での事故の発生による個人と組織全体への影響の一例

1. 被害者に身体的・心理的苦痛が生じる
   〔例〕痛みを伴う医療処置が必要になる
2. 被害者の家族に心理的苦痛が生じる
   〔例〕被害者の生命の危機に対して不安を抱く、医療過誤に対する怒りが生じる
3. 事故の発生に関与した医療従事者に心理的苦痛が生じる
   〔例〕事故の発生に対する責任を痛感する
4. 法的責任が問われる場合がある
   〔例〕医療過誤のために行政処分(免許取り消しなど)の対象となる
5. 医療機関や高齢者ケア施設に対する信頼が失われる
   〔例〕患者や家族が医療機関などに対して抱くイメージが悪化する

たうえで、加齢変化や疾病の罹患などに伴って要介護状態になった高齢者への看護ケアを行っている。特に、身体拘束の禁止規定[6,7]に従い、事故防止を目的とした行動の制限は行わず、尊厳のある自立した生活を送ることを目指した支援の実践に力を注いでいる。しかしながら、重度な介護を要する高齢者の施設利用率は高く[8]、転倒などの事故が数多く発生している実態もある[9]。そのため、各高齢者ケア施設では、事故防止のための指針の整備や対策の強化が求められている状況にある[10,11]。

なお、医療や介護の現場で事故が発生した場合には、表2に示すようなさまざまな影響が個人や組織全体に生じることが想定される。

2 リスクマネジメントと看護職の責務

看護者の倫理綱領とは、看護職者の行動指針を示したものである。この中には、「看護者は、対象となる人々への看護が阻害されているときや危険にさらされているときは、人々を保護し安全を確保する[12]」と記されており、医療従事者などによる不適切な判断や行為に看護師が気づいた場合には、患者を保護するための働きかけを実施することなどを求めている。加えて、日本看護協会では、生命倫理における4つの基本原則のうちの1つである無危害原則を取り上げ、「医療専門職の無危害の責務を考えた時には、危害を加えない責務および危害のリスクを背負わせない責務を含む[13]」と説明している。それとともに、この原則の具体例として、危害を及ぼすことを避けるために転倒・転落の予防に対して十分で適切な注意を払うことを挙げている[13]。

これらの点を踏まえると、看護ケアの提供時には、エラーが起こる可能性があることや、そのエラーが原因となってさまざまな損害が発生する危険性があることを常に意識し、そのような事態が起こることのないように注意を払いながら、看護ケアの対象となる人々の安全の確保に努めることが重要といえる。

医療機関や高齢者ケア施設内で発生する事故の中には、看護師の知識や技術の未熟さに起因するものもある。その具体例としては、「看護師1名による介助で安全に動作が行える」と判断した高齢患者に対して看護師が移乗の介助を試みたところ、バランスを崩した患者の身体を支えきれず床に座りこんでしまった、といった事故を挙げることができる。

このように、医療機関や高齢者ケア施設では看護師個人の実践能力に起因した事故が起きている実態がある。さらに、「医療安全を確保するためには、全ての医療従事者が医療機関の一員として安全対策に取り組むべきであり、個々の医療行為に関する知識や技術に加えて、組織の一員としてチーム医療に取り組むための意思疎通と連携の在り方についての心構えや態度を身につけることが必要である[3]」といった医療安全対策検討会議からの意見が示されている。したがって、看護師は自分が実施した看護ケアに責任をもつのみでなく、専門的な知識と技術を高めるための継続的な努力を行うことも、事故防止の観点から求められているといえる。

3 高齢者ケアにおける危険性を予測するための基本的な視点

病院や高齢者ケア施設において発生頻度の高い事故の1つに，転倒がある．転倒は，高齢者の意図的な行動をきっかけとして発生する場合が大半を占める．看護師の中には，「自由な行動を尊重するのか」「安全を重視するのか」という二者択一の視点で，転倒を繰り返す高齢者への安全対策を検討する人もいる．

しかし実際には，自由に行動する高齢者が危険な状況に陥る前に実施できる対応策もあり，それを実施できるか否かは看護師の危険性に対する認識の程度や，状況の判断能力が大きく影響する．

そのため近年では，看護実践の場面におけるさまざまな危険性を予知し，その対策を講じることへの認識を高めることを目的とした「KYT」を院内または施設内研修の一環として実施しているところもある．なお，KYTとは，**危険予知トレーニング**のことをいい，福丸[14]は，以下に示す5つの原則があると述べている（表3）．それとともに，KYTを行う手順としてKYT基礎4ラウンド法を紹介している（表4）．

ナースステーション内のあらゆる場所に物や書類が雑然と置かれた状態にあると，看護ケアを行うために必要な物品を探すのに手間取ってしまい，作業の効率が落ちてしまう．さらに，物品を探すことに手間取った結果，時間の余裕がなくなってしまい，慌てて患者に看護ケアを提供しなければならない事態が生じたりする．このような事態は，看護ケアの提供時にエラーを生じさせる要因になるため，職場内の環境などの改善に取り組む必要があるといえる．

業務の効率化を進める際に役立つ手法の1つ

表3 KYTの5原則

原則1	病院内で危険な状態にさらされている対象者は，病院内にいるすべての人である．
原則2	看護業務では危険要因が常に変化していることを認識する．
原則3	アクシデントは，1つの要因ではなく多くの要因が重なった時に発生する．
原則4	潜在的な危険要因を検出し，対策を立てる．
原則5	KYTは，危険な状態を関係者全員で見つけ出すトレーニングである．

(福丸典芳：院内研修にすぐに使える！ KYT＆5S CD教材．p21，日総研出版，2012．より作成)

表4 KYT基礎4ラウンド法

意識	実施項目	進め方のポイント
第1ラウンド	どのような危険がありますか（現状把握）	イラストシートに示された状況の中に潜む危険要因（見えているもの，まだ見えていないもの）を検出し，その要因を引き起こしている現象を想定する．
第2ラウンド	これが危険のポイントです（本質追究）	検出した危険要因のうち，これが重要だと思われる危険を選定して，〇印を付け，その中からさらに絞り込んだものに◎印を付け，指差唱和する．
第3ラウンド	対策を指示します（対策樹立）	◎印を付けた危険要因を解決するための対策を立案する．
第4ラウンド	私たちはこのようにします（目標設定）	対策の中から重点実施項目を選定し，これに＊印を付け，これを実践するための重点実施目標を設定し，指差唱和する．続けてその目標の中で，その日特に取り上げるべき目標を簡潔に表現したワンポイント指差唱和を3回行う．

(福丸典芳：院内研修にすぐに使える！ KYT＆5S CD教材．p27，日総研出版，2012．より)

表5 5S活動の定義と考え方

整理 Seiri	乱れているものを秩序正しくする． 例：使いやすさを最優先にして身の回りを片づける．
整頓 Seiton	散らかっている部屋や物を片づけて，見た目をきれいにする． 例：必要な物がすぐに取り出せる，すぐ使える，すぐしまえるようになる．
清掃 Seisou	きれいに掃除をする． 例：床や棚，医療器具に付いている埃などを除去し，きれいな状態にする．
清潔 Seiketu	整理，整頓，清掃を繰り返し，職場をきれいな状態に維持する． 例：汚れなどが取り除かれ，きれいにしてある様子を保つ．
躾 Situke	決められたことを守る習慣づけを行う．躾は，5S活動におけるもっとも重要な要素である． 例：決められた手順どおり業務を行う．

(福丸典芳：院内研修にすぐに使える！ KYT＆5S CD教材．pp48-49，日総研出版，2012．より作成)

として，5S活動がある．5S活動とは，整理，整頓，清掃，清潔，躾というそれぞれの言葉をローマ字で表記し，その頭文字から表現したものである（表5）．福丸[14]は，5S活動の内容について表5のように説明するとともに，個々の看護師が5S活動の内容を自分自身の問題として捉え，その改善に自律的に取り組む必要があると指摘している．

不安全行動とは，「労働者本人または関係者の安全を阻害する可能性のある行動を意図的に行う行為」[15]のことをいう．具体的には，労力や時間を省くことを優先したり，自分の力量などを高く評価して安易な行動をとることなどが当てはまる．規則やルールを守ることを習慣づけるという躾の強化に向けた試みは，不安全行動に伴う医療事故などの発生を防ぐ上で重要になる．

4 異常な状態を招かないための日常管理

表6は，病院などの医療機関や高齢者ケア施設で報告される「インシデント」や「アクシデント」の例を示したものである．表中にある「他の患者の薬を誤って配薬してしまった」事例では，❶薬袋などに記載された患者の氏名を十分に確認しなかった，❷患者の氏名をフルネームで呼んで確認しなかった，という看護師の行動がインシデントやアクシデントの発生に結びついた可能性があると考えられる．

そのため，「配薬する」という看護ケアを実施する際には，「復唱確認」「指差呼称」など，エラーを個人レベルで防ぐ方法を取り入れる必要があるといえる．

これらの例が示すように，「自らとった行動が，意図しない結果をもたらすこと」[16]をヒューマンエラーという．矢野はこの用語について，「人間だからこそ犯す過ち」[17]とわかりやすく説明している．近年，ヒューマンエラーを防ぐための対策を講じることが医療安全の確保につながると考えられている．厚生労働省による職場のあんぜんサイト[16]では，このエラーの防止

表6 医療機関や高齢者ケア施設で報告される「ヒヤリ・ハット」事例の紹介

食事	●他の患者の食事を誤って配膳してしまった． ●絶食の指示が出ていたにもかかわらず，食事を配膳してしまった． ●認知症の高齢者が，ティッシュペーパーを口の中に詰め込んでいた． ●認知症の高齢者が，隣の席に置いてあった他の患者の食事を食べてしまった．
入浴	●浴槽への移動時に，床面に残っていた泡で足を滑らせ，患者が転倒しそうになった． ●入浴中の高齢者が浴槽内で溺れかけた．
服薬	●配薬するのを忘れてしまった． ●朝食後に内服する薬を夕食後に配薬してしまった．

表7 ヒューマンエラーの防止対策の4視点

①人が間違えないように人を訓練する．
②人が間違えにくい仕組み・やりかたにする．
③人が間違えてもすぐ発見できるようにする．
④人が間違えてもその影響が少なくなるようにする．

（厚生労働省：ヒューマンエラー．
http://anzeninfo.mhlw.go.jp/yougo/yougo62_1.html（2017年1月アクセス）をもとに作成）

表8 アクシデントを回避するシステム

	内容	例
フェールソフト	システムの一部に障害が発生した際に，故障した個所を破棄，切り離すなどして障害の影響が他所に及ぼされるのを防ぎ，最低限のシステムの稼動を続けるための技術	停電発生時に自動的に人工呼吸器にバッテリーで電力を供給する．
フェールセーフ	故障や操作ミス，設計上の不具合などの障害が発生することをあらかじめ想定し，起きた際の被害を最小限にとどめるような工夫をしておくという設計思想	X線撮影時に，誤ってドアを開けると設備が緊急停止する．
エラープルーフ	作業ミスに対処するための作業システム（部品，材料，設備，治工具，作業指示書などを含む）に関する総合的工夫	類似した薬品名を間違わないように，近接して保管せず，また表示を色で区別する．

（福丸典芳：院内研修にすぐに使える！ KYT＆5S CD教材．p16，日総研出版，2012．より）

に向けた対策の視点を具体的に紹介している(表7)．その一方で，インシデントやアクシデントの原因はヒューマンエラーのみでなく，作業を行う環境や設備なども重要な要因として含まれると指摘されている．これらの点を改善するために，今日では表8のような取り組みなども行われている．

5 組織としてのリスクマネジメント

インシデントやアクシデントの発生を防ぎ，看護ケアの対象となる高齢者の安全を確保するには，システムや組織全体に問題がないかを見直すことも重要になる．高齢者ケア施設での活用を念頭に置いて作成された指針[18]では，リスクマネジメントの取り組みを進めるにあたってのポイントを3点あげている．それは❶組織風土の改善，❷組織全体での取り組み，❸継続的な取り組みである．

これらのうち，「❶組織風土の改善」では，「安全文化の醸成・共有」ができていたり，「何でも物が言える雰囲気」があったり，「風通しのよい組織」であることを求めている．なお，安全文化の醸成を示す具体例としては，患者に悪影響を及ぼさなかった場合でもインシデントレポートを記載して所属組織への報告を行い，再発防止に努めるような場合が当てはまる．

反対に，この文化の醸成が未熟である場合には，患者に悪影響を及ぼさなかったことを理由にあげて報告を怠る，といった場合などが当てはまる．

また「❷組織全体での取り組み」や「❸継続的な取り組み」については，計画策定(Plan)，実施・実行(Do)，情報の収集・検証(Check)，改善(Action)からなる一連の過程を繰り返す手法，いわゆるPDCAサイクルを回す取り組みの実施を組織全体で強化していくことが必要であるといわれている．その理由としては，このサイクルを回す取り組みを行うことが，各組織における継続的な医療やケアの質の改善につながると考えられているためである．

[杉本知子]

引用文献

1) 日本看護協会：組織でとりくむ医療事故防止─看護管理者のためのリスクマネジメントガイドライン．日本看護協会出版会，1999．
2) 日本看護協会：医療事故発生時の対応．日本看護協会出版会，2002．
3) 厚生労働省医療安全対策検討会議：医療安全推進総合対策─医療事故を未然に防止するために．
http://www.mhlw.go.jp/topics/2001/0110/tp1030-1y.html (2017年1月アクセス)
4) リスクマネージメントスタンダードマニュアル作成委員会：リスクマネージメントマニュアル作成指針．
http://www1.mhlw.go.jp/topics/sisin/tp1102-1_12.html (2017年1月アクセス)
5) 矢野真：医療安全の考え方とよく使われる言葉．矢野真・他編，ひとりで学べる医療安全，p2，照林社，2011．
6) 指定介護老人福祉施設の人員，設備及び運営に関する基準(平成11年3月31日厚生省令第39号)第11条第4項(2017年1月31日アクセス)
http://law.e-gov.go.jp/htmldata/H11/H11F03601000039.html(2017年1月アクセス)
7) 介護老人保健施設の人員，施設及び設備並びに運営に関する基準(平成11年3月31日厚生省令第40号)，第13条第2項(2017年1月31日アクセス)
http://law.e-gov.go.jp/htmldata/H11/H11F03601000040.html(2017年1月アクセス)
8) 厚生労働省：平成27年介護サービス施設・事業所調査の概況．
http://www.mhlw.go.jp/toukei/saikin/hw/kaigo/service15/dl/kekka-gaiyou_04.pdf(2017年1月アクセス)
9) 世田谷区：平成27年度介護保険事故報告．
http://www.city.setagaya.lg.jp/kurashi/105/880/890/896/d00015853_d/fil/15853_16.pdf(2017年1月アクセス)
10) 前掲6)，第35条．
11) 前掲7)，第36条．
12) 日本看護協会：看護者の倫理綱領．
https://www.nurse.or.jp/nursing/practice/rinri/rinri.html (2017年1月アクセス)
13) 日本看護協会：倫理原則．
http://www.nurse.or.jp/rinri/basis/rule/(2017年1月アクセス)
14) 福丸典芳：院内研修にすぐに使える！ KYT＆5S CD教材．p21，日総研出版，2012．
15) 厚生労働省：不安全行動．
http://anzeninfo.mhlw.go.jp/yougo/yougo90_1.html(2017年1月アクセス)
16) 厚生労働省：ヒューマンエラー．
http://anzeninfo.mhlw.go.jp/yougo/yougo62_1.html(2017年1月アクセス)
17) 矢野真：医療事故発生のメカニズム①ヒューマンエラーと人間特性，矢野真・他編，ひとりで学べる医療安全，p6，照林社，2011．
18) 福祉サービスにおける危機管理に関する検討会：福祉サービスにおける危機管理(リスクマネジメント)に関する取り組み指針─利用者の笑顔と満足を求めて．2002．
http://www.mhlw.go.jp/houdou/2002/04/h0422-2.html (2017年1月アクセス)

B 高齢者看護と質の保証

> **Point** ✓ 高齢者看護におけるケアの質の保証について理解する．

1 高齢者をとりまく保健・医療の現状と質の管理の背景

わが国の医療制度の特徴は，国民皆保険により国民に平等な医療が提供されていることである．これはユニバーサルヘルスカバレッジ（UHC）[1]といい，必要な時にいつでも支払い可能な金額で保健医療サービスを受けられることを指している．しかし，わが国では先進諸外国と比較して人口当たりのベッド数は多いにもかかわらず，医師・看護師の配置数が少なく，在院日数が極端に長い．

高齢者の在院日数と老人医療費との間には高い相関があることがわかり，2006（平成18）年に成立した医療制度改革関連法では医療費の適正化等を柱に，さまざまな医療改革が進められた．

急性期治療を行う医療機関では，2003（平成15）年に導入された**DPC**（Diagnosis Procedure Combination：診断群分類別包括評価）制度により，診療報酬定額算定方式が採用され，在院日数に応じた1日当たり定額報酬の算定となり，医療費全体の抑制を図ろうとしている．これらの医療機関では，特にクリティカルパスによるチーム医療とサービスの質の管理，ディジーズマネジメントによるクリニカルインディケーター（臨床指標）の明確化と患者のアウトカム（成果）の明確化など，医療・看護サービスの効率的な提供が求められるようになった．また，2016（平成28）年4月の診療報酬改定では身体疾患をもち入院した認知症患者に対し，一定の要件でチーム医療を行うことへの診療報酬加算が初めて算定できるようになり，看護師によるチームの牽引への期待が高まっている．

高齢の入院患者への支援では，急性期治療後なるべく早期に回復期リハビリテーションへと移行し，その後は地域の介護保険サービス，介護予防サービス，地域支援事業へと移行するケアモデルが考えられ，医療機関と地域機関のサービスに切れ目を作らない"シームレス"ケアのためには，入院時からの退院調整による支援の開始，そして地域連携パスが必要とされる．地域の関係機関との連携内容を急性期医療機関のパスと同様に具体的に示したものが地域連携パスである．地域の訪問看護ステーションの看護師等は，医療機関に入院中の患者を訪問してケアマネジメントを開始することでサービスに切れ目をなくす必要がある．

また，地域の受け皿として**在宅療養支援診療所**が2006（平成18）年度に創設された．24時間対応が可能で，緊急時には入院医療機関との連携がとれることなどの要件を満たしていることが認められたものを在宅療養支援診療所とし，緊急の往診や，在宅での看取りを行えるようになっている．

また，訪問看護ステーションの機能を強化する目的で，常勤看護職員7名以上，ターミナルケア件数が年間20件以上，重症度の高い患者の受け入れが月10名以上，24時間対応を行っているなどの要件を満たす「機能強化型訪問看護ステーション」を創設し，重症者や終末期の看取りの支援を行っている．

介護老人福祉施設では，高齢者の終の住処として，終末期ケアのニーズが高まっている．また，訪問看護ステーションから介護老人福祉施設や認知症対応型共同生活介護施設（グループホーム）等に訪問看護を提供できるようになった．

地域支援事業を担う地域包括支援センターでは，主任ケアマネジャー・保健師・社会福祉士が配置され，介護予防ケアプラン・虐待相談・権利擁護事業・認知症初期集中支援チームなどの業務が行われている．

保健・医療・福祉・介護の連携が強調される

中，看護の機能や役割，提供の場は拡大し，看護は医療分野から福祉分野へと幅広い場において求められており，一層の看護サービスの必要性が増している．

このようにわが国の高齢化とともに拡大していく看護を提供する場において，利用者と家族をケアの中心においた利用者中心，利用者主体の看護が重視されるようになっており，看護の提供と質の高い管理は重要な課題である．

2 看護者の倫理

日本看護協会は看護者の倫理綱領を2003（平成15）年に制定した．その条文の1つに，「対象者の年齢にかかわらず平等に看護を提供する」とあり，2000年制定の国際看護師協会（ICN）の看護師の倫理綱領においても同様である．これらの倫理綱領は各々の職場において看護職の業務の指針として具体化する必要がある．すなわち，各々の看護提供の場において高齢者へのケアの理念，平等なケアの提供，利用者や家族との信頼関係の構築，高齢者の自己決定の尊重，尊厳の保持，権利の擁護，守秘義務と個人情報の保護，安全の確保，実施する看護への責任の明確化，多職種との協働のありかた，看護実践の標準化（クリティカルパスやプロトコルなどの作成）などを具体的に行い，さらに明文化して示すことが必要である．

看護の質を高めるためには，サービス機関の理念にもとづく看護，また，多職種協働の中での看護の役割と機能を明確化し，利用者中心の視点でケアを行うことが重要である．

3 第三者評価

保健医療サービスの質を評価する枠組みとして，ドナベディアン（Donabedian）[2]は構造（Structure）―プロセス（Process）―成果（Outcome）モデルを提唱し，各々の要素の評価を通じてサービスの質を管理する方法が用いられている．

医療サービスにおいては，継続的質改善（Continuous Quality Improvement：CQI）として，日本医療機能評価機構による第三者評価が開始され，2017（平成29）年3月現在，2193病院が認定を受けている．

2005（平成17）年の改正介護保険制度により，介護サービス事業所には「情報公開」が義務づけられた．訪問介護，訪問入浴介護，特別養護老人ホームなどで公開される内容は，各事業者のサービス内容をはじめ，クレーム対応や研修記録などで，これらの情報はホームページや文書によって公開されるため，利用者側もその機関のサービスの質を判断できるようになる．

介護保険サービスの第三者評価では，都道府県が各介護保険サービス機関の評価事業を行い情報を公開している．

筆者らは，介護保険サービスを利用する在宅認知症高齢者を対象として，多職種による学際的チームアプローチを行うサービスを提供したことによる成果指標を示し，チームアプローチの質を評価するための枠組みを開発している．看護ケアの質を保証するクリティカルパス，望ましいアウトカムの設定，リスクマネジメント，切れ目のないケアを実現するための地域連携パスなど，多様なツールを高齢者ケアを担う機関で使いこなし，保健医療福祉全体のサービスの中での看護として，ケアの質の管理について取り組む必要がある．

［亀井智子］

引用文献

1) 国際協力機構：ユニバーサルヘルスカバレッジ（UHC）2015. https://www.jica.go.jp/aboutoda/sdgs/UHC.html
2) Donabedian A：Some issues in evaluating the quality of nursing care. Am J Pub Health 59(10)：1833-1836, 1969.

参考文献

- 独立行政法人医療福祉機構ホームページ． http://www.wam.go.jp/
- 日本看護協会倫理綱領，2003. http://www.nurse.or.jp/senmon/rinri/index.html
- 医療機能評価機構．http://jcqhc.or.jp/html/index.htm
- 亀井智子，友安直子，梶井文子・他：在宅認知症高齢者のための学際的チームアプローチの質評価枠組みの開発成果報告書，2006.
- 島内節，友安直子，内田陽子：在宅ケアアウトカム評価と質改善の方法．医学書院，2002.

Column

📝 介護負担尺度

　介護負担尺度として現在わが国で最も頻用されているものが「Zarit介護負担尺度日本語版（the Japanese version of the Zarit Caregiver Burden Interview：J-ZBI）」であろう．米国の老年学者Zaritは「親族を介護した結果，介護者が情緒的，身体的健康，社会生活および経済状態に関して被った被害の程度を測定できる尺度」としてZarit介護負担尺度を開発した（1980）．この尺度は"Personal strain"（介護を必要とする状況または事態に対する否定的な感情の程度）と"Role strain"（介護によって介護者の生活に支障をきたしている程度）に関する22項目の質問から構成され，それぞれの質問項目に5段階の評価がなされるものである．荒井ら（1997）によって日本語版が作成され，さらに実際の介護の現場でより簡便に介護負担を測定できるよう，8項目からなる「Zarit介護負担尺度日本語版短縮版（the short version of the Japanese version of the Zarit Caregiver Burden Interview：J-ZBI_8）」が作成された（2003）．このJ-ZBI_8は，在宅介護や臨床の現場において頻用されてきたが，近年では厚生労働省の認知症初期集中支援チームにおけるアセスメントでも用いられるようになった．

　荒井ら[1]は，J-ZBI_8を用いて介護負担を測定した場合における，家族介護者らに抑うつ症状を呈する得点の閾値を算出しており，いまだ介護殺人や介護者の自殺等が相次ぐ中，ハイリスク介護者を迅速に抽出し適切な支援につなぐうえでも本尺度が寄与できると述べている．さらに居宅サービス利用者および家族介護者4000組以上のデータを分析し，家族介護者の属性あるいは要介護度ごとの標準値を明らかにした．その結果，たとえJ-ZBI_8得点が同じでも，家族介護者の属性や被介護者の要介護度によってハイリスク群に属する可能性があり，結果の解釈に留意して支援していく必要がある[2]と述べている．

　このほかの尺度として，飯田らによる「介護負担度評価尺度（Assessment of the Burden on Caregivers：ABC-16）」[3]は，4つの領域（介護負担尺度，生活負担尺度，経済的負担尺度，健康負担尺度）から構成されており，信頼性・妥当性が検証されている．また，坪井らは「介護家族負担感尺度（Family Caregiver Burden Scale：FCS）」[4]を作成し，介護期間や1日の介護時間，被介護者の要介護度，利用介護保険サービス等と主観的負担感の関連について検討している．

　昨今，地域包括ケアシステムの構築が急務とされ，在宅ケアが重要視されると同時に，介護家族の介護負担軽減へのケアにも関心が高まっている．介護負担尺度を的確に用いることで介護者の介護負担が客観的に評価できることから，介護負担の軽減につながるケアの質の向上に向けた積極的な取り組みが求められる．

［松本佳代］

引用文献

1）荒井 由美子：Zarit介護負担尺度日本語版（J-ZBI）と短縮版（J-ZBI_8）の概説およびJ-ZBI_8の新たな利用法．臨床精神医学45(5)：591-596，2016．
2）同書．
3）飯田紀彦，小橋紀之，岡村武彦・他：新しい介護負担度評価尺度 ABC-16（Assessment of the Burden on Caregivers）の信頼性と妥当性．日本老年医学会雑誌 42(2)：209-213，2005．
4）坪井章雄，村上恒二：在宅介護家族の主観的介護負担感に影響を与える要因―介護家族負担感尺度（FCS）を用いて．作業療法 25(3)：220-229，2006．

> **Column**
>
> ### 📝 高齢者ケア施設における第三者評価
>
> 　高齢者福祉サービス第三者評価は，福祉サービスの内容・質の情報提供を行い，サービスの質の向上をめざすための施設事業者の取り組みを促進し，利用者本位の福祉の充実をめざすことが目的である．
>
> 　高齢者ケア施設事業者から第三者評価機関への申請により，第三者評価機関の評価調査者が評価機構ガイドラインに沿って事業者・利用者双方から情報を収集し評価する．第三者評価機関には，法人格があること，福祉サービスを提供していないこと，主たる評価調整者3人以上の所属が求められている．第三者評価機関における評価調査者は，評価調査者養成研修の受講で認定を受け（規定の要件が必要），さらに毎年の継続研修が必要である．
>
> 　高齢者関係施設における評価対象事業者は特別養護老人ホーム，養護老人ホーム，軽費老人ホーム・ケアハウス，救護施設，通所介護，訪問介護である．
>
> 　評価項目の構成要素は，利用者のニーズを価値基準とする利用者本位であること，事業者の独自能力により価値の実現を追及すること，職員の自主性と独創性を重視すること，社会の価値と調和し社会に貢献することである．高齢者施設・事業所を利用する高齢者や家族はホームページ等で公表された評価結果を参考にして施設・事業所を選択することが可能である．
>
> 　　　　　　　　　　　　　　　　［福嶋龍子］

第 4 章

高齢者看護のための学際的チームアプローチ

第4章 高齢者看護のための学際的チームアプローチ

Section 1 高齢者ケアと学際的チームアプローチ

> **Point**
> - 高齢者ケアに必要とされる専門職は,どのような職種であるか理解する.
> - 学際的チームアプローチの方法を理解する.

1 高齢者ケアと学際的チームアプローチの意義

　高齢者は一般に,長期にわたる療養を必要とする慢性疾患や,複数の疾病をもち生活することが多い.例えば脳血管疾患後遺症による麻痺,拘縮,痛みなどの症状や苦痛を改善してほしいという病気そのものに起因するケアニーズがあるほか,病気をかかえて生活することにより生ずる家事,買い物,調理,食事をすることなど日常生活全般への援助ニーズ,転倒骨折など老年症候群を防ぐためのニーズなどを同時に複数あわせもつ.

　これら複数のケアニーズは,単一職種による援助では解決に時間を要し,ケアの効率も低く,ケアの成果を十分発揮できるとはいえないことも多い.また,医療に関する問題のみが解決されたとしても,長期的に日常生活を続けるためには,社会資源を利用するなど,より日常生活に沿った援助が必要となる.

　したがって,高齢者のケアにあたっては,保健・医療・福祉にわたる複数の専門職が,たとえ異なるサービス提供機関に所属していても,**チーム**を作り,同じ目標に向かって必要なケアを協働によって提供することが重要である.

　チームによる高齢者へのアプローチには,高齢者自身への効果,家族や介護者への効果,そしてまた専門職同士への効果など,単に高齢者のケアニーズの解決にとどまらない意義がある(**表1**).限られたサービスをより効果的に提供するためには,高齢者にとって必要な専門職が必要に応じてチームメンバーとなり,ケアのマネジメントを図りながら,優先度の高いニーズから介入し,解決へと導くことが必要である.

表1 高齢者ケアにおけるチームアプローチの意義

①包括的な高齢者の評価
②本人や家族のニーズ,希望の明確化
③身体的・精神的・社会的な全人的ケアの提供
④ケアの調整
⑤社会資源の的確な選択
⑥ケアのアウトカムに関する多面的評価
⑦燃え尽きを防ぐためのメンバーへの支援

(黒田輝政,井上千津子,加瀬裕子・他:高齢者ケアはチームでーチームアプローチの作り方・進め方. p 11, ミネルヴァ書房, 1994. を一部改変)

2 多職種によるケアチームの作り方

　ここで,チームとは何であるのか考えてみよう.

　チームとは,共通の目標を達成するために一緒に仕事をする人たちのグループをいい[1],各チームメンバーがそのチームにおいて果たす役割を認識し,各々の役割を果たしながら協働することをチームアプローチという.

　高齢者ケアの目標の設定にあたっては,チームメンバー全員がチームの一員として参加し,合議して決めていくことが重要であり,多数決や特定の職種の意見で決めるべきものではない.

　高齢者ケアにおける専門職チームメンバーには,**医師,看護師,訪問看護師,理学療法士(PT),作業療法士(OT),社会福祉士,介護福祉士,**

ホームヘルパー，栄養士，薬剤師，歯科医師，歯科衛生士，臨床心理士などが挙げられる．また，本人，家族，親戚も重要なチームメンバーである．非専門職としては，ボランティア，地域の民生委員，自治会メンバーなど高齢者本人と家族を中心とした人的つながりのある者が含まれる．他職種と自らの専門性を信頼し，十分にコミュニケーションをとりながら情報を共有し協働できるチームはうまくいくチームである．

わが国では，チームアプローチの重要性が指摘され，異なるケア提供機関で働く高齢者ケアに関する保健・医療・福祉専門職はケアプラン会議やケアカンファレンス等を通じて，事例の検討を重ねながらケアシステムを作り，人的なネットワークを築いていくことが多い．

また，同じ機関内で仕事をする場合でも，担当事例のケアプラン会議やケアカンファレンスなどを通して多職種チームの協働が図られていくことが多い．

保健・医療・福祉のさまざまな専門職からなるチームを作るには，まず各々の専門性を認め，何を具体的に担う職種であるのかを理解し，そして自分自身は何を担うべきかを認識して，相互に役割を認識しながら信頼して協働する方法をみつけていくことが必要である．

■ アドベンチャーリーダーシッププログラム

チーム作りの1つの方法として，米国ミシガン大学で開発されたアドベンチャーリーダーシッププログラム(旧チャレンジプログラム)をみてみよう．

チームの一員として，「自分はどんな人か？ どんな特徴をもっているのか？」を考えることは重要である．これを知る機会として，またチームのなかでの自分の位置づけを知り，チームそのものを向上させるスキル(技術)を磨き，効果的なコミュニケーションの方法を考える機会としてアドベンチャーリーダーシッププログラムは活用できる(図1・2)．これは，体験学習サイクルに基づき行われる．

8～10人程度のチームを作り，野外でのさまざまなアクティビティ活動を通じて，ファシリテーターから出される課題を1つひとつ解決しながら進んでいく．例えば「目隠しをされた人が，地雷に見立てた空き缶がたくさん転がっている細い道を，地雷に触れずに全員が通過する」などの課題がその場でファシリテーターから指示される．

作戦(ケア)会議を行い，誰が初めに行くか，誰がどんな指示を出すかなどを皆で考え話し合う．実際にやってみると，周囲が騒々しく目隠しをされていると指示者の声が聞こえない，地雷を踏んでしまったなど，作戦通りにはなかなか進まない体験を皆がすることになる．ここで重視されるのは課題解決の方法だけでなく，1つの課題が終わるごとに自由にディスカッション(デブリーフィングという)を行い，今，何が起こったのか？ 今の解決方法は何がよかったのか？ 誰がそうしようと言ったのか？ 他に方法はなかったのか？ 目隠しをされた人(高齢者や身体障害者を象徴)は何を考えたか？ 指示されてどう感じたか？ などメンバー一人ひとりのチームへの貢献を考えることである．

このようなプロセスを経ながら自分の思考パターンや，高齢者ケアチームを作る方法を模索するのである．

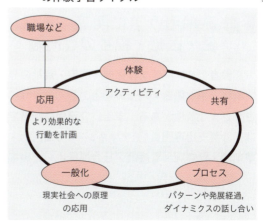

図1 アドベンチャーリーダーシッププログラムの体験学習サイクル

(NPO法人高齢者を支える学際的チームアプローチ推進ネットワーク主催：高齢者の地域ケア推進チームアプローチセミナー資料より転載)

図2 チームのスキルを上げるチャレンジプログラム

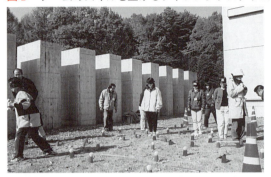

地雷：ロープで区切られた範囲の中に，ボールやコップ，ぬいぐるみなどの障害物（地雷）が散在している．ここを目隠しした人が枠の外にいる目のみえるペアの指示を聞きながら，出口へ向かって歩いて行く．地雷を踏んでしまったらフリーズして，目隠しした助っ人が来て，フリーズを解くまで動くことはできない．

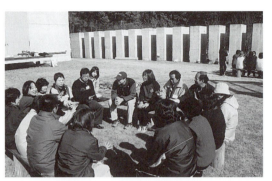

デブリーフィング：ゲームの後の全員でのディスカッション．中央帽子の男性がこのグループのファシリテーター．

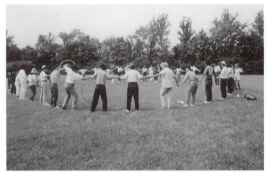

隣人とのきずなと混乱：参加者全員が手をつなぎ，大きな円を作る．左・右から輪（フープ）が送られてくるので，手を放さずに隣の人へ輪を送る．左右両者から輪がまわってきたチームメンバーは少々混乱が生じるが，隣人が声をかけ，助けている．

（写真提供：2002年11月開催．特定非営利活動法人高齢者を支える学際的チームアプローチ推進ネットワーク主催「高齢者の地域ケア推進チームアプローチセミナー」より．）

3 高齢者ケアに関連する保健・医療・福祉の専門職

高齢者ケアに関連する保健・医療・福祉の専門職種と主な働きの場をみると，表2のようにさまざまな職種がある．また，介護保険制度では，介護支援専門員（ケアマネジャー）は医師・薬剤師・保健師・看護師・社会福祉士・介護福祉士等の保健・医療・福祉に関する資格をもつ者が実務経験通算5年以上，もしくは資格のない者が介護の業務に10年以上従事していることを要件とし，介護支援専門員実務研修受講試験に合格後，介護支援専門員実務研修を受講した場合に登録証明書が発行される（表3）．介護支援専門員は介護保険制度ではケアマネジメントを行う者と位置づけられている．　　　［亀井智子］

表2 高齢者ケアに関連する保健・医療・福祉の専門職種と主な働きの場

職種名	根拠法	業務の内容	所属機関,働く場
医師	医師法	疾患の予防・診断・治療,薬などの処方	病院,診療所,保健所,市区町村保健福祉センター,介護老人保健施設,介護老人福祉施設など
歯科医師	歯科医師法	歯・口・顎の疾患の予防・診断・治療,失われた歯,その周囲組織を義歯等により修復し形態と機能の回復を図る	病院,歯科診療所,保健所,介護老人保健施設など
薬剤師	薬剤師法	処方箋調剤,薬歴作成,医薬品情報提供,一般用医薬品の販売	調剤薬局,薬局,病院,診療所,保健所施設など
保健師	保健師助産師看護師法	保健指導,家族・療養者への指導	保健所,市区町村保健福祉センター,精神保健福祉センター,医療機関,訪問看護ステーション,介護老人保健施設,介護老人福祉施設,社会福祉施設,地域包括支援センター,在宅介護支援センターなど
看護師(訪問看護師),准看護師	同上	療養者の看護・処置,予防的ケア,家族・療養者への指導	病院,診療所,訪問看護ステーション,市区町村(訪問指導員),介護老人保健施設,介護老人福祉施設,老人デイサービス,グループホーム,訪問看護会社など
理学療法士	理学療法士及び作業療法士法	理学療法(治療体操やその他の運動,電気刺激,マッサージ,温熱などの物理的手段を加える)	病院,診療所,訪問看護ステーション,市区町村保健福祉センター,デイケア機関,通所リハビリテーション,介護老人保健施設,介護老人福祉施設など
作業療法士	同上	作業療法(応用的動作能力,社会的適応能力の回復を図るため,手芸,工芸,その他の作業を行う)	同上
社会福祉士	社会福祉士及び介護福祉士法	身体上,精神上の障害または環境上の理由により日常生活を営むのに支障がある者の福祉に関する相談・助言・指導,その他の援助	福祉事務所,社会福祉協議会,保健所,保健福祉センター,地域包括支援センター,在宅介護支援センター,市区町村,福祉公社,介護老人保健施設,介護老人福祉施設,病院など
介護福祉士	同上	身体上,精神上の障害があることにより日常生活を営むのに支障がある者の入浴,排泄,食事その他の介護を行う,介護者に対し介護指導を行う	ヘルパーステーション,グループホーム,訪問介護事業者,在宅介護支援センター
臨床心理士	日本臨床心理士認定協会の資格制度	心理療法,心理相談,心理検査	病院の精神科デイケア,認知症デイケア,精神保健福祉センターなど
音楽療法士	全日本音楽療法連盟の資格制度	音楽を用いたセラピー	病院,介護療養型医療施設(療養病床等)など
視能訓練士	視能訓練士法	斜視,弱視など両眼視機能に障害のある者に対し,機能回復のための矯正訓練,これに必要な検査	病院(一般病院・リハビリテーション病院),介護療養型医療施設(療養病床等)など
義肢装具士	義肢装具士法	義肢・装具の装着部位への採型,製作,身体への適合を行う	病院(一般病院・リハビリテーション病院),介護療養型医療施設(療養病床等)など
歯科衛生士	歯科衛生士法	歯科疾患の予防,歯科診療の補助,歯科保健指導,口腔内・義歯清掃実地指導	歯科診療所,病院,保健所,市区町村保健福祉センターなど
言語聴覚士	言語聴覚士法	音声・言語・聴覚機能に障害のある者の機能の維持・向上を図るため,言語訓練,必要な検査,助言,指導その他の援助	病院(一般病院・リハビリテーション病院),介護療養型医療施設(療養病床等)など
あん摩マッサージ指圧師,はり師,きゅう師	あん摩マッサージ指圧師,はり師,きゅう師等に関する法律	マッサージ,鍼,灸	接骨院,鍼灸院など
柔道整復師	柔道整復師法	正しい整復	接骨院,整骨院など
栄養士,管理栄養士	栄養士法	栄養の指導,調理の実技指導	病院,保健所,市区町村保健福祉センター,老人保健施設
精神保健福祉士	精神保健福祉士法	精神障害者の医療,社会復帰の促進を図るための相談・助言・指導など	保健所,区市町村保健福祉センター,病院(精神科病院,一般病院),精神障害者社会復帰施設

表3 介護支援専門員実務研修受講試験職種別合格者数(第1回〜第19回試験の合計)

職　種	人　数	構成比率
医師	15,202人	2.3%
歯科医師	3,774人	0.6%
薬剤師	20,065人	3.0%
保健師	26,919人	4.0%
助産師	1,908人	0.3%
看護師，准看護師	164,775人	24.7%
理学療法士	14,528人	2.2%
作業療法士	8,798人	1.3%
視能訓練士	219人	0.0%
義肢装具士	130人	0.0%
歯科衛生士	11,343人	1.7%
言語聴覚士	1,207人	0.2%
あん摩マッサージ指圧師，はり師，きゅう師	8,493人	1.3%
柔道整復師	3,967人	0.6%
栄養士(管理栄養士を含む)	12,780人	1.9%
社会福祉士	41,430人	6.2%
介護福祉士	285,069人	42.8%
精神保健福祉士	5,438人	0.8%
相談援助業務従事者・介護等業務従事者	73,753人	11.1%
合　計	699,798人	－

注　一部の都道府県では，「看護師，准看護師」，「あん摩マッサージ指圧師，はり師，きゅう師」，「相談援助業務従事者，介護等業務従事者」について区分を行っていないため，これらについては一括計上した．
(厚生労働省，2017．)

引用文献

1) 黒田輝政，井上千津子，加瀬裕子・他：高齢者ケアはチームで―チームアプローチの作り方・進め方．p8，ミネルヴァ書房，1994．

参考文献

・田中耕太郎，辻彼南雄編：老年学入門，日本評論社，1997．

Section 2 高齢者ケアチームの各専門職の役割と連携方法の実際

> **Point**
> - 高齢者を支えるケアチームは，同一機関に所属する場合と複数機関に所属する場合があり，各専門職がチームメンバーとしての役割を担うことが期待されている．
> - 高齢者ケアチームについて，医師・看護師・訪問看護師・保健師・社会福祉士・理学療法士・作業療法士・介護福祉士・ホームヘルパー・臨床心理士・音楽療法士の各専門職の立場から，具体的ケアの方法を解説する．

　高齢者を支えるケアチームは，施設内ケアにとどまらず，多機関の多くの専門職が連携を図りながら高齢者を支えることも多い．1つの施設内のチームでは，情報共有を行うことは比較的容易で，カンファレンスの設定，その後のケア実施，ケアの評価などは比較的スムーズに行うことができる．しかし，シームレスなケアを行ううえでは，退院や転院，入所，在宅など異なるサービス提供機関に働く各専門職種と効果的な連携をはかりながらケアを提供するために，その具体的方法を各専門職の立場からみてみよう．

1 医師の立場から

1 なぜ高齢者ケアではチームアプローチが有効なのか

　老年医学で学ぶように，高齢者の健康上の問題は複数あるのが特徴の1つである．例えば，高血圧，脳血管障害，うつ病，白内障，義歯，変形性関節症などの合併は非常によくあることである．

　また，それらの疾病に対して高齢者は何らかの医療を受けていることが通常であるが，高齢者に対する医療においては，循環器科や皮膚科や精神科のような臓器専門科医療は独立ではなく相互に関連しており，「総合診療」「トータルヘルスケア」の必要があることも学んだであろう．

　一例を挙げれば，認知症高齢者にがんが発見された時の治療方針はどうすべきか，抗凝固薬を服薬している患者の侵襲的外科治療はどうすべきか，などである．

　高齢者ケアに携わる私たちは目の前の高齢者の問題の一部しか見ていない，そして解決していないかもしれないことに気づくという各専門職の限界の自覚と謙虚さが求められるのである．

2 「チーム不全」の原因と対策

　読者は本書によって，チームの必要性は十分理解できると思うが，実際のチーム運営は決して容易ではない．筆者が携わる在宅チームケアの経験の中から，いくつかの例を挙げよう．

- **チームケアと思っていないメンバーがいる**

　最初から「チームになっていない」場合である．現状ではこの場合が最も多いかもしれない．チームではない以上，何をやってもよい効果は得られない．「複数の専門職がかかわっている」弊害があるだけである．

　日ごろからチームアプローチの有効性を話し合い，チームにはルールがあることを理解することから始める．机上の議論に時間をかけるよりも，高齢者へのケアを通じて，時間をかけてそのメンバーにその有効性を納得してもらうことが結局一番の近道である．

- **コミュニケーションの不足**

　チームの理解はあっても，多忙なためにメンバー間の話し合いができない場合である．いく

ら理念的にはチームを意識していても，日ごろのコミュニケーションがなければ，人間関係は不信関係に陥りやすい．メンバー間の定期的なコミュニケーションはケアの一部として勤務時間内の予定に入れる．メンバー間の効率のよいコミュニケーション法を模索する．

● **目標が違う**

同一の高齢者のケアに携わっていても，おどろくほど担当者によって，ケア目標が異なっていることがある．例えば，進行がん患者の栄養投与法と目標量などである．

特に担当医師には治療目標をどう考えているかを十分確認することが必要である．「医師の方針は看護の方針と異なることは普通である」くらいに思ったほうがよいかもしれない．その相違をどのように統合していくかがまたチームプロセスである．

また，目標の相違の原因がアセスメントの相違であることがあるので，注意を要する．先ほどの例ではそのメンバーは進行がん終末期と判断するかもしれないからである．アセスメントを確認し共通理解しておけば，治療目標の意見の対立は回避できる．

● **役割分担の不適切もしくは不明瞭**

各メンバーには能力と適性と権限があり，その能力にそぐわない役割はチームの目的達成を阻害する．特に多いのはリーダー（チームのまとめ役）がはっきりしないことである．筆者は，リーダーの務めはケア情報の集約，ケア方針の統一，メンバーのまとめであると考えている．リーダーは専門資格で決めるのではなく，そのケアにおける適任者をメンバー間で納得して決めることが大切である．ケアを受ける側の高齢者の意見は特に尊重する．常にミーティング等でメンバー間でそれぞれの役割分担を確認する．状況に合わせ，話し合いで役割分担変更も柔軟にできるようにする．チームメンバーは固定しているものではないからである．

● **結果の評価をしない**

ミーティングやカンファレンスはメンバー個人とチームの成長に最高のチャンスである．ケアの結果について話し合うが，反省点も自由な雰囲気で話し合える環境づくりがリーダーには求められる．

3 チームとは信頼関係

私たち専門職は誰もが「高齢者によりよいケアを提供したい」と願っているはずである．そのため，知識と技術を習得し，倫理を身に付けてきている．しかし，高齢者は複雑で多くの問題を抱えていることが多い．

あなたは優秀な専門職かもしれないが，医療やケアはあなたひとりで提供しているわけではない．医療を受ける側の高齢者からみれば，あなたはチームの一員である．そのメンバー同士が信頼のある一体感をもてた時，ケアも望ましい結果が得られているはずである．

ケアを受ける高齢者とともにチームとして「信頼感」「一体感」を得られたときの喜びは言葉では表現できない．

［辻彼南雄］

2 看護師の立場から

1 「医療」と「生活」を看る

看護師の役割の大きな特徴は「医療」と「生活」に精通していることである．これまで急性期の医療機関では「医療」だけに重点が置かれていた．しかし今日，急性期の医療機関であっても高齢者を生活者としてとらえ，退院後の暮らしに目を向け日常生活動作（ADL）の低下や廃用症候群を防ぐ視点をもちケア提供することが求められている．

それと同時に療養の場に関係なく看護師は，高齢者の心身の変調や苦痛を早期にキャッチしアセスメントする役割もある．それは高齢者からの主観的情報だけに頼らず，これまでの経過や生活の様子，表情などから苦痛や変化を読み解くことが求められる．

看護師はそれらの実践の中で，高齢者の意思を尊重し，擁護者としての役割を改めて認識しておく必要がある．

2 各専門職に情報を提供する

高齢者の生活や暮らしに着目し，個別性を把

握することはやさしくない．私たちと歩んできた文化的背景も異なる高齢者は未知の世界に生きている人たちでもある．だからこそ，一専門職だけで全体像を把握することは難しい．その高齢者にとって最善の医療とケアを提供するためには，各専門職の役割機能を大いに発揮することが望ましい．

医療と生活を看る専門職として，最も高齢者の身近である看護師は，各専門職の役割・機能を理解しておくことは必須である．そのうえで最善の医療とケアを実践するために必要な情報を，その役割機能に応じ各専門職に提供する．

そして，高齢者ケアチームで話し合い，合意を得たケアを立案し提供する．そのケアを継続し実施できるよう看護師間の情報の共有も大切になる．また，これからの時代，最も密に連携をとる必要があるのは介護職であることを忘れてはならない．

3 ケアの効果をみる

高齢者像のとらえ方が各専門職間で異なる場合もある．看護師の場合，高齢者の問題点，"できない"点に着目する．つまり，高齢者の能力を過小評価する傾向がある．他の専門職の場合，残存機能に着目するが，その残存機能を高齢者の日常生活に生かすことが弱い場合もある．ケアの主体は高齢者であり，家族である．高齢者ケアチームの満足ではなく，ケアの主体である高齢者・家族の視点に立ち，ケアの効果を冷静になおかつ客観的にフィードバックする役割がある．

4 人的資源の活用

困難ケース等，各分野のエキスパートをうまく活用することはケアの質も向上し，看護師の能力向上にもつながる．しかし例えば，専門看護師や認定看護師に任せきりにならないよう注意する必要がある．冒頭でも述べたように，そのためにも看護師自らの役割・機能を自覚しておくことが最も重要である．「医療」と「生活」に精通している，そして，多職種をつなぐ役割がある看護師の存在があってこそ，高齢者ケアチームが円滑に運営できると考える*1．

[桑田美代子]

3 退院調整看護師の立場から

1）退院調整看護師*2

在院日数の短縮化に伴い，入院前に比べてADLが低下し独居や高齢世帯で介護が十分に提供できない患者や複数の慢性疾患を抱え病前の状態に完全に戻ることが難しいまま退院する高齢患者らがいる．これらの患者・家族にとって退院できると思う状態と医療者の治療終了のとらえ方のギャップ等から退院後の生活に不安を抱き，自宅退院を諦めることも少なくない．これらの患者や家族の思いに寄り添い，不安や諦めを患者・家族の自己決定による安心・納得に変え，退院後の生活につなげる役割が退院調整看護師である．

2016(平成28)年度診療報酬改定で効率化・適正化を通じて制度の持続性を高める視点として退院支援等の取組による在宅復帰の推進を評価された．「退院支援加算1」の施設要件は「退院支援業務に専従する職員(看護師又は社会福祉士)を2病棟に1名以上配置する」とあり，「退院調整看護師」の重要性は高まっている．

> **ワンポイント**
>
> **＊1 看護師の役割**
> 専門職を集団にした多職種チームアプローチがクローズアップされるが，日々のケアもチームで提供している．その中で，高齢者の医療と生活に精通しているのは看護師である．つまり，高齢者の全体像を把握し，必要時，専門職に情報提供する役割が看護師にはある．
>
> **＊2 退院調整看護師**
> 患者支援センターや医療連携室など退院支援部門に専従・専任等で配置され，自病院の病棟・外来と協力し，地域の保健・医療・福祉サービスとも連携しながら入院から在宅療養移行期の患者・家族のサポートを行い，外来において病状変化に伴う生活の再構築が必要な患者のサポート等を行う．

2) 退院調整の定義

患者の自己決定を実現するために，患者・家族の意向をふまえて，環境・人・物・敬愛的問題などを社会保障制度や社会資源につなぐなどのマネジメントの過程をいう[1]．プロセスはp129，**3**「地域包括ケアにおける退院支援」を参照．

3) 高齢者ケアチームとしての役割と連携方法

1 病棟看護師と退院調整看護師

第1段階は病棟看護師が担う病院が多く，第2，3段階は医療機関ごとに違う．

2 退院調整看護師と社会福祉士

転院は社会福祉士，在宅は退院調整看護師と退院先によって業務を分ける場合や，すべて退院調整看護師，あるいは社会福祉士など各医療機関の機能の特徴，人員，構成要因等によって分担している．

社会福祉士は生活基盤が脆弱で医療以外の課題で治療が継続できない患者への精神・福祉に関する知識スキルが高く，退院調整看護師は治療・疾病管理の必要な患者への医療知識・スキルが高い．お互いの「強み」を知り，役割の線引きをするのでなく，重なる領域をもちながら支援の目的・目標に向かって協働することが重要である．

3 高齢者のチームアプローチ

退院支援はチームアプローチである．特に高齢者の退院支援はニーズの多様性，複雑性から病院内・地域の保健・医療・福祉・市民を含めた多職種アプローチが必要になる場合が多い．相互の役割には重複領域があることで多様なニーズのある患者に多面多角的にアプローチできるという認識が大切である．ケースごとに支援上の課題・目的・目標を明確にし，自分は何ができるかをチームカンファレンスで言語化，共有したうえで最適な役割分担をし，すべての専門職の活動を統合することで効果的なチームアプローチが可能になる．

［松本明子］

4 老人看護専門看護師 (CNS) の立場から

1 "老い"の視点を提供する

高齢者への最善の医療とケアの提供は，いずれの場においても重要な課題である．医療機関では，治療の場だけに高齢者が患う疾患やそれによる症状に目を向けがちとなる．その結果，高齢者に最善の医療が果たして提供できているのだろうかと疑問になることもある．

疾患の治癒や症状緩和は高齢者にとっても重要なことに変わりはない．

しかし，高齢者の心身には，治療ではどうにもならない加齢変化が生じている．若い世代と同様の治療や検査が必ずしも有効ではなく，「よかれ」と提供する治療やケアが高齢者に苦痛を与え，不自由を強いることもある．疾患と老化による影響は複雑に絡み合い，これらによって何が起こっているのかを読み解くことは決して容易ではない．だからこそ，多職種チームで丁寧にアセスメントを行うことが求められる．

老人看護専門看護師には，チームの一員として心身に起こる老化とこれらによって高齢者の生活にどのような影響が生じるのか，"老い"の視点を提供しつつ，最善の医療とケアにつなげていくことが重要な役割の1つとなる．

2 高齢者の意思を中心に据えた調整を推進する

高齢者にとって何が最善の医療とケアか，それはやはり高齢者の意思を中心に検討されているかどうかにある．しかし，超高齢者や認知症高齢者では，自ら意思を表出することが困難になってくる．「返答がない」「伝えてもわからないだろう」と，治療の選択や療養場所の決定，日々のケアに際して，高齢者の意思をなおざりにしてしまうことも少なくはない．結果的に，いつの間にか家族や関係者の意向が重視されることになり，倫理的な問題にも発展する．

日頃から高齢者が何を望み，何を望まないのか，まずは高齢者本人に確認する．また，日々のケアの中でわずかな変化や些細なサインとして高齢者の意思を探る．もちろん高齢者の生き

様などをよく知る家族や関係者から尋ねることも必要である．

　これらは看護師や介護職が把握していることも多く，彼らとの協働は鍵となる．めざすは高齢者にとっての最善の医療とケアである．そのために多職種が高齢者の意思を共有するとともに，誰もが納得できる合意形成と選択につながるよう調整したり，看護師が調整役割を果たせるよう後押しする役割が老人看護専門看護師に求められている．

3 日々のケアを意味づけ，保証する

　老いてゆけば，自分で自分のことを行うことがどんどん難しくなり，他者からの支援が必要となる．一方，ゆとりとは程遠い過密で多重な業務を強いられる現場では，当たり前のケアを当たり前に行うことさえ難しくなっている．ともすれば，日々のケアは後回しにされ，ときには雑なケアでも容認されることがあるかもしれない．しかし，最期のときまで生活は続く．だからこそ，毎日繰り返される丁寧なケアが高齢者の尊厳を保持するものとなる．日々のケアに価値があることを多職種チームの中で意味づけ，保証することで看護師や介護職をエンパワーすることも老人看護専門看護師の大きな役割と考えている．

［吉岡佐知子］

5 慢性疾患看護専門看護師（CNS）の立場から

■ 役割

　慢性疾患看護専門看護師は，慢性疾患全般に対応するが，それとは別に各自の専門領域（サブスペシャリティ）をもち，疾患の見通しの提示や増悪の予防，個別性のある自己管理の援助と療養行動を継続するための気持ちの支援，いずれかの時点で迎える終末期への対応，療養場所の調整および援助者の選択などを患者を中心に多職種と協働して行い，患者が慢性疾患をもちながらも生活の質を高めるための援助を提供する．

　慢性疾患は，「くつがえすことのできない現存であり，疾患や障害の潜在あるいは集積である．それは，支持的ケアやセルフケア，身体機能の維持，さらなる障害の予防などのために必要な，人間にとって包括的な環境を含む」[2]と定義され，生活習慣病や難病を主たる疾患とし，いつ始まったのかもわからず，治癒の見込めないことを特徴とする．

　高齢者は自己管理を行う機能的な能力に低下をきたしている場合があり，認知症患者では，自己管理の手技習得が難しく習慣化には至らず増悪を繰り返す場合がある．また，必要な自己管理の一部だけ完璧に行える場合がある．

　よって，高齢者個々の残存機能を評価し，自立可能な自己管理方法を考え，その実施によりどの程度かつ，どれくらいの期間，安定期が見込めるかを検討する．高齢者の認知機能に合わせた自己管理方法の検討および援助者の選定や調整を行い，特に増悪予防を重要とする．独居高齢者は，療養に必要な自己管理（インスリン注射や食事制限，塩分摂取量の管理，飲水の管理，在宅酸素療法の管理など）に加え，症状悪化のサインに自ら気づき，受診などすべてを自分で担わなければならないため，社会資源の調整が必要となる．

　慢性疾患看護専門看護師は，疾患，生活両側面から今後の見通しを提示し，高齢者の自己管理や生活支援に関する援助を協働して計画し評価を行う．具体的には，患者およびその家族や友人等の関係者らを中心に，病院看護師，訪問看護師，保健師，ケアマネジャー，介護福祉士，ホームヘルパー，主治医，在宅医，理学療法士などと連携し，生活の質の向上を共通目標として調整を行い，援助を進めていく．そして，高齢者が，さまざまな職種からケアを受け，人として大切にされているという体験を積み重ねることにより自尊心を高め，病いがありながらも質の高い生活を送るための援助を行う．

［猪飼やす子］

6 認知症看護認定看護師の立場から

1 役割

認知症の人は，記憶や見当識など認知機能が障害されることにより日常生活・社会生活に支障をきたし，不安や混乱を抱えながら生活している．その不安や混乱はさまざまな言動や行動として表現されるために周囲に理解されないことも多く，その人のもつ力は過小評価され，個性の輝きや豊かな意思が隠れてしまいやすい．

認知症看護認定看護師は，認知症の人が尊厳を保ち，もてる力を発揮し安心して生活することができるよう，認知症の人の困りごとや体験を，認知機能障害・周囲の環境の影響・身体状況・生活背景・性格や価値観などの視点からアセスメントを行う．そして状態に応じたケアを実践し，看護職に具体的な知識や技術を伝え相談に応じるとともに，多職種と協働し，その人にとって安心・安全な生活・療養環境を調整する役割を担う．

2 連携方法の実際

筆者は認知症疾患医療センターの相談員である訪問看護認定看護師とともに認知症ケアチームを結成し，2016(平成28)年度から院内の認知症ケアに関する活動を開始した．より密に連携を取っている3つの職種との連携について，以下に紹介する．

●病棟看護師との連携

週1回のラウンドや電話で相談を受け，病棟看護師は「何に困っているか」「何を問題と感じているか」を念頭に置きながら話を聞き，認知症の人や家族との面談を行う．当初は，認知症の行動・心理症状(BPSD)やせん妄が生じ「看護師が困っている」ので「どうしたらよいか」という対応の方法論を求める声が多くあった．しかし「本人はどのような体験をしているのか」を考えることが最も重要であり，「どうしたらよいか」はおのずとわかることを伝え，アセスメントのプロセスを共有し，病棟看護師が自ら認知症の人のケアを考えられるようになることを目的として相談対応を行っている．

また，現場での相談対応と並行し，認知症ケアの知識の普及をめざし勉強会や事例検討会を看護部単位・部署単位で開催している．これらの受講者を中心に徐々に認知症ケアへの関心が高まり，「認知症者の困りごと」に気づき，自部署のスタッフとともに解決を試みたり，不安や混乱を予防するためにチームへ相談するケースが増えてきている．

●医師との連携

認知症といっても症状や程度はさまざまであり，コミュニケーションの工夫も多様である．意思や意向が確かめられないままに治療が進むことのないよう，認知機能の程度や本人の意思，理解しやすい説明のあり方などを共有することは重要である．

また，認知症の人が混乱した場合，薬物療法が検討されやすい現状がある．しかし認知機能をふまえたケアを行うことにより混乱が緩和・改善するケースも多く，薬物療法の必要性や使用期間についてディスカッションを行う．

●メディカルソーシャルワーカー(MSW)との連携

最近では独居の認知症の人も増加している．「認知症の人の望む生活をいかにして支えるか」——MSWを病院と地域を繋ぐ要としながら，地域の医療・介護の提供者との連携・協働がより重要となっている．認知機能の程度，本人の意思や価値観，生活障害の程度を共有し，予測される困難や望ましいサポートのあり方について地域の医療・介護提供者とともにカンファレンスを行っている．

●退院調整看護師との連携

退院調整看護師は，患者・家族が抱える困りごとを見出し，本人が望む生活の実現のために，意思決定支援や院内の診療科・部署を越えた組織横断的な連携・協働を行い，地域の医療・介護提供者との連携を図っている．退院調整看護師との連携においては，認知症の人が疾病や障害を抱えながらもいきいきと暮らし続けるために，必要とする看護を明確化し共有している．認知機能低下の程度に関する情報だけでなく，

日常生活行動や抱えている疾病・障害に対するセルフケアにおいて，認知症の人が「できること」「できないこと」「支援があればできること」を共有することが重要だと考え，実践している．これらの内容は退院調整看護師により，家族支援や地域の医療・介護提供者との協働に活かされている．

●理学療法士（PT）・作業療法士（OT）との連携

認知症の人は，記憶・見当識・注意などの認知機能障害により，必要性を十分に理解してリハビリテーションに臨んだり，動作を覚えたりすることが難しい場合が多い．そのため，かかわり方の工夫がない場合には有効なリハビリテーションを行うことができず機能回復が遅れたり，目標達成が難しいと判断され不十分な回復での介入終了という事態を招きやすい．まずは，できる限り不安・混乱を緩和し，安心してリハビリテーションに臨むことができるよう，疼痛緩和・排泄ケア・休息時間の調整など身体状況を整えるかかわりを病棟看護師と協働して実施する．そのうえで，声のかけ方・身体の触れ方といった認知機能障害をふまえたコミュニケーションやリハビリテーションを実施する環境の工夫，その人の趣味や関心について理学療法士・作業療法士に情報提供し，認知症の人がもてる力を最大限に発揮してリハビリテーションに取り組めるよう介入方法を検討している．

●地域包括支援センターとの連携

入院・治療の苦痛や不安による混乱の影響により，入院している認知症の人本人から生活の状況を十分聴取することが難しい場合が多い．しかし，認知症ケアにおいては特に，その人がどのような人であるのか，どのような生活をしているのかを知り，ケアに活かすことが重要である．介護保険を利用していない高齢者であっても，地域住民などからの情報提供をもとに地域包括支援センターが見守りを行っていることもあるため，連携をとり情報を得ている．

また，入院中に認知機能障害が明らかとなり，退院後地域の見守りを必要とする場合や，入院中に介護保険申請を行うなど社会資源が十分調整できぬまま退院となる場合がある．このようなときには，本人・家族の了承を得て，認知機能障害の程度・生活障害・必要とする支援などについて地域包括支援センターに情報提供を行い，ケアの継続を図っている．

「その人は今どのような体験をしているか」「どのような考えをもち，どのようなことを望んでいるのか」──本人不在のチームケアとなることが決してないよう，認知症看護認定看護師は，どの職種と連携する際にもこの点を共有することを大切にしている．

〔石原幸子〕

7 摂食・嚥下障害看護認定看護師の立場から

1 高齢者と摂食嚥下障害

加齢が摂食嚥下機能に与える影響は多様であり一様ではないが，味覚閾値の上昇により嚥下反射の惹起性の低下につながりやすくなること，残存歯の減少による咀嚼能力低下により食塊形成が不十分となること，安静時の喉頭低位化により嚥下運動の開始が遅れること，咳嗽反射が低下することなどにより嚥下機能の予備能が低下する．そのために誤嚥のリスクが高くなり，栄養状態や免疫力が低下している場合には，より肺炎へ移行しやすくなる．

摂食嚥下障害看護の知識や技術を活用することは，高齢者看護を実践するうえで有効である．

2 摂食・嚥下障害看護認定看護師の機能

摂食嚥下障害看護分野の認定看護師の9割は病院に所属しているが，地域の診療所・クリニック，訪問看護ステーション，介護保険施設，教育機関等その活動の場は多岐にわたる[3]．

いずれの場においても，専門職として日常生活場面の観察結果や脳神経・筋骨格系フィジカルアセスメント，摂食嚥下機能評価法を用いて摂食嚥下機能を評価し，摂食嚥下障害者に対して適切な訓練法を選択する．さらに呼吸状態，栄養状態，体液平衡状態について評価したうえで，誤嚥性肺炎，窒息，低栄養，脱水等を予防

とリスク管理を行う．このような看護の実践を通して看護職に対して役割モデルを示し，具体的な指導や相談対応・支援を行う．また，摂食嚥下障害者に対する訓練法やリスク管理の方法について，安全に在宅療養できるように患者（療養者）および家族に対して具体的な指導を行う．

摂食嚥下リハビリテーションにおいては，医師，歯科医師，言語聴覚士（ST），歯科衛生士，理学療法士（PT），作業療法士（OT），栄養士などの他の専門職と積極的に協働し，チーム医療を推進するための役割を期待されている．

3 連携の実際

急性期においては，口腔ケアを徹底し，人工呼吸器関連肺炎（VAP）や誤嚥性肺炎の合併症予防を行い，絶食による嚥下関連筋群の廃用を予防するための間接訓練を中心に介入する．スクリーニングや機能評価を実施し，言語聴覚士（ST）や歯科衛生士等とともに嚥下訓練を行い，早期経口摂取をめざす．

回復期は，摂食嚥下機能の改善が期待される時期であるため，多職種によるチームアプローチにより口腔ケア，訓練方法，栄養管理方法の検討，摂食体位や食形態の調整，食事介助方法の検討や指導などの介入を行う．さらに在宅や施設などへの退院にあたり，栄養管理や食事介助方法の指導，摂食時の留意点等について家族や在宅ケアチームメンバー，施設職員などへ伝達する．

生活期（施設・在宅）においては，リハビリテーション関連職種の配置が少ない状況は続いており，施設内だけでなく施設職員以外の歯科医師，歯科衛生士，ST等との連携を行いながら，食事場面の観察を通じて摂食機能を評価し，生活環境を把握したうえで安全に経口摂取を継続できるようなプランの提案を行っている．在宅においても，多くは医療機関に所属している認定看護師が居宅サービス事業者や家族への情報提供や指導を行っている．認定看護師やSTが訪問看護ステーションに在籍している場合は，訪問時に食事場面の観察や摂食姿勢・食形態の調整等について直接指導を行う．また，訪問歯科診療等により嚥下機能評価やリハビリテーションを実施する歯科医師や歯科衛生士との情報共有や協働を行う．施設，在宅いずれにおいても生活の場であるという視点をもち，高齢者とその家族を支えるという姿勢が重要である．

[白坂誉子]

8 訪問看護師の立場から

1 訪問看護の特徴

訪問看護は，子どもから高齢者まで，さまざまな疾患の利用者に対して，利用者・家族が疾病を予防し，また，疾病をもちながらもよりよい生活を継続することを目的にかかわる．

訪問看護とは，看護師が居宅を訪問して行う療養上の世話または必要な診療の補助をいう．訪問看護は，主に医療保険や介護保険により，病院や診療所，訪問看護ステーションの看護職が提供する．訪問看護の具体的な内容としては，病状の観察，清潔ケア，医療処置，リハビリテーションなどがあり，状態に応じたケアマネジメントを行う．ここでのケアマネジメントとは，例えば，服薬を確実にするためには，どんな方法がよいか，医療面や生活面を合わせてアセスメントし調整することなどである．

また，介護予防から慢性期，終末期ケアまで，家族支援という観点からもかかわる．特に，終末期ケアや看取りの際には，家族へのグリーフケアという視点をもって看護を提供する．

2 訪問看護師の連携
●日々のケアにおける連携

訪問看護の連携は，それぞれのケースや療養時期によって異なる．その利用者のケアチーム，例えば，医師や理学療法士（PT），歯科医師・歯科衛生士，ホームヘルパーなどと，個別に連絡を取り合い，利用者・家族を含んだケア担当者会議で，ケアのあり方や役割が話し合われる．入退院時には，入院先の退院調整部門や病棟と連携をとる．特に，高齢者の場合には，死の時期が不明瞭な場合があり，安定期から，その人の医療や療養の場の希望を話し合うアドバン

ス・ケア・プランニングが大切になり，医師をはじめ，多職種とその方向性を共有していく必要がある．特に，終末期に近い人や一人暮らしの場合など，もしもの時のサポート体制を検討しておく必要がある．

● **医療機器管理における連携**

在宅酸素や在宅人工呼吸器を使用する人も多くなり，レンタル機器の業者とも連携をとる．利用者・家族に対して，病状の悪化時には訪問看護への連絡，機器トラブルの場合には業者に連絡するように伝える．そのため，健康管理，機器管理の基本について，利用者・家族の理解を促す．

● **地域包括ケアシステムの展開**

近年，地域を基盤とした看護連携の必要性が注目されている．身近な地域の訪問看護，病院・診療所，施設などの看護職がお互いに力を合わせ，地域全体の看護を高めるという視点をもつ．2014（平成26）年の診療報酬の改定により配置された機能強化型訪問看護ステーションでは，算定要件に「地域住民等に対する情報提供や相談，人材育成のための研修を実施していることが望ましい」とあり，地域への働きかけが期待されている．また，地域ケア会議の参加などを通して，多職種連携を推進し，地域包括ケアシステムを高めようという意識が訪問看護にも高まっている．

[小野若菜子]

9 保健師の立場から

1 保健師活動の特徴

厚生労働省通知によると[4]，地域における保健師[*3]は，地域の健康課題を明らかにし，住民の健康保持増進のため，直接的な保健サービスの提供，地域のネットワークづくりおよび地域のケアシステムの構築や計画策定に携わるものとされている．都道府県保健所の保健師は，精神障害，難病，結核・感染症，エイズ，肝炎，母子保健，虐待などの多様かつ複雑な問題を抱える住民に対して，広域的かつ専門的な各種保健サービスを提供する．市町村の保健師は，高齢者医療福祉，母子保健，児童福祉，精神保健福祉，障害福祉などの分野における住民の身近な健康問題に取り組む．ソーシャルキャピタルを活用した事業展開が推進され，地区住民組織，ボランティア組織，自助グループの支援も求められている．

2 保健師の連携

行政や事業所の保健師は，保健師間の連携に加え，多職種や関連部門との連携が求められる．特に，行政では，保健所や市町村の保健，医療，医療保険，福祉，環境，教育，労働衛生等の関係者，関係部局および関係機関との連携を密にし，総合的な調整を図り，効果的な保健活動を展開する[4]．

● **住民の健康課題に必要なネットワークの構築**

市町村の保健師は，家庭訪問，健康相談，健康教育，地区組織活動支援などを実施する．例えば，負担が大きい介護者に対して，個別に相談を受け，健康教育などの集団アプローチの機会を活用しながら，その経過を追っていく．必要に応じて，社会資源を紹介する．このように，保健師は，個別支援をしながら，その人のよりよい生活のために何が必要か，地域や社会の体制をみながら，地域の社会資源やネットワークの構築に働きかける．

● **地域包括ケアシステムの構築**

認知症や一人暮らし，介護の必要な療養者とその家族の暮らしを支えるためには，保健・福祉・医療のネットワークを形成することが重要である．病院や診療所，介護保険制度における

> **ワンポイント**
>
> **＊3 保健師**
> 保健師とは，保健師助産師看護師法において「厚生労働大臣の免許を受けて，保健師の名称を用いて，保健指導に従事することを業とするものをいう」とある．公衆衛生看護を実践する主な看護職である．就業場所は，保健所と市町村の自治体や事業所などである．また，地域包括支援センターにも配置されている．一方，保健師は，行政の職員，企業の一員などとして，その就業場所に応じた職員としての責務を担う．

居宅サービスや地域密着型サービスの事業者が連携をとって，ネットワークを形成するのである．都道府県および市町村では，保健，医療，福祉，介護等の関係部門に保健師を適切に配置することが推進されており[4]，保健師は，専門性をもって，保健医療福祉計画の策定に参画し，行政という立場から地域連携を推進する役割も担う．

[小野若菜子]

10 理学療法士・作業療法士の立場から

1 高齢者ケアにおける理学療法士・作業療法士の役割

理学療法士(PT)[*4]・作業療法士(OT)[*5]は，リハビリテーションにおける専門職である．そのため，PT・OTは，高齢者ケアにおいて「老化」に対するリハビリテーションを前提に援助を行う．また，自立支援という視点も重要であり，PT・OTは，何が自立した生活を維持するための阻害要因となっているかについて対象者だけでなくその家族や住環境等を評価し健康レベルに応じたプログラムを立案し援助を行う．

援助内容は，高齢者の健康レベルによって異なったものが提供される．対象者が地域在住高齢者であれば，健康維持・増進を目的に行政をはじめインフォーマルなものも含めたさまざまなサービスが提供されるが，PT・OTは，主に保健センター等で健康教育や健康増進のための体操指導等を行っている．

対象者が虚弱(フレイル)な状態であれば，寝たきり予防・閉じこもり予防・認知症予防等を目的に総合事業等で運動機能および生活行為[*6]向上のための援助が行われる．

対象者が生活期(維持期)にあれば，主に介護保険制度下において介護老人保健施設，通所リハビリテーション(デイケア)，通所介護(デイサービス)，訪問リハビリテーション(訪問リハビリ)等の入所・通所・訪問等のさまざまな形態において運動機能および生活行為の維持・向上を目的とした援助が提供される．特に介護老人保健施設では，在宅復帰を目的に援助(体力の向上，ADLの自立等)が行われ，デイケア，デイサービス，訪問リハビリテーションでは，在宅生活の維持を目的に援助(健康教育，住環境整備，福祉用具の活用等)が行われる．

2 理学療法士・作業療法士との連携方法

高齢者ケアにおいては，連携においても自立支援を共通目標に役割分担を行うことが重要となる．訪問リハビリテーションを例に挙げると，PTは**起居動作**(寝返り，起き上がり，立ち上がり，立位，歩行)や体力等を中心に，OTは**生活行為**(ADL，家事，買い物，調理，趣味活動等)を中心に対象者やその家族・住環境に対して自立した生活を維持するための阻害要因について評価を行い分析する．

PTは，自宅での自主トレーニング等を，

> **ワンポイント**
>
> **＊4 理学療法(Physical Therapy)・理学療法士(Physical Therapist：PT)**
> 理学療法とは，身体に障害のある者に対し，主としてその基本的動作能力の回復を図るため，治療体操その他の運動を行わせ，および電気刺激，マッサージ，温熱その他の物理的手段を加えることをいう．理学療法士とは，厚生労働大臣の免許を受けて，理学療法士の名称を用いて，医師の指示のもとに理学療法を行うことを業とする者をいう．
>
> **＊5 作業療法(Occupational Therapy)・作業療法士(Occupational Therapist：OT)**
> 作業療法とは，身体または精神に障害のある者，またはそれが予測される者に対してその主体的な生活の獲得を図るため，諸機能の回復・維持および開発を促す作業活動を用いて行う治療，訓練，指導および援助をいう．作業療法士とは，厚生労働大臣の免許を受けて，作業療法士の名称を用いて，医師の指示のもとに作業療法を行うことを業とする者をいう．
>
> **＊6 生活行為**
> 生活行為とは，人が生活していくうえで営まれる生活全般の行為のこと．生活全般の行為とは，セルフケアを維持していくための日常生活動作(ADL)の他，生活を維持する手段的日常生活動作(IADL)，仕事や趣味，余暇活動などの行為すべてを含む[5]．

OTは，生活様式の修正を目的としたプログラム立案をする(訪問リハビリテーションでは，PT・OTは単独のことも多く，その際は1職種で両方の役割を担う).

そして，担当者会議等で，それらのプログラムが介護支援専門員や訪問看護・訪問介護等の他の部門へ申し送られることにより共有され，実際の生活で実行されるように訪問看護や訪問介護の場面で働きかけられる．なお，高齢者ケアにおいては，どの健康レベルにあったとしても運動機能や生活行為の向上をめざすだけでなく，在宅生活を維持するうえで，生きがいや自己実現等心理的要因も評価して目標設定の際に検討することが重要である．

〔望月秀樹〕

11 社会福祉士の立場から

1 看護師と社会福祉士(ソーシャルワーカー)

社会福祉士は2022(令和4)年3月末時点で，26万6557人が国家試験に合格し登録した．この「名称独占」資格を得るためには，大学学部等の養成課程修了後，国家試験を受験し合格率30％程度の狭き門をくぐる．社会福祉士は，国際的にはソーシャルワーカーの名称で，「社会変革と社会開発，社会的結束，および人々のエンパワメントと解放を促進する，実践に基づいた専門職」[6]と定義されている．社会福祉士は，社会福祉六法に規定された児童から高齢・障害等分野の社会福祉施設のほか，行政・学校・地域・医療・更生保護から，独立開業まで多様な分野で活躍している．

社会福祉士は，看護師や保健師との接点も多く，有能な協働のパートナーとして敬意をもつ．特に心身状況への観察力と医療面の知識，そしてその具体的対応に教えられることは多い．高齢者の場合，多くの課題が心身状況と深く関連するため，看護の専門職は頼りになる不可欠な存在である．

2 社会福祉士の視点

地域包括ケアにおいて，生活モデルによる人と環境(人的・社会的・物理的)への支援や，本人や家族の問題点より強みを生かしたストレングス視点がさらに求められるようになった．例えば，80歳代の認知症の母親と，介護者である独身無職でひきこもり傾向の50歳代息子の2人世帯の事例の場合，表1のように個人から制度政策への問題とゴールが考えられる．

利用者や家族の意向と専門職の意向を調整し，利用者の強みを生かした支援の可能性も検討する．そして，利用者や家族中心の専門職によるチームアプローチを進めながら，近隣住民との協力体制を構築し，保健福祉サービスを適用しそれらが不足する場合は改善・開発し，市町村の保健福祉システム形成につなげていく．個別問題対応のため，個人から家族，組織，地域，制度政策への相互関係をふまえた支援を行うのが，社会福祉士の視点である．

3 高齢者のチームアプローチ

地域高齢者への訪問面接を看護師と社会福祉士養成課程学生が協働で演習を行ったところ，両者の視点は共通する部分も多かったが，看護は健康面に，社会福祉は生活面に注目する傾向がみられた[7]．実践の場において両者の連携は，役割が重複し専門性が薄れたように感じたり，

表1 社会福祉士の視点

対象	対象となる問題	ゴール
個人	衛生状態の悪い老朽化した家屋に住み要介護で認知症があるが，息子を慕う．	心身状況に即した介護保険内外の支援を利用し，安全・清潔な自宅で暮らし続ける．
家族	主介護者の家事・介護力が弱く，親に依存的で社会・経済的に自立できない．	介護者の家事・介護力を伸ばし，親子関係のよさを生かして主介護者が自立できる．
組織	医療・介護・予防・自立支援・住居等，多分野専門職の連携と調整が困難．	利用者中心の支援を多分野連携により行い，情報共有し連絡調整ができる．
地域	この世帯を近隣者は迷惑に思い，家族は地域の人々から孤立している．	近隣者はこの世帯を排除せず，声かけや見守り等，できることに取り組む．
制度政策	介護者支援含め，住まい・医療・介護・予防・生活支援が一体的に提供されない．	高齢者以外の対象者を含めた市町村での地域包括ケアシステムを形成する．

同じ言葉を使っても，その意味や視点の差に戸惑うこともある．チームアプローチの考え方や行動の仕方，判断や対処方法は，各専門職が単独で仕事をするときとは，異なるかもしれない．それは，特定のニーズを満たすときだけの規範であり，各専門職の独自性を侵すものではないことを意識したい．

　高齢者や家族ニーズ対応のために，各専門職が対象者ニーズに合わせてそれぞれの視点より互いに尊重して協働すれば，おのずとよいケアが提供できる．さらに近年は，地域包括ケアにより民生委員や住民等の非専門職との協働の場も増えてきた．病院から地域まで，利用者や家族中心のシームレスなケアのため，市町村単位の地域包括ケアシステムの構築が求められている．

[神山裕美]

12 介護福祉士・ホームヘルパー（訪問介護員）の立場から

1 介護福祉士・ホームヘルパーの特徴

　介護福祉士*7は，病院や特別養護老人ホーム，老人保健施設，障害者施設などの施設内で介護を提供し，また，自宅にいる人々に対しては訪問介護を行う．ホームヘルパー*8は，利用者の自宅を訪問して，介護や家事援助を行う．両者ともに，介護としては，食事・清潔・排泄といった日常生活援助，認知症ケア，廃用性症候群の予防，転倒・事故予防などを行い，利用者の豊かな生活を支える重要な役割を担う．ホームヘルパーの家事援助としては，調理や買い物，掃除，洗濯などがある．

2 介護福祉士・ホームヘルパーの連携

●施設や事業所内の介護連携

　介護福祉士・ホームヘルパーは，交代で利用者を担当することも少なくない．例えば，自宅にいる一人暮らしの人や認知症の人においては，1回の訪問介護では，状況を把握しきれないことが多々ある．そのため，利用者の心身の状態や実施した介護，物の置き場所など，細やかな引継ぎが必要になる．利用者宅に連絡ノートを置くなど，記録を通しての引継ぎも大切になる．この連絡ノートにより，家族や専門職は，利用者の経過を把握し，つながりのあるケアを提供することができる．

●多職種連携

　施設や在宅において介護の需要は高く，介護福祉士・ホームヘルパーは，利用者をとりまくケアチームの一員として，利用者の生活を支える役割を担う．病状安定期には，利用者のニーズに沿って，毎日の暮らしの充実を目指した介護が行われる．しかし，徐々に身体状況が低下していくと，医療ニーズが高まり，介護に難しさが伴うこともある．

　例えば，嚥下力が低下した際の食事援助，認知症ケア，終末期ケアなどでは，医療的なアセスメントが必要になる．こうした身体の悪化に直面すると，介護福祉士・ホームヘルパーは，介護するうえで不安を抱くことがある．

　そんなとき，よりよいケアチームの存在が欠かせない．ケアチームは，利用者の情報を共有し，各職種の役割を確認しながら，共通の目標に向かい，患者・家族のよりよい生活を支える．特に，介護福祉士・ホームヘルパーは，患者・家族の身近にいて，「いつもと違う」「何か変だな」といった心身の変化をいち早く把握するこ

ワンポイント

＊7 介護福祉士
社会福祉士及び介護福祉士法第42条第1項の登録を受け，介護福祉士の名称を用いて，専門的知識および技術をもって，身体上または精神上の障害があることにより日常生活を営むのに支障がある者につき入浴，排泄，食事その他の介護を行い，ならびにその者およびその介護者に対して介護に関する指導を行うことを業とする者．

＊8 ホームヘルパー（訪問介護員）
老人福祉法（昭和38年法律第133号）においてホームヘルプサービスが位置づけられている．
日常生活に困難の多い高齢者や，障害者等に対して必要な身体介護，家事援助および相談，助言を行うことを業務とする．2000（平成12）年4月から実施されている介護保険制度のなかで，在宅サービスの1つとして訪問介護が位置づけられている．

とができる存在である．病状の悪化時や終末期の変化をいち早く察知し，医療的判断が必要な場合には，医療職に相談し，適切な対応がとれるように働きかけることも大切な役割である．

介護福祉士・ホームヘルパーに限ったことではないが，事例検討会などの多職種による勉強会を開催することで，職種間の相互理解が深まり，これからのチーム力の向上に役立てることができるであろう．

[小野若菜子]

13 歯科医師・歯科衛生士の立場から

1 役割と特徴

歯科医師・歯科衛生士は，口腔の健康を維持・回復するという観点から，看護が必要な高齢者の口腔機能管理を担当し，看護師の毎日の口腔ケアを支援する．会話，呼吸，咀嚼，嚥下といった口腔機能は，患者のQOLに直結するため，看護師が歯科医師や歯科衛生士と連携し，口腔衛生だけでなく口腔機能も含めて口腔をケアすることは，看護の質の向上のためにも非常に重要である．実際，ヴァージニア・ヘンダーソンも，著書「看護の基本となるもの」の中で，「患者の口腔内の状態は看護の質をよく表すものの１つである」[8]と記している．

特に，高齢者では，う蝕，歯周病，歯の欠損，粘膜疾患，口腔乾燥などさまざまな口腔内疾患が生じ，口腔内環境が複雑化している．さらに，口腔の運動や，唾液分泌などの口腔機能低下によって，咀嚼・嚥下機能が低下し，摂食嚥下障害が惹起されることも多い．その結果，高齢者においては，看護師による日常の口腔ケアが難渋することも多く，経口摂取や呼吸状態など原疾患の予後に影響を与えることも少なくない．そのような場合には歯科専門職と積極的に連携し，口腔機能管理を依頼することが推奨される．

歯科による口腔機能管理は，口腔内環境を整備することで看護師の口腔ケアを容易にし，専門的な口腔ケア指導を行うことで，看護師や患者の日常的な口腔ケアを支援する．また，摂食嚥下リハビリテーションによって，誤嚥性肺炎の予防・改善，食べる楽しみの回復・維持に貢献する．具体的には，歯科医師は，口腔ケア，う蝕・歯周病の治療，抜歯，義歯，嚥下機能検査，嚥下訓練・食形態調整まで，口腔機能にかかわるすべての治療や支援を行う．また，歯科衛生士も，口腔機能管理の基本となる口腔衛生の維持・改善のために，口腔ケアや口腔清掃指導を中心に行うだけでなく，口腔ケアの延長線上にある口腔機能訓練や嚥下訓練も含めて口腔機能の改善に関与する．

2 連携

歯科が設置されている病院は数としては多くはないが，近年，入院患者の口腔機能管理を目的とした歯科を設置する病院や，歯科衛生士を配置する高齢者施設も増加している．また，訪問診療による対応が可能な院外の一般歯科診療所も多い．

歯科と連携する際には，まず歯科医師に，患者の社会的背景も含め，専門的介入の是非を相談するのがよい．歯科医師がいない場合には，歯科衛生士に相談することで，その後の連携がとりやすくなる．歯科専門職がいない場合には，NST（栄養サポートチーム），言語聴覚士（ST），摂食嚥下障害認定看護師に相談するのもよいだろう．

多くの場合，歯科介入によって患者の口腔内状態は改善し，看護師の口腔ケアも容易になる．しかし，口腔ケアは患者に最も近い看護師が果たす役割が極めて大きいため，歯科介入があっても看護師の口腔ケアは必須である．歯科専門職と連携した際には，実際の口腔ケア時に指導を受ける等，常に看護師による口腔ケアのボトムアップにも努めることが重要である．

[古屋純一]

14 ケアマネジャーの立場から

1 ケアマネジャー（介護支援専門員）の法定資格

介護支援専門員は，保健医療福祉分野での実務経験が５年以上ある者が，実務研修試験に合格後研修を修了して，はじめて介護支援専門員

となることができる．介護支援専門員の試験は，1998（平成10）年に第1回の試験が行われ，2016（平成28）年の第19回までに66万6783人が合格し，合格率は平均25％程度だった．受験には，基礎資格として保健医療福祉分野の法定資格や経験が求められ，その内訳はp154，表3のとおりである．当初の法定資格は，看護師等の割合が高かったが，年々介護福祉士の割合が高くなっている．

2 ケアマネジャー（介護支援専門員）の視点

介護支援専門員は介護認定を受けた高齢者に，ケアマネジメントにより尊厳ある自立生活を支援する．近年は，高齢者ケアの病院や施設から地域への移行により，市町村における地域包括ケアシステム構築の役割も期待されている．特に，地域課題把握や社会資源開発等は，介護支援専門員経験が5年以上ある者が実務研修を受けて得られる，主任介護支援専門員のかかわりが期待されている．介護保険制度開始から約20年経ち，介護支援専門員の役割も高齢者へのケアマネジメントだけでなく，高齢者が地域で生活できるネットワークやシステム形成も含めた役割に変化している．

3 ケアマネジャー（介護支援専門員）との連携

介護保険制度内で制定された介護支援専門員は，制度変化に応じてその機能や役割が変化するので，常に最新の知識や方法が求められる．しかしながら，介護支援専門員の多くが民間介護保険事業所に所属するので，所属先と利用者・家族の間で板挟みになったり，ピアサポートやスーパービジョンの不足に悩むこともある．それらを補うため，市区町村ごとに介護支援専門員協会を組織し，省察的思考や，生涯学習・教育力，プロ意識と倫理等，他事業所所属の介護支援専門員とともに学び合う場を設定する地域もある．また，法定資格が多様なだけに，多彩な経験をもって協働できる人材が多いことも，介護支援専門員の強みである．反面，看護分野の法定資格をもたない介護支援専門員には，看護師からの専門知識や助言が頼りになる．

［神山裕美］

15 臨床心理士の立場から

1 臨床心理士の役割

臨床心理士は，高齢者ケアチームにおいて，高齢者，家族，ケアチームの心理面のサポートを行う職種である．認知症初期支援チーム，地域や老人福祉施設で働く臨床心理士は増加しているものの，まだ限られている現状がある．

高齢者ケアチームにおける臨床心理士の役割にはどのようなものがあるだろうか．

第1に，心理的アセスメントである．「心」という機能の要素や全体傾向を，標準化された方法によって把握することは，高齢者理解，質の高いケアの提供を行ううえで有用である．心理アセスメントでは，心理検査を用いることもあれば，観察評価による場合もある．アセスメントの領域としては，神経心理学的現況，抑うつ等の気分，人格（パーソナリティ），生活機能，QOL等がある．神経心理学的アセスメントでは，高齢者の注意・集中機能，記憶，知覚，視空間認知機能，実行機能，言語等に関する能力を測る．抑うつのアセスメントでは，うつ病やうつ状態の有無や程度を測定する．これらのアセスメントは，認知症，うつ病の診断や鑑別において有用な情報を提供する．人格のアセスメントには，ロールシャッハ，TAT（絵画統覚テスト）等の投影法，NEO人格目録等の質問紙法，風景構成法，バウムテスト，星と波テスト等の描画法がある．

第2に，心理療法（カウンセリング）である．心理療法には，臨床心理士が1対1で行う個人心理療法と，3人から8人を対象に行う集団心理療法がある．

技法としては，回想法・ライフレビュー，音楽療法，アートセラピー，ダンスセラピー等がある．近年，マインドフルネス認知療法（MBCT）が注目を浴びている．MBCTは，高齢者のうつ病の再発予防に有効とのエビデンスを得ている．8週間の構造化されたグループセッションを施行し，マインドフルな態度を養う練習を行い，セラピー終了後も患者が日常生

活に取り入れることを学ぶ．

第3に，高齢者の家族や，高齢者ケアに従事する専門職支援がある．高齢者の家族へのカウンセリングや家族の個別的心理理解や問題を踏まえた家族会，専門職チームのストレス評価や課題の同定を含むチームミーティング等の方法がある．

認知症では，現在初期支援の重要性が強調されているが，認知障害が軽度から重度のステージ，そしてやがて死を迎えるまで，間断なきかかわりをもつことが求められる．

2 多職種連携

高齢者の心理支援においては，多職種との連携，とりわけ看護職との連携は不可欠である．また，AI, IOT*9等が注目されるなか，高齢者が障害や不自由を乗り越え，希望を叶えるために，保健医療福祉以外の分野の経験，技術をもつ人との連携も有用である．何よりも高齢者自身の声を聴き，疾病や認知症の有無を問わず，高齢者が不自由を乗り越え，希望を叶えることを支えるモノ，コト，制度をクリエイティブに構築していくことが求められる． ［黒川由紀子］

16 音楽療法士の立場から

高齢者のケアや生活において，音楽は幅広い適応があり，また「楽しみ」をもたらすことから取り入れやすい活動の1つであるが，音や音楽が人に与える影響は一様ではなく個人によりさまざまである．高齢者にとってよりよい音楽を提供するためには，あらゆる情報をもとに計画的に施行することが必要であり，本人だけでなく家族や他職種からの聴取も重要である．

1 高齢者と音・音楽

高齢者における音楽とは特別な好みばかりではなく，四季折々の自然の音，行事や労働の際に使われる音楽などの「生活の中の音や音楽」とその素材は広く，使用される曲種の例としては，わらべ歌，童謡，唱歌，民謡，小唄，長唄，端唄，軍歌，歌謡曲，クラシック，賛美歌，外国の曲，等あらゆるジャンルがあげられる．

「過去の出来事に意味のある音楽」では，その音楽にふれ人生の振り返りに導かれることも多いが，時には受け入れがたい経験と結びついている場合があり，慎重に提示することが必要である．

2 高齢者の音楽療法*10

音楽のもつ働きから精神的な援助，身体機能の維持，他者との交流など，本人が抱えている課題に応じた目的が設定される．

活動は能動的音楽療法と受容的音楽療法に大別できる．主に能動的音楽療法については，口ずさみや拍子をとるといった何気ない表現から作曲等の創作的な活動，または楽器演奏のような新しいことへの挑戦がある．そして，これまで培った技術や経験を教えることで伝承の場にもなり得る．

活動の形態としては集団や個人療法があり，施設等では集団での活動がよく見受けられる．集団活動の内容，流れ（導入〜課題〜展開〜終結）や設営は本人の意向や施設の状況を考慮し計画される（表2）．しかしそれらに縛られることなく，自発的な表現や突発的な出来事に臨機応変に対処し，そこに参加する者すべてがともに創り上げる時間であることが大切である．

留意点として，音楽または集団活動に対する関心に合わせ誘導し，無理強いしないように気をつける．まずは居心地のよい雰囲気を心掛けることが大切である．

ワンポイント

*9 AI, IOT
・AI：人工知能．人間の知的営みをコンピュータに行わせる技術のこと．
・IOT：モノのインターネット．インターネットにIT関連機器以外のさまざまなモノを接続すること．

*10 音楽療法
音楽のもつ生理的，心理的，社会的働きを用いて，心身の障害の回復，機能の維持改善，生活の質の向上，行動の変容などに向けて，音楽を意図的，計画的に使用すること．
（日本音楽療法学会定義より）

表2　集団音楽療法（20～30名男女）40～50分（例）

[プログラム]
事前に体調やリクエストなどの情報を得ておくが入室の際に再度確認
- BGMをかけて迎える
- 挨拶
- 軽いストレッチや深呼吸
- 季節や出来事に関した曲を歌唱または鑑賞，会話
- リクエスト曲の歌唱または鑑賞，会話
- 楽器演奏や動き（ダンス，体操，踊りなど）
- 選択（2～3曲から選ぶ）
- 深呼吸
- 挨拶

3 連携とケアへの展望

　日常の看護の視点からの情報は音楽療法の場面において「その人のための意義のある音楽」を提供するためにも重要である．また，音楽を媒介としたかかわりのなかで得られた表現は「その人らしさ」という自己表現としてとらえるならば，このような情報はコミュニケーションへの潤滑油としてケアの質を向上させる一助となるであろう．

[藤野園子]

引用文献

1) 宇都宮宏子，山田雅子編：看護がつながる在宅療養移行支援．pp11-15，日本看護協会出版会，2014．
2) Lubkin IM, Larsen PD著，黒江ゆり子監訳：クロニックイルネス─人と病いの新たなかかわり．p9，医学書院，2007．
3) 日本看護協会：データで見る認定看護師　分野別都道府県別登録者数一覧．
 http://nintei.nurse.or.jp/nursing/qualification/cn#approvedpersons（2017年11月アクセス）
4) 厚生労働省健康局長通知（平成25年4月）．地域における保健師の保健活動について．
 http://www.nacphn.jp/topics/pdf/2013_shishin.pdf（2017年2月アクセス）
5) 厚生労働省：介護保険の解説，介護予防・日常生活支援総合事業のサービス利用の流れ．
 https://www.kaigokensaku.jp/commentary/flow_synthesis.html（2017年2月アクセス）
6) "GLOBAL DEFINITION OF THE SOCIAL WORK PROFESSION" 国際ソーシャルワーカー連盟．2014．
7) 吉澤千登勢・他：看護学部・人間福祉学部の学生による専門職連携教育の成果と課題─学生の自己評価からの検討．保健医療福祉連携 4（1）：12-23，2011．
8) ヴァージニア・ヘンダーソン，湯槇ます，小玉香津子訳：看護の基本となるもの．p14，日本看護協会出版会，2006．

参考文献

- 公益社団法人日本看護協会：資格認定制度専門看護師認定看護師認定看護管理者．
 http://nintei.nurse.or.jp/nursing/qualification/cns（2016年10月アクセス）
- 厚生労働省：医療費等と疾病をみる「生活習慣病の医療費に占める割合」．
 http://www.mhlw.go.jp/bunya/kenkou/dl/chiiki-gyousei_03_05.pdf（2016年10月アクセス）
- 厚生労働省：平成26年度国民医療費の概況．
 http://www.mhlw.go.jp/toukei/saikin/hw/k-iryohi/14/dl/kekka.pdf（2016年10月アクセス）
- 厚生労働省：平成28年度診療報酬改定．
- 東京都福祉保健局：東京都退院支援マニュアル─病院から住み慣れた地域へ，安心して生活が送れるために．平成28年3月改訂版．
- 才藤栄一，植田耕一郎監：摂食嚥下リハビリテーション，第3版．医歯薬出版，2016．
- 日本摂食嚥下リハビリテーション学会編：日本摂食嚥下リハビリテーション学会eラーニング対応　第2分野　摂食嚥下リハビリテーションの前提　Ver 2．医歯薬出版，2016．

第4章 高齢者看護のための学際的チームアプローチ

Section 3 サービス担当者会議の展開

> **Point**
> - ケアプランの作成や，ケアプランに基づくサービスの提供を含めた一連のプロセスのことをケアマネジメントという．なお，サービス担当者会議の開催は，ケアマネジメントにおける重要なステップの1つとして位置づけられている．
> - ケアマネジメントにおけるチームアプローチとは，利用者の自立支援という共通の目標に向かって，多職種がそれぞれの役割に取り組むことを指す．このアプローチを医療や介護サービスの提供場面で実践することにより，単独職種でかかわったときよりも効率的・効果的に状況の改善や問題の解決をめざすことができたり，大きな目標が達成できたりする．

介護保険サービスを利用する際には，利用者の心身の状態や生活の状況などをふまえ，サービスの種類や内容，サービスを提供する担当者などに関する計画を作成することが必要になる．これらは，介護保険法[1]の中で「**居宅サービス計画**」や「**施設サービス計画**」などといわれており，その作成は介護支援専門員(ケアマネジャー)が行っている．なお，これらの計画は**ケアプラン**と呼ばれることも多い．

ケアプランの作成や，ケアプランに基づくサービスの提供を含めた一連のプロセスのことを**ケアマネジメント**といい(表1)，サービス担当者会議の開催は，ケアマネジメントにおける重要なステップの1つとして位置づけられている．

1 サービス担当者会議(ケアカンファレンス)の概要

ケアプランの原案を作成した後には，通常，サービス担当者会議が開催される．以下には，サービス担当者会議の定義や目的，意義などについて詳述する．

1) サービス担当者会議の定義と会議の構成メンバー

「指定居宅介護支援等の事業の人員及び運営に関する基準」(平成11年厚生省令第38号)において，「介護支援専門員は，サービス担当者会議の開催により，利用者の状況等に関する情報を担当者と共有するとともに，当該居宅サービス計画の原案の内容について，担当者から，専門的な見地からの意見を求めるものとする」[2]と定められている．加えて，サービス担当者会議については，「介護支援専門員が居宅サービス計画の作成のために，利用者及びその家族の参加を基本としつつ，居宅サービス計画の原案に位置付けた指定居宅サービス等の担当者を召集して行う会議」[2]と説明されている．また，介護老人保健施設や指定介護老人福祉施設，いわゆる特別養護老人ホームで開催されるサービス担当者会議とは，「入所者に対する介護保健施設サービス(特別養護老人ホームの場合には，指定介護福祉施設サービス)の提供に

表1 ケアマネジメントのプロセス

段階	プロセス
1	本人の意向確認(インテーク)
2	課題分析(アセスメント)
3	ケアプランの原案の作成
4	サービス担当者会議の開催
5	ケアプランに沿ったサービスの提供
6	モニタリングと再課題分析
7	終結

表2 介護老人保健施設や指定介護老人福祉施設での配置が義務づけられているサービス担当者

介護老人保健施設	指定介護老人福祉施設
●医師 ●薬剤師 ●看護職員または介護職員 ●理学療法士，作業療法士または言語聴覚士 ●介護支援専門員 ●支援相談員 ●栄養士 ●調理員，事務員など	●医師 ●介護職員または看護職員 ●介護支援専門員 ●生活相談員 ●栄養士 ●機能訓練指導員

当たる他の担当者を召集して行う会議」のことをいい，「当該施設サービス計画の原案の内容について，担当者から，専門的な見地からの意見を求めるもの」と，法令[3,4]で規定されている．このように，利用者へのサービス提供を行う担当者をケアチームのメンバーとしてとらえ，介護支援専門員がそのメンバーを招集し，立案したケアプランの原案などについて，専門的な視点での意見を求める会議のことをサービス担当者会議という．

介護老人保健施設や特別養護老人ホームには，表2に示された専門職などの配置が義務づけられている．先に挙げた法令に関する厚生労働省からの通知[5,6]では，介護老人保健施設におけるサービス担当者会議で招集する担当者について，「介護保健施設サービスの提供に当たる従業者（医師，理学療法士，作業療法士，看護・介護職員，栄養士等）」と具体的に記載し，一方，特別養護老人ホームの場合には「医師，生活相談員，介護職員，看護職員，機能訓練指導員及び栄養士等の当該入所者の介護及び生活状況等に関係する者」と説明している．そのため，施設サービス計画を検討する際には，介護支援専門員が前述した医療や福祉分野の専門職を中心に招集し，会議を開催している実態がある．しかし，利用者の立場に立ったケアプランを作成するためにも，居宅サービス計画の場合と同様，施設サービス計画の検討時においても，利用者とその家族をケアチームの一員としてとらえ，サービス担当者会議への出席を可能な限り求めていく必要があるといえる．

なお，この会議が医療や介護の現場で開催されている通常のケアカンファレンスと異なるのは，会議の開催が法令によって義務づけられている点である．加えて，会議を開催する時期についても，法令[7~9]によって❶ケアプランの原案の作成時，❷要介護認定を受けている利用者が要介護更新認定を受けたとき，❸要介護状態区分の変更の認定を受けたとき，と規定されている．

2）サービス担当者会議の目的と意義

サービス担当者会議を開催する目的には，以下の2点がある．

①介護支援専門員がケアプランの原案などを立案するために収集した情報や，そのアセスメントの結果を各サービスの担当者と共有する．

②利用者およびその家族との間で検討を重ねながら立案したケアプランの原案について，各サービスの担当者から専門的な視点での意見を収集する．

また，この会議を開催する意義として，以下の4点を挙げることができる．

①利用者とその家族が会議に出席している場合には，ケアプランの原案に対する利用者とその家族の意向を再確認できる．加えて，ケアプランの原案に対する同意を得て，そのプランを確定させることができる．

②ケアマネジメントのプロセスが視覚的に確認できるため，利用者とその家族，各サービスの担当者のケアマネジメントに対する理解が深まったり，不安が解消したりする．

③各サービスの担当者と，利用者およびその家族が一堂に会する機会となり，相互の信頼関係の構築が図られる．

④各サービスの担当者がチームを実感する機会になるのみでなく，チーム内における役割分担が明確になり，相互の連携がスムーズになる．

3）サービス担当者会議の開催における留意事項

サービス担当者会議を開催するに当たり，以下のような留意すべき点がある．

1 個人情報は慎重に取り扱わなければならない

サービス担当者会議では，利用者とその家族の状況に関するさまざまな情報を複数の出席者で共有することになるため，会議に出席する介護支援専門員や各サービスの担当者は，個人情報の取り扱いに十分な注意を払う必要がある．近年では，個人情報の保護に関する法律（平成15年法律第57号）[10]の公布や，厚生労働省による「医療・介護関係事業者における個人情報の適切な取扱いのためのガイドライン」[11]の作成が進められてきた．特に，そのガイドラインの中では，医療・介護関係事業者が利用者などの個人情報を取り扱う際に遵守すべき事項について具体的に示されている．

加えて，保健師助産師看護師法（昭和23年法律第203号）では，「保健師，看護師又は准看護師は，正当な理由がなく，その業務上知り得た人の秘密を漏らしてはならない．保健師，看護師または准看護師でなくなった後においても，同様とする」[12]と規定していることから，サービスの提供を担う看護師は守秘義務が課せられていることを十分に認識したうえで，業務に従事しなければならない．

2 ケアプランに対する意思表示を明確に示すことが困難な利用者がいる

介護保険サービスの提供に当たり，ケアチームの一員である各サービスの担当者には利用者本位の姿勢を貫くこと，つまり，利用者の立場・視点に立つことや利用者の意向を尊重することが求められる．しかし，認知機能などに問題を抱える利用者の中には，提示されたケアプランの内容が十分に理解できなかったり，そのプランに対する明確な意思表示を行うことが困難な人もいる．

その場合には，利用者の家族などからケアプランに対する要望や意見を収集する機会が増すため，真に利用者本位のケアプランとなっているかについて，サービス担当者会議の場で慎重に確認することも重要となる．

3 出席者の専門性の違いを考慮しながら話し合いを進める必要がある

サービス担当者会議には，看護師や医師，介護福祉士や社会福祉士のように医療や福祉分野の専門職のみならず，必要に応じて民生委員やボランティアなどの医療や福祉に関する専門資格をもたない人が出席する場合もある．これらの人々が利用者とその家族に関する情報を共有したり，ケアプランの原案などに対して共通理解をするためには，できるだけ専門用語を用いず，わかりやすい言葉を用いて議論を進めるように努めなければならない．

また，会議の開催時には，各サービスの担当者間で収集した情報に対する解釈や判断に食い違いが生じることも多くある．このことは，サービス担当者の専門性に基づく思考プロセスに違いがあることに起因している．したがって，会議に出席した各サービスの担当者は互いの専門性を認め合い，1つのケアチームとしての合意を形成できるように努めることも重要となる．

2 学際的チームによるサービス担当者会議（ケアカンファレンス）の展開

1）学際的チームでサービスを提供する意義

介護保険サービスを利用する高齢者の中には，疾病や障がいなどの身体面の問題と，経済的困窮や家族介護力の低下といった社会面の問題をあわせもつなど，複雑な状況におかれている人がいる．仮に，このような高齢者に対して看護師のみでかかわったとしても，すべての問題の解決を効率的に進めることは困難である．

ケアマネジメントにおけるチームアプローチとは，利用者の自立支援という共通の目標に向かって，多職種がそれぞれの役割に取り組むことと説明されている[13]．具体的には，保健・医療・福祉分野の専門職などがチームとして連携し，協働しながら利用者とその家族がもつニー

ズに対応したり，抱えている問題の解決に取り組むことをチームアプローチとしてとらえることができる．このアプローチを医療や介護サービスの提供場面で実践することにより，1つの専門職種でかかわったときよりも効率的・効果的に状況の改善や問題の解決をめざすことができたり，大きな目標が達成できたりするという利点がある．

これらの利点がもたらされる理由として，多職種が利用者とその家族にかかわることにより，医療や介護サービスの提供のために必要となるさまざまな情報が豊富に収集できるのみでなく，収集した情報を多角的な視点でとらえることができる点が挙げられる．さらに，状況の改善や問題の解決のために用いる手段は各専門職によって異なるため，複数の選択肢の中から最適な手段を適用することが可能となり，利用者とその家族に提供される医療や介護サービスの質の向上につながることも利点として含まれる．

2) 学際的チームで展開したサービス担当者会議（ケアカンファレンス）の例

以下には，認知症があっても自宅で一人暮らしを続ける利用者とその家族に対して，効率的・効果的なサービス提供をめざして開催されたサービス担当者会議の例を紹介する．

【事例紹介】
Aさん（男性，78歳，独居，要介護度：要介護1）
● これまでの経過
76歳になった2014（平成26）年秋頃から，Aさんには物忘れの症状が出現するようになった．心配になった家族（長男夫婦）がAさんに受診を勧めるが，「病院に行く必要はない」と言い，受診を拒否し続けていた．受診ができないために介護保険の申請が行えず，家族は1年ほどAさんの様子をみていた．

2015（平成27）年に入ると，Aさんは汚れた衣服を着用し続けていることが多くなった．また，Aさんが外出先から戻れなくなり，警察に保護される事態も起きた．困り果てた家族の要請で医師が往診し，2016（平成28）年にようやく介護保険の申請を行うに至った．

● 家族の状況
Aさんは30歳のときに妻と結婚し，二男をもうけた．成人した息子たちはいずれも独立し，Aさんが居住する市内で暮らしている．なお，Aさんの自宅から長男夫婦の自宅に向かうには徒歩で10分ほど，次男夫婦の自宅に向かうには車で30分ほどかかる．

妻は7年前に他界しており，Aさんは現在の住まいに1人で暮らしている．

● 生活歴・生活状況
Aさんは大学を卒業後，県内の大手企業に就職をした．長年勤めた会社を60歳で定年退職した後は，地域のスポーツクラブに通い，水泳や太極拳を続けてきた．しかし，物忘れが目立つようになってきたため，2015（平成27）年にスポーツクラブを退会した．

● 既往歴
Aさんは，会社勤めをしていたときの健康診断で高血圧症と脂質異常症を指摘されたことがある．しかし，自覚症状がなかったため，治療を受けることはなく放置していた．

● ADL
・起居動作・歩行：何かに掴まれば，立ち上がり動作は自立して行うことができる．自宅内は杖を使わずに，壁を伝いながら歩行している．5分ほど歩くと疲労を感じるのみでなく，身体のバランスが崩れてふらつきが生じる．そのため，外出時は休みながら歩行している．

・排泄：トイレに間に合わず，尿を失禁することがある．そのため，紙パンツを着用している．排泄動作自体はおおむね自立して行えている．しかし，失禁に気付かないことが多いため，衣服や下着の汚染がみられたときは，家族が紙パンツの交換を促している．

・入浴・洗面・更衣：入浴や洗面，更衣を好まず，自ら取り組もうとしない．家族がこれらの行為を促すと，大きな声を出して怒り出すときがある．なお，これらの動作自体は自立して行える状態にある．

・食事：長男の妻が朝食と夕食を準備している．

長男の妻は会社勤めをしているため，昼食のみ，配食サービスを利用している．

● IADL

電話の使用は可能である．しかし，電話での会話の内容はすぐに忘れてしまう．

印鑑や通帳を紛失してしまったことがあるので，金銭の管理は長男が主に行い，本人は小遣いを長男から渡され，それを管理している．

介護保険の申請のために往診した医師の診察を受けたところ，高血圧症と脂質異常症の治療のために3種類の薬剤の服用が新たに必要になった（朝・昼・夕に服用）．Aさん自身では薬剤の管理を行うことができず，家族が促さなければ内服薬を飲み忘れていることが大半である．

● 認知機能

短期記憶の低下が著明であり，5分ぐらい前の出来事であっても思い出すことができない状態にある．また，同じ話を繰り返すことや話のつじつまが合わないことも増えている．

● 介護力

Aさんの長男夫婦，次男夫婦はともに「Aさんとの同居は困難である」と考えているが，「自分たちにできることがあれば積極的に取り組みたい」と話し，介護には協力的な姿勢を示している．しかし，長男夫婦，次男夫婦はともに就労しており，平日の日中はAさんの介護に協力することが難しい状況にある．そのため長男の妻は，「仕事と介護の両立は肉体的にも精神的にも厳しいので，退職を考えなければいけないだろうか」と悩んでいる．

サービス担当者会議では，介護支援専門員がケアプランの原案などに関する資料（居宅サービス計画書（表4～7）を準備し，表3のステップに沿って内容の検討を行った．会議の終了後には表4～表6の見直しと修正が行われるとともに，表7に必要な事項が追記され，Aさんへのサービス提供が開始されることとなった．

［杉本知子］

表3　サービス担当者会議の進め方

段階	事項
1	開会のあいさつと参加者の紹介
2	会議の目的の確認
3	利用者と家族の意向，および，総合的な援助の方針の確認
4	課題分析の結果の説明
5	各サービス担当者による専門的な視点からの意見交換
6	ケアプランの原案に対する修正事項の確認
7	利用者と家族への同意の確認
8	各サービス担当者の役割の確認
9	残された課題の確認
10	次回開催の確認と閉会のあいさつ

引用文献

1) 介護保険法（平成9年12月17日，法律第123号），第8条第24項および第26項．
http://law.e-gov.go.jp/htmldata/H09/H09HO123.html（2017年1月18日アクセス）
2) 指定居宅介護支援等の事業の人員及び運営に関する基準（平成11年3月31日，厚生省令第38号），第13条第9号．
http://law.e-gov.go.jp/htmldata/H11/H11HF03601000038.html（2017年1月18日アクセス）
3) 介護老人保健施設の人員，施設及び設備並びに運営に関する基準（平成11年3月31日，厚生省令第40号），第14条第6項．
http://law.e-gov.go.jp/htmldata/H11/H11HF03601000040.html（2017年1月18日アクセス）
4) 指定介護老人福祉施設の人員，設備及び運営に関する基準（平成11年3月31日，厚生省令第39号），第12条第6項．
http://law.e-gov.go.jp/htmldata/H11/H11HF03601000039.html（2017年1月18日アクセス）
5) 介護老人保健施設の人員，施設及び設備並びに運営に関する基準について（平成12年3月17日，老企第44号）．
http://wwwhourei.mhlw.go.jp/cgi-bin/t_docframe.cgi?MODE=tsuchi&DMODE=CONTENTS&SMODE=NORMAL&KEYWORD=&EFSNO=15729（2017年1月18日アクセス）
6) 指定介護老人福祉施設の人員，設備及び運営に関する基準について（平成12年3月17日，老企第43号）．
http://wwwhourei.mhlw.go.jp/cgi-bin/t_docframe.cgi?MODE=tsuchi&DMODE=CONTENTS&SMODE=NORMAL&KEYWORD=&EFSNO=15728（2017年1月18日アクセス）
7) 前掲2），第13条第15号．
8) 前掲3），第14条第11項．
9) 前掲4），第12条第11項．
10) 個人情報の保護に関する法律（平成15年5月30日，法律第57号）．
http://law.e-gov.go.jp/htmldata/H15/H15HO057.html（2017年1月18日アクセス）
11) 厚生労働省：医療・介護関係事業者における個人情報の適切な取扱いのためのガイドライン．
http://www.mhlw.go.jp/file/06-Seisakujouhou-12600000-Seisakutoukatsukan/0000144825.pdf（2017年1月18日アクセス）
12) 保健師助産師看護師法（昭和23年7月30日，法律第203号），第42条の2．
http://law.e-gov.go.jp/htmldata/S23/S23HO203.html（2017年1月18日アクセス）
13) 介護支援専門員実務研修テキスト作成委員会編：六訂介護支援専門員実務研修テキスト，上巻．p554，長寿社会開発センター，2016．

表4　居宅サービス計画書（１）

作成年月日　平成28 年 3 月 22 日

(初回)・紹介・継続　　(認定済)・申請中

利用者名　　A　殿　　　　生年月日　昭和　△年　△月　△日　　　住所　神奈川県○○市○○町○丁目○番地
居宅サービス計画作成者氏名　B介護支援専門員
居宅介護支援事業者・事業所名及び所在地　神奈川県○○市○○町○丁目○番地
居宅サービス計画作成（変更）日　平成28 年 3 月 22 日　　初回居宅サービス計画作成日　平成28 年 4 月 18 日
認定日　平成28 年 3 月 14 日　　認定の有効期間　平成28 年 3 月 1 日 ～ 29 年 2 月 28 日

要介護状態区分	(要介護1)・要介護2・要介護3・要介護4・要介護5
利用者及び家族の生活に対する意向	本人：「身体を動かすことが好きなので、もう一度、太極拳に取り組みたい．」 「転んだり、歩けなくなると困るから、足腰を丈夫に保ちたい．」 家族（長男）：「転んだり、病気が悪化することなく、健康的に過ごして欲しい．」 家族（長男の妻）：「お風呂に入って体を清潔に保ち、毎日を気持ちよく過ごして欲しい．」
介護認定審査会の意見及びサービスの種類の指定	特になし
総合的な援助の方針	御利用者本人は、身体を動かすことがお好きで、足腰を丈夫に保ちたいと考えていらっしゃいます．このような御利用者本人の思いを尊重し、通所介護のサービスなどを利用しながら身体機能の維持・向上を図れるように支援していきます． 御家族は、転倒や病気の悪化が生じず、毎日気持ちよく過ごされることを希望されているので、安全で健康的な生活が送れるようにスタッフ全員でかかわっていきたいと思います． 緊急連絡先　長男 C（携帯）×××-××××-×××× 　　　　　　次男 D（携帯）×××-××××-××××
生活援助中心型の算定理由	1．一人暮らし　　2．家族等が障害、疾病等　　3．その他（　　　　　　　　　　　　　）

表5　居宅サービス計画書（２）

作成年月日　28 年 3 月 22 日

利用者名　　A　殿

生活全般の解決すべき課題（ニーズ）	援助目標				援助内容					
	長期目標	（期間）	短期目標	（期間）	サービス内容	※1	サービス種別	※2	頻度	期間
足腰を丈夫にして、転倒を防ぎたい	転倒せずに移動ができる	H28.5.1～ H28.10.31	下肢筋力を維持・強化できる	H28.4.1～ H28.6.30	①デイサービスの集団体操に参加し、下肢筋力を強化する体操に取り組めるようにする	○	通所介護	Yデイサービスセンター	毎週火・木曜日 （2回／週）	H28.4.1～ H28.6.30
					②夕食後に、椅子に座ったまま足踏みを20回行う（足踏みの回数は、家族が数える）		本人・家族	本人 長男・次男	毎日	H28.4.1～ H28.6.30
			バランスを崩さずに歩くことができる	H28.4.1～ H28.6.30	③デイサービスの参加時は、介護職員の付き添いのもとで歩行をする	○	通所介護	Yデイサービスセンター	毎週火・木曜日 （2回／週）	H28.4.1～ H28.6.30
					④自宅内の整理整頓や掃除を行い、転倒が起こりにくい環境を作る	○	訪問介護	Z訪問介護事業所	毎週月・水・金曜日（3回／週）	H28.4.1～ H28.6.30
			5分以上歩いていても疲れない	H28.4.1～ H28.6.30	⑤栄養バランスの良い食事を食べて、体力をつける		配食サービス	L宅配食堂	毎週月・水・金・土・日曜日（5日／週）	H28.4.1～ H28.6.30
身体を清潔に保ちたい	身なりを整えてデイサービスに参加できる	H28.5.1～ H28.10.31	身に付けたい衣服を選ぶことができる	H28.4.1～ H28.6.30	①御利用者が選んだ衣服と洗面用具を準備し、更衣と洗面を促す	○	訪問介護	Z訪問介護事業所	毎週月・水・金曜日（3回／週）	H28.4.1～ H28.6.30
			鏡を見て、髭の伸び具合を確認できる	H28.4.1～ H28.6.30	②手鏡を見ながら、髭の伸び具合を確認し、伸びていたら髭剃りを行う	○	訪問介護	Z訪問介護事業所	毎週月・水・金曜日（3回／週）	H28.4.1～ H28.6.30
			入浴をして爽快感を感じることができる	H28.4.1～ H28.6.30	③デイサービス利用時に入浴介助を行う	○	通所介護	Yデイサービスセンター	毎週火・木曜日 （2回／週）	H28.4.1～ H28.6.30
健康的な生活を送りたい	血圧が正常範囲に維持できる	H28.5.1～ H28.10.31	休まずに通所介護に参加できるよう健康状態を保つ	H28.4.1～ H28.6.30	①血圧・体温・呼吸・脈拍のチェックを行う	○	訪問看護	T訪問看護ステーション	毎週土曜日（1回／週）	H28.4.1～ H28.6.30
			薬を忘れずに飲める	H28.4.1～ H28.6.30	②・1週間分の薬剤を1日毎に服薬ケースに準備する．	○	訪問看護	T訪問看護ステーション	毎週土曜日（1回／週）	H28.4.1～ H28.6.30
					・訪問時には、朝食後薬の飲み忘れを確認し、飲み忘れがある場合は内服を促す．	○	訪問看護			
					・通所時に、服薬ケースを確認し、朝食後薬の飲み忘れがあれば内服を促す．	○	通所介護	Yデイサービスセンター	毎週火・木曜日 （2回／週）	
					・訪問時に、服薬ケースを確認し、朝食後薬の飲み忘れがあれば内服を促す．	○	訪問介護	Z訪問介護事業所	毎週月・水・金曜日（3回／週）	
					・夕食後、薬の飲み忘れを確認し、飲み忘れがある場合には内服を促す．		御家族		毎日	
					・翌日の服薬ケースを食卓の上に準備する．		御家族			

※1　「保険給付の対象となるかどうかの区分」について、保険給付対象内サービスについては○印を付す．
※2　「当該サービス提供を行う事業所」について記入する．
（注）サービス担当者会議後の変更点は、わかりやすくするために赤字で示した．

表6 週間サービス計画表

作成年月日 28 年 3 月 22 日

利用者名　A　殿

時間帯	時刻	月	火	水	木	金	土	日	主な日常生活上の活動
深夜・早朝	4:00								
	6:00								起床、排せつ
	8:00								朝食
午前	10:00	訪問看護	通所介護	訪問看護	通所介護	訪問看護	訪問看護		テレビを見る
	12:00								昼食
午後	14:00								昼寝／テレビを見る
	16:00								テレビを見る
夜間	18:00								夕食
	20:00	ご家族と足踏み体操	ご家族と足踏み体操	ご家族と足踏み体操	ご家族と足踏み体操	ご家族と足踏み体操	ご家族と足踏み体操	ご家族と足踏み体操	
	22:00								就寝
深夜	24:00								
	2:00								
	4:00								

週単位以外のサービス：S内科医院通院1回／月（長男の妻もしくは次男の妻による付き添い），適宜外出

表7 サービス担当者会議の要点

作成年月日 28 年 3 月 22 日

利用者名　A　殿　　居宅サービス計画作成者（担当者）氏名　介護支援専門員 B
開催日 28年 3月 22日　　開催場所 利用者宅　　開催時間 15:00〜16:10　　開催回数 第1回

会議出席者	所属（職種）	氏名	所属（職種）	氏名	所属（職種）	氏名
	本人	A	次男	D	Yデイサービスセンター	生活相談員 H
	長男	C	S内科医院	医師 F	P居宅介護支援事業所	B介護支援専門員
	長男の妻	E	Z訪問介護事業所	サービス提供責任者 G	T訪問看護ステーション	I看護師

検討した項目	1．在宅での生活状況と注意点について 2．居宅サービス計画の原案について
検討内容	1．在宅での生活状況について 　自宅内・外共に杖を使用せずに歩行をしている。しかし，長い時間歩くと疲労感が強くなり，御利用者本人も「転んだり，歩けなくなると困る」と話し，転倒に対する不安を持っている。入浴や更衣の実施を好まないため，御家族からこれらを行うように促されると，拒否されることがある。 2．居宅サービス計画の原案について ①御利用者：足腰を丈夫に保ちたい。体を動かすことが好きで，太極拳に取り組みたい。 ②御家族：自分達が促しても更衣や洗面，入浴をしようとしないので，入浴や更衣，洗面を行うように促してもらいたい。 ③医師：薬の飲み忘れがないようにすると共に，血圧の変動にも注意して欲しい。 ④通所介護：長い時間を歩くと疲労が強くなるようなので，館内の移動時に転倒が起きないよう注意していく。援助を受けながら入浴したり，更衣を行うことに対して羞恥心を感じているのかもしれないので，声のかけ方を工夫し，御利用者が気持ちよく入浴できるようにする。 ⑤訪問介護：掃除や室内の片づけを行うときには，御利用者と物の置き場所を確認しながら行いたい。 ⑥訪問看護：薬の飲み忘れについては，訪問看護の時に確認するだけでなく，訪問介護や通所介護にも協力をしてもらい，対応していく必要があるのではないか。例えば，現在は毎食後に薬を内服しているが，内服の時間を医師に調整して貰うべきではないか。その上で，訪問看護師やデイサービスの職員などが内服の確認や，飲み忘れがある場合には服薬を促すようにしてはどうか。
結論	①現在は毎食後に薬を飲んでいるが，薬剤の種類と内服回数を調整し，朝食後と夕食後に服薬するようにする。また，朝食後に内服する薬剤については，訪問看護師やデイサービスの職員などが内服の確認を行うようにする。夕食後の薬は，御家族が服薬の確認を行うようにする。 ②更衣や洗面，入浴については原案通りにサービス提供を行うが，これらのサービスの受け入れに対する御利用者の状況を見ながら適宜，見直しを行う。 ③転倒予防についても原案通りにサービス提供を行い，筋力の低下を防ぎながら，現在の歩行状態を維持・改善できるように支援する。
残された課題 （次回の開催時期）	①今回，初めてサービス導入の検討に至ったケースであるため，サービス導入後1か月以内にモニタリングを行い，御利用者のサービスの受け入れに対する状況を確認する必要がある（サービスの導入を開始したことで，御利用者に混乱が生じる可能性がある）。 ②次回のサービス担当者会議は，3か月後に行う予定。

（注）サービス担当者会議の開催後に追記した部分は，わかりやすくするために赤字で記している。

📖 第3章・第4章の演習

①高齢入院患者を受け持って包括的なアセスメントを行ってみましょう．
②施設に入居している高齢者を対象として，生活のアセスメントを行ってみましょう．
③在宅高齢者への訪問看護に同行し，生活と療養，家族についてアセスメントを行ってみましょう．
④各々どのような生活と暮らし，医療，看護，介護の課題がみられるか，整理してみましょう．
⑤各看護を提供する場において，どのような専門職がチームを作って支援を行っているか調べましょう．

第 5 章

高齢者看護の実践

第5章 高齢者看護の実践

Section 1 高齢期の健康とヘルスプロモーションと看護

A 高齢期の健康とヘルスプロモーション

Point
- 高齢者の健康は，医学的視点だけでなく，人々の主観的視点を加味して理解することが大切である．
- 健康度を測る"ものさし"として，体力，活動能力，および主観的健康感，精神的健康度，生活満足度などの主観的な評価指標が知られている．
- 健康づくりには，健康を支え，守るための社会環境の整備が大切である．
- 高齢者の社会参加は，介護予防や健康寿命の延伸につながる．

1 高齢者のQOLとしての健康

健康とは何か．その意味するものは時代によって変わるものである．表1は，わが国の1930（昭和5）年以降の**主要死因**（上位2位）および平均寿命の変遷を示したものである．

1930（昭和5）年の**死因**の上位は，胃腸炎や肺炎・気管支炎などの感染症であった．1935（昭和10）年に死因の1位が全結核にとって代わったものの，依然として死因の上位は感染症が占めていた．その当時の平均寿命はといえば，まだ50歳に達していない．その後，戦後の1951（昭和26）年になって主要死因の第1位は，結核から脳血管疾患にとって代わり，生活習慣病の時代へと移行することとなった．同時に，平均寿命の延びも目覚ましく，男女とも60歳を超えている．その30年後の1981（昭和56）年には，死因の第1位は悪性新生物，第2位は脳血管疾患となり，生活習慣病が主要死因として定着するに至った．2015（平成27）年には寿命も男女とも80歳を超えることとなった．

このような経緯を経て超高齢社会となった現代においては，生活習慣病の予防に加えて，老化に伴う老年症候群（加齢とともに現れてくる身体的および精神的諸症状・疾患のことであり，転倒，失禁，低栄養，生活機能低下，閉じこもり，うつ，認知機能低下などを含んでいる）への対処，つまり，要介護状態を予防すること

表1 主要死因，平均寿命と健康観の変遷

			年次				
			1930（昭5）	1935（昭10）	1951（昭26）	1981（昭56）	2015（平27）
主要死因	1位		胃腸炎	全結核	脳血管疾患	悪性新生物	悪性新生物
	2位		肺炎・気管支炎	肺炎・気管支炎	全結核	脳血管疾患	心疾患
平均寿命（年）	男性		44.8	46.9	60.8	73.7	80.7
	女性		46.5	49.6	64.9	79.1	87.0
健康観			（感染症予防）	→	（生活習慣病予防）	→	（介護予防）
			（長寿願望）	→		→	（生きがい・生活の質願望）
			（生理的欲求）	→		→	（人間らしさの欲求）
			（医療者の視点）	→		→	（生活者の視点）

への関心が高まってきている．

このように高い死亡率が克服され，人口の高齢化が進んだわが国のような社会では，高齢期の人々が望む健康観は，単なる病気の予防や長生きにとどまらず，活動性の維持や主観的な健康感，あるいは生きがいや精神的充実などを含む生活の質（QOL）向上へと多様な広がりをみせるようにもなった．つまり，病気になりたくないとか，もっと長生きしたいなどの「生理的欲求」を重視する時代から，一人ひとりの生活に立脚した「人間らしさの欲求」をより重視する時代になったともいえる．その意味で，健康は医療の専門家からみた客観的な視点（医学モデル）だけでは語れなくなっており，生活者の主観的な視点をあわせて理解することが必要とされている．

ところで，**高齢期における健康観**の広がりとしてのQOLの枠組みとはどのようなものから構成されているのだろうか．ロートン（Lawton MP）[1]は，高齢者のQOLあるいは"good life"の構成要素として以下の客観的要素と主観的要素からなる4領域を提示している．
❶生活機能や行動（behavioral competence）
❷主観的幸福感（psychological well-being）
❸生活の質への認知（perceived QOL）
❹客観的環境（objective environment）

❶の生活機能や行動には客観的な健康，ADL（日常生活動作），IADL（手段的日常生活動作），社会的活動などが含まれ，❷の主観的幸福感には生活満足度や精神的健康度によって表現される生活の質全体への主観的評価が含まれる．また，❸の生活の質への認知には，健康度の自己評価，家族・配偶者，友人などの人間関係への満足感，仕事に対する満足感など日常生活の個々の要素に対する満足感を表している．❹の客観的環境には，個人を取り巻く人的環境（ソーシャルネットワーク・サポート）や住居，まちづくりなどの物的環境が含まれる．これらの4領域は，それぞれ独立に存するわけではなく関連をもちながら人々のQOL世界を構成しているのである．

このように高齢者の健康をQOLとしてとらえたとき，その健康の意味するものは多様であるといえる．

2 高齢者の健康を測る指標

科学的根拠に基づいた保健福祉サービスを提供・評価するうえで吟味しなければならないのは，多様で，ややもすると抽象的である「健康」をいかにして測定するかについてである．妥当で信頼のおける健康指標，すなわち"ものさし"が必要となってくる．以下に高齢者の健康度を測定するうえでいくつかの有用な指標について概説する．

❶ 運動機能の評価

1 体力測定による評価

運動機能は，私たちが日々の生活を営んでいくうえで最低限必要な「歩行」「食事」「入浴」等のADL（日常生活動作）の自立を支えている基礎的な身体能力である．運動機能の評価には，文部科学省が毎年行っている「体力・運動能力テスト」が知られており，高齢者（65～79歳）を対象とした体力テストは1999（平成11）年から開始され現在に至っている．測定項目は，❶握力（筋力），❷上体起こし（あおむけの姿勢になり，腹筋運動を30秒間に何回できたかを測定：筋持久力），❸長座体前屈（長座位になり腕を伸ばして座った姿勢から，前屈し，最大前屈時の距離を測定：柔軟性），❹開眼片足立ち（「片足を5cm程度上げて」その持続時間を測定：平衡性），❺10m障害物歩行（10mのコースに設定された6個の障害物をまたいで歩き，その所要時間を測定：障害物につまずかないで歩く能力），❻6分間歩行（普段歩く速さで6分間に歩行した距離を測定：比較的長い距離を歩く能力）の6項目である．これらの測定法は，「文部科学省　新体力テスト実施要項（65歳～79歳）」に詳しい．

また，厚生労働省による介護予防における運

表2 Motor Fitness Scale を構成する因子と項目

移動性		
1．階段をあがったり，おりたりできる．	1．はい	2．いいえ
2．階段をあがる時に息切れしない．	1．はい	2．いいえ
3．飛び上がることができる．	1．はい	2．いいえ
4．走ることができる．	1．はい	2．いいえ
5．歩いている他人を早足で追い越すことができる．	1．はい	2．いいえ
6．30分間以上歩き続けることができる．	1．はい	2．いいえ
筋力		
7．水がいっぱい入ったバケツを持ち運びできる．	1．はい	2．いいえ
8．米の袋10 kgを持ち上げることができる．	1．はい	2．いいえ
9．倒れた自転車をおこすことができる．	1．はい	2．いいえ
10．ジャムなどの広口びんのふたを開けることができる．	1．はい	2．いいえ
平衡性		
11．立った位置から膝を曲げずに手が床に届く．	1．はい	2．いいえ
12．靴下，ズボン，スカートを立ったまま，支えなしにはける．	1．はい	2．いいえ
13．椅子から立ち上がる時，手の支えなしで立ち上がれる．	1．はい	2．いいえ
14．ものにつかまらないで，つま先立ちができる．	1．はい	2．いいえ

(衣笠隆：地域在住高齢者向けMotor Fitness Scaleの妥当性と信頼性．東京都老人総合研究所，長期プロジェクト研究報告書「中年からの老化予防総合的長期追跡研究」中年からの老化予防に関する医学的研究―サクセスフル・エイジングをめざして，p143，2000．より一部改変)

動器の機能向上マニュアル[2]で推奨されている体力測定項目としては，握力，開眼片足立ち時間，Timed Up & Go テスト(椅子に座った状態から立ち上がり，前方3 m地点の目印(カラーコーンなど)を折り返し，再び椅子に座るまでの時間を測定：移動能力とバランス能力を測定)(p112，図3参照)，5 m歩行時間(5 mの歩行路を普段歩く速さ「通常時」と，できるだけ早く歩く「最大時」の2通りの方法で評価)等がある．これらの項目は，運動器の機能向上プログラムを実施するに当たり，体力水準の事前アセスメントおよびプログラムの効果を評価するための事後アセスメントに用いられている．

2 体力の自己評価

しかし，高齢者における運動機能の評価法としての体力測定は，測定会場まで来られるようなある程度元気な人しか対象にならない．したがって，体力を実際に測定する方法は，地域に住むさまざまな体力レベルにある高齢者全体の評価にはなじまない．そこで，高齢者一般に応用可能なアンケートによる体力自己評価テストも考案されている．開発者はその評価テストをMotor Fitness Scale(MFS)と命名している(表2)．

移動性，筋力，平衡性からなる14項目から構成されている．各項目それぞれに「はい」「いいえ」のいずれかで回答を求め，「はい」に1点，「いいえ」に0点を与え，その合計点で評価する．なお，回答は実際にしていなくとも，やろうと思えばできるなら「はい」を選ぶように指示する．開発者は，握力，歩行速度(通常と最大)，開眼片足立ち等の体力テスト(パフォーマンステスト)も同時に行っており，Motor Fitness Scale合計点と体力の実測値とは強い関連があることを報告している．Motor Fitness Scaleは，自己申告による体力評価法ではあるものの，その妥当性と信頼性は検証されている．

図1 能力の諸段階(Lawton, 1972)

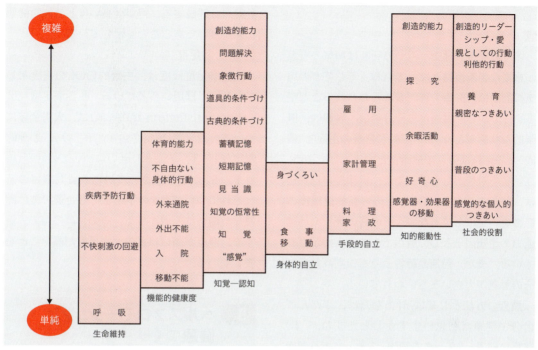

(柴田博・他：ADL研究の最近の動向—地域老人を中心として. 社会老年学 21：70-83, 1984. より一部改変)

❷ 活動能力の評価

人間の活動能力が低次の活動から高次の活動までを含むものであることに着目して，活動能力を概念的に整理した**7段階モデル**が知られている(図1).

概念図の左から右へ，また，下から上へ移るに従って，より高次で，より複雑な能力を表している．左端の「生命維持」はもっとも単純な能力，右端の「社会的役割」はもっとも高次で複雑な能力を示している．ADLは，「身体的自立」レベルに相当する．一方で，より人間的で積極的な意味での生活空間の拡大は「身体的自立」よりも高次の活動能力すなわち，「手段的自立(IADL)」「知的能動性」「社会的役割」に期待されている．これらの身体的自立以上の能力は，人が生活していくために必要な機能であることから，生活機能とも呼ばれている．「手段的自立」は在宅で1人でも生活を維持し得る能力，「知的能動性」は余暇活動や創造性などの知的能力，「社会的役割」は人々との親密なつきあいや社会との交流の能力を表している．

1 バーセル指標(p110, 表4 参照)

「身体的自立」レベルの活動能力の評価指標としては，バーセル指標(Barthel index)が知られている．10項目からなり，重みづけされた得点により合計点数は100点となる．点数の高いほど自立度が高いことを表している．

2 老研式活動能力指標(p38, 表7 参照)

「手段的自立」以上の活動能力の指標として，図1に示した活動能力のモデルに対応して作成された老研式活動能力指標が知られている．「はい」に1点，「いいえ」に0点を与え，その合計点数(13点満点)で評価するものである．点数が高いほど，生活機能が高いと評価される．項目1～5は「手段的自立」，項目6～9は「知的能動性」，項目10～13は「社会的役割」を表しており，これらの下位尺度ごとに評価することもできる．

❸ 主観的側面からの評価

1 健康度自己評価

多くの場合，健康か否かの判断は病気の有無が重要な判断根拠となっている．そしてその病気の診断は，医療の専門家に委ねられることが多い．しかし，健康度自己評価は，客観的，医学的な状態がどうあれ，高齢者自身の主観で"健康"と思えればそれで健康だとする立場である．高齢者を対象とした調査では，健康度自己評価は，病気の有無やADLなどの客観的健康度の影響を一定にしてもなお，その後の死亡や活動能力の予知因子として有用であることが示されている．また，前期高齢者よりも後期高齢者でその意義が大きいともいわれている．

調査の方法としては，「あなたは，ふだんご自分で健康だと思いますか」とたずね，「1．非常に健康」「2．まあ健康」「3．あまり健康ではない」「4．健康ではない」の選択肢から1つを選んでもらう方法による．

2 WHO-5 精神健康状態表簡易版（表3）

高齢者の精神的健康を評価するための尺度として世界保健機関（WHO）により開発された「WHO-5精神健康状態表」が知られている．この尺度の回答選択肢は，本来，6件法であるが，表3の簡易版はその4件法版である．選択肢を減らすことで簡便に記入できるように工夫したものである．「1．いつもそうだった」～「4．全くなかった」の選択肢に，それぞれ順に，3点（1．いつもそうだった），2点（2．そういう時が多かった），1点（3．そういう時は少なかった），0点（4．全くなかった）を与え，合計得点で評価する．得点が高いほど精神的健康状態が良好であることを示している．

3 生活満足度（表4）

生活満足度尺度は，主観的QOLの尺度としてもしばしば用いられている．生活満足度尺度K（Life Satisfaction Index K）は，人生全体についての満足感（項目2，4，6，9），心理的安定（項目3，7，8），老いについての評価（項目1，5）から構成されている．質問項目のそれぞれについて表4の下線を付した選択肢に回答した場合に1点を与え，その合計得点で評価する．得点が高いほど生活満足度が高いことを表している．

3 ヘルスプロモーションと健康づくり

❶ ヘルスプロモーションとは

WHOは先進諸国のニーズに焦点を合わせて，1986年にヘルスプロモーションのためのオタワ憲章を提唱している[3]．

先進国においては，生活習慣を健康なものにすることが中心になる．そのためには❶個々人がそのような能力を備えることが重要であるが，❷個人をとりまく環境を健康に資するように変えていかなければならないとしている．ここでの環境は自然環境ばかりでなく，社会的な価値まで含めた，広い概念としてとらえる必要がある．

表3　WHO-5 精神健康状態表簡易版

最近2週間，私は…	いつもそうだった	そういう時が多かった	そういう時は少なかった	全くなかった
明るく，楽しい気分で過ごした．	1	2	3	4
落ち着いた，リラックスした気分で過ごした．	1	2	3	4
意欲的で，活動的に過ごした．	1	2	3	4
ぐっすりと休め，気持ちよくめざめた．	1	2	3	4
日常生活の中に，興味のあることがたくさんあった．	1	2	3	4

（稲垣宏樹・他：WHO-5 精神健康状態表簡易版（S-WHO-5-J）の作成およびその信頼性・妥当性の検討．日本公衛誌　60：294-301, 2013.より作成）

表4 生活満足度尺度 K

1. あなたは昨年と同じように元気だと思いますか	1. はい　2. いいえ
2. 全体として，あなたの今の生活に，不しあわせなことがどれくらいあると思いますか	1. ほとんどない　2. いくらかある　3. たくさんある
3. 最近になって小さなことを気にするようになったと思いますか	1. はい　2. いいえ
4. あなたの人生は，他の人にくらべて恵まれていたと思いますか	1. はい　2. いいえ
5. あなたは，年をとって前より役に立たなくなったと思いますか	1. そう思う　2. そうは思わない
6. あなたの人生をふりかえってみて，満足できますか	1. 満足できる　2. だいたい満足できる　3. 満足できない
7. 生きることは大変きびしいと思いますか	1. はい　2. いいえ
8. 物事をいつも深刻に考えるほうですか	1. はい　2. いいえ
9. これまでの人生で，あなたは，求めていたことのほとんどを実現できたと思いますか	1. はい　2. いいえ

（古谷野亘：生活満足度尺度の構造―因子構造の不変性．老年社会科学 12：102-116，1990．より一部改変）

そして，ヘルスプロモーション活動の方法として，❶健康な政策づくり，❷健康を支援する環境づくり，❸地域活動の強化，❹個人技術の開発，❺ヘルスサービスの方向転換の5つの活動の必要性を訴えている．つまり，今後のヘルスプロモーション活動は，個人のケアにとどまらず保健の領域を超えた活動にならざるを得ないことを強調しているのである．

また，わが国で伝統的に用いられてきた「健康増進」の用語は，どちらかといえば個人の健康づくりの意味合いが強い．その意味で，WHOが提唱している「ヘルスプロモーション」は，日本語訳にしないでそのまま用いられてきた経緯がある．

❷ ヘルスプロモーションと健康日本21

わが国の健康づくり対策は，1978（昭和53）年の第1次健康づくり対策からはじまり，第2次（1988（昭和63）年〜），第3次（2000（平成12）年〜），を経て2013（平成25）年からはじまった第4次健康づくり対策へと受け継がれてきた．

この中で，WHOのヘルスプロモーションの考え方が反映されるようになったのは，第3次健康づくり対策（健康日本21）からである．第2次までの生活習慣病予防に重点を置いた施策から，**健康寿命**（自立して暮らすことができる期間）の延伸や生活の質（QOL）向上を目標として計画が設定されることとなった．

ヘルスプロモーションにおいては，健康（病気や障害の予防）は，生活の質の向上をめざすうえでの手段であると位置づけられており，第3次健康づくり対策にはそのことが反映されている．

現在進められている第4次健康づくり対策（健康日本21〈第2次〉）においては，さらに，ヘルスプロモーションの理念を取り入れ，その基本的な柱の1つに「健康寿命の延伸と健康格差の縮小」「社会生活を営むために必要な機能の維持及び向上」等に加え，「健康を支え，守るための社会環境の整備」[*1]を掲げている．

「健康を支え，守るための社会環境の整備」は，上述のヘルスプロモーション活動の方法の❷健康を支援する環境づくりそのものであり，具体的例示としての「国民が主体的に行う健康づくり」や「地域や社会の絆」は，❸地域活動の強化（人々による地域組織活動）や❺ヘルスサービスの方向転換（専門家主導のトップダウン的サービスから，住民主導によるヘルスサービス

> **ワンポイント**
>
> **[*1] 社会環境の整備**
> 国民が主体的に行う健康づくりの取り組みを総合的に支援するほか，地域や社会の絆，職場の支援などが機能することにより，社会全体が相互に支え合いながら，国民の健康を守る環境を整備する．

の構築へ)を意図している.

　人々の生活の質を高めるケアが「看護」であるとするならば,ヘルスプロモーションの考え方は正に看護におけるケアと軌を一にしているともいえる.

4 介護予防

❶ 介護予防の重視

　65歳以上の高齢者人口の増加に伴い,要介護認定者は介護保険制度創設時の218万人(2000(平成12)年4月末)から年々増えつづけ,15年後には608万人(2015(平成27)年4月末)となっている.このような現状から,さらなる健康寿命の延伸をめざすうえで,介護予防の推進は大きな課題となっている.介護保険制度の見直しにおいても2006(平成18)年度から介護予防に力点を置いた予防重視型システムへの転換がなされ現在に至っている.

　介護予防は,要介護状態となることの予防,または要介護状態等の軽減もしくは悪化の防止を目的としている.介護予防の理念は,単に高齢者の運動機能や栄養状態といった心身機能の改善だけをめざすものではなく,日常生活の活動性を高め,近隣や地域社会への参加を促し,それによって高齢者の生きがいや自己実現のための取り組みを支援し,QOLの向上をめざそうとしている.

❷ 介護予防の実際

　介護保険制度は,3年に1度見直しを行っているが,そのなかで,介護予防施策が正式に導入されたのは,2006(平成18)年度からである.その後,2012(平成24)年度からは,**介護予防・日常生活支援総合事業**が段階的に導入され,2017(平成29)年4月までにすべての市町村で実施することとされた.

　介護予防・日常生活支援総合事業の基本的な考え方は以下の通りである.❶機能回復訓練などの高齢者本人へのアプローチだけでなく,生活環境の調整や,地域の中に生きがい・役割をもって生活できるような居場所と出番づくり等,高齢者本人を取り巻く環境へのアプローチを重要視している.❷高齢者を生活支援サービスの担い手であるととらえることにより,担い手にとっても地域の中で新たな役割を有することになり,結果として積極的な介護予防につながる.❸住民自身が運営する体操の集いなどの活動を地域に展開し,人と人とのつながりを通じて参加者や通いの場が継続的に拡大していくような地域づくりを推進する.

　環境づくりの視点は,前述のWHOのヘルスプロモーションの定義にも通じるものである.要介護になりやすい危険度の高い集団への**ハイリスクアプローチ**[*2]だけでなく,むしろ元気な高齢者も含めて地域の基盤づくりから取り組もうとしている点は**ポピュレーションアプローチ**[*2]として位置づけることができよう.

　介護予防・日常生活支援総合事業は,「一般介護予防事業」と「介護予防・生活支援サービス事業」からなる.**一般介護予防事業**は,従来の一次予防事業(自立した高齢者を対象)と二次予防事業(要介護状態に移行しやすい虚弱な高齢者を対象)を区別せずに,地域の実情に応じた介護予防の取り組みを推進することが特徴である.具体的な取り組みとしては,介護予防把握事業(地域の実情に応じて収集した情報等(例えば,民生委員等からの情報など)の活用により何らかの支援を要する者を把握し,介護予防活動へつなげる),介護予防普及啓発事業(介護

> **ワンポイント**
>
> [*2] **ハイリスクアプローチとポピュレーションアプローチ**
> ハイリスクアプローチとは,疾病や障害の予防に焦点化されており,特定の疾病や障害になりやすい危険度の高い人を対象としている.ポピュレーションアプローチとは,社会全体を対象として,組織づくりや環境づくり,人々の意識や行動変容等をめざすものであり,結果として社会全体のリスク要因を減らし,疾病や障害の予防につなげようとするものである.

予防の必要性や重要性を周知する），地域介護予防活動支援事業（介護予防，地域の支え合い体制等を推進する住民主体による自主的活動を支援する），地域リハビリテーション活動支援事業（介護予防の取組を機能強化するために，住民運営の通いの場等へのリハビリテーション専門職等の関与を促進する）などを含んでいる．

介護予防・生活支援サービス事業は，要支援者または従来の二次予防事業対象者に実施していた通所型介護予防事業と訪問型介護予防事業を，基本チェックリスト＊3の活用により対象者を限定して実施する．

5 高齢者の社会参加と健康

すでに述べた活動能力の7段階モデル**（図1参照）**によれば，**社会参加**（人々との交流や社会的役割の遂行など）の能力を表す「社会的役割」は，活動能力の中で最も高次で複雑な能力である．すなわち，活動能力は，人間の成長に伴い「身体的自立（ADL）」→「手段的自立（IADL）」→「状況対応」→「社会的役割」へと発展・拡大するとされている．

一方で，老化に伴う活動能力の低下は，「社会的役割」→「知的能動性」→「手段的自立」→「身体的自立」の順に逆もどりすると考えられている．高齢者における「身体的自立」の低下は，要支援，要介護状態への移行を意味するものであり，生活の質の低下をもたらすことになる．

社会参加が健康の維持・増進によい影響をもたらすことはよく知られている．例えば，社会参加が活発な人ほど，その後の死亡率が低いこと，歩行，食事，入浴などの身の回りの動作を維持する割合が高いこと等が報告されている．また，社会との交流が増えるほど，健康感や生活満足度が高いこと，精神面のうつ的な傾向が少なくなることも報告されている．さらには，社会参加が活発な高齢者は，その後の認知機能低下のリスクも低いことが報告されている．

社会参加の推進は，地域でのネットワークの希薄化が進む中で，高齢者の閉じこもりや孤立を防ぐことにも有効である．高齢者の視点に立った，社会貢献活動や地域での交流のための「場」の見直しや創出が求められているといえよう．

［芳賀　博］

引用文献

1) Lawton MP: Environment and other determinants of well-being in older people. The Gerontologist 23: 349-357, 1983.
2) 運動器の機能向上マニュアル分担研究班（班長　大渕修一）：運動器の機能向上マニュアル（改訂版），2009．
http://www.mhlw.go.jp/topics/2009/05/dl/tp0501-1d.pdf
（2017年4月アクセス）
3) 郡司篤晃：WHOの「ヘルスプロモーションに関する憲章」．公衆衛生51：797-802，1987．

ワンポイント

＊3 基本チェックリスト
介護予防が必要な対象者を把握するために厚生労働省が作成したツールで，運動機能5項目，栄養2項目，口腔機能3項目，閉じこもり2項目，認知症3項目，うつ5項目に手段的日常生活動作等5項目を加えた合計25項目からなる．介護予防事業の利用の必要を判定する基準を設け，二次予防事業の対象者を把握するために用いていたが，2015（平成27）年度以降は，利用すべきサービスの区分（一般介護予防事業，介護予防・生活支援サービス事業，介護/予防給付）の振り分けを行うために用いることとなった（質問項目と判定基準については変更なし）．

B 健康な高齢者の看護

> **Point**
> - 2025年には75歳以上人口は全体の約30％になる．高齢者の8割は自立している．
> - 健康寿命の延伸には，高齢者がいきいきと役割をもって暮らせる地域づくりが大切である．
> - 健康づくりは，身体，精神，社会に加え，スピリチュアルが大切である．
> - 高齢者が誰でもいつでも通える集いの場が，高齢者の生きがいにつながる．

1 健康な高齢者として，自立を維持するための看護ケア

健康づくりは，健康を自らがコントロールできる力を形成する過程をいう．つまり，高齢者が健康であるためには，元気に自分らしく自ら主体的に日々を暮らしていくことが重要である．そのために，高齢者の力量形成を支援することが看護職には求められる．

健康学習として，加齢による生理的変化や機能的変化からくる身体や精神や睡眠の状況と，それを少なくするための食事や運動や日々の暮らし方，起こりやすい事故を予防する方法など適切な知識を伝えることである．

健康日本21（第2次）の根拠になっている疫学調査のデータによると，日本の総死亡率がもっとも低いBMI（Body Mass Index）の範囲は，18～49歳が18.5～24.9，50～69歳が20.0～24.9，70歳以上は22.5～27.4である[1]．つまり，高齢者は若年者に比べ"ふくよかな方が長生き"であることを示している．

日本人のBMI分布をみてみると，適正とするBMIより低い（やせ）は，男性は50～69歳で10.1％が70歳以上では29.5％に，女性は50～69歳で20.6％が70歳以上では35.8％であり，低栄養の予防が必要である．❶体重減少，❷主観的疲労感，❸日常生活活動量の低下，❹身体能力（歩行速度）の減弱，❺筋力（握力）の低下の5項目中3項目以上該当すればフレイル虚弱・フレイルティ（フレイル）の可能性があり，予防には食事のタンパク質を意識してとることが必要である．2015（平成27）年に出された高齢者の食事摂取基準では，タンパク質を制限しないで体重をしっかりと維持することが大切とされ，成人が0.65/kg体重/日に対して，高齢者は0.85/kg体重/日と成人より高齢者の体重当たりのタンパク質の基準摂取量が多くなっている．

高齢者の筋肉量の減少を**サルコペニア**という．原因は，加齢による身体活動量の低下に病気や栄養不足が加わることによる．認知症や転倒・骨折，高齢による虚弱の原因になる．筋肉量が減少すると，筋力が弱り，暮らしの動作が減少し動かなくなり，廃用性症候群などの新たな病気を発症することになる．地域で働く保健師や看護師は，高齢者に対して，サルコペニアの早期発見を目的に，両手の親指と人差し指で輪を作り足のふくらはぎのもっとも太い部分を指で囲む，**指輪っかテスト**などを健康学習の場で行い，筋肉は使わなければなくなる，使い過ぎると疲労する，程よく使うと量が増し，力が強くなることをサルコペニアの予防として行っている．

高齢者の**栄養不足**は，生活動作を低下させる．噛む力・飲み込む力が低下すると，固いものや繊維質のものを避けるようになり，肉・野菜・果物などが不足がちになり，血液中のタンパク質の減少である**低アルブミン血症**が起こりやすい．アルブミンの値が低い人たちは，そうでない人たちより生存率が低く，長生きできない傾向がある．認知機能の低下（認知症の前段）を引き起こすリスクが2倍，脳卒中，心臓病のリスクは2.5倍である．アルブミンは，肉や魚などのタンパク質をもとに体内で作られるもので，筋肉や血管，免疫細胞などの機能に不可欠な成分である．アルブミンが減ると，筋肉が落ち，血管がもろくなり，免疫機能も低下し，病気の

回復が遅れたり，合併症を起こしやすくなる．

また，飲み込む力の低下や嚥下障害は，水の摂取が低下し**脱水症状**を起こしやすい．これを予防するためには，歯・入れ歯・口腔のケアが大切である．

高齢の身体機能の低下として，唾液分泌の減少，消化液分泌量の減少，腸の動きの低下があり，食欲の低下や偏食などを招きやすいため，唾液分泌を促す**笑顔体操**や**日々の運動**など意識して行い暮らしに取り入れられるよう看護師や保健師は高齢者へ情報提供を行う．

さらに，加齢に伴い感覚機能の低下が起こることが多いため，暮らし方の工夫や事故予防などの**環境整備**に関する情報提供も重要である．視覚では，視力の低下や明暗順応の低下が起こり視野狭窄などを起こす病気を発症する可能性が高まる．聴覚では，高音域の聞き取りにくさや難聴などを発症しやすい．難聴などがあると，周囲とのコミュニケーションを阻害され，人と交わることを避け孤立しやすくなる．聴覚機能の低下は平衡感覚の低下にも関連する場合があり，視覚低下と併せて転倒の危険性を高くする．また，外界からの情報を早く正確に理解しにくくなり，事象に対応する敏捷性や全身協調性などが低下することもあり，交通事故等を起こすなどの判断ミスが生じやすくなる．また，知覚低下では，刺激に対する反応が鈍くなるため痛みの訴えが乏しく，湯たんぽなどでの火傷や打撲による内出血など，疾患や外傷の発見が遅くなることもある．これらをふまえて，室内の照明を明るくしたり，屋内動線の整理整頓，事故予防の留意を適切に行うための健康学習や高齢者の家庭での看護ケア時に知識の伝達や環境整備の支援を行う．

2　健康寿命を延伸するための看護ケア

日本の国民健康づくり対策として「**21世紀における国民健康づくり運動（健康日本21）**」では，**健康寿命の延伸**が目標指標になっている．

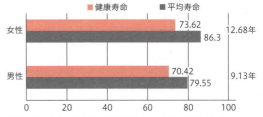

図1　健康寿命の延伸―平均寿命と健康寿命の差（平成22年厚生労働省）

目標：平均寿命の増加を上回る健康寿命の増加（平成34年度）
「日常生活に制限のない期間の平均」

WHOは，日本の平均寿命と疾病や病気による生活障害のない心身ともに自立した状態でいる期間を示す**健康寿命**は，世界でトップにあるとしている．しかし，寝たきりなど障害期間は男性で9年，女性で12年と短いとはいえない（図1）．また，都道府県間の格差も約2年間あるため**健康格差の是正**も課題である．

従来，高齢者が元気に暮らしていく力を形成するための健康学習が，主に知識伝達を目的に，保健医療従事者が指導する形で行われてきた．「…はしてはいけません」「病気にならないためには…」というネガティブ思考や病気生成論からのものが多い傾向にあった．高齢者がいきいきと元気に生きる力量を形成できるよう**エンパワメント**するためには，「対話」「傾聴」「行動」が必要であり，エンパワメントの3要素とされている．つまり，高齢者が互いに語り，判断し自己決定をして行動する，一連の過程を看護師・保健師は支援することが不可欠であるといえる．

F町では，地域の高齢者主体の基本理念に基づいて，地区のふれあいサロン「のびのびクラブ」で生涯現役宣言教室を毎年開催している．町の保健師が全地区を分担し，高齢者が生涯現役で暮らすことを目的とした健康学習をしている．

プログラムは，❶高齢者の自記式記載による「ときめきエルダー（星旦二・他）」[*1]（生き方，ときめき，生活，健康感，仕事・役割の21項目からなる（11項目以上は，あなたのときめき度は十分です．今の生活を楽しんでください））の記載．

❷健康とは…，❸エルダーとは…，❹元気で長生きの秘訣，について保健師がファシリテートしながら高齢者が互いに語り合い対話して傾聴する．最後に❺高齢者が自己決定した「生涯現役宣言書」を記載する．

生涯現役宣言書は，Ａ４サイズ１枚である．高齢者本人がめざしたい生活を❶生きがいづくりのための役割，❷毎日を楽しく過ごすために，❸社会的なつながりを保つために，行動すること，チャレンジしたいこと，継続することを宣言し，自由記載する．保健師は例を示したりするが指示せず，高齢者が考え決定したものを記載するよう促している．初回と１年後はほぼ同じである．

生涯現役宣言書はすべて自由記載のため高齢者の生活や信条がよく現れる．「❶生きがいづくりのための役割」では女性は「家事など家庭内の仕事」を約70％が挙げていた．「趣味」を挙げている男性が60％であった．「おじいさんとけんかしたり笑ったりすること」「おじいさんと庭に出て空を見上げて，晴れて今日はいいなぁということ」「夫の作った食事をおいしいとほめる」といった微笑ましいものや，「パートさんにお茶を出すこと」「先祖供養」「１日を楽しく前向きに生きる」など生活実感や信条があふれていた．「❷毎日を楽しく過ごすために」では男性は「家庭内のできることをする」が75％であった．男女とも「趣味」や「交流」が挙げられていた．「友達とは仲良く，ばあさんとはけんかして元気に暮らす」「感動し喜びよく笑う」，女性では「規則正しく生活する」「毎日歩く」など健康を意識した内容がみられた．「❸社会的なつながりを保つために」では，男女とも趣味の会やふれあいサロンなど「交流の場に参加する」というものが最多であった．次いで，「友達と共に楽しく生きる」「地域や会の役員をする」という順であった．

保健師は，高齢者が自らの生活と人とのつながりを振り返り，自分発見とチャレンジへの動機づけの機会になったように思える．また，高齢者互いの思いを語り共有し合う機会となり，互いに支援し合う関係が深められたと評価していた．

WHOのヘルスプロモーションの宣言の中に「人々は，サービスの受け手であるばかりでなく，作り手でもある」という言葉がある．高齢者はサービスを受けるだけでは元気になれない．高齢者自らが主体的に役割を創造し，それを周囲が認めていることを言語で伝えることが大切である．また，健康状態を系統的に分類するモデルである**WHOの国際生活機能分類(ICF)**（p237，図1参照）においても，生活機能と障害の枠組みとして「心身機能・身体機能」に加えて「活動」「参加」が位置づけられており，社会への参加が健康状態に重要であることを示している．

高齢者は，「ありがとう」と周囲の人々に言うだけでなく，「ありがとう」と感謝されてこそ，生きがいをもって最期まで生きていけるのである．高齢者が主体的に役割をもって社会に参加して生きる世の中を創造することが健康寿命の延伸につながると考える．

3 高齢者の健康づくり

1 健康とは

WHO（世界保健機関）は，健康憲章の中で健康の定義を「健康とは，肉体的，精神的及び社会的に完全に良好な状態であり，単に疾病又は病弱の存在しないことではない」[3]（"Health is a state of complete physical, mental, and social well-being and not merely the absence of disease or infirmity"）とした．そ

> **ワンポイント**
>
> ＊1 ときめきエルダー
> 輝いた生き方こそが健康であるという考えが基礎にある．「今日はあそこに行ってみよう」（今日行），「あの人に会いに行こう」（今日用），「あれをやろう」など毎日やりたい「何か」があってそれを実行する「意志」があるエルダーである[2]．

の後1999年WHA（世界保健会議）において「健康とは，完全な肉体的(physical)，精神的(mental)，spiritual及び社会的(social)福祉のdynamicな状態であり，単に疾病又は病弱の存在しないことではない」[4]（"Health is a dynamic state of complete physical, mental, spiritual and social well-being and not merely the absence of disease or infirmity"）という概念が提案された．**健康とは，自己実現に向けて，いきいきと活力をもって生きる状態**といえる．私たちは豊かな人生，各自がめざす生活の質（QOL）を求めて生きている．健康のために生きているのではない．健康はいきいきと生きるための資源である．健康とは，「**身体**」「**精神**」「**社会**」の要素に加えて「**スピリチュアル**」の4要素が重要であることを示している．

2 身体づくり

健康づくりの第1の要素である「身体」は，身体づくり（からだづくる）である．身体づくりは健康づくりの中でもっとも早くから取り組まれ，運動機能の向上・維持を目的として運動生理学者や理学療法士の協力を得て行われていた．高齢者は，身体づくりは筋力量の低下を防ぐサルコペニア予防，歩行運動，階段の上り下り，高い所の物を取るなどの日常生活活動作（ADL）や，身体のバランスを維持するために必要な下肢・体幹部のストレッチや筋力トレーニングが重要になる．運動習慣として長期的に継続して実施することが有効である．運動習慣者を「週2回以上，1回30分以上，1年以上継続して実施している者」と定義した場合，70歳以上の高齢者における運動習慣者は男性が36.2％，女性が24.9％である（「平成9年国民栄養調査」）．このように，**地域で運動できる環境の整備やプログラムの提供**を行政や保健医療従事者は行っている．

3 こころの健康づくり

健康づくりの第2の要素である「精神」は，こころの健康づくりである．こころの健康とは，自分らしく生き生きと生活するための重要な条件である．こころの健康には，経済状況や環境や対人関係など多くの要因が影響するが，特に身体状況と強く関係する．そのため，「適度な運動」「バランスの良い食生活」「睡眠・休養」などが重要とされている．

こころの病気の代表的なものとして，**うつ病**がある．高齢者の閉じこもりの原因の1つでもあり，うつ病は多くの人がかかる可能性のある精神疾患であり，自殺のリスクを高める．高齢者については，市町村や地域包括支援センターや介護事業所などの保健師・看護師が連携して，高齢者が不調を早期に察知できるよう情報提供したり，早期の受診や相談ができるよう相談したり助言したりしている．また，2014（平成26）年の警察庁の報告によると，60歳以上の高齢者が自殺者の4割（60歳代17％，70歳代13.8％）を占めており，高齢者の自殺の原因として健康問題が約7割を占め，年齢階級が高くなるほど健康問題を苦に自殺を図る割合が増えている．このため，地域の高齢者を対象に自殺対策推進者としてのゲートキーパーの養成研修を行ったり，生きがいをもって暮らせるまちづくり対策を行ったりしている市町村もある．

高齢者の精神機能の中でも認知機能が低下する認知症患者は2025年に700万人を超え65歳以上の高齢者の5人に1人となると厚生労働省が2015（平成27）年に推計している．高齢者の**認知症の予防**は，特に，あたまの健康づくりといい換えることもできる．高齢者は，運動，口腔機能の向上，趣味活動など日常生活における取り組みが認知機能低下の予防につながる可能性が高いことが明らかになり，認知症の予防法として，❶食生活，❷運動や体を動かす，❸人との交流，❹禁煙が，もっとも大事だといわれている．単純な脳トレーニングを行うよりも，歩きながら100から7を引くなど，2つ以上の課題を同時に行うことが有効であり，さらに人との交流があることがより効果を増すことが明らかになっている．地域の保健師や看護師だけでなく理学療法士や健康運動指導士，管理栄養士などとも連携して，高齢者主体の運営による

図2 社会参加と介護予防効果の関係について（JAGES（日本老年学的評価研究）プロジェクト）

スポーツ関係・ボランティア・趣味関係のグループ等への社会参加の割合が高い地域ほど，転倒や認知症やうつのリスクが低い傾向がみられる．

[調査方法]
2010年8月～2012年1月にかけて，北海道，東北，関東，東海，関西，中国，九州，沖縄地方に分布する31自治体に居住する高齢者のうち，要介護認定を受けていない高齢者169,201人を対象に，郵送調査（一部の自治体は訪問調査）を実施．112,123人から回答（回収率66.3％）．

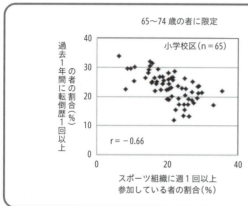

6保険者（9自治体）の要介護認定を受けていない人への郵送調査に回答した29072人（回収率62.4％）

転倒率：11.8％～33.9％ スポーツ組織参加率が高い小学校区では転倒者の割合が少ない

スポーツ組織への参加割合が高い地域ほど，過去1年間に転倒したことのある前期高齢者が少ない相関が認められた．

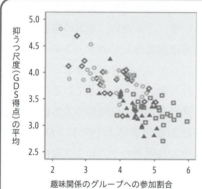

【対象】
JAGES参加25自治体

【変数】
Y軸：高齢者抑うつ尺度（GDS 15点満点）の平均（JAGES 2010年度調査）
X軸：高齢者の趣味関係のグループへの参加割合（JAGES 2010年度調査）

趣味関係のグループへの参加割合が高い地域ほど，うつ得点（低いほど良い）の平均点が低い相関が認められた．

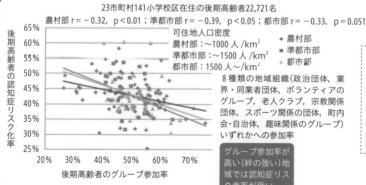

8種類の地域組織（政治団体，業界・同業者団体，ボランティアのグループ，老人クラブ，宗教関係団体，スポーツ関係の団体，町内会・自治体，趣味関係のグループ）いずれかへの参加率

グループ参加率が高い（絆の強い）地域では認知症リスク者率が低い

ボランティアグループ等の地域組織への参加割合が高い地域ほど，認知症リスクを有する後期高齢者の割合が少ない相関が認められた．

（図表については，厚生労働科学研究班（研究代表者：近藤克則氏）からの提供）

サロンなど地域の実情に応じた取り組みを支援している．

4 絆づくり

健康づくりの第3の要素である「社会」は，絆づくりである．WHOの生活機能分類の社会参加に当たる．近藤克則らのJAGES（日本老年学的評価研究）プロジェクト[5]（図2）や藤原らの研究[6]において，スポーツ関係・ボランティア・趣味関係のグループ等への**社会参加**の割合が高い地域ほど転倒や認知症やうつリスクが低い傾向がみられる．加えて，高知県や群馬県などにおいて高齢者の自主グループによる週1回の体操が，人々の結びつきを強化して高齢者を元気にしている．

地域包括ケアシステムにおける地域づくりは，高齢者が尊厳を保ちながら重度な要介護状況になっても住み慣れた地域で，自分らしい暮らしを人生の最後まで続けることができることを目的にしている．自分らしい暮らしを続けるために，だれでも，いつからでも，いくつになっても通える場所・集える場所を，健康高齢者などが自主的に運営する地域づくりの効果が認められている．高齢者の身体状況による区別をしない**介護予防・日常生活支援総合事業**の効果が認められ，地域高齢者などが運営する**地域介護予防支援事業**，地域づくりによる介護予防の充実が図られている．健康な高齢者が支え手になり，**自主グループ**（集いの場・通いの場）を作り，毎週1回集まって運動し，お茶会などを行う**地域密着型総合事業**が全国で展開されつつある．市町村の保健師や看護師は地域包括支援センターなどと協働して住民に，「高齢者主体の通いの場」を作ったらどうかと呼びかけ，他の地域での活動例やその効果の紹介を行う．行うかどうかを決めるのは高齢者であり，行政からさせられている感があってはグループ運営の継続が困難になる．

5 生きがいづくり

健康づくりの第4の要素は「スピリチュアル」であり，生きがいづくりである．筆者らは，健康づくり活動に参加している高齢者で，仲間が増えたと感じている高齢者は生きがいが増えたと感じていると強い関連があることを明らかにしている．また，認知症予防効果，身体づくり効果を感じていると中程度の関連が認められている．つまり高齢者の交流による**絆づくり**が，高齢者の生きがいづくりにつながっていると推測される．

6 まとめ

健康づくりには，「身体づくり」と「こころづくり・あたまづくり」と「絆づくり」に加えて「生きがいづくり」を応援する活動が重要である．高齢者一人での身体づくりではなく，外に出かけて，他の高齢者と一緒にする身体づくりは，認知症予防や絆づくりにもなることが示されている．

高齢者が自らの健康をコントロールする力を身に着けるよう支援することが健康な高齢者の看護には大切である．高齢者が互いに役割をもち，認め合い，あなたに会えてよかったと思える地域づくりが高齢者の健康づくりであり，要介護予防の地域づくりである．

さらに，高齢者が住む地域が，世代を超えて自治会や自主グループなどの地域活動を行うことで，高齢者が元気になるだけでなく，互いに顔の見える住みやすい地域づくりになっていくように支援することが健康な高齢者への看護である．

［櫻井尚子］

引用文献

1) 厚生労働省：「日本人の食事摂取基準（2015年版）策定検討会」報告書．2014．
2) 星旦二，藤原佳典：ときめきエルダーきらめき人生．新企画出版社，2001．
3) 厚生労働省編：平成26年版厚生労働白書．p2，日経印刷，2014．
4) 厚生省大臣官房厚生科学課：WHO憲章における「健康」の定義の改正案について．平成11年3月19日．
5) 竹田徳則，近藤克則，平井寛：地域在住高齢者における認知症を伴う要介護認定の心理的社会的危険因子 AGESプロジェクト3年間のコホート研究．日本公衆衛生学会誌57(12)：1054-1065，2010．
6) 藤原佳典・他：ボランティア活動が高齢者の心身の健康に及ぼす影響—地域保健福祉における高齢者のボランティアの意義．日本公衆衛生学会誌52(4)：293-306，2005．

第5章　高齢者看護の実践

Section 2　高齢期のフレイルの予防と看護

A　生活の自立を進め，行動範囲を広げる看護

> **Point**
> - 高齢期のフレイルは，要支援・要介護の危険の高い状態にある．
> - 老化のプロセスにある高齢者の健康維持・向上を図るため，「転倒」「排泄障害」「低栄養」「サルコペニア」ならびに「うつ」の看護が重要である．
> - 看護の実践にあたっては，高齢者自身の自立・自律を尊重して進める必要がある．

1　フレイルの定義と要件

　高齢期において生理的予備能力が低下することで，ストレスに対する脆弱性が亢進して，不健康を引き起こしやすい状態は，"Frailty"とされ，これまで"Frailty"は「虚弱」や「老衰」などと表現されてきた．日本老年医学会(2014年)では，"Frailty"の日本語訳としての**フレイル**を「高齢期に生理的予備能力が低下することでストレスに対する脆弱性が亢進し，生活機能障害，要介護状態，死亡などの転機に陥りやすい状態で，筋力の低下により動作の俊敏性が失われて転倒しやすくなるような身体的問題のみならず，認知機能障害やうつなどの精神・心理的問題，独居や経済的困窮などの社会的問題を含む概念」[1]と定義している．

　フレイルの判定には，さまざまな方法が用いられているが，国際的に共通した理解では，❶体重減少，❷筋力低下，❸疲労，❹歩行速度の低下，❺身体活動の低下の5つの項目のうち，3つ以上に該当することとされている．

2　加齢というプロセスにある「老化」と「フレイル」の位置づけ

　高齢者の健康に関する1つの避けられない特徴は，「老化」のプロセスにあるということであり，症状として個々の既往に絡んだ状態が示されるということである．「老化」は，正常な加齢変化のプロセスおよび状態である．心身の機能低下があっても，通常，治療対象にはならない．

　フレイルは，病気を意味するのではなく，老いという坂道を下る老化の過程で，体力，気力，意欲の低下に伴い，活動性や判断能力だけでなく，健康を維持するバランスを失いやすくし，病気やストレスをきっかけに自立した生活が困難なものとなる「自立機能や健康を失いやすい状態」である．つまりフレイルは介護が必要な障害状態とは区別し，要支援・要介護の危険が高い状態ととらえる(図1)．

　ここでは，**フレイルの高齢者**(frail older adults)として，日常生活上の諸側面に見守りなどの配慮や何らかの支援が必要な健康状態にある者を取り上げる．

　図2は高齢者の健康レベルに沿った援助活動の目標を表したものであり，本節では，寝たきりや認知症の予防と改善をめざす健康レベルを対象とする．

3　高齢期のフレイルの健康問題

　「転倒」「排泄障害」「低栄養」「サルコペニア」ならびに「うつ」については，高齢者に起こりやすい健康問題であり，高齢期のQOLを大き

図1　フレイルの概念の位置づけ

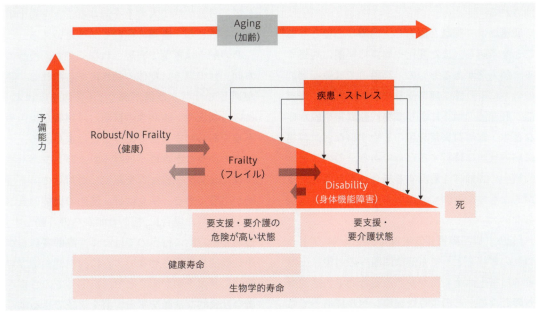

(葛谷雅文：老年医学におけるSarcopenia & Frailtyの重要性. 日老医誌46(4)：279-285, 2009. より改変)

図2　健康レベルに沿った高齢者の保健活動の目標

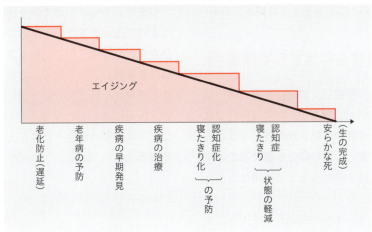

(足立紀子：保健・看護・介護問題. 冷水豊編, 老いと社会, p89, 有斐閣, 2002. より一部改変)(鎌田ケイ子：老年看護学. p82, メヂカルフレンド社, 1998. を足立が一部改変)

く左右する．したがって，これらを予防する対策が高齢期の健康の維持・向上の鍵になる．私たちがこれらの問題状況を認識し，看護師の知識と技術を活用し，適切な看護ケアを提供することにより，高齢者の体力，移動能力，社会参加の力を強めることができる．さらに，高齢者が要支援・要介護状態になることを予防し，地域の健康度向上に寄与する．

4 フレイルの予防と高齢者看護の考え方

❶ 予防の視点をもつ看護展開

　高齢者にとってフレイルは，さまざまな健康問題を生じる危険が高くなる状態であるため，日常生活を営むうえで何らかのケアを必要とする．高齢期のケアに求められるものは，**予防的**

A　生活の自立を進め，行動範囲を広げる看護

なケア，直接的なケア，家族のケアの3つに大別される．

看護職は介護職と協力し，治療が必要となることを予防し，また変化や異常に早期に対処する．個人差があるものの，高齢者では免疫機能の低下により感染症に罹りやすく，また，腎機能，肝機能の低下により薬物代謝異常や脱水症など水・電解質異常を起こしやすいなど，容易に病的状態に移行するからである．このことは治療中の高齢者を看護する場合はもとより，支援的な看護を展開する場合も注意しなければならない．

「転倒」「排泄障害」「低栄養」「サルコペニア」「うつ」のどれをとっても健康問題への対策は高齢者の日常生活全般にかかわる総合的で包括的なものとなる．どのような健康レベルにあっても看護の果たす役割は大きいが，フレイルを予防する看護は健康寿命を伸ばし，生きがいのある高齢期を実現するために重要であり期待される．

❷ 自立・自律を尊重する看護展開

フレイルという状態は，要支援・要介護のリスクの高い健康状態であるが，自立は保持できている．しかし他者から何らかの支援を受けると，その人は弱者としての自分を認めることになる．普通，支援を受けるだけの立場になりたい人はいない．

したがって，フレイルの高齢者看護で特に大事なことは，自立ないし自律の尊重であり，本人の意思をもとに本人にとってのよりよい状態を創り出し維持することである．

痛みなどで行動制限のある場合でも楽しみと希望があれば自らの主体的な意思で動こうとする．思いどおり行動できれば自信につながる．自分を認められれば明るく振舞うことができ，他者との関係にも積極的になれる．自分の自由意思で日常を過ごし，馴染の場で自分らしく見知った顔ぶれとのふれあいが楽しめること，そして，日常生活で人の手を借りることを最小限とすることが，看護の指針であるといえる．

心の動きは言葉で表現されなくても，視線の方向，目の輝き，身体の動きにあらわれる．話が通じて「パッと目が輝く」「身体を向ける」という状況や，表向きの言葉とは裏腹な拒否や不安をあらわす言動にあうことはよくある．

このようなときにバーバルおよびノンバーバルコミュニケーションを駆使した対話のある援助が必要である．例えば骨・関節の機能の低下が予測された場合に，援助者側からの「動かす」援助を一方的に行うのではなく，高齢者自らが運動機能を低下させないように，生活の中で自律的に身体を動かすことや，自宅外でのさまざまな社会的な活動をする習慣を継続できるように，その高齢者の個別性のある「強み」を引き出すような支援が求められる．

つまり，フレイルの予防を必要とする高齢者の支援では，あくまでも高齢者本人にとっての必要性とやる気を引き出せるように，高齢者の自律を重視し「自ら動く」ための看護を考えることが望ましい．自分でトイレ動作を済ませたい，好みにあわせた食事を自分で用意したい，などの高齢者の自立・自律を支えるための看護である．

［梶井文子，小玉敏江］

引用文献

1) 日本老年医学会：フレイルに関する日本老年医学会からのステートメント．
https://jpn-geriat-soc.or.jp/info/topics/pdf/20140513_01_01.pdf（2017年10月アクセス）

参考文献

- 新井宏朋，中島紀恵子編：これからの老人保健活動．医学書院，1994．
- 鎌田ケイ子・他：老年看護学．p82，メヂカルフレンド社，1998．
- 松井豊，浦光博：人を支える心の科学．誠心書房，1998．
- 佐竹昭介：フレイルの一次スクリーニング，島田裕之編，フレイルの予防とリハビリテーション，p33，医歯薬出版，2015．

B 転倒の予防と看護

Point
- 高齢者の転倒が看護の現場で問題となっている.
- 高齢者は転倒や転落による骨折が原因で寝たきり状態や閉じこもりになりやすい.
- 転倒は看護職にとって大きな問題であり,その対策が急務とされている.
- 地域保健領域でも,介護予防事業の一環として,転倒予防活動に積極的に取り組んでいる.
- ここでは,地域の高齢者の転倒・骨折(骨粗鬆症)に注目し,その定義やそれらを取り巻く要因・看護の視点からの予防対策などについて説明する.

1 転倒とは

転倒とは英語でaccidental fallsと表現されるとおり,予測不可能な突然起こる"事故"である.転倒の定義はさまざまであるが,「転倒とは故意によらず,足底以外の身体部分が地面あるいは床につくことである」と考えることが転倒という現象を理解しやすい.研究者によっては転倒ということばの定義に「転落」を含めて考えている場合も見受けられる.

しかし,転倒と転落とではその発生プロセスのメカニズムに違いがある.ここで指す転倒には,いわゆるアクシデントという意味があり,転ぶ,倒れるという偶発的な現象を意味する.しかし転落は,高い場所からの落下,要するに落ちるという意味であり,転倒と転落は区別をして考えるべきである.

2 高齢者の転倒の実態

❶ 高齢者の姿勢の特徴

1 加齢と前傾姿勢

ヒトは加齢に伴い,徐々に身長が短縮されてくる.これは,主に脊椎の間隙が狭くなるために生じる.また高齢者の特徴として,**老人性歩行**と軽度の**前屈曲姿勢(前傾姿勢)**があげられ,歩行時の足の挙上の低下が認められる[1].さらに加齢がヒトに及ぼす影響は,姿勢だけではなく,筋力低下,注意力低下,認知力低下,記憶力低下などにも影響してくる.これらの要因と前傾姿勢が重なりあって転倒という現象が発生する.

また高齢者は,身体を移動させる際の視野の変化に適合させて自己の姿勢を補正する能力が低下しているために,転倒している可能性も考えなければならない.いいかえると,加齢による三半規管の機能変化による**バランス能力の低下**と,視覚刺激に対応する**姿勢制御能力**とが密接に関係しているということである(図1).

2 股関節・膝関節・足関節の柔軟性の低下

前傾姿勢が転倒しやすいということは多くの研究者が証明している.これは身体の平衡機能と歩行能力との関連性から考えられた.ヒトの歩行はヒトがヒトとして生活をするうえで,欠くことのできない重要な行為(動作)で,下肢筋力や股関節,膝関節,そして足関節などの柔軟性が非常に関係している.

高齢者の場合,加齢にともない,足底が地面に接触するときの股関節屈曲角度,膝関節伸展角度,足関節背屈角度の減少や,足先が地面を蹴り出すときの股関節伸展角度,足関節底屈角度の減少が起こる.これらは各関節の柔軟性が低下することから生じ,歩幅が小さくなったり,足部挙上が小さくなったりする.そのため,高齢者はつまずきやすくなり,転倒を起こす.

❷ 転倒経験者の身体・心理的活動

高齢者は転倒をしていない者でも,自分が転倒をするのではないかという恐怖心をもっている.さらに実際に転倒してしまうと,より一層

図1 平衡機能の関連図

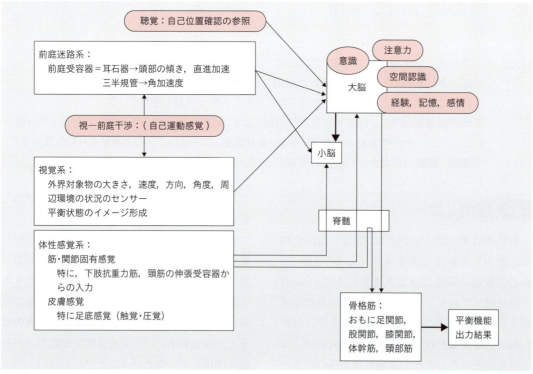

(森本茂:平衡障害の診察.臨床リハ6:258-263, 1997.を一部改変)

この恐怖心は強くなる.転倒経験者では,「**転倒後症候群**(post fall syndrome)」になっている者も少なくない.転倒後症候群とは,転倒を繰り返すことで再度転倒することを恐れ,身体行動・心理活動の範囲を自ら制限し,その結果,寝たきりや閉じこもりになり社会から孤立するという悪循環を起こすことをいう(図2).この転倒後症候群を引き起こしてしまうと,高齢者のQOLは非常に短期間に低下をしていく.

江藤ら[2]の在宅健常高齢者を対象にした転倒に関する調査結果では,身体的には筋力とバランス能力が低下していることがうかがえた.これまで筋力の中でも下肢筋力に注目が定まっていたが,下肢筋力とともに**咬合力**が転倒に影響していることもわかってきた[3].咬合力とは,上下の歯で物を噛み締めたときに,歯の咬合接触面に発生する力を意味する.一般的に咬合力は,咀嚼機能を客観的に評価できるツールである.

身体バランスは,安定した立位保持のために下顎骨の重心軸が全身の重力線(生理的重力線)と1つになるとされている[4].下顎骨は,咀嚼や咬合に最も影響する骨であり,噛み合わせ(咬合)の状態は,ヒトの立位姿勢に影響を与えている[5].加齢による筋・神経系の機能低下は咬合と姿勢調整機構に影響を与えているともされている[5].さらには,咬合および咀嚼運動にともなう筋伸展反射の非相反性促進は,運動の円滑な遂行ではなく,姿勢の安定化に寄与しているとされる[6].

また,高齢者の咀嚼能力は,膝伸展筋力や片足立ち時間と関連し[7],その異常は,立位保持や身体バランスに関連する[8]とされる.そうであれば,今後は高齢者の転倒発生における筋力とバランスの双方に関与している咬合力に注目をせざるを得ないであろう.

また,心理的には男性では怒りっぽいなどの興奮状態,女性では脱力感,無力感,集中力低下,不安や悲しみなどの自覚があった.また,自分で転倒についてどう認識しているかによっ

図2 転倒における悪循環（転倒後症候群）（江藤，2003）

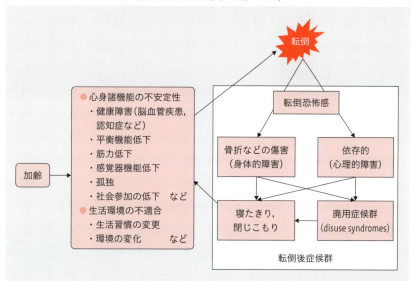

て，転倒発生や転倒時の状態や転倒後の状態に違いがみられた．このようなことから転倒と身体・心理活動とは因果関係にあることがわかる．

転倒経験者に対する社会参加の機会やリハビリテーション教室など，心身両面における地域全体での予防活動を活発化させるアプローチが必要である．

❸ 転倒が高齢者に与える影響 ──転倒後症候群と転倒恐怖感

先述した転倒後症候群は，社会問題ともなっており，その対策が急務とされている．転倒後症候群を引き起こす第一の要因は，心理的影響である"転倒恐怖感"である．昨今この転倒恐怖感が大きく注目をされている．**転倒恐怖感（fear of falling）**とは，再度転倒するのではないかという恐怖感から，転倒を避けるために日常生活活動（ADL）を自己制限してしまうことをいう．図3は転倒恐怖感を測定する尺度[9]である．

日常生活が自立している高齢者がこの転倒恐怖感をもつと，次第に身体的行動量・心理的活動量が低下し，それがADL（基本的ADL[*1]・手段的ADL[*2]・コミュニケーションADL[*3 10]）

をも低下させていく．それは転倒恐怖感が，身体に傷害がなくても発生するからである．また，転倒経験者は，転倒恐怖感が働き，ひいては転倒後症候群につながりやすくなる．その悪循環を予防するためにも転倒経験者への心理的サポートが重要である．

3 高齢者の転倒要因

転倒要因の分類方法にはいくつかあるが，大きく分けると身体面，心理・社会面，環境面から考えることが多い．図4は筆者がその3面から要因を分類したものである．まず転倒要因を

> **ワンポイント**
>
> **＊1 基本的ADL（BADL）**
> 歩行，階段昇降，食事，更衣，排泄，清潔保持などの日常生活動作をいう．
>
> **＊2 手段的ADL（IADL）**
> 買い物に行く，電話をかける，家事をする，公共の交通機関を利用する，金銭管理をするなど生活手段における生活動作をいう．
>
> **＊3 コミュニケーションADL**
> 意思伝達，情報の理解などコミュニケーションに関する生活動作をいう．

図3 転倒自己効力感(Tinetti Fall Efficacy Scale：FES)

あなたは転ばないで次の動作をすることにどれくらい自信がありますか．

1. 入浴する
2. 戸棚やタンスを開ける
3. 簡単な食事の用意をする
4. 家の周りを歩く
5. 布団に入ったり，布団から起き上がる
6. 電話にすぐ対応する
7. 座ったり，立ったりする
8. 服を着たり，脱いだりする
9. 簡単な掃除をする
10. 簡単な買い物をする

上記のそれぞれの項目について，次の10段階から当てはまる番号に○をつける

1　2　3　4　5　6　7　8　9　10

非常に　　　　　　　　　　　　　　　　全く
自信がある　　　　　　　　　　　　　　自信がない

(Tinetti ME, Richman D, Powell L: Falls Efficacy as a Measure of Fear of Falling. *Journal of Gerontology, Psychological Sciences* 46：123-131, 1990. より)

図4 転倒要因の分類(江藤, 2003)

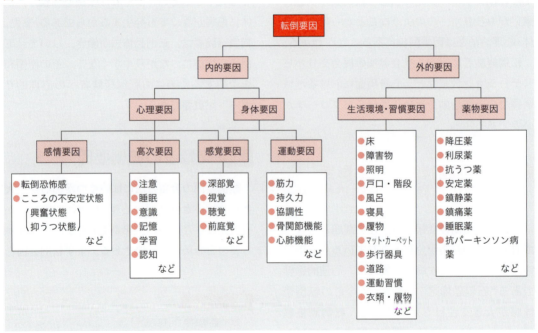

大きく内的要因と外的要因に分け，内的要因を心理要因と身体要因に分け，さらに感情要因，高次要因，感覚要因，運動要因とし，外的要因を生活環境・習慣要因，薬物要因として考えた．内的要因はその人自身に転倒した原因があるもの，いわゆる直接原因となるものである．外的要因は人を取り巻く周囲に原因があるものであり，間接原因と考えている．

それぞれの要因におけるキーワードをあげ，そのキーワードをもとに転倒要因の洗い出しを行う．しかしこの要因の断定は非常に難しい．なぜならば，転倒の要因は多種多様で，個人差も大きい．ひとりの高齢者の転倒要因は単数ではなく，複数の要因が複雑に絡み合っているこ

とがほとんどである．また再度転倒した場合は，以前の転倒要因とは違った要因が浮上してくることも多く，これが個々の転倒要因の特定を難しくしている．

4 高齢者の転倒予防対策とその看護

❶ 高齢者の生活背景と転倒

欧米では，高齢者の転倒に早くから関心が寄せられていた．欧米人の室内での生活は，靴のままであり，座るときはいすやソファー，ベッドに洋式トイレである．一方，日本人は室内で靴を脱ぎ，畳の上に座布団を敷きその上に座る，寝るときは布団を敷き，和式トイレで用を足す．これらからわかるように，日本人は床から近いところで生活をしていた．「畳の上に座る」という生活をしていたために，立つ，あるいはいすに座る生活に比べて，転倒をする機会自体が少なかった．また，畳の上で転倒してもクッション性の高い畳では，大事には至らなかった．

しかし昨今，日本人の生活が欧米化してきた．生活の場は，畳の上からフローリングや板張りの堅く，冷たく，そして滑りやすい材質の床へと変化し，欧米と同様に転倒が多くなった．また，長く住み慣れた日本家屋から新築（改築）された新しい洋風の家屋へ移り住むにあたって，高齢者の新しい環境に対する順応のできにくさが転倒を引き起こす原因にもなっている[11]．

❷ 転倒要因から考えられる看護の視点

転倒の予防は非常に困難である．なぜならば，その要因は多種多様で，個人差が大きい．また要因は単数ではなく，複数のものが絡み合って転倒は発生する．加えて転倒という現象の発生を予測することも難しいからである．

しかし，高齢者を対象とする保健師や看護師にとって，転倒は大きな問題でもあり，少しでも転倒の発生をくい止める，あるいは転倒してもその傷害を最小限にとどめる努力をしなくてはならない．表1に挙げた項目をアセスメントすることによって，転倒を完全に予防できるとはいいきれないが，その発生を減少させ傷害を最小限にとどめることができる．

表1を参考に看護計画を立案し介入をすれば，ある程度の予防はできる．しかし，繰り返すがこれらの視点をもち看護をすれば，すべての高齢者の転倒を予防できるわけではないことを忘れてはならない．

❸ 転倒予防の看護の展望

転倒は偶発事故であるため，この現象を再現することは不可能であり，人工的に作り出すことはできない．先述したが，転倒の要因は多種多様で個人差が大きい．また繰り返し転倒する者の要因はいつも同じではない．この現象を分析し，理解するには看護学だけの知識・技術・実践力では事足りず，看護学を含めた学際的な研究が必要になってくる．医学，老年学，心理学，人間工学，環境工学，社会福祉学，運動学，生理学，リハビリテーション学など幅広い専門知識と実践力が必要となる．他分野の専門家とスクラムを組み，それぞれの力を合わせて高齢者が転倒するきっかけを少しでも減少させる，あるいは転倒しても後遺症としての心身傷害が軽傷に終わるようなアセスメントをしていきたい．

そのために転倒という現象を細かく分析し，要因の1つひとつを拾い，そのメカニズムを追究しなくてはならない．転倒の発生プロセス，要因と要因の因果関係を科学的に解明しなければ，その具体的な予防対策に及ばない．ヒトが二足歩行を続ける限り，転倒はなくならない．

これまでに述べてきたように，高齢者の転倒をすべて予防することは不可能である．しかし，高齢者看護に携わる看護職にとって転倒は脅威ではあるが，避けられないものでもある．可能な限り手を尽くし，高齢者の転倒頻度とそのリ

表1 高齢者の転倒予防における地域看護・公衆衛生看護の視点(江藤, 2017)

1. 健康障害(疾患)の有無と程度
- 脳血管疾患
- 高血圧
- 糖尿病
- 脂質異常症(高脂血症)
- パーキンソン病
- 認知症
- 聴覚, 視覚異常 (眼鏡等の矯正の確認を含む)
- 関節リウマチ
- 高次脳機能障害
- 脊椎疾患
- 末梢神経疾患
- 骨・関節疾患

2. 移動能力と歩行の安定性

3. バランス能力・咬合力

4. 排泄行動レベル

5. 内服薬
- 睡眠薬
- 鎮静薬, 安定薬
- 抗うつ薬
- 利尿薬
- 降圧薬
- 鎮痛薬
- 抗パーキンソン病薬

6. 過去の転倒経験

7. 転倒に対する自己認識
- 他人より転びやすい
- 普段から転びやすい
- 若い頃から転びやすい

8. 転倒恐怖感
- 日常生活の中で転びそうで怖いと感じることがあるか
- 転びそうで怖いと感じるため外出を控えることがあるか
- 転びそうで怖いと感じるために身の回りのことを手伝ってもらうことがあるか

9. 自覚症状(心理的)
- 睡眠異常
- 倦怠感
- 脱力感や無力感
- 記憶力や思考力の減退
- 人を避けたい
- 心配事がある
- めまい
- 放心状態
- 憂鬱
- かんしゃくや怒りっぽい
- イライラする
- 集中力低下
- 不安や悲しみ, 寂しい
- いつも慌てている

10. 日常生活状況
- 生活リズム
- 外出頻度
- 運動習慣
- 家事
- 社会参加状況
- 近所づきあい
- 家族関係
- 室内外の履物(普段の履物)

11. 生活環境
- 床材
- 照明
- 上がり框
- 階段(手すりの有無, 滑り止めの有無)
- トイレと寝具の様式
- 浴室(手すりの有無, 浴槽の深さ)
- 部屋の様式
- 玄関マットやカーペット
- 障害物
- 自室とトイレの位置関係
- 室内の段差とその高さ

スクを最小限にとどめる努力をしなくてはならない. 加齢がヒトにもたらすあらゆる心身の変化と, 個々の高齢者の特性を身体・心理・社会・環境から十分に把握することが重要であろう. また, 心身面だけでなく, 高齢者を取り巻く社会環境の整備や社会活動の場の設定なども社会から求められる重要な看護である.

5 転倒と骨折

❶ 骨折の原因

日本の高齢者が寝たきりになる原因を過去10年までさかのぼってみてみると, 脳血管疾患と心疾患がその多くを占めるものの, 現在に

近づくにつれその数は年々減少している．しかしそれとは逆に転倒による骨折が徐々に増加してきている．脳血管疾患や心疾患が減少してきた理由には，医療の進歩や一次予防対策の効果が考えられる．その反面，今まであまり重要視してこなかった転倒・骨折が浮上しつつある．

現在，高齢者が寝たきりになる原因で疾病ではない老衰を除く（老衰は加齢現象であり疾病ではない）と第2位が**転倒による骨折**である．転倒による骨折の部位は，大腿骨，椎体，手関節がほとんどである．そのなかでもっとも重篤なのは大腿骨頸部骨折である．大腿骨頸部骨折を起こすと，ADLは一気に縮小され，日常生活に不自由をきたす．このために寝たきりになりやすい．

❷ 転倒に伴う骨折

安村によると転倒が原因で生じる骨折の頻度自体は少ない．転倒による身体的な傷害は，擦り傷，打撲などは男性に多く，女性が捻挫や骨折に至っているとしている[12]．転倒による骨折は少ないが，骨折をした場合は重篤であることにかわりはなく，また女性に多いことにも注目をしたい．特に骨折のなかで一番重篤である大腿骨頸部骨折のほとんどは，「つまずいた」「滑った」ことによる転倒であるとされている．

寝たきり高齢者を減少させるためには骨折の予防が，骨折を予防するためには転倒の予防が，あるいは転倒しても骨折に至らない状況をつくり出す工夫が必要となる．

❸ 転倒と骨粗鬆症との因果関係

転倒して骨折をするかどうかは，各々の骨強度が関連する．その骨強度を反映するのが骨密度である．転倒すると必ずしも骨折をするとは限らないが，転倒の状況により高齢者は骨折を起こしやすい．加齢に伴い，骨強度は低下していく．さらに，女性の場合は閉経以後，女性ホルモンであるエストロゲンの分泌量低下による骨密度の低下もあり，これらの誘因が重なったときに転倒し骨折が起こりやすくなる．骨強度が弱いと，あるいは骨密度が低いと転倒するわけではないが，転倒の二次的傷害の程度が重篤になる．

6 骨粗鬆症の予防と対策

骨粗鬆症は，大腿骨近位部骨折等を介して要介護高齢者の原因となる疾患で，その患者数は1500万人を超えると推計されている．

表2は骨粗鬆症のリスク要因である．日常生活で不変な内的因子として，加齢因子，閉経等ホルモン因子，人種・家族歴等遺伝的因子がある．また，日常生活で調節可能な因子としてカルシウム不足等の栄養因子，運動因子，嗜好品など生活習慣がある[13, 14]．骨粗鬆症予防という観点からは，この危険因子の中で運動，食事からのカルシウム摂取，喫煙は生活習慣改善により調節が可能な因子である．一次予防活動としてこれらの内容を健康教育の場などで利用し，対象者の行動が少しでも変化するような指導内容を考慮する．

近年，**2型糖尿病や慢性腎臓病（CKD）等の生活習慣病**が骨粗鬆症と密接な関連があるとして注目され，これらの疾患は生活習慣病関連続発性骨粗鬆症として位置づけられている．

表2　骨粗鬆症のリスク要因

[内的因子]
●加齢
●性別と閉経（女性，閉経，早期閉経）
●遺伝的要因（白人，骨粗鬆症の家族歴等）
●低体重
●骨量減少をきたす疾患既往歴（続発性骨粗鬆症）：栄養障害，内分泌疾患，糖尿病，関節リウマチ，慢性腎臓病，COPD等
[生活習慣因子]
●食事要因（カルシウム不足，ビタミンD不足）
●身体活動（運動習慣の欠如，低い日常生活活動度，座り仕事）
●嗜好品（喫煙，アルコール過剰摂取）

骨量を維持させるためには運動や加重などの身体刺激を増やすことが大切である．また，外出頻度を増やすことで運動量が増えるとともに，日光に当たることでビタミンDが活性化されることも考慮したい．骨粗鬆症予防の観点から，日光浴により皮膚で100～200 IUのビタミンDを得るために望ましい日光浴の程度は，日常生活の中での外出程度で良い[14]．厚生労働省の日本人食事摂取基準（2015年版）では，カルシウム推奨量は70歳以上高齢者では男性700 mg，女性650 mgである．食事からのカルシウム摂取，特に牛乳摂取習慣は骨密度を上昇させる方向に働くので，カルシウム600 mg以下，または牛乳を定期的に飲用しない者に対しては低カルシウム摂取者として保健指導を強化する必要がある．

喫煙者は骨量が少なく骨折との関連も指摘されている．喫煙は早期閉経・やせ，血中エストロゲンの減少・カルシウム吸収量の低下などに関連しているといわれ，たばこの本数を減らす，やめるという指導が必要になってくる．また，近年，健康増進法などでも禁煙の必要性が強化されていることからも，禁煙対策は急務となる．

また，**アルコール摂取者**も骨量が低下する．過度なアルコール摂取は骨芽細胞の活性を抑制し，ビタミンDの吸収を阻害する．

内的因子である早期閉経者，骨粗鬆症の家族歴を有する者等は，閉経後の骨量低下が大きいと予測されるので，食事や運動指導の一層の強化を図り，骨量減少を最小限にとどめる努力をすることが重要となる．さらにこれらの危険因子は複合している場合が多いので，個別にライフスタイルを詳細に観察し，各個人に見合った生活指導を行うことが必要になってくる．

［江藤真紀，梶田悦子］

引用文献

1) Murray MP et al：Walking patterns of normal men. *JBJS* 46-A：335-360, 1969.
2) 江藤真紀・久保田新：在宅健常高齢者の転倒に影響する身体的要因と心理的要因．日本看護研究学会雑誌23(4)：43-58, 2000.
3) 江藤真紀：高齢者の転倒発生と咬合力の関連．第42回日本看護研究学会学術集会, 2016.
4) 砂川毓雄・他：脳科学から診た全身の健康と噛み合わせ．日本咬合学会雑誌11：1-5, 2011.
5) 石澤隆行・他：咬合と姿勢の分析—噛み合わせの高さの変化と足底体重配分との関連．Health Science 19(4)：307, 2003.
6) 中村嘉男：顎・口腔運動が脊髄筋伸展反射におよぼす促通作用—ヒトの噛みしめと咀嚼による姿勢安定化．長岡看護福祉専門学校紀要4：1-14, 2008.
7) Moriya S, et al：Relationships between oral conditions and physical performance in a rural elderly population in Japan. International Dental Journal. 59(6)：369-375. 2009.
8) 高山和比古・他：顎口腔系の状態と全身状態との関連に関する研究—下顎偏位による負荷時間が直立姿勢に及ぼす影響．日本補綴歯科学会雑誌37(3)：582-596, 1993.
9) Tinetti ME, Richman D, Powell L：Falls Efficacy as a Measure of Fear of Falling. *Journal of Gerontology, Psychological Sciences* 46：123-131, 1990.
10) 小澤利男・江藤文夫・高橋龍太郎編：高齢者の生活機能評価ガイド．医歯薬出版, 1999.
11) 江藤真紀・久保田新：地域高齢者の生活環境—習慣と転倒特性およびその後の変化．日本看護研究学会雑誌25(4)：33-51, 2002.
12) 安村誠司・芳賀博・永井晴美・他：地域の在宅高齢者における転倒発生率と転倒状況．日本公衆衛生雑誌38：735-742, 1991.
13) 骨粗鬆症の予防と治療ガイドライン作成委員会編：骨粗鬆症の予防と治療ガイドライン2015年版．日本骨粗鬆症学会, 2016.
14) 伊木雅之編：地域保健におけるエビデンスに基づく骨折・骨粗鬆症予防ガイドライン．日本公衆衛生協会, 2004.

C 排泄障害の予防と看護

> **Point**
> - 排泄障害のケアでは予防・治療，排泄障害のマネジメントケアを考える．
> - 正常を認知したうえで，個別のアセスメントを行う．
> - 排泄行為を全体でとらえ，生活・当事者の立場に立ったケアを実施する．

1 正常な排泄

排泄とは，身体の老廃物を身体が排出することで，汗や息なども含まれるが，ここでは尿，便に限ることとする．正常な排泄動作を表1にまとめた．表1に示すように，排泄に必要な機能は❶尿意・便意，❷トイレ，便器の認識，❸移動，❹脱衣，❺便器へのアプローチ，❻排尿・排便，❼後始末，❽着衣，❾移動であり，これらをを連続してスムーズに行う必要がある．

つまり，移動，更衣，保清，そして食事，補水がうまくできないと排泄もトラブルをかかえることになる．逆にいうと排泄にしっかりかかわることは日常生活が全体に向上するし，廃用性の問題を防ぐことができる．正常な排泄を理解することがケアの基本である．

2 老化と排泄障害の原因

排泄障害は一連の排泄動作のどれに問題があっても起こる．したがって正常な排泄は，❶尿意や排尿を判断する大脳機能が正常に働いている，❷トイレに行って排尿・排便の準備をするための運動機能に問題がない（移動，ドアやスイッチの操作，衣服の準備など），❸大脳から脊髄を経て末梢神経に至る神経系の支配を受けて蓄尿・蓄便，排尿・排便を繰り返し行う膀胱・尿道機能，直腸・肛門機能が正常に働く，という3条件がそろってはじめて成立する．

加齢に伴い，前述の条件のいずれもが低下することは事実であるが，原因によっては若い人にも多くみられる．これらには予防，治療が可能なものもある．**排泄障害のすべてを加齢が原因と決めつけずに，きちんとアセスメントした**うえで原因に対して適切な治療・ケアが求められる（表3）．排泄障害は表4・5に示したように，尿，便がそれぞれ出せない，漏れるといった内容があり，原因によりタイプが異なる．

3 排泄看護のプロセス

以上の特徴に留意し，以下のようなプロセスで看護を行う必要がある．

❶ ステップ1：本人・家族の主訴や希望を聴く

排泄はしばしば本人の訴えと家族の訴えが異なることがある．例えば，本人はおむつをはずしたいと希望しているけれども，家族は付けていて欲しいと希望するなど，問題に感じていることがずれる．双方の気持ちを大切にしながらそれぞれの立場で感じている問題や希望を傾聴する．

また，**要求とニーズがずれることもある**．例えば，直接的欲求，要求としては「おむつを付けたままでいたい」と本人が訴えているが，ニーズとしては「これ以上迷惑をかけられないという気持ちが強く，そのために自立したい」といったことである．なぜ，そのような訴えが出されるのかも十分考察していく．

❷ ステップ2：現状の把握

1）排泄の全体状況を確認する

現在どのような状況で排泄をしているのか，また問題があるとするとその対応はどのようにしているのかを確認する．特に主訴や希望がな

表1 正常な排泄の条件

	正常な状態	正常にできる条件
尿意を感じる	●膀胱容量の半分ほどで最初に感じる． ●尿意を感じてから30分から1時間は我慢できる． ●波のように強くなったり弱くなったりするが，その感覚がだんだん強くなってくる． ●あまり我慢すると鳥肌がたったり，寒気を感じたりする． ●睡眠中でも感じて覚醒できる．	●膀胱に尿が溜まる． ●溜まったことが膀胱から脊髄神経を経て大脳に伝わる． ●大脳で尿意を判断することができる．
便意を感じる	●便意を感じ始めてから15分程度は感覚がある．それ以上は鈍麻する． ●便塊とガスの違いも感ずることができる．	●直腸，肛門に便が溜まる． ●溜まったことが肛門から脊髄神経を経て大脳に伝わる． ●大脳で便意を判断することができる．
トイレ・尿・便器を認識する	●トイレがどこにあるかわかる． ●尿・便器の使い方がわかる．	●トイレ，尿・便器がわかる場所にある． ●見える，あるいは視力にかわる知覚で確認できる． ●トイレ，尿・便器を判断できる知力がある．
起居・移乗・移動	●起居・移乗・移動の目的がわかる． ●寝返りが打てる． ●起きあがれる． ●座位保持ができる． ●横移乗ができる． ●立位がとれる． ●歩行ができる． ●リフター，車いすなど移動の用具を使うことができる．	●起居・移乗・移動するという意思，あるいは理解ができる． ●筋力がある． ●関節の拘縮がない． ●バランスが保てる． ●起居・移乗・移動動作ができる心肺機能をもっている． ●起立性低血圧を起こさない． ●起居・移乗・移動用具を理解し，適合している． ●痛みはない．
衣類の着脱	●ズボン，スカートなどをおろしたり，まくったりする． ●排泄物がかからないように下着をおろす． ●元にもどす．	●衣類の着脱の方法を認識できる． ●手先が動き，ボタンをはずしたり下着をおろしたりできる． ●下着がおろせるよう腰あげ，あるいはずらすことができる．
尿・便器の準備	●尿・便器の位置を確認できる． ●蓋をあけるなど必要な動作がわかり，することができる． ●尿道，肛門の位置に尿・便器をあてることができる．	●見える，あるいは視力にかわる知覚で確認できる．判断力がある． ●手先の巧緻性，あるいは腰あげなど必要な動作ができる．
排尿	●日中4～7回，夜間0～1回，200～500ccの尿を30秒以内に出せる． ●痛みはなく，残尿もない． ●出そうと思えばいつでも出せる．	●蓄尿時膀胱が弛緩，尿道は収縮し，排尿時はその逆ができる． ●膀胱から大脳，大脳から膀胱につながる神経が正常に働く．
排便	●ブリストル便性状スケール（表2）③～⑤． ●1～3回／1～3日に出る． ●150～200gの形のある便をまとめて出せる．便の水分は80％程度． ●ある程度のいきみでスムーズに出せる． ●痛みはない．	●直腸・肛門に便を溜めることができる． ●肛門から大脳，大脳から肛門につながる神経が正常に働く． ●いきみによって肛門が開き，腸の蠕動運動も活発になる．
後始末	●紙を切る． ●肛門，尿道口を拭く． ●水洗の場合，排泄物を流す． ●排泄物を捨てる． ●尿・便器を洗う． ●手を洗う．	●後始末の必要性，方法が理解できる． ●手先が動く．見える，あるいは視力にかわる知覚で確認できる．

くても，潜在している問題点がないかの手がかりにする．

2）現状を細かくアセスメントする

本人の排泄行為を表1の「正常な排泄の条件」と照らしあわせながら，表6にもとづいて排泄に関する状況をさらに細かく把握する．

表6の内容を具体的には次の方法でアセスメントしていく．

1 問診

問診をするときには，プライバシーが守れる状態で安心できる雰囲気をつくることが不可欠

表2 ブリストル便性状スケール

消化管の通過時間		便の形状	説明
非常に遅い（約100時間）↑	①	コロコロ便	硬くコロコロの便（ウサギの糞のような便）
	②	硬い便	短く固まった硬い便
	③	やや硬い便	水分が少なくひび割れている便
	④	普通便	適度な軟らかさの便
	⑤	やや軟らかい便	水分が多く非常に軟らかい便
	⑥	泥状便	形のない泥のような便
非常に早い（約10時間）↓	⑦	水様便	水のような便

（日本消化器病学会関連研究会慢性便秘の診断治療研究会編：慢性便秘症診療ガイドライン2017．p42，南江堂，2017．より改変）

表3 排泄障害とその原因

	障害	原因
1	尿意・便意を感じない 尿意・便意が正しくない	● 神経損傷（脊髄・骨盤内の手術，糖尿病，神経難病など） ● 廃用性（安易なおむつ，バルーン使用） ● コミュニケーション不足（失語症，介護者不足） ● 重度の認知症など
2	トイレ・便器を認知できない	● 視力障害（白内障，糖尿病など） ● 認知症 ● トイレや便器がわかりにくい場所にあるなど
3	起居・移乗・移動ができない ①腰上げができない ②寝返りが打てない ③座位保持ができない ④横移乗ができない ⑤立位がとれない ⑥歩行ができない	● 拘縮，麻痺，筋力低下，疼痛，バランス不良など ● 視力の低下 ● 段差や階段など住宅環境の不適合 ● 福祉用具の不適合など
4	衣類の着脱ができない	● 手先の麻痺，拘縮，振戦 ● 厚着，きつい服，複雑なデザインの服など衣類の不適合 ● 認知症など
5	便器を使用できない	● 膝関節の問題 ● バランス不良 ● 手先の巧緻性の問題 ● 便器の不適合 ● 認知症 ● 尿線の不正確など
6	排尿障害 蓄尿障害 尿排出障害	● 膀胱・尿道の障害／切迫性尿失禁，腹圧性尿失禁，溢流性尿失禁，頻尿
	排便障害 蓄便障害 排便困難	● 直腸・肛門の障害／便失禁，下痢，便秘
7	後始末ができない ①拭けない ②流せない ③その他	● 手先の巧緻性の問題，拘縮，手が陰部に届かない，バランス不良 ● 筋力低下，視力低下，認知症 ● 住環境，福祉用具の不適合など

表4　排尿障害(膀胱・尿道機能障害)の種類

種類	状態	原因・タイプ	原疾患	症状	対応方法
頻尿	●日中8回以上，夜間1回以上排尿すること	●膀胱が小さく，ためられない ●膀胱が過敏 ●残尿のため ●心理的なもの	●脳梗塞，パーキンソン病，膀胱炎，前立腺肥大など	●尿は勢いよく出るが近い ●尿が出にくいが近い	●膀胱を広げる薬の服用，膀胱訓練 ●残尿をなくす
尿失禁	●無意識または意志に反して尿が漏れる症状	●膀胱が勝手に収縮する切迫性尿失禁 ●尿道が緩い腹圧性尿失禁 ●残尿が溢れ出る溢流性尿失禁	●脳梗塞，パーキンソン病，膀胱炎など ●多産，肥満など ●前立腺肥大，神経難病など排尿困難を起こす疾患など	●強い尿意を我慢できない ●腹圧がかかったときに漏れる ●出にくいのに漏れる	●膀胱を広げる薬の服用，膀胱訓練 ●骨盤底筋訓練，薬，手術 ●残尿をなくす ●漏れが治らない場合は福祉用具を使う
尿排出障害	●尿が出にくい状態	●尿道が狭い，つまりがある，開かない ●膀胱の収縮力が悪い	●前立腺肥大，神経因性膀胱を起こす疾患など	●出るまでに時間がかかる ●出ているときも時間がかかる ●勢いがない ●終わった後も少しずつ出る	●尿道を広げる ●膀胱の収縮力を高める薬の服用 ●残尿をとるために管をいれるなど
神経因性膀胱	●排尿に関する神経のどこかが損傷し，排尿機能が障害された状態	●膀胱・尿道から大脳までの神経の伝達がうまく働かないため	●骨盤内のがん，糖尿病，脊髄損傷，神経難病など	●原疾患，損傷の程度によって多様．上記の症状を複合する	●対症療法となる
尿路ストーマ	●人工膀胱の排泄口のこと	●回腸を用いて作る回腸導管 ●尿管を皮膚に出した尿管皮膚瘻など	●膀胱がん，前立腺がん，二分脊椎，事故など	●人工膀胱からは常に尿が流れ出てくる状態	●ストーマ用品を活用する

である．

問診で必ず確認しなくてはいけないポイントは，何を問題に思っているのか，どうなりたいと希望しているのか，現在，過去の対応方法，排尿・排便状態である．また食事の内容も問診でなくてはわかりにくい．

2 観察

一般全身状態を確認した後，細かい排泄動作と環境をともに確認していく．排尿が可能な場合，以下の点を観察する．**蓄尿障害**か，**尿排出障害**かを確認するためには排尿時間を確認しながら量を見ることで可能である．もし200cc以下の排尿に1分以上かかっているようであれば尿排出障害の可能性が高く，**残尿チェック**の必要性がある．目で観察できなくてもトイレの外で排尿の音を聞くだけでも尿勢の判断はできる．

3 排尿・排便・食事日誌

排尿時間，できれば排尿量，失禁した時刻，水分摂取時間，水分摂取量を記録する方法で，排尿のパターン，失禁のタイプ，水分の摂取状況，治療の効果などがわかる．記録をもとに膀胱訓練，排尿誘導を行う．排便に関しては出た時間，性状，量を記入する．その折，食事日誌と比較することが有効である．これらは本人，家族の動機づけにもなるが負担になることもあるので，どれだけ能力をもった家族か，判断したうえで実行する．

4 簡単な検査

在宅で可能な検査として以下の検査がある．

●ストレステスト

パッドやティッシュペーパーを尿道口にあて，咳や腹圧をかけてもらう．このときに尿が漏れるか，そして量はどうか確認し，腹圧性尿

表5 直腸・肛門機能障害の種類

種類	状態	原因・タイプ	原疾患	症状	対応方法
便秘	●ブリストル便性状スケール1〜2 ●本来体外に排出すべき糞便を十分量かつ快適に排出できない状態 ●排便に困難を生ずる状態	●大腸の形，位置などの異常によって起こる器質性便秘 ●働きの異常によって起こる機能性便秘 ●結腸の送りが悪い便秘 ●直腸から排出できない便秘	●腸の癒着，狭窄 ●妊娠や腫瘍による圧迫など ●栄養不足，水分不足，運動不足，習慣性，ストレスなど	●排便時に腹圧をかけても出にくい ●出ても少量の固い便が出る ●ひどくなると下痢になることもある	●原因によって対処する ●排便習慣をつける
下痢	●ブリストル便性状スケール6〜7	●腸の内容物による下痢 ●腸管からの分泌液過剰による下痢 ●腸の運動異常による下痢	●糖，脂肪の吸収不足など ●腸の炎症，潰瘍，細菌感染など ●ストレス，腸内細菌の異常繁殖など	●回数が多く，液状の便が出る ●腹痛を伴うこともある	●原因によって対処する ●治療を行う
便失禁	●無意識または自分の意思に反して肛門から便が漏れる症状	●解剖学的な障害による便失禁 ●神経的な障害による便失禁 ●異常な便のため	●外傷，手術，肛門の奇形など ●外傷，糖尿病，神経難病など ●強度の便秘，下痢	●肛門括約筋が開いている場合は固形の便もこぼれ出るが，締まっていれば下痢便が漏れる	●定期的に排便できるようにすることで漏れを防ぐ ●漏れが治せない場合は福祉用具を使用する
消化器ストーマ	●人工肛門の排泄口のこと	●結腸の部分に作られた結腸人工肛門 ●回腸の部分に作られた回腸人工肛門	●直腸がん・大腸がん・子宮がん ●炎症性大腸炎・先天性鎖肛・巨大結腸・事故など	●人工肛門部より便が流れ出てくる状態	●人工肛門用ストーマ用具を活用する

表6 排泄アセスメントのポイント

[本人の状況に関すること]

1）排泄行為
　①尿・便意の確認：尿意や便意はどのくらい訴えるか，正しいか
　②起き上がる，立ち上がる，乗り移る：移動動作はスムーズか，活用している用具はあるか，うまく使えているか
　③排泄場所への移動：距離はどうか，段差の有無，明るさの認知はしっかりしているか
　④衣類を脱ぐ：どのような服を着ているか，服の脱ぎ着に問題はないか
　⑤排泄用具の準備：どのような排泄用具か，準備としてどのような動作があるのか認知できているか
　⑥排尿・排便する：日中の排尿回数と間隔，夜間の回数と間隔，量，勢い，排便周期と便の性状，失禁の有無と漏れている場合の状態

2）生活習慣
　①日課・あるいは週のスケジュール
　②食事内容

3）疾病・健康状況
　①既往歴
　②飲んでいる薬
　③失禁によるスキントラブルの有無

[介護状況に関すること]

1）介護の体制
　①尿・便意を催したとき，介護者が常時ついているか
　②介護者は特定か，不特定か，単数か，複数か
　③本人と介護者の関係はどうか

2）介護者の能力
　①基本的な排泄ケアの技術・知識を身につけているか
　②身体機能や体力はどうか
　③理解力や判断力はどうか

3）介護の内容
　①衛生的に行えているか
　②排泄用具の取り扱いは適切か
　③手順はどうか

4）介護者への負担
　①どのようなことが負担になっているか
　②介護が破綻する可能性はあるか

[環境に関すること]
　①ケアを行っている場所の構造や温度，換気はどうか
　②ベッドなどの寝具はどのような物を使っているか
　③居室からトイレまでの経路とトイレ環境
　④排泄物の臭気はしないか

失禁の可能性と程度を判断する．いつ漏れているのかわからないようなときに有効である．

●パッドテスト

パッドやおむつに漏れた尿の量を測り，程度を確認する．適切な排泄用具の選択にも活用できる．

❸ ステップ3：問題点や課題を分析する

主訴や希望，ケアの全体像，アセスメントの詳細がそれぞれどのような関係にあるのか分析する．またその問題を引き起こしている原因としてADL障害があるのか，精神・知的障害があるのか，あるいは膀胱・尿道，腸の働きに問題があるのかを分析する．問題だけではなく利点も確認し，利点を拡大することはできないかどうかも分析する．

例えば，分析するときに，あれもできない，これもできないといった，ネガティブな視点で分析すると解決策はなかなかみつからないが，どのようにしたらできるかという発想で分析すると可能性が広がってくる．おむつをとってしまうという行為を不潔行為と受け止めるのと，濡れたのが理解できて，自分ではずすことができるためスキントラブル改善につなげられると考えるのとでは，同じ行為でも評価とその後の対策がまったく変わる．

援助者として，あきらめない気持ちと前向きな視点が不可欠である．

❹ ステップ4：課題に即した対処を計画する

目標は本人も家族も，そしてケアする者も納得できる生活をめざすことが重要である．目標設定は患者本人および家族も参加したうえで全体で決めることが原則であり，サービス提供側が一方的に立てた計画でないことを常にチェックする必要があるが，実際はなされていないことが多い．

● 対処の原則

失禁の原因による対処方法の大別として，❶治療，❷治療と一緒に環境整備などのケアも行う，❸治療ではなく，ケアのみで対処する，という3方向に分かれる．

①治る可能性のあるものは治療する(cure)：膀胱機能・直腸，肛門障害は治療を行う．特に高齢者の場合，切迫性尿失禁，また尿排出障害，便秘をもっている人が多いので，治療につなぐ．

②完治できなくても，失禁を改善させる(cure＋care)：膀胱機能・直腸，肛門障害と同時に機能性失禁ももっている人は治療もケアも必要になる．

③治療できなくても，「排泄障害によって起こる問題」を解消する(care)：機能性失禁のみの場合，ケアのみで対処する．ADL障害は住環境の整備と福祉用具の活用が主となる．認知症による失禁は環境整備と行動療法（望まれる行動に対して本人が快と感じる刺激を与えて行動ができるようにする方法）が主となる．

対処の方向性としては，アセスメントによって原因がはっきりしたら，これらの方法を組み合わせて対処する．前記の対処以外に予防を実行することはもちろん重要である．

また排泄障害の予防には前述の原因を起こさないようにすることが重要である．具体的な内容は表7に示した．

❺ ステップ5：ケアの実際

膀胱・尿道機能障害，直腸・肛門機能障害への対処は表4・5を参照していただき，ここでは看護が中心となる，ADL障害と認知症についての看護を述べる．

1）ADL障害へのケア

ADL障害による機能性失禁は，効果的な福祉用具を活用することが重要であるが，できるだけADL機能の低下に関しても可逆的な要因

表7 排泄障害の予防方法

	方法	理由	具体的方法
尿失禁の予防	●膀胱炎にならない	●膀胱に炎症があると排尿抑制が利かず,漏れる	●適切な水分摂取 ●クランベリージュースを飲む ●残尿を残さない
	●骨盤底筋訓練	●尿道を締める筋肉が弱く,腹圧がかかったときに漏れる	●肛門・膣・尿道を選択的に締めたり,開いたりする
	●肥満改善	●体重が骨盤底筋の負担となる	●適切な運動,食事
尿排出障害の予防	●薬の副作用に留意	●交感神経を優位にさせる薬は尿を出しにくくする	●服用している薬の特徴を理解し,排尿に気をつける
便失禁の予防	●骨盤底筋訓練	●肛門を締める筋肉の緩みにより便が漏れる	●肛門・膣を選択的に締めたり,開いたりする
	●下痢にならない	●腸の動きが激しいと抑制できない	●食事管理 ●薬の副作用管理
便秘の予防	●適切な水分・食事	●水溶性・不水溶性繊維・発酵食品の多い食事が排便を促す	●野菜・果物,発酵食品,オリゴ糖を摂取する
	●適切な運動	●腸の蠕動運動を刺激すると同時にいきみ力がつく	●座位姿勢を基本として,できる範囲で動く
	●薬の副作用に留意	●便秘となる薬は多岐にわたる	●服用している薬の特徴を理解し,排便に気をつける
	●便意を我慢しない	●便意を我慢すると便が直腸に下りても刺激を感じなくなる	●便意を感じたら,できるだけすみやかに排便する

は元に戻すように働きかける．例えば，筋力低下や疼痛などは現在より機能回復の可能性がないか確認する．

1 排泄用具活用の意義

①尊厳を守ることができる：排泄障害は他の障害と異なり，直接的に尊厳を脅かされる特徴がある．しかし用具をうまく活用することによって，漏れや臭いを周囲の人に知られることなく生活することが可能になる．それは本人のためだけではなく，周囲の人にとっても不快感を与えない点で大切である．したがってできるだけ使用していることが周囲の人にわからないように配慮することも大切である．

②衛生を保持できる：排泄物が適切に処理されないと，本人の身体にかぶれや褥瘡などを二次的に起こすことがある．また感染の可能性も高くなる．臭気は本人の心理，社会生活に大きな悪影響を及ぼすだけでなく，周囲の人，特に一緒に暮らす家族にとっても影響が大きい．

③介護者の負担を軽減できる：排泄ケアは回数が多く，特に本人のペースでケアする必要が高い．また排泄行為は移動や更衣などADLの連続であるため，いったんできなくなると介護者の負担は大きい．福祉用具の活用によって一部でも負担が軽くなると，1日の中で数回繰り返す援助であるため，介護者にとっては大きな負担の軽減となる．

2 排泄用具の特徴

下記の特徴を理解したうえで，❶本人・介護者の主訴確認，❷現状の把握，❸現状の分析，❹目標と解決策の決定，❺用具の選択，❻試用，❼全体の統合確認，❽支援の実施，❾評価，というプロセスを踏んで，排泄用具を選択し活用する．

①種類が多岐にわたる：排泄に関する用具の種類は排泄行為全体を助ける道具であるため種類が多い．組み合わせによって選ぶ物，排泄行為の手順が変わることがある．

●排泄動作を助ける用具……手すり，補高便座，昇降便座など

- 尿・便を受ける用具……手持ちの収尿器，さし込み便器，ポータブルトイレなど
- 直接肌につける用具……パッド，おむつ，装着型収尿器，下着，工夫された衣類など
- 直接体内に入れる用具……カテーテル，骨盤底筋訓練用具など
- その他……ポリマー，消臭・脱臭剤，皮膚保護剤，自己導尿訓練用鏡など

②皮膚への影響が大きい：直接肌に触れるためアレルギーなどの個人差が大きい．また排泄物によってスキントラブルが起こることもある．
③患者本人の希望よりも介護者の希望が優先されることがある．寝たきりや認知症の高齢者の場合，本人の希望が確認できない．
④試用が難しい．
⑤細部の個人差が大きい．例えば尿道口の位置，ペニスの大きさ，伸縮度の差，羞恥心，尿量など．またそれらはなかなか確認しにくい．

2）認知症の症状に対するケア

認知症など大脳の判断力低下による機能性失禁は，行動の意味を理解したうえで行動療法的アプローチを行う．

すべてを認知症のためとまとめてしまうのではなく，やはりなぜその状況になっているのか，大脳の判断力を低下させる要因を確認し，可逆的な要因は元に戻すように働きかける．例えば脱水，薬物，ストレス，うつ病などは改善の可能性がある．

もし改善の可能性がないとしたら，認知症の人がとる行動を以前の暮らしと比較して理解する．例えば，トイレではない場所で排泄する場合，昔のトイレのイメージである家の外，和式，くみ取り式，暗い，臭気，などに近いイメージの場所に排泄しているのではないかといったことを考えながら，なぜその場所に間違えて排泄してしまうのか，考察する．

背景を理解する努力をしたうえで，可能であれば次のような行動療法を行う．
①本人がわかるトイレの表示とトイレではない場所をはっきりさせる．
②尿意の訴えを見分ける．徘徊，落ちつかない，暴力的になる，パンツに手を入れる，ある言葉を発するなど．
③排尿記録をつけてパターンを読む．
④誘導する．
⑤成功したときは本人が快と感じる刺激を十分に与える．
⑥快の刺激は定期的に与える．

しかし，在宅では限界があるので，現実的な方法として行動を変更させることができなくても，問題を解決する対策をたてる．

❻ ステップ6：ケアの評価

排泄のケアは比較的すぐに効果がみられる．したがって最長でも3カ月以内には，最初に立てたプランの結果を確認し，もし効果がなければ再アセスメントを行う．

評価はチーム全体で行うことが望ましい．

チームメンバーがよい連携のために必要なこと，共通の心構えをもつこととして，当事者性を共有した共通の目標が挙げられる．またそれぞれが診断・治療（アセスメント・ケア）の技量に優れていることも重要で，各専門家が共通の言語を使って同等に話し合えることも基本である．そのためには他職種のパートナーの性格や力量をよく知る必要があると同時に，おのおのが議論ができる懐の深い成熟した人間である努力を日々行うことが求められている．

排泄ケアは命には直接関与しないが，きちんと専門性を高めてかかわるとき，看護の奥の深さを表現していると強く思われる．それは生まれてから死ぬまで続き，社会のタブーとして位置づけられ，ADLの多くが組み込まれ，尊厳と直結するなど人間の本質的な要素がすべて含まれているためと考える．

［西村かおる］

引用文献
1）日本消化器病学会関連研究会慢性便秘の診断治療研究会編：慢性便秘症診療ガイドライン2017．p42, 南江堂，2017.
2）日本大腸肛門病学会編：便失禁診療ガイドライン2017年版．

p2，南江堂，2017.
3）前掲1，p2.

参考文献
- 應田義雄，福田能啓，樋田信幸・他：下痢診断のためのフローチャート．診断と治療89(3)：385-391，2001.
- 國弘真己，田中信治：便秘診断のためのフローチャート．診断と治療89(3)：409-412，2001.
- 根本良介，栃木達夫，河合憲康・他：排尿障害をきたす疾患．井口正典編，内科医のための排尿障害の診かた，pp61-193，南山堂，2002.
- 岡村菊夫，後藤百万，三浦久幸・他：高齢者尿失禁ガイドライン．http://www.chubu-nh.go.jp/urology/guidelines.pdf.,2002.
- 石井賢俊，西村かおる：排泄用具の適応．らくらく排泄ケア，pp18-19，メディカ出版，2002.
- 勝田登志子：痴呆性老人の失禁対策．排尿プラクティス6(3)：65-72，1998.
- 福井準之助，小松浩子，西村かおる：ナースのための尿失禁ケアハンドブック．医薬ジャーナル社，2001.
- 本間之夫，折笠精一，岩坪英二・他：高齢者排尿障害マニュアル．メディカルレビュー社，2002.
- 西村かおる監：生活を支える排泄ケア．医学芸術社，2002.

D 低栄養の予防と看護

> **Point**
> - 高齢者における栄養問題，フレイル，ならびにサルコペニアは関連している．
> - 低栄養状態の栄養アセスメント法とその評価方法としてSGA，MNAがある．
> - 低栄養状態にある高齢者とその家族に対する看護援助として，栄養ケア・マネジメントに基づき，食行動を含めた日常生活行動，消化，吸収までの全過程における問題に対してアセスメントとケアを行う．．

1 高齢者の栄養問題

1970年代にアメリカでの医療機関や高齢者施設においては，高齢者の最大の栄養問題は，**タンパク質・エネルギー低栄養状態**（protein energy malnutrition：**PEM**）（表1）[1]であるとして，栄養管理サービスが既に実施された．

わが国でも1995（平成7）年から4年間にわたる松田らの調査によって，PEMがケアの必要な高齢者の最大の栄養問題であると提言された．PEMのリスク指標である血清アルブミン値3.5g/dL以下の者は，全国9地域の高齢者施設入居者の女性39.4％，男性42.8％，在宅訪問患者の女性34.7％，男性31.6％に観察された[1]（図1）．

PEMにより，高齢者は，日常生活動作（ADL）の低下や，主観的健康感の低下，褥瘡の発生，感染症や合併症の誘発，創傷等治癒の遅延，施設滞在日数の延長，医薬品使用の増大などの影響がある．

一方，高齢期は生理的予備能力の低下に伴い，ストレスに対する脆弱性が亢進し，不健康を引き起こしやすい状態を有し，これを**フレイル "Frailty"** とよび「虚弱」または「老衰」を意味していたが，近年，老年医学・予防の立場から，「自立が保持されているが要支援・要介護になるリスクが高い状態」とされるようになった．このフレイルを生み出す主原因に，慢性的な**低栄養状態**があるとされる．低栄養状態が持

表1 タンパク質・エネルギー低栄養状態（Protein Energy Malnutrition：PEM）

● 成人マラスムス型	・悪液質，体筋肉・脂肪の消耗 ・血清アルブミン，トランスフェリン値は正常 ・プレアルブミンによる診断可能 ・エネルギーとタンパク質の摂取不足が原因
● マラスムス・クワシオルコル型	・体筋肉・脂肪の消耗と低アルブミン血症 ・ストレスまたはタンパク質の摂取不足
● 成人クワシオルコル型	・低アルブミン血症傾向 ・体重は標準から肥満傾向 ・異化が同化を上回っている

（杉山みち子：栄養管理サービス—高齢者の栄養スクリーニングと栄養アセスメント．細谷憲政・松田朗監，これからの高齢者の栄養管理サービス，p47，第一出版，1998．より）

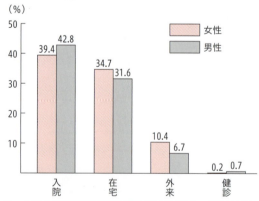

図1 PEMの出現状況（血清アルブミン≦3.5g/dLの比率）

注 全国9地域15病院高齢入院患者（女性722名，男性326名）
　 福井県内9病院在宅訪問患者（女性102名，男性77名）
　 福井県内10病院外来受診患者（女性140名，男性128名）
　 熊本県N人間ドック受診者（女性446名，男性610名）
（老人保健事業推進等補助金研究「高齢者の栄養管理サービスに関する研究」報告書，平成10年．（主任研究者 松田朗，分担研究者 杉山みち子・小山秀夫）．より）

続することによって，体重減少が生じ，加齢や疾患等によって身体活動性が低下することにより骨格筋の変化が起こり，**筋量の減少（サルコペニア）**が生じる．

このように高齢者の低栄養状態という問題は，単なる栄養問題にとどまらず，フレイルやサルコペニアといった全身の運動機能の低下に影響をもたらす重要な問題であるといえる．

2 PEMと摂食嚥下障害

PEMの誘因の1つである摂食嚥下障害は，高齢者の場合，多くは，脳卒中患者に比較的多く観察される．また加齢に伴い，嗅覚の低下，味蕾数の減少による味覚の低下，歯の欠損による咀嚼障害，唾液分泌量の減少，舌骨および喉頭の下降，口腔・咽頭・食道などの嚥下筋力の低下，呼吸機能の低下，咳嗽反射効率の低下などの生理的変化によっても摂食嚥下障害を生じる．

摂食嚥下障害は，食事摂取量にも影響を与え，PEMに陥りやすくなるだけでなく，免疫機能の低下によって感染症を併発するリスクが増大する．さらにPEMを長引かせることによって，筋力や神経機能の低下から嚥下障害を悪化させることにもなるため，PEMと同時に摂食嚥下障害の改善と悪化の予防を行うことが必要である．

3 PEMと脱水

高齢者の栄養問題の1つに脱水がある．高齢者の場合，口渇等の自覚が乏しく，水分調節機能の低下や，緩下剤や抗便秘薬等の高頻度の使用，腎機能低下や糖尿病等の基礎疾患等から，容易に生命の危険にさらされる．

高齢者の脱水の原因は，水分摂取量の不足によることが多い．これは経口摂取量の低下が考えられ，PEMと密接な関係がある．しかし，PEMの指標である血清アルブミン値は，体内の水分量によって変化しやすいことから，脱水状態では，血清アルブミン値は実際より高い値になる．そのためPEMを見落としてしまうことがあるため，体重の変化，血清電解質等の血液検査値，腋窩の乾燥など皮膚の状態も併せて評価しなければならない．

4 PEMとフレイル

タンパク質，ビタミンD，抗酸化ビタミン（ビタミンEやC），葉酸が不足するとフレイルが起こりやすいといわれている．またエネルギー摂取量（食事量）が少ない[2]ことも報告されている．

5 PEMとサルコペニア

加齢に伴う骨格筋量の減少，運動能力の低下，フレイルの原因の1つにサルコペニア（骨格筋減少症）があるが，特に栄養状態と関係のあるサルコペニアは，エネルギー，タンパク質の不適切な摂取，吸収不全，消化管疾患，食欲低下をきたす薬剤によって引き起こされるものである．

低栄養によってサルコペニアの進行をさらに加速させることになり，高齢者の転倒・骨折のリスクを増加させ，寝たきり状態へと向かうこととなるため，PEMの予防と早期発見と早期の栄養改善のための支援が重要である．

6 高齢者のPEMのリスクを早期発見するための看護

多くの医療機関では，医師，看護師，薬剤師，管理栄養士などの専門職が患者に対して最適な栄養管理を行うための病院内チームとして，**栄養サポートチーム**（Nutrition Support Team: NST）が結成され，栄養管理が実施されている．このNSTによる栄養管理を行った方が，死亡率，平均在院日数，再入院率，合併症率が低下することが報告されており，NSTの役割の重要性は高い．

図2 栄養管理サービス(Nutrition Care and Management：NCM)

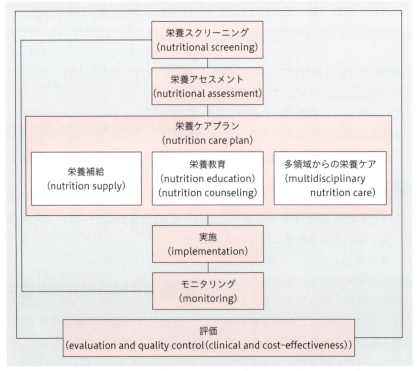

(杉山みち子：栄養管理サービス—高齢者の栄養スクリーニングと栄養アセスメント．細谷憲政・松田朗監，これからの高齢者の栄養管理サービス，p45，第一出版，1998．より)

病院等を含む高齢者施設においては，高齢者の日常生活の自立を支援し，介護状態を軽減するために，PEMのリスク者を早期に発見し，リスクの軽減や予防のために，❶栄養状態のリスクスクリーニング，❷栄養アセスメント，❸栄養ケアプラン(栄養補給・栄養教育・多領域からの栄養ケア)，❹モニタリング，❺質とコストの評価の❶～❺までの一貫した**栄養管理サービス**(Nutrition Care and Management：NCM)(図2)[3]を提供することが勧められている．

これは，ヘルスケアサービスの一環として個々人に適切な栄養ケアを行い，その実務遂行上の機能や方法手順を効率的に行うためのシステムと定義された．NCMでの高齢者のゴールは，終末期のような栄養状態の改善よりもQOLを重視する時期を除くと，自立した日常生活を維持できる期間を少しでも長くできるように，栄養状態を改善しQOLを向上させることである．

日常的に高齢者の健康状態の観察ならびにケアを行っている看護師は，高齢者の低栄養状態の早期発見と悪化の予防ができる立場にある．図2の栄養管理サービスで，看護師の最大の役割は，栄養スクリーニングと栄養アセスメントの知識と技術を高め，管理栄養士らの関連職種との連携を最大限に図ることが，高齢者の低栄養状態の早期発見につながり，改善をもたらす．さらに栄養ケアプランには，看護の視点をいかしADLの一部である「食べる」ことを援助する立場からの問題を提示し，栄養ケアの実施では，経口摂取から，静脈・経腸栄養管理を行い，問題の改善や合併症の発生の有無をモニタリングする．

以下は，栄養管理サービスにおける項目のうち，特に看護師が実施しなければならない項目について解説した．

❶ 栄養スクリーニング

　高齢者の栄養状態のリスクを判定するために，関連要因を明らかにする過程である．緊急入院の場合は24時間以内に実施されるが，通常の施設入所の場合には，24～72時間以内に，在宅療養者の場合には，初回訪問時に行う．

　栄養スクリーニングのツールとしては，いくつかの種類がある．最も簡便で広く用いられている**SGA（主観的包括的アセスメント）**[4]（表2）は，病歴と簡単な身体状況のみを用いて栄養状態を主観的かつ包括的に評価する方法であり，主観的評価結果と，客観的栄養指標との高い相関性が確認されている．

　高齢者の栄養状態を測定する簡便なツールとして**MNA®-SF**（Mini Nutritional Assessment -Short Form）[5]（p113，表8参照）が広く使用されている．

　SGAとMNA®-SFには，経口摂取や体重変化，臥床状態などの移動性障害，急性疾患や精神的ストレスは項目としてあるが，高齢者に高い発生頻度であるうつや認知症などの神経・精神疾患についてはMNA®-SFに含まれている．

　わが国の介護予防施策では，65歳以上の高齢者に介護予防スクリーニングとして**基本チェックリスト全25項目**（厚生労働省）が実施される．その中で低栄養状態については「6カ月間の体重の減少の有無」「BMIが18.0未満」の2項目に該当し，いずれかにチェックされるとPEMリスク者として選出される．

❷ 栄養アセスメント

　栄養スクリーニングにおいて低栄養状態のリスクがある場合には，より詳細なデータ収集による栄養アセスメントを行う．栄養リスク者の改善指標やその程度を評価・判定する過程である．

　栄養アセスメントの方法には，直接的評価方法（身体計測，臨床検査，臨床診査）と間接的評価方法（食事調査）を実施する．さらに，栄養補給量の決定のために安静時エネルギー量の推定

表2　SGAの評価項目と栄養状態評価

```
A. 病歴
  1. 体重の変化
     過去6カ月間の体重減少：＿＿＿Kg　減少率：＿＿＿
     過去2週間の変化：増加□　変化なし□　減少□
  2. 平常時と比較した食物摂取の変化
     変化なし□
     変化あり：期間＿＿＿週＿＿＿日間
     タイプ：不十分な固形食□　完全液体食□
           低カロリー液体食□　絶食□
  3. 消化管症状（2週間以上継続しているもの）
     なし□　嘔気□　嘔吐□　下痢□　食欲不振□
  4. 身体機能
     機能不全なし□
     機能不全あり：期間＿＿＿週＿＿＿月
     タイプ：労働に制限あり□　歩行可能□　寝たきり□
  5. 疾患，疾患と栄養必要量の関係
     初期診断：＿＿＿＿＿＿＿
     代謝要求／ストレス：なし□
           軽度□　中等度□　高度□
B. 身体計測
  各項目を次の尺度で評価すること：
  0＝正常，1＋＝軽度，2＋＝中等度，3＋＝高度
  皮下脂肪の減少（三頭筋，胸部）＿＿＿＿
  筋肉量の減少（大腿四頭筋，三角筋）＿＿＿＿
  踝部の浮腫＿＿＿　仙骨部の浮腫＿＿＿　腹水＿＿＿
C. 主観的包括的アセスメント
  栄養状態良好　　　　　　　　　　　　　A□
  中等度の栄養不良（または栄養不良の疑い）B□
  高度の栄養不良　　　　　　　　　　　　C□
```

（櫻井洋一：高齢者の栄養スクリーニングツール．雨海照祥監，高齢者の栄養スクリーニングツール　MNAガイドブック，p21，医歯薬出版，2011．より引用）

を行い，個々人のエネルギー消費量に見合ったエネルギー補給量を算出する．

1 身体計測

　栄養アセスメントにおける身体計測は，身長，体重をはじめ，上腕周囲長，下腿周囲長，上腕三頭筋部皮下脂肪厚，肩甲骨下部皮下脂肪厚（図3）から計測する．非侵襲的で簡便に実施できることから看護におけるアセスメントツールである．周囲長計測用の**インサーテープ**と皮下脂肪厚計測用の**アディポメーター**の栄養アセスメントキット（図4）は，小さく軽量であるため持ち運びも便利であり，在宅でも使用可能である．

図3 栄養アセスメントにおける身体計測

[A 上腕周囲長の計測]

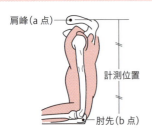

上腕周囲長の計測①
注 インサーテープの裏面でa点とb点の中点を定める.

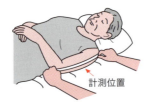

上腕周囲長の計測②
注 仰臥位で肘を直角に曲げる.

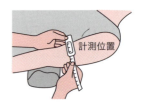

上腕周囲長の計測③
注 皮膚を圧迫しないように注意する.

[B 下腿周囲長の計測]

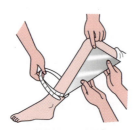

下腿周囲長の計測①

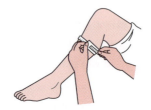

下腿周囲長の計測②

[C 上腕三頭筋部皮下脂肪厚の計測]

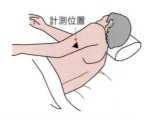

上腕三頭筋部皮下脂肪厚の計測①
注 上腕周囲長を計った位置で計測する.

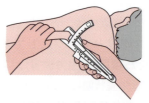

上腕三頭筋部皮下脂肪厚の計測②

[D 肩甲骨下部皮下脂肪厚の計測]

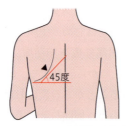

肩甲骨下部皮下脂肪厚の計測①

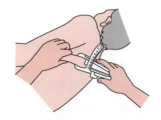

肩甲骨下部皮下脂肪厚の計測②
注 圧力線が一直線になるまでの圧力で,計測する.

(有澤正子, 阿部喜代子:栄養アセスメント, 身体計測. 生活習慣病予防と高齢者ケアのための栄養指導マニュアル, pp103-105, 第一出版, 2002. より)

図4　栄養アセスメントキット

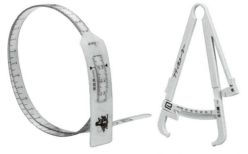

［インサーテープ］　　　［アディポメーター］
（医科学出版社　栄養アセスメントキット
http://www.n-assessmentkit.jp/　より許可を得て掲載）

　身体計測値の経時的記録は，栄養状態の長期的変化を意味し，体重や脂肪・筋肉の減少は，栄養状態の消耗の度合いを意味する．高齢者の場合には，加齢とともに身体状態の個人差が広がるために，高齢者の平常時の測定値を基準とした個人別変動を，定期的にある程度長期間にわたる計測によって，減少や増加率を継続的に観察することが重要である．

　特に体重減少時の脱水症とサルコペニアの診断項目として**下腿周囲長**は有用である．これらの身体計測の測定は，非侵襲的で医師の指示による血液検査等を待たずに客観的データが得られるため，これらの身体測定を定期的に実施し，さらに管理栄養士の詳細な栄養アセスメントへ連携することが求められる．

2 臨床検査

　PEMの評価・判定には，内臓タンパク質の代表的指標である血清アルブミンやトランスフェリンやプレアルブミンなどの血清タンパク質が用いられる．半減期が比較的長い血清アルブミンは，中期的な栄養状態の変動を把握でき，慢性的に病状が推移している患者や虚弱者やリハビリテーション期の患者には的確な判断指標とされている．血清総コレステロール値は，PEMでは低値に観察されるため，参考指標とする．

3 臨床診査

　身体組織の中で，毛髪，皮膚，眼，口腔などの上皮細胞は新陳代謝が速いため，特定の栄養素の欠乏状態が比較的早期に現れやすいという特徴がある．これらの変化を観察する．精神状態についても，意欲の低下，認知状態の悪化，無関心・無表情な態度，傾眠傾向といった状態の変化にも注意する．摂食嚥下機能に影響する口腔内の衛生状態や歯の欠損状況，噛み合わせの状況等の観察も重要である．

4 食事摂取状況の把握方法

　食事摂取状況の把握方法としては，**24時間思い出し法，食事記録法（目安量記録法，秤量記録法）**，食物摂取頻度調査法，簡易食物摂取状況調査，簡易喫食率調査などがある．

　高齢者の場合には，詳細な記録法や思い出しによる方法は，記憶能力が低下している場合や家族介護者が不在等で記録が困難な場合が多いため不適切である．そのため，食事内容の把握のためには，写真等から把握することが簡便であり，多職種間で情報共有する場合にも容易な方法である．

❸ 栄養ケアプラン

　栄養アセスメントの分析結果に基づき，個々人の栄養問題に応じて実施可能な栄養ケア計画を栄養ケアにかかわる職種で協議し立案する．このとき看護師の役割は，対象者の日常生活行動の一部である「食べる」にかかわる一連の行動プロセスである食べ物を摂取する準備段階に始まり，食べ物の消化・吸収に至る全プロセスにおける問題や，精神・心理的問題，家族等の介護者にかかわる社会的問題を提示していくことができる．

　その際に3つの大きな柱は，栄養補給，栄養教育・栄養カウンセリング，各専門職による栄養ケアである．

❹ 栄養補給

　適正なエネルギーならびに栄養素の補給量，補給方法（食事，食事＋栄養補助食品，強制経腸栄養，静脈栄養）を決定する．エネルギー補給量の決定は，個別に算出する必要があり，栄

養補助食品の選択については，多くの種類が販売・開発されてきているため，専門家である管理栄養士と相談して決定する．

❺ 栄養教育・栄養カウンセリング

高齢者の栄養教育・カウンセリングの目的は，問題のある保健行動の変容を促し，習慣化を図ることである．最終ゴールは，QOLの向上・維持であり，高齢者個人にとって身体的にも精神的にも社会的にもよりよい状態・主観的健康状態をめざすことである．

栄養教育では，高齢者とのコミュニケーション技術が重要である．何気ない話から栄養改善策の糸口をつかむため，対象者への共感的理解を示しながら，専門的用語や略語を用いずに，**傾聴**と**インタビュー技法**(**開かれた質問**：open question，**閉じた質問**：closed questionなど)を用いるようにする．さらに管理栄養士とともにカウンセリングを協力しサービスの水準を高めることができる．

❻ 各専門職による栄養ケア

栄養状態には，対象者の身体的・精神的問題，経済的・社会的問題がかかわっている．看護師と管理栄養士だけでなく，医師，歯科医師，薬剤師，理学療法士，作業療法士，言語聴覚士，ソーシャルワーカー，臨床心理士，介護職などの専門職が必要に応じて栄養ケアプランに参画し，協議する必要がある．

高齢者にとって，食べること，味わうこと，しゃべることが円滑にできることは，生き生きとした生活につながる．加齢による摂食嚥下機能の低下によって，う歯や舌苔がみられるなど口腔内の衛生状態を容易に保てず，これによって食欲や経口摂取量の低下にもつながり，高齢者自身が食べることを嫌がるようになる場合がある．摂食嚥下機能の低下を予防するための食前・食後の口腔ケアと嚥下体操を積極的に実施していくことが大切である．

❼ モニタリング

栄養ケアプラン実施上の問題(対象者の非同意・非協力，合併症，栄養補給方法の不適合にも容易な方法である．

7 PEMを改善するための看護

PEMを改善するためには，高齢者の食べる能力(摂食嚥下機能評価)を評価し，その能力にあった食形態の食事を準備することである．つまり経口摂取を安全に行えるように整える必要がある．さらに効率的に栄養価の高い食品を摂取できるように，高齢者の嗜好にあった栄養補助食品を選択し，適切な方法で提供することである．

❶咀嚼嚥下が機能的に困難な状態では，障害の状態に合わせて，食品の形態を，ゼリー状，ポタージュ状，かゆ状など，献立内容・調理方法を工夫し，増粘剤を活用しとろみの程度を調整する．

❷口腔機能の低下を補う適切な義歯の装着と，口腔内衛生の保持のために食後の口腔ケアを徹底する．このことで食欲低下を予防することができる．

❸栄養補助食品が多数開発されているため，管理栄養士と相談し，個々の栄養状態と嗜好に合ったものを選択し積極的に活用する．

[梶井文子]

引用文献

1) 細谷憲政監：高齢者の栄養管理．杉山みち子：タンパク質・エネルギー低栄養状態．pp6-9，日本医療企画，2005．

2) 島田裕之編：フレイルの予防とリハビリテーション．甲田道子：栄養によるフレイル予防．pp107-108，医歯薬出版，2015．

3) 細谷憲政監：高齢者の栄養管理．細谷憲政：栄養状態．p30，日本医療企画，2005．

4) 雨海照祥監：高齢者の栄養スクリーニングツールMNAガイドブック．櫻井洋一：高齢者の栄養スクリーニングツール．p21，医歯薬出版，2011．

5) MNA®：簡易栄養状態評価表Mini Nutritional Assessment-Short Form
http://www.mna-elderly.com/forms/mini/mna_mini_japanese.pdf(2017年4月アクセス)

Column

高齢者のPEGと経鼻胃管栄養法

　高齢者の栄養療法は，経口摂取が第一選択であり，食事摂取量の増加，経口補助栄養の摂取の推進を図ったうえで，経口摂取が不十分な場合に経腸栄養を考慮することが推奨されている[1]．経腸栄養の投与ルートとして，経腸栄養の投与期間が4～6週間以下のときには経鼻胃管が選択される．6週間を超える長期間のリハビリテーションが必要であるか，または機能回復が期待できない場合は，経鼻胃管を使用していると，外鼻孔や鼻腔，咽頭に粘膜障害が起こるため，経皮内視鏡的胃瘻造設術（percutaneous endoscopic gastrostomy：PEG）が選択される．誤嚥性肺炎のリスクが高い場合には，十二指腸経鼻経管栄養法や空腸経鼻経管栄養法または空腸瘻が選択されることもある．PEGでは腹腔へ，経鼻胃管では気道への誤挿入のリスクがあり，経腸栄養投与に伴い死亡事故に直結するので，投与前には胃液を引き，チューブ先端が胃に入っていることを必ず確認することが重要である．

　経口摂取が不十分な高齢者における低栄養の予防，または改善のために経腸栄養の投与は重要であるが，PEGや経鼻胃管を使用している高齢者では，自己抜去のリスクが高い場合には手抑制を実施することもあり，特に経鼻胃管を使用している高齢者ではその実施率は高いことが指摘されている[2]．また，PEGや経鼻胃管の挿入によりボディイメージの変容や不快感，不自由さが生じ，QOLが低下する場合があることを忘れてはならない．高齢者における経腸栄養の有効性は，摂取エネルギー量を増加させる効果はあるものの，死亡率や在院日数，活動量への影響，体重増加や栄養状態の改善効果については研究により報告がさまざまであり，一貫した有効性は未だ明らかとなっていない[3]．一方，重度認知機能障害のある高齢者や，終末期患者では，経腸栄養の投与は予後の改善を認めないことが明らかとなっており，経腸栄養を含めた人工栄養の投与は推奨されていない[4]．経腸栄養の投与において，その投与の是非や投与ルートについて，高齢者それぞれの身体状況および本人の意思や意向を踏まえて慎重に検討する必要がある．

［河田萌生］

引用文献

1) 日本静脈経腸栄養学会編：静脈経腸栄養ガイドライン，第3版―静脈・経腸栄養を適正に実施するためのガイドライン．照林社，2013．
2) Attanasio A, Bedin M, Stocco S, et al: Clinical outcomes and complications of enteral nutrition among older adults. Minerva Med 100(2): 159-166, 2009.
3) Volkert D, Berner YN, Berry E, et al: Author information ESPEN Guidelines on Enteral Nutrition: Geriatrics. Clin Nutr 25(2): 330-360, 2006.
4) Druml C, Ballmer PE, Druml W, et al: ESPEN guideline on ethical aspects of artificial nutrition and hydration. Clin Nutr 35(3): 545-556, 2016.

E 睡眠障害と看護

> **Point**
> - 高齢者になるほど不眠を自覚する人の割合は増加する．
> - 高齢者の睡眠に対する看護として，❶睡眠に適した療養環境を整える，❷睡眠習慣を見直す，❸生活習慣を見直す，❹身体疾患・精神疾患の治療を適切に受けられるようにする，❺睡眠薬について正しい知識を伝達することがポイントとして挙げられる．

1 高齢者の睡眠

　高齢者の睡眠を脳波を用いて調べると，若年者と比べて，中途覚醒回数が多く，覚醒時間が長く，睡眠時間が短く，さらに深い眠りが減少している．一方，床の中で過ごす時間（就床時刻から起床時刻までの間の時間）は，高齢者は一般に社会的制約が少ないため，成人より長い．睡眠をとる時間帯は，高齢になるにつれ，早寝早起きの朝型に移行する．

　不眠を訴える人の数は，20～50歳代ではおよそ20％であるが，60歳以上では約30％と高齢者で多い[1]．症状別にみると，**入眠障害**（**入眠困難**ともいう）は若年者と高齢者で差はなく，**中途覚醒**，**早朝覚醒**は高齢者に多い．

2 高齢者の睡眠に関するアセスメントの留意点

❶ 不眠と睡眠習慣

　中途覚醒や早朝覚醒を主訴とする高齢者の中に，極端な早寝早起きが含まれていることがある．高齢者では，早い時刻から床に入る傾向にある．例えば，20時頃に就床している高齢者では，睡眠時間には個人差はあるものの睡眠時間は加齢とともに短くなるので，午前2～3時頃にはその晩の睡眠が終了してしまう．本人は再入眠しようとするが，なかなか寝つけず，これを中途覚醒や早朝覚醒と認識してしまうようである．

　したがって，高齢者の不眠を把握する際には，就床時刻，起床時刻などの睡眠習慣も考慮してアセスメントする必要がある．

❷ 不眠と不眠症

　「不眠症状があること＝不眠症」ではない．不眠症とは，夜間の不眠症状に加え，日中に眠気や集中困難，疲労感などの身体的・精神的不調を合併している病態を指す[2]．多くの高齢者は，夜間の不眠症状があっても活発な生活を送っている．このような場合は不眠症状はあっても不眠症には該当しない．

3 高齢者の睡眠に対する看護支援

❶ 睡眠に適した療養環境を整える

1 光の取り入れ方を工夫する

　朝の太陽光（高照度光）は体内時計の強力な同調因子である．一方，昼間の光は，交感神経の働きを活発にし，覚醒度を上昇させる効果がある．したがって，日中，十分な外界光を取り入れられることが望ましい．

　高齢者では，日中にも居眠りがみられ，夜間の睡眠は断続的で中途覚醒が多くなる．一日中暗い室内にいて太陽光に当たる時間が少ないと，生体リズムの昼夜のメリハリが失われ，昼夜逆転しやすくなる．天気のよい日は散歩や日光浴など日当たりのよい場所で過ごすようにする．

2 音刺激を見直す

夜間の騒音は，45〜55 dB程度（エアコンの室外機が約50 dB）であっても不眠や夜間の覚醒が増加する[3]．特に高齢者では覚醒閾値が低下しており，同じ深さの睡眠でも若年者に比べて小さな刺激で目が覚めてしまう．つまり高齢者では騒音や同室者のいびきなど外界の要因によって，容易に眠りが妨げられてしまう．

3 適切な寝具を選択する

体温は入眠してから明け方にかけて下降する．この間，末梢血管が拡張し，発汗が促進され，放熱が行われる．ヒトは一晩にコップ一杯の汗をかくといわれており，寝具・寝衣の断熱性・保温性がよすぎると放熱が妨げられ，睡眠が障害されてしまう．

② 睡眠習慣を見直す

1 眠たくなってから床につく

スムーズな入眠には，就床時刻よりも起床時刻が重要である*1．就床時刻を気にするとかえって目がさえて眠れなくなる．就床時刻はあくまでも目安とし，固定的に考えないほうがよい．その日の眠気に応じて眠くなってから床につく．

2 30分以上眠れなかったらいったん床から離れる

心配ごとや悩みなどがあると，不安や緊張でますます目がさえて眠れなくなってしまう．このような場合，いったん床を出て，自分なりのリラックス法を実践し，眠気を感じてから再度床に入る．目安として30分以上眠れなかったら床から離れるよう説明する．

3 必要以上に床の中で過ごさない

「長く寝る方が健康によい」「睡眠は8時間必要」と無理に床の中で過ごしている高齢者は多い．8時間睡眠とよくいわれるが，科学的根拠はまったくない．必要以上に床の中で過ごしているとかえって睡眠は浅くなり，目が覚めやすくなる[4]．高齢者では，加齢に伴い睡眠時間が短くなるにもかかわらず，「することがない」と眠くもないのに床に入る習慣がある人がかなりいる．

高齢者が不眠を訴えるときには，何時間くらい床についているのかを確認することが重要である．就床時刻と起床時刻を調整して，実際に眠れる時間だけ床の上で過ごすよう援助することで，熟睡感が得られるようになる．

4 長い昼寝や夕方以降の昼寝は避ける

長い昼寝や夕方以降の昼寝は，その日の寝つきを妨げる．昼寝をするなら15時前までに30分以内にとどめ，長時間眠らないようにする．

③ 生活習慣を見直す

1 運動・身体活動を取り入れる

高齢者では，日中の身体活動量の低下が中途覚醒を増加させていることがある．運動習慣のある高齢者は不眠が少ない[5]．寝たきりであっても床上で実施できる運動によって適度な疲れが得られるように援助し，健康な高齢者に対しては運動を生活に取り入れ，習慣づけるよう支援する．

2 就床前4〜5時間前のカフェインを避ける

カフェインは覚醒作用をもつ代表的な物質で，コーヒー，紅茶，緑茶，コーラ，健康ドリンク，チョコレート，ココアなどに含まれる．カフェインは入眠を妨げ，中途覚醒を増加させる．カフェインの覚醒作用は摂取後30分後くらいしてから出現し，4〜5時間続く．

3 睡眠薬代わりにアルコールを使用しない

不眠への対処にアルコールを使用している成人は男性では半数，女性は4人に1人[2]で，諸外国と比較して日本は最も多い．アルコールを飲むと寝つきはよくなるものの，夜間睡眠の後半部での睡眠を浅くし，中途覚醒・早朝覚醒の原因となる．さらに，連用すると耐性が生じ，同じ量では効かなくなる．

> 👆 ワンポイント
>
> **＊1 起床時刻が重要である理由**
> 朝，太陽光を浴びると，14〜16時間後に深部体温の下降が始まり，身体は眠りの準備に入る．

このため入眠目的のアルコールが次第に増え，肝障害や糖尿病，アルコール依存症の原因となる．また，中断すると離脱症状（禁断症状）がみられ，寝酒を始める前よりも強度の不眠が生じる．

❹ 就床直前に熱い風呂に入らない

就床直前に42℃以上の熱い風呂に入ると入眠が妨げられる．交感神経系の活動が亢進し，血圧が上がると同時に覚醒作用をもたらす．39〜40℃程度のぬるめの湯温は寝つきを促す方向に作用する．

❹ 身体疾患・精神疾患の治療が適切に受けられるようにする

痛みやかゆみを伴う身体疾患をはじめとして，睡眠時無呼吸症候群，慢性閉塞性肺疾患，喘息，糖尿病，高血圧症，循環器疾患，神経疾患などは不眠を引き起こす．高齢者で増加する認知症やうつは睡眠障害を高頻度で伴う．原疾患を治療しないと睡眠薬だけでは不眠が改善しないことが多い．

高齢者にとって，頻尿による睡眠障害は深刻な問題である．夜間頻尿があるから不眠になるのか，不眠があるから夜間頻尿になるのかについては明らかになっていないが，両者は悪循環を形成する．

夜間頻尿は転倒の危険因子であり，リスクマネジメントの点からも重要な課題である．入院患者の転倒・転落防止を目的に，睡眠薬内服後の排泄行動に着目したフローシートを用いて，患者と情報共有して患者自身がサポートの方法を選択した結果，患者の危険に関する意識や行動が高まったという報告がある[6]．

❺ 睡眠薬使用は最小限に，使用した際は十分な観察を行う

現在，医療機関で使用される主な睡眠薬は，ベンゾジアゼピン受容体作動薬，非ベンゾジアゼピン受容体作動薬，メラトニン受容体作動薬，オレキシン受容体拮抗薬に分類される．このうち，前者2つは臨床で最もよく使われている．安易な多剤併用・高用量使用は避け，単剤・常用量使用を原則に，服薬期間と服薬量を最小限にとどめることが望ましい．

高齢者では睡眠薬を服用している人の割合は他の年代に比べて高い．睡眠薬による筋緊張低下やふらつきは転倒の危険因子となる．このため，高齢者では筋弛緩作用が少なく，作用時間の短い非ベンゾジアゼピン系の睡眠薬や，中断後の反跳性不眠が起こりにくく，より自然な睡眠に近づけるメラトニン受容体作動薬が推奨されている．

超短時間型非ベンゾジアゼピン系睡眠薬は，ベンゾジアゼピン系睡眠薬と比べて筋弛緩作用は少ないが，**平衡機能への影響（ふらつき）は報告されている**[7]．睡眠薬によるふらつきを本人が正確に把握することは困難である[7]ことから，本人の自覚症状のみに頼ることなく，看護師が観察を行うことが重要である．また，筋緊張についても，服薬量が多くなれば非ベンゾジアゼピン系睡眠薬でも筋弛緩作用が生じる[8]．転倒は，睡眠薬の使用初期に発生しやすい．ベンゾジアゼピン系睡眠薬では投与開始後2週間以内が最も危険が高い[9]ため，睡眠薬の導入時や変更時には看護師の観察が必要である．

また，高齢者では**睡眠薬の持ち越し効果**に注意する必要がある．持ち越し効果とは，睡眠薬の効果が翌朝まで体内に残り，目覚めの悪さ，過度の眠気，日中の居眠り，ふらつき，作業能力の低下などが続くことをいう．特に高齢者では，薬剤の代謝に時間がかかるので，超短時間型睡眠薬でも数日かかって体内に蓄積することがある．したがって超短時間作用型といえども持ち越し効果による不必要な日中の鎮静，起床時のふらつきには注意を要する．

［尾﨑章子］

引用文献

1) Kim K, Uchiyama M, Okawa M, et al: An epidemiological study of insomnia among the Japanese general population. Sleep 23(1): 41-47, 2000.
2) American Academy of Sleep Medicine: International

Classification of Sleep Disorders, 3rd ed. American Academy of Sleep Medicine, Darien, IL, 2014.
3) Basner M, Glatz C, Griefahn B, et al: Aircraft noise: effects on macro- and microstructure of sleep. Sleep Med 9 (4) : 382-387, 2008.
4) Wehr TA: The impact of changes in nightlength (scotoperiod) on human sleep. Turek FW, Zee PC, Regulation of sleep and circadian rhythms, pp263-285, Marcel Dekker Inc, 1999.
5) Inoue S, Yorifuji T, Sugiyama M, et al: Does habitual physical activity prevent insomnia?: a cross-sectional and longitudinal study of elderly Japanese. J Aging Phys Act 21: 119-139, 2013.
6) 中塚瑞江,工藤貴子,下田弥生・他:睡眠薬内服後の排泄行動に着目した転倒転落フローシートの効果. 日本看護学会論文集 看護管理39:184-186, 2009.
7) 小曽根基裕,大渕敬太,佐藤幹・他:睡眠薬による平衡機能への影響 最も有効な転倒防止策は何か? 日本薬物脳波学会雑誌 10:13-20, 2009.
8) 稲見康司,新野秀人,堀口淳:高齢者の睡眠医療における薬物療法の功罪. Geriatric Med 48(6):791-794, 2010.
9) Wagner AK, Zhang F, Soumerai SB, et al: Benzodiazepine use and hip fractures in the elderly: Who is at greatest risk? Arch Intern Med 164 : 1567-1572, 2004.

演習

自身の睡眠習慣を振り返り,勉学やアルバイト等のライフスタイルや,運動や食事等の生活行動との関連について検討してみよう.

第5章 高齢者看護の実践

Section 3 急性期医療を必要とする高齢者の看護

A 急性期医療を必要とする高齢者への看護の考え方

Point
- 急性期医療を受ける高齢者は，防衛力，予備力，回復力の低下から，急変しやすく，合併症の併発や，重症化・慢性化しやすい．
- 急性期医療を受ける高齢者の看護は，加齢による臓器変化や病態の特徴を理解し，注意深い観察と予防ケアを行うとともに，異常の早期発見と早期対応に努める必要がある．
- 手術を受ける高齢者の看護は，合併症を予防し，生活機能の維持・回復に向けて多職種と連携し，入院時から計画的に支援する．

1 急性期医療を受ける高齢者の特徴

高齢者は加齢に伴い防衛力，予備力，回復力が低下していることから，表1のような疾病・病態の特徴を有する．高齢者では，疾患に特徴的な症状が現れにくいため，受診が遅れ，診断されたときにはすでに重症化している場合もある．

生活習慣病などの複数の疾患をもつ高齢者は，さまざまな合併症を起こしやすく，容易に日常生活活動（ADL）が低下し廃用症候群に陥る．回復力の低下から疾患の回復には時間を要し，慢性的な経過をたどる場合もある．さらに，慢性疾患の経過中に急性増悪するなど，病状が急変しやすい．また，加齢に伴う薬物動態の変化から，薬物治療中に副作用が生じることも多い（p126，**3**「薬物療法と看護」参照）．加齢に伴う体組成変化や腎機能の低下から，脱水や電解質異常を起こしやすく，二次的に意識障害やせん妄（p305，**4**「せん妄」参照）になる場合もある．

急性期医療を受ける高齢者の看護では，これらの疾病や病態の特徴をよく理解し，注意深い観察と予防ケアを行い，異常の早期発見と早期対応に努める必要がある．

2 手術を受ける高齢者の特徴

麻酔や外科手術における医療技術の進歩に伴い，80歳以上の高齢者の手術も珍しくなくなってきた．しかし，高齢者では加齢に伴う諸臓器の機能低下に加え，慢性疾患を複数有していることも多いため，一般成人に比べ表2のような合併症を起こしやすく，手術リスクは高くなる．

図1は，心筋梗塞，重度不整脈，肺塞栓，脳血管障害について，周術期合併症の発生率を全年齢と高齢者で比較したものである[1]．いずれの合併症も高齢者では5～40倍の発生率と高くなる．そのほか，術後回復の遅延や，緊急手術時の死亡率が高いことも高齢者の手術リスクの特徴といえる．

表1 高齢者の疾病・病態の特徴

- 症状・経過が非定型である
- 複数の疾病をもつ
- 合併症や廃用症候群を起こしやすい
- 回復に時間を要し，慢性的に経過する
- 病状が急変しやすい
- 薬物の副作用が起きやすい
- 脱水や電解質異常を起こしやすい
- 意識障害やせん妄を起こしやすい

表2 高齢者の加齢変化と周術期合併症

	生理的加齢変化	周術期合併症
循環器系	●冠動脈・大動脈の硬化 ●刺激伝導系の変性 ●心室拡張機能の低下	●心筋虚血, 高血圧／低血圧 ●不整脈, 心不全, ショック ●深部静脈血栓症（DVT）
呼吸器系	●肺活量, 1秒量の低下 ●咳嗽反射, 嚥下機能の低下	●低酸素血症, 高二酸化炭素血症 ●無気肺, 肺炎
腎・泌尿器系	●腎血流量・糸球体濾過率の低下 ●抗利尿ホルモン反応性の低下 ●尿濃縮力の低下	●薬物排泄の遅延, 腎不全 ●脱水, 電解質異常 ●尿路感染症
消化器・代謝内分泌系	●腸管運動の低下 ●肝臓重量・肝血流量の低下 ●耐糖能の低下	●イレウス ●薬物代謝の遅延, 肝不全 ●血糖コントロール不良
中枢神経系	●脳血管の動脈硬化 ●認知機能の低下	●脳血管障害 ●せん妄
その他	●基礎代謝・体温調節機能の低下	●低体温

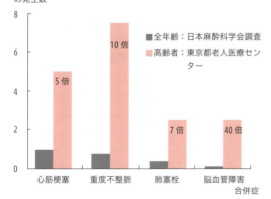

図1 高齢者の周術期合併症発生率

＊2001～2003年の調査，グラフ内の数字は全年齢との比較
（小倉信：専門領域における老年医学—日本老年麻酔学会．日老医誌44（1）：51-54, 2007. より）

高齢者の健康度は個人差が大きく年齢で一括りに評価することはできない．高齢者の手術リスクと予後は，年齢，生理的加齢変化，併存疾患，手術の緊急度，手術の種類によって規定される．そのため，術前評価は，心機能，呼吸機能などの術前検査，既往歴，現病歴，日常生活機能，認知機能などから高齢者個々の術中・術後に予測されるリスクを総合的に把握し，安全に手術が行われるよう全身管理を行う必要がある．

3 高齢者へのインフォームド・コンセント

医療行為を行ううえで，**インフォームド・コンセント**は必須である．インフォームド・コンセントとは，患者が自分の病名や病状，行われる検査，治療などに関する十分な情報を医療者から得たうえで，これを理解し納得して，自分自身で医療行為について**意思決定**することである[2]．つまり患者の**自己決定権**と**自律の原則**を守る行為の1つである．

しかし，高齢者では理解力や判断力の低下，「高齢だから難しい話はわからない」といった高齢者に対する偏見などから，治療の選択において高齢者自身の意思が反映されにくい傾向にある．看護師は高齢者が受ける医療行為の意思決定において，その権利を十分に行使できるよう支援する必要がある．

手術におけるインフォームド・コンセントでは，外科医から疾患の経過と手術の必要性，術前評価から予測される合併症などのリスク，予後や術後のQOL，手術しない場合の経過と他の治療の選択肢などについて説明されたうえで，患者は手術を受けるかどうかの意思決定をする．

高齢者は，加齢により視聴覚機能や記銘力が低下しているため，説明内容を十分に理解できなかったり，医師や家族に遠慮して自身の考えや思いを表出しないこともある．

医師からの説明の際には必ず看護師が同席し，高齢者が説明内容をどのように理解したか，疑問点，自身の考えや思いを表明できるよう支援する．高齢者の理解力を高めるために，補聴器などはきちんと装着し，静かな環境で視線を合わせて説明する．平易で簡単な言葉で繰り返し説明し，文字や図を用いるなど，高齢者の理解力に応じたコミュニケーションの工夫をする．

認知症の高齢者が手術などの医療行為を受ける際は、家族が**代理意思決定***1を行うが、その場合も本人の理解力に合わせて説明し、本人の意思を確認する必要がある。説明する際は、静かな環境と十分な時間を確保し、説明したことをどのように理解したかを本人の言葉で説明してもらう。本人がうまく説明できなくても「手術を受けますか？」という肯定文で尋ねた場合と、反対に「手術を受けるのはやめますか？」という否定文で尋ねた場合も一貫した返答があれば、理解したうえで同意したと判断する。その後に説明を忘れても、説明直後は理解でき、何度確認しても同じ選択をするのであれば、本人の意思とみなす。確認するたびに意思が二転三転する場合は、理解が不十分な可能性が高いので、意思決定について、家族や複数の医療専門職で十分話し合う必要がある。

4 手術を受ける高齢者への看護の基本

手術を受ける高齢者の看護の要点は、成人の周術期看護と基本的には変わらない。前述のように高齢者は、加齢や併存疾患により手術侵襲の影響を受けやすく、合併症や生活機能の低下を起こしやすいことを念頭に周術期看護を行う必要がある。

❶ 術前検査とオリエンテーション

術前検査では、循環器、呼吸器など全身の機能評価を行い、手術に耐え得る全身状態かどうかが評価される。脆弱な高齢者では、術前検査に伴う絶食や検査薬の投与により栄養障害や薬物有害作用を引き起こし体力を消耗させる場合があるので、注意が必要である。具体的な術前検査における看護は、p125、**2**「診療場面の看護：外来診療・検査時の看護」を参照いただきたい。

術前検査の結果から周術期リスクが評価された後は、それらのリスクを軽減するケアを術前から計画的に組み込み、循環・呼吸機能、栄養状態の維持・改善に努める。

術前オリエンテーションの内容は、一般成人と変わりないが、高齢者の生活背景やコミュニケーション能力に合わせて実施する必要がある。記銘力が低下していたり、不安や緊張が強い場合は、一度の説明で理解することは難しくなる。インフォームド・コンセントと同様に、落ち着いた環境で高齢者の理解しやすい方法で説明することが重要である。

また、手術当日の入院予定のため外来で術前オリエンテーションが行われる場合もある。その際は、家族も同席できるよう調整し、パンフレットを用いるなどして後で確認できるようにするとよい。

またオリエンテーション後は、理解した内容を確認する、その都度くり返し説明する、不安や心配なことを傾聴するなどのかかわりが、高齢者との関係づくりとなり、周術期看護に協力が得やすくなる。

❷ 周術期の観察と予防ケア

前述のように、高齢者は加齢変化と併存疾患の影響により周術期合併症を起こしやすい一方、典型的な症状が現れず異常の発見が遅れやすいという特徴がある。したがって、看護師は高齢者のバイタルサイン、検査データ、水分出納バランス、予測される合併症の身体所見など、術前〜術後の一貫した丁寧な観察により全身状態を把握し、異常の早期発見に努める必要がある。本人からの訴えがなくても、毎日のかかわ

> **ワンポイント**
>
> *1 代理意思決定
> 患者の意思が確認できない場合に家族が代理意思決定者となることが多いが、家族の意思が優先されるということではない。あくまで家族は、患者の意思や利益を代弁できる者として選定される。代理意思決定をする家族にとっては、葛藤や自責といった心理的負担が生じやすいことを念頭に家族支援を行う必要がある。

りから「何かいつもと違う」「何となく活気がない」といった違和感や気づきが、合併症の早期発見につながる場合もある。

術後の疼痛は、咳嗽反射や呼吸運動の抑制、頻脈・血圧上昇など酸素消費量の増加、消化管運動の抑制、創傷治癒の遅延、精神的ストレス、不眠などの悪影響を及ぼし、術後合併症にもつながりやすいので、積極的な**疼痛コントロール**を行う[3]。認知症の高齢者では、自ら言葉で痛みを訴えることが難しくなるため、適切な鎮痛がなされず、行動・心理症状（BPSD）やせん妄を誘発する場合もある。認知症の人の疼痛のアセスメントは、アビー痛みスケール[4]、PAIND（Pain Assessment in advanced Dementia scale）[5]などを活用し、客観的な疼痛評価のもとに疼痛管理を行う必要がある。

術後せん妄は、術直後～数日間にみられ、高齢者や認知症の人に発症率が高い。せん妄の原因は、手術侵襲や麻酔薬の影響、全身状態の悪化などの身体因子、疼痛、不眠、拘束感、不安などの誘発因子が関連する（p305、**4**「せん妄」参照）。術前からせん妄リスクを予測して予防ケアを行うとともに、精神科リエゾンチーム、認知症ケアチームなどの多職種チーム（p149、第4章「高齢者看護のための学際的チームアプローチ」参照）で対応するのが効果的である。

❸ 早期離床とリハビリテーションへの援助

高齢者は、入院や術後の安静などで日常生活機能が容易に低下し、廃用症候群につながりやすい。このような安静臥床による弊害から、近年は**術後の疼痛管理を積極的に行い、早期に離床させ、リハビリテーションを開始する**のが一般的となっている。

しかし、高齢者では、麻酔や手術侵襲に伴う体力の消耗に加え、「動いたら傷口が開くのではないか」「手術後は絶対安静にしないといけない」「痛み止めは身体に悪い」といった思い込みから、鎮痛薬の使用や身体を動かすことに不安や抵抗を感じる場合が少なくない。看護師は患者の不安な思いを受け止めつつ、全身状態をアセスメントしながら段階的に離床を進める。

高齢者の離床、リハビリテーションにおいては、転倒・転落やドレーン・チューブ類の予定外抜去などの事故のリスクを伴う。離床を促す際は、ルート類の整理や病床周囲の環境を整え、看護師の見守りのもと安全に移動ができるよう援助する。

❹ 在宅復帰に向けた支援

多くの標準的術式はクリニカルパスが導入され、術後短期間で自宅退院となる。しかし、高齢者の場合、術後の回復過程は成人と同様ではなく、回復状況によってはすぐに自宅退院できず、回復期リハビリテーション病院や介護老人保健施設などの中間施設を経由して自宅へ戻ることも多い。

そのため、術後の在宅復帰に向けた計画は、入院時から開始する必要がある。特に退院後に介護保険サービスや介護施設を利用する場合には、早めに介護申請手続きを行ってもらい関係機関と調整する。術後に予測される高齢者の生活機能、生活環境、高齢者の意向、在宅における家族の受け入れ状況などについて、あらかじめ把握し、早期に**退院調整支援**（p128、§3「高齢者ケアの継続性と退院計画」参照）を開始することが重要になる。

［長谷川真澄］

引用文献
1) 小倉信：専門領域における老年医学―日本老年麻酔学会．日本老年医学会雑誌 44(1): 51-54, 2007.
2) 見藤隆子，小玉香津子，菱沼典子総編：看護学事典．p40, 日本看護協会出版会，2003.
3) 宇都宮明美編著：早期離床ガイドブック．p17, 医学書院，2013.
4) Takai Y, et al: Abbey Pain Scale: Development and validation of the Japanese version. Geriatr Gerontol Int 10: 145-153, 2010
5) Warden V, et al: Development and psychometric evaluation of the Pain Assessment in advanced Dementia (PAIND) scale. J Am Med Dir Assoc 4: 9-15, 2003.

B 周手術期の看護

> **Point**
> - 手術療法に臨む高齢者自身の意思決定を支援し，手術療法への心理的負担を軽減して積極的に治療に臨めるようにする．
> - 加齢変化や生活習慣病による合併症を予防するための日常生活の支援や，早期回復に向けた援助を行い，早期退院をめざすことが重要である．

1 白内障

　白内障とは水晶体の混濁により，視野がぼやけてしまい視力の低下を生じた疾患である．混濁は，主として蛋白の変性と水晶体線維の膨化による現象である．**老人性白内障**は加齢による変化として出現し，年齢が高くなるにつれて水晶体の透明度が低下し，発生頻度も高い．高齢者では80歳代では100％が水晶体の混濁を認める．また，性別では女性が男性より多い．

　初発症状として**まぶしさ**を訴えることが多い．点眼薬は白内障の進行を抑制するが，混濁した水晶体の症状の改善は困難である．自動車免許更新時に必要な視力を確保するために早期に手術を受ける高齢者や，パソコンや携帯の画面などを明瞭にみたいと手術に期待する高齢者がいる．一方で，生活への不安，経済的理由などから手術を回避する高齢者もいる．

　手術は**日帰り手術**と**入院による手術**が約半数ずつで若干入院手術が多い．手術後の精神的安定効果を期待し，日帰り手術をすすめる医療機関もある．手術時間は10〜15分と短時間で，創は2〜3mmと小さく自己閉鎖して縫合しないため，高齢者への負担が少ない手術療法である．手術は水晶体超音波乳化吸引術と眼内レンズ挿入術であり，眼内レンズの進歩により単焦点眼内レンズ，多焦点眼内レンズ（遠近2焦点）が使用される．多焦点眼内レンズでは使用していた眼鏡が不必要となる場合もあり，新聞などを裸眼で読むことが可能となる．

❶ 手術前の看護

　タブレットやパソコンを活用した動画での説明は手術や生活を含めたイメージがしやすく，理解を促しやすい．

■ 白内障の進行状況と日常生活行動との関連を確認し，必要な日常生活援助を行う

　高齢者自身は1人で支障なく行動できていたと感じていたとしても，家族等から多くの介助を受けている場合もあり，高齢者本人および家族からの情報も参考とする．また，自宅では視力が低下していてもそれまでの習慣から自由に行動できていたことが多く，手術予定により行動が一時的に制限される場合もある．

　特に手術後は眼帯により視野が制限されるので，高齢者の安全を確保できるようコミュニケーションの手段を確認する．

　手術後の安静時間は1時間程度であり，以後はバイタルサインが安定すれば行動制限は解除となる．

❷ 手術後の看護

　視力の安定までは感染予防対策ができるよう助言する．

1 眼症状および全身症状を観察し，転倒を予防する

　痛みや出血，また眼圧上昇症状として頭痛の有無，異物感，眼脂などを観察する．手術終了後1時間安静を保持した後の離床時には，眼帯による視野の狭さ，手術による緊張感から周囲の状況を把握しにくいことをふまえ，転倒予防などの安全を確保する．

2 清潔を保ち，点眼を確実に行えるよう援助する

手術後は洗顔が数日間制限される．洗面時にはタオルで顔を拭く方法を提示する．入浴や洗髪も翌日から可能であるが，水はねなどに注意が必要である．眼を圧迫するような動作や眼に力が入るような行動を具体的に伝え，眼の安静を保つよう支援する．

点眼薬の方法，清潔保持の方法，点眼の仕方など具体的に実施時に説明する．また点眼前には手を洗う習慣について再度説明する．

3 日常生活の留意点について説明する

埃の多い場所や人混み，運動などは2〜3週間は控えるように伝える．日帰り手術の場合には手術後の注意事項を同居人にも説明する．飲酒や喫煙も視力が安定するまでは控えるようにし，定期検診で確認するように伝える．

2 前立腺肥大症

前立腺は前立腺液を産生し，精液の10〜30%を占める．また，膀胱頸部の括約筋により射精時に精液が膀胱内に逆流するのを防ぐ働きがあり，男性の尿道後部部分を輪状に取り囲んでいる．加齢現象の1つとして，病理組織学的には40歳代から徐々に大きくなり，50〜60歳代で急激に大きくなる．

前立腺肥大により排尿困難をきたし，頻尿や排尿までの時間を要する遷延性排尿困難，排尿時間が長い再延性排尿困難がみられる．排泄は，爽快感や満足感を得る行動であり，排尿困難により心身・社会面で影響を受ける疾患である．

手術は経尿道的前立腺切除術（transurethral resection of the prostate: TURP），ホルミウムレーザー前立腺核出術（holmium laser enucleation of the prostate: HoLEP），生理食塩水潅流経尿道的前立腺切除術（bipolar-TURP）などの手術法が主に用いられる．

手術方法の進歩に伴い，外来での日帰り手術や，手術前日に入院する状況も多い．

❶ 手術前の看護

手術侵襲は少ないが，特に出血を誘発する抗凝固剤の薬物療法の有無を確認する．手術による影響として性機能の障害を想像するため，不安感が強いが表出しない場合もある．

1 排尿困難の状況を把握し，排尿困難に伴う不安の緩和を図る

国際前立腺症状スコアを活用し把握する．排尿回数，1回量，排尿時の違和感，残尿感の有無，排尿時間などについての排泄困難状況を確認する．排尿困難から水分制限をしていることもあり，水分の摂取状況について確認する．また排尿に伴う不快感や，頻尿に伴う睡眠不足，また社会生活上での悩みなどを有していることもある．性機能に関しては，前立腺肥大症の薬物療法により性機能障害を生じている場合もあるので，排尿困難状況との関連で確認し，専門的なかかわりの必要性を判断する．

2 全身の身体状況を把握し，早期回復への準備を行う

手術当日はアミノ酸飲料などで術後の回復への準備が開始されるので，提示されたものを時間までに飲水するように説明する．

3 排泄習慣を把握し，便通を整える

手術前の抗菌薬や緩下剤の服用方法，浣腸の指示は病院により異なるので，排便の状況を把握し，指示通りの内服や処置を行う．高齢者は排便による血圧への影響を受けやすいので，浣腸時にはバイタルサインの変動に注意する．

4 手術への理解内容を確認し，手術への不安を緩和する

手術後にカテーテルの自己抜去や不穏行動による事故の可能性もあり，手術への理解状況や不安内容を把握し，情報の提供や不安感が吐出できる環境をつくり，不安の緩和を図る．手術後には手術時の体位保持による身体への影響から，弾性ストッキングの着用や，間欠的空気圧迫法を行うことを説明する．

❷ 手術後の看護

手術後24時間以内に離床となる．膀胱内留置カテーテルが留置され拘束感を得やすく，安静を保持する傾向も生じやすい．安静保持と身体機能の回復過程を関連させ説明する．膀胱内留置カテーテルの挿入による感染予防や出血予防から手術後に入浴が制限される場合が多い．術式により清潔ケアの方法について説明する．

1 膀胱内留置カテーテル挿入に伴う排尿状況を観察し，回復を促す

血尿の基準(スケール)を活用し，尿の性状，尿量を確認する．膀胱内留置カテーテルの屈曲状況を解決しても流出が見られない場合や血尿の程度により凝血塊などが予測される場合，不穏時の徴候がある場合には，早期に医師と連絡をとり対処する．膀胱内留置カテーテルによる違和感や不快感は，危険行動につながりやすいので，早期に対処する．

膀胱内留置カテーテル挿入中での初回の離床時は，緊張感や安静による影響から転倒の危険性も高く，必ず付き添い安全を確保する．膀胱内留置カテーテルを抜去した後は，排尿状態として1回量，排尿感覚，残尿感，排尿時痛，尿漏れ，排尿感覚について確認する．尿漏れでは不安感が増し，夜間不眠となる状況もある．尿漏れは一時的なものであること，徐々に改善することを伝え，尿漏れの状況に応じて排尿パッドの使用を提示する．

閉鎖式蓄尿バッグは逆流防止弁がついているが，体動時に膀胱以上の高さにしないよう逆流性感染の予防方法を説明する．術後1日目から水分を多く摂取するように説明し，ベッドサイドに水分が摂取しやすい環境を整える．水分摂取の目安では，輸液中は1000 mL，輸液終了後は1500 mL程度である．

2 スムーズに排便できるように排便コントロールを行う

排便時の怒責は，膀胱内の出血をきたしやすいので，薬剤による排便のコントロールを図る．排便のコントロールを図ることは退院後も同様であり，刺激物となるコーヒーなどは控えるように説明する．

3 退院に備えて日常の過ごし方について説明する

出血を誘発しやすいアルコールの摂取や，入浴時に熱いお湯に長時間浸かること，温泉などは退院後の受診時まで控え，医師に確認しながら日常生活に徐々に戻るように伝える．性行為も同様である．また，重いものをもつなど下半身や会陰部に力がかかるような動作やゴルフなどの運動は避けること，移動は自転車やバイクは振動が大きく出血を誘発しやすいので，車より振動が少ない電車の利用が望ましいことについて情報を提供する．

尿閉は尿道部の浮腫や凝血などにより生じることもあり，再度膀胱内留置カテーテルを挿入して対応する場合があり，すぐに受診するように説明する．また，抗ヒスタミン剤が含まれる風邪薬で尿閉になることがあるので，安易に市販薬を服用しないように説明する．

3 大腿骨骨折

高齢者，特に女性は身体的な問題として骨粗鬆症が潜在している場合もあり，骨に外力が加わった結果，骨折を生じることがある．大腿骨骨折は大腿骨部への過度の圧力が転倒時に尻もちをついた結果生じる疾患である．

加えて女性は閉経によるホルモンバランスの影響や，治療中の疾患に伴う薬物療法，運動不足や栄養不足などの関連性でも骨折につながる要因が指摘される．

高齢者の場合は特別な障害がない場合でも，ADLの低下により，廃用性による筋萎縮傾向に陥り，さらに安静時間が長期になるほど筋萎縮は大きくなり回復が困難となる．

大腿骨骨折を予防するための下着であるヒッププロテクターは転倒時に股関節部を保護し外力を弱めるものであり，足元が不安定な高齢者には予防効果が高い．また，定期的な運動は身体バランス感覚を維持し，骨折予防となる．

大腿骨骨折では骨折部位により，**大腿骨頸部骨折**と**大腿骨転子部骨折**に分類され，それぞれの分類の重症度等，高齢者の心身の状況により治療方法が選択される．**人工骨（インプラント）**は生体にとって異物の挿入になり，細菌感染の培地となる危険性が高い．大腿骨転子部は関節包外の海綿組織は血流が豊富なことから，大腿骨転子部骨折は大腿骨頸部骨折より回復が早いとされる．

❶ 手術前の看護

突然の出来事で高齢者自身が状況を把握していない場合があるので，手術療法に至る経緯を十分に説明する必要がある．

◼ 急な入院による不安を緩和し，入院環境に適応できるようにする

体動が制限され，不安感が強く，入院環境に適応できない状況がある．寝たきりになるのではないか，歩けなくなるのではないか，また手術そのものや，手術後に関してなど不安は多岐にわたる．さらに，単に転んで打撲しただけだと判断しているなど，身体状況の変化への理解が不足している場合もある．何をどのようにしたらよいかわからず混乱を助長し，入院環境に適応できない場合がある．家族や重要他者の協力を得て，情報を明確に提示する．

入院期間や費用，一人暮らしの場合には入院・手術に伴う手続きを依頼できる相手や，自宅の様子，人手を借りなければならない負担感も不安の原因となる．MSWなど多職種連携にて対応する．

手術後せん妄の発症では，手術前からの発症の可能性も指摘されている．術前にしっかりと高齢者と向き合う時間を確保し，不安の緩和を図る．

◼ 骨折部位の状況および全身状態を把握し，苦痛を緩和する

急な入院により通常の内服薬を持参せず，また内服中の薬品名を失念していることも多い．どのような疾病で治療をして内服しているかを確認し，必要な服薬が継続できるようにする．

骨折部位の損傷状況により自動運動が可能な場合，歩行可能な場合や下肢の短縮を生じている場合などがある．**痛み**の状況と同時に，下肢の動きを確認する．また鎮痛薬の効果により痛みが緩和できているかどうか判断する．痛みは骨折部位からのものだけでなく，同一体位による圧迫痛もあるので，痛みの部位を確認し緩和する．

◼ 筋力や関節の動きを確認し，筋力を維持または増強する

安静期間が短い場合でも高齢者はすぐに筋力低下や関節の拘縮を生じやすい．医師，理学療法士や作業療法士と連携をとり，理解できるように具体的に説明する．特に健側下腿は屈伸が可能であり，腰を浮かせる動作時には必ず動作を促し，健側下肢の**筋力低下**を予防する．

さらに，患側以外は動かすことが必要であることを強調し，高齢者自身ができる動作および床上でできる運動訓練について説明し実施する．大腿四頭筋等尺運動，各関節運動は説明内容が伝わっているかを確認しながら，実施回数を高齢者とともに設定し，実施内容を確認する．

❷ 手術後の看護

多職種連携によりリハビリテーションを効果的に行い，ADLの回復を目指し，早期に退院できるように支援する．

◼ 多職種連携により下肢の機能回復を図りADL回復を促す

創傷部位やドレーン挿入部位は医師と連携し感染を予防し，創周囲の清潔保持に努める．弾性ストッキングで圧迫されている部位は弾性ストッキングを1日1回は外し，圧迫を緩和し，下肢の清潔を保持する．感染徴候は直ちに医師に連絡する．下肢の不快感の緩和には理学療法士や作業療法士と連携しマッサージを行い，循環を促すとともに，痛みの緩和を図る．また，栄養状態が低下している場合は感染を受けやすく，手術前からの貧血や低タンパク血症などは

管理栄養士と連携する．また栄養状態の改善には，高齢者をとりまく重要他者の協力も必要である．

2 人工股関節脱臼予防の体位を保持する

人工骨頭置換術後は脱臼を予防するために，三角の外転枕を用いて患側下肢を外転・回旋中間位を保持する．内転・内旋・屈曲により脱臼する危険性があるので，外転枕使用上の理由についても説明する．

また，バイタルサインが安定した時点から，圧迫部位のマッサージによる褥瘡予防や，フットポンプ使用により静脈血栓を予防する．

体位変換では患側下肢の安全を保持するために 2 人で行い，脱臼を予防する．自力で下肢を持ち上げることができるまでは 1 人では寝返りができないことを説明する．

3 疼痛の緩和を行い，睡眠時間を確保し休息を促す

離床へのリハビリテーション開始により，疲労感や睡眠不足により回復を阻害しないように注意する．特に痛みによる睡眠不足は，体力の低下や精神状況に影響する．鎮痛薬により痛みを緩和し，休息が十分にとれるように留意する．夜間の睡眠時間帯に熟睡感がない場合は睡眠不足の自覚が強くなる．昼間の短時間の休息も身体には効果的に働き，疲労回復につながることを説明する．

4 ADLの拡大を図る

大腿骨骨折におけるリハビリテーションは筋力増強，疼痛管理，立位・歩行訓練，バランス訓練，股関節脱臼予防の日常生活訓練などや，自助具の使用訓練が主である．人工骨頭置換術後は，手術後 1 日目から離床・歩行のリハビリテーションが開始となる．

リハビリテーション時間以外の過ごし方について 1 日の生活を考慮して，時間の使い方や休息の取り方を高齢者と相談し計画する．また多職種との情報交換を日々行い，リハビリテーションの状況とADLとの関連性をふまえ，統一した内容で行動を促す．

転子部骨折の原因の第 1 位は**転倒**であり，高齢者の転倒事故も病院内の医療事故には多い．恐怖心は身体の動きを抑制し転倒につながりやすい．移動動作時は安定性を保持し，不自然な姿勢での移動を防ぐように動作で力を入れる部位を伝えながら，安全に移動を援助する．さらに，車いす操作時も転倒事故を生じやすい．転倒経験者の再転倒の可能性は高く，不安定な履物や足さばきの悪い衣類を避け，環境整備に留意する．

4 胃がん

胃がん全体の死亡率は減少傾向にあるが，高齢者人口の増加により実数は減少傾向にならないと予測されている．高齢者の胃がんでは吐血や下血の症状や，顔色の悪さ，だるさや息切れがひどいなどの出現で発見の場合もある．

胃がんの場合には，**手術療法**は**定型手術**と非定型手術の種類があり，治癒を目的として行われるものが定型手術がある．非定型では縮小手術や拡大手術であり，切除範囲やリンパ節郭清を変更し施行される．胃手術では胃全摘術，幽門側胃切除術として胃を 2/3 切除し噴門部を温存する術式，幽門保存胃切除術で胃を 1/3 残す術式など，がんの状況により切除範囲は異なる．早期の胃がんには内視鏡での治療が行われる．

❶ 手術前の看護

高齢者自身が手術療法について理解できていないときは，手術後の回復を妨げる要因ともなりうる．手術侵襲が大きい場合は，重要他者と連携して情報を正確に伝え，理解状況を確認しながら手術への準備を行う．

入院期間の短縮により手術前日に入院し，環境に慣れない状況で手術を受ける状況となる．高齢者の心理的負担の軽減を図る[*1]．

1 栄養状態を確認し，全身状態の維持や改善のための指導を行う

加齢変化により予備力の低下があり，栄養バ

ランスの乱れが全身に大きく影響する．食欲が低下し摂取量減少による体重減少に気づかず，体調変化を加齢変化として受け止めていることがある．

栄養状態の改善は外来での管理栄養士による指導が主となり，補助食品が導入される．手術に伴う不安などから食欲が低下し，摂取量が減少する傾向もあり，摂取量を確認し，高齢者自身の努力による効果を伝え手術への意欲を高める．

2 全身麻酔・上部消化管手術による呼吸器合併症を予防する

体力が低下している状況での開腹手術では，器具を用いての訓練は負担感が大きい．腹式および胸式の深呼吸が確実にできるよう支援する．含嗽練習を行い，口腔内の清潔保持と同時に痰の粘稠性を和らげ，喀痰喀出を容易にする方法として，咽頭の奥まで含嗽できるよう説明する．

3 清潔を保ち，手術後の感染を予防する

臍部の垢が硬くなっている場合には，ケア時に医療用オリーブ油を用い，軟化したのちに綿棒で除去するように説明する．

口腔内の清潔は手術後の誤嚥性肺炎予防になるので，手術当日の口腔内の清潔保持を促す．義歯の場合は取り扱いに気をつけ，手術後は食事摂取に関係なく早期に装着するよう説明する．

❷ 手術後の看護

離床は手術による影響からの回復を促し，食事摂取方法など積極的に取り組むことで退院は早期になることを伝える．

1 胃管の不快感を緩和し，吸引を確実に行う

胃内圧の減圧を図り，縫合不全を予防する目的で胃管が挿入される．排液は，手術直後は血性状であり新鮮血から始まり徐々に褐色に変化する．高齢者自身が違和感を訴える状況では，身体への負担が大きく進んだ段階であり，バイタルサインの観察と関連させながら，排液の性状や量を観察する．挿入による不快感や痰喀出がしにくいこと，早期に抜去しても縫合状況に支障がないため術後1日目には抜管となる．

2 呼吸機能の回復を図り，呼吸器合併症を予防する

手術後は呼吸音を聴取し，痛みの程度を確認しながら深呼吸をすすめる．呼吸音が弱い場合は看護師の手を当て呼吸部位を意識して行うように深呼吸を促す．また呼吸音を聴取し，痰の有無を確認し必要時は含嗽やネブライザーで痰喀出を促進する．痰喀出後は含嗽し，口腔内の清潔を保持するように説明する．

3 早期離床を図り，早期社会復帰を促す

高齢者自身に離床の意欲がない状態での離床は，転倒につながりやすい．心理面が身体面と一致せず，気持ちだけが先走り身体がついていかない場合もある．ゆっくりと動作を行い，無理せずに疲労感を残さずに休憩をとりながら活動範囲を広げるよう説明する．

高齢者は加齢変化による皮膚の緊張感の低下があり，臥床よりも立位による創部痛の自覚は少ない．手術後1日目に動ける状況にある身体状況のすばらしさを称賛し，高齢者自身が自信をもてるようにする．離床により心地よさを感じる機会をもてることが，次の離床につながるので効果的な離床の機会をとらえたケア内容を計画する．退院までの期間は術後8〜14日程度であり，離床による身体諸機能の回復により入院期間はさらに短縮できる．

> **ワンポイント**
>
> ***1 聞く姿勢を表現する**
> 外来での手術の説明，翌日に控えた手術で慣れない病院環境により，入院後に不安感が増大することもある．いすに座る姿勢を示し，話を聞くことも重要である．
> 手術後は高齢者自身が考える身体のイメージ動作と，実際の動きが一致しないことがある．安全を確保した援助が重要である．手術侵襲に関しては成人看護学学習内容に加齢変化を重ねて学習する．

4 食事を不安なく楽しく摂取できるように援助する

食事開始時期や食事のすすみ方は術式により異なる．胃透視検査施行の結果によるが，通過状況により手術後2～4日には食事開始となる．口腔内の清潔は嗅覚や味覚に影響を及ぼすので，胃管挿入中でも口腔内の清潔を促す．義歯がある場合は食事摂取に支障がないか義歯の具合を確認する．

食事摂取状況を見守りながら，速さや1回の量，かむ回数，嚥下状況，食事時間などを観察する．また，食後は消化器症状の出現の有無を確認する．食事により胃痛や停滞感，悪心，下痢などの症状が出現すると摂取量が低下する．食事に伴う症状出現への不安について説明を加えながら確認する．食事摂取の方法が上手にできていると伝えることは不安の緩和に必要である．術後食が開始された時点では病院食のみを摂取し，まずは食事のペースをつかむように伝える．食事指導は栄養相談を活用し，管理栄養士と連携をとりすすめる．

食事後は，上体を起こした体位を保持しすぐに横にならないようにし，食物が胃の中を通過しやすいよう身体の外側からも助けるよう伝える．食事後，20～30分後に動悸，冷や汗，めまいなどの症状が出現した場合には，静かに横になり，症状が改善するのを待つように伝える．症状が改善した時点で，食事の摂取の仕方を高齢者とともに確認し，症状出現の予防に努める．一度の症状出現で食事摂取への自信を失い，食欲や回復意欲が低下することもあり，症状出現時の見守り，よい点を褒めて自信を回復できるように支援する．また，食後2～3時間に同様の症状が出現した場合には，低血糖症状を疑い血糖検査を行い早期対応ができるよう確認する．

一人暮らしなどで調理が負担になる場合は，市販の惣菜の活用方法や宅配サービスの利用なども説明する．

食事は人生の楽しみの一部を占めるものである．食事が一時的にでも制限されることにより，手術後の食事の楽しみを半減させることがないよう援助時の言動に気をつける．また，季節感を感じることも食事の楽しみとしては大きく，特に高齢者はその傾向が強い．症状の出現の可能性もあるが，身体の反応と相談しつつ食事を楽しむことが重要であることを伝える．

［福嶋龍子］

参考文献

- 日本胃癌学会編：胃癌治療ガイドライン 医師用2014年5月改訂，第4版．金原出版，2014．
- 岡村菊夫・他：前立腺手術の均てん化に関する教育啓発の効果．長寿医療研究開発費 平成23年度 総括研究報告．
 http://www.ncgg.go.jp/ncgg-kenkyu/documents/23/22xx-10.pdf
- 荒田陽一監：泌尿器科術前・術後の観察ポイントとその根拠．メディカ出版，2014．
- 髙橋寛二：臨床ナースのためのBasic & Standard 眼科看護の知識と実際．メディカ出版，2009．
- 日本整形外科学会／日本骨折治療学会監：大腿骨頸部／転子部骨折の周術期管理，大腿骨頸部／転子部骨折診療ガイドライン，改訂第2版，pp161-185，南江堂，2011．
- 日本整形外科学会／日本骨折治療学会監：大腿骨頸部／転子部骨折のリハビリテーション，大腿骨頸部／転子部骨折診療ガイドライン，改訂第2版，pp187-197，南江堂，2011．
- 厚生労働省：第11回「療安全の確保に向けた保健師助産師看護師法のあり方に関する検討会」審議会議議事録．2005．
- 日本看護協会：看護記録および診療情報の取り扱いに関する指針．2005．
 https://www.nurse.or.jp/home/publication/pdf/kangokiroku.pdf
- 全国社会福祉協議会：福祉サービス第三者評価のご案内．
 http://www.shakyo-hyouka.net/panf/fukyu-11.pdf
- 平出朝子監，笹子三津留編：がん看護実践シリーズ5 胃がん．メディカルフレンド社，2007．
- 小玉敏江，亀井智子編著：改訂高齢者看護学．中央法規出版，2007．

Section 4 高齢者看護とリハビリテーション

Point
- 高齢者は，脳卒中や骨折を契機に要介護者となる割合は高く，寝たきり状態を発生させないためにも障害の予防とリハビリテーションが有効である．
- リハビリテーションのステージでは，高齢者のリハビリテーションの観点から，介護保険の自立支援，要介護状態の軽減・予防を図るために，予防的リハビリテーション，急性期・回復期リハビリテーション，維持期（生活期）リハビリテーションという新しい考え方が打ち出されている．
- 高齢者のリハビリテーションでは，可能な限り自分の意思で活動に関与するなど，主体性の回復がなされるような生活の再構築をめざし，潜在的な可能性や能力を引き出すようなかかわりが重要である．

1 リハビリテーションとは

上田[1]はリハビリテーション（以下，リハビリ）を，単なる治療訓練の域をはるかに越えて，全体的な人間としての障害者の人間らしく生きる権利の回復，すなわち「全人間的復権」であると定義している．リハビリとは，障害によって失った人間の権利としての主体性，自立性，自由といった人間本来のあり方を保障しようとする理念に基づいた活動である．

障害という言葉は日本語では1つであるが，WHOは1980年に**国際障害分類**を発表し，障害を3層に分類している．すなわち，疾病や外傷の結果として起こる**機能・形態障害**（impairment），**能力低下**（disability），**社会的不利**（handicap）の3つの区分である．例えば，脳卒中という疾病により脳が損傷され片麻痺という運動機能障害が起こり，片麻痺があることで歩行や食事，排泄などの日常生活活動（ADL）における能力低下をきたす．その結果，以前の生活様式，例えば階段の多い地下鉄での通勤が困難になる，などの社会生活上の不利益が生じてくる，という具合である．

この国際障害分類は，2001年5月に**国際生活機能分類**（International Classification of Functioning, Disability and Health：**ICF**）[2]として改定された．国際生活機能分類のなかで，以前用いられていた障害の3層は健康の構成要素としてより広い視野でとらえ直された．生活機能と障害は**心身機能・身体構造**（body functions and structures），および**活動**（activities）と**参加**（participation）の2つの基本的なリストに分類されている．また，人の生活機能は，**健康状態**（病気，変調，傷害，けがなど）と**背景因子**（環境因子および個人因子）との相互作用あるいは複合的な関係とみなされ，それぞれの構成要素と背景因子の関係は図1のように表される．

ICFの分類で大切なのは，人間を，「活動」によって日常の課題や行為を主体的に遂行する

図1 ICFの構成要素間の相互作用

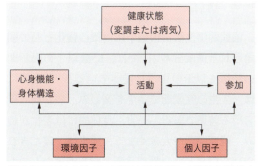

（障害者福祉研究会編：ICF 国際生活機能分類—国際障害分類改定版．p17，中央法規出版，2002．より）

存在であり，同時に生活・人生場面へ「参加」する社会的存在である，ととらえていることである．したがって，個人の健康と安寧にとって「活動」制限と「参加」制約がないことは大切な要素となる．つまり，リハビリ活動の目標は機能・構造障害をできるだけ改善し，日常生活における活動制限と社会参加の制約を最小にすることである．

社会参加を理解するためには，地域リハビリの考え方が参考になる．**地域リハビリ**とは，「障害のある人々や高齢者及びその家族が住みなれたところで，そこに住む人々とともに，一生安全に生き生きとした生活が送れるよう，医療や保健，福祉及び生活に関わるあらゆる人々や機関・組織がリハビリの立場から協力し合って行う活動のすべてをいう」と定義される（日本リハビリテーション病院・施設協会，2001）．

以上から，リハビリは単に訓練室での運動機能訓練だけでなく，生活の再構築や社会環境の変革をも視野に入れたアプローチであることが理解されるであろう．こうした幅広いアプローチは，医師や看護師だけでなく，理学療法士，作業療法士，言語聴覚士，臨床心理士，社会福祉士などの多様な専門職によるチームアプローチが欠かせない．そのなかで，看護師は，急性や慢性疾患，合併症などのために医療が必要な人の，生命と生活の両方を視野に入れた活動ができるという点で重要な役割を担っている．

2 高齢者ケアにおけるリハビリテーションの重要性と留意点

国民的な生活習慣病予防対策の強化として開始された**健康日本21**[3]では，65歳以上の高齢期の特徴を以下のように述べている．「社会的には，人生の完成期で余生を楽しみ，豊かな収穫を得る時期である．一方，身体的には老化が進み，健康問題が大きくなる．障害は，寝たきりや認知症などの介護を必要とする重篤なものもあるが，視聴覚，歯の喪失による咀嚼の機能障害などの生活の質にかかわる障害も多い．疾病の罹患については外来や入院回数が極めて多い」．

このように高齢者は医療機関にかかる割合（受診率）が高い集団であり，慢性疾患に罹患しやすく，加齢による生理的機能の減退は合併症や廃用症候群などの二次的障害を発生しやすい．加えて，糖尿病，不整脈，変形性関節症，その他の合併症をもっていることが多いため，病気やけがによる機能障害は若年者に比べてより複雑になる．例えば，竹内[4]は脳卒中における「**機能障害***1」は単に脳の病巣からくるものだけでなく，「老化」や「合併症」などが重要な要素となっているとして図2のように表している．

リハビリは，慢性疾患の増加，医療技術の進歩などを背景に，近年，その重要性を増しているが，人口の高齢化，生存年数の延長による後

図2 リハビリテーションにおける機能障害の構造

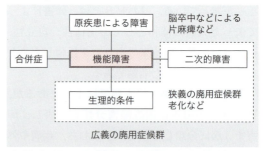

（竹内孝仁：脳卒中のリハビリテーション看護―急性期から退院指導，ケアマネージメントまで．p8，メディカ出版，1999．より）

> **ワンポイント**
>
> **＊1 機能障害**
> 機能障害とは疾病や外傷によって損なわれた心身の形態や機能の具合をいう．リハビリテーションでは，残存機能を最大限に活用するために機能障害がどの程度であるかを評価することが必要である．機能障害は単に何かができる，できないだけでなく，どの程度，どのようにならできるかということが大切である．これには個々の器官の働きの有無だけではなく，疲労度や持久力などもあわせてその人の全体的な活動としてみる必要があり，老化や合併症などは重要な要素となる．

期高齢者の増加など高齢社会の到来による障害予防にもその重要性が大いに期待されている．特に，高齢者が脳卒中や骨折を契機に要介護者となる割合は高く[5](p9，図8参照)，寝たきり状態を発生させないためにも障害の予防とリハビリが有効であることが，研究によって明らかになっている[6]．

3 リハビリテーションのステージの考え方

リハビリの過程は，以前より急性期・回復期・維持期というステージで区分され取り扱われてきたが，介護保険制度の施行や第4次医療法の改正などとの関連により，近年，各期の役割がより明確になってきている．

また，リハビリのステージでは，高齢者のリハビリの観点から，介護保険の自立支援，要介護状態の軽減・予防を図るために，新しい考え方が打ち出されている[6]．❶予防的リハビリ（寝たきりなどの発生を予防する予防的介入），❷急性期・回復期リハビリ（障害の発症により早期に開始する治療的介入），❸維持期リハビリ（寝たきりなどの進行を防ぐ介護的介入）である．例えば，脳卒中患者の治療・療養の流れを地域社会との連携という形で示すと図3のようになる．さらに，維持・回復を望めない人が，最期までその人らしく生きるためのリハビリ活動として，維持期(生活期)のあとに終末期リハビリが位置づけられており，リハビリのステージとサービス提供施設とを関連させると(図4)のようになる．

特にここでは，急性期リハビリ，回復期リハビリ，維持期(生活期)リハビリのそれぞれのステージの高齢者看護の留意点を述べてみたい．

図3 脳卒中患者の流れ：地域社会との連携

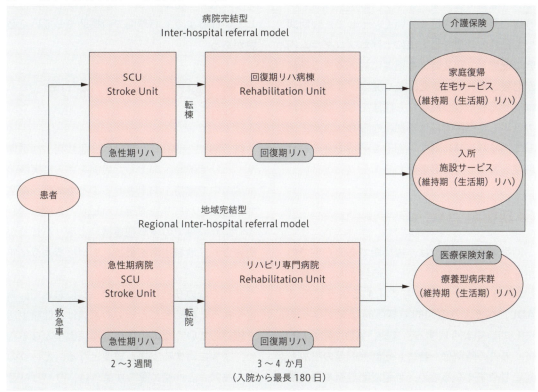

（橋本洋一郎：病診連携(地域完結型の脳卒中診療態勢)．小林祥泰・他監，脳卒中ナビゲーター，p229，メディカルレビュー社，2002．より）

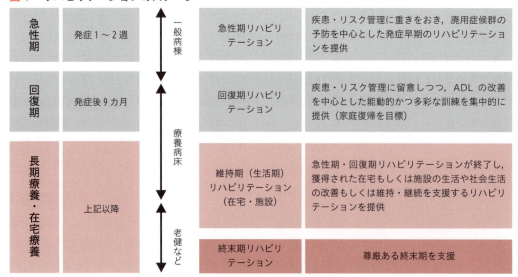

図4　リハビリテーションのステージ

(石川ふみよ：経過別リハビリテーション．中西純子・他，リハビリテーション看護論，第2版．p58，ヌーヴェルヒロカワ，2008．より一部改変)

❶ 急性期リハビリテーション

　急性期リハビリでは，限られた入院期間の中で，早期に退院時の目標を設定し，高齢者の心身の機能低下や複数の疾患を有するという観点から，過負荷となるリハビリ内容にならないように心身の管理を行っていく．そして，短期間でも訓練の効果を最大限に上げるプログラム内容に配慮し，急変時にも迅速に対応できる準備が必要とされる．また，急な発症・受傷の場合は，せん妄やうつ症状にも注意をし，認知機能の低下した高齢者には不穏にならないよう，そして，リハビリに対する意欲を維持できるよう環境を整えていく必要がある．

❷ 回復期リハビリテーション

　回復期リハビリでは，維持期である在宅での生活を視野に入れたリハビリ内容とし，訓練で「できるADL」から自宅で「するようになるADL」へとより意図的で具体的なアプローチをしていくようにする．また，ADLが向上してくるこの時期は，特に，転倒や転落の事故も起こりやすくなるため，半側空間無視や白内障などの視覚機能や記憶・感覚機能の低下など，疾病の後遺症と加齢による障害を合わせてリスクマネジメントをしていくことが重要となる．

　また，訓練により期待どおりの成果が上がらず，永続的な障害であることを自覚し，防衛機制や抑うつを生じることがあり，少しでも現実を受け入れ，希望をもって新たな生活を再構築していけるよう，心理面での援助をしていく必要がある．

❸ 維持期（生活期）リハビリテーション

　維持期（生活期）リハビリは，急性期・回復期リハビリで改善・向上した機能をさらに実際の生活の中で維持・向上させることであり，在宅での訪問リハビリや通所リハビリ，入所している介護施設等での多職種連携によるリハビリが実施され，地域生活を継続していけるようにする．

　それぞれのリハビリのステージにおいて，障害を負った高齢者にとっての家族は，健康生活を維持していくための大切な環境因子となるため，家族に対する支援も重要となる．というのも，高齢者と一緒に暮らす家族は，リハビリを必要とする高齢者の介護が負担になったり，自

信を失ったりする可能性もある．家族の心身のストレス状態は，高齢者本人の生活機能を低下させ，家族の負担を増強させるなど相互に影響するからである．そのため，悩みを相談する窓口の紹介や福祉用具を導入するなど社会資源の活用で，家族の介護負担を軽減し，高齢者本人と家族が生きがいをもって生活できるように継続的で包括的な支援が必要である．

4 リハビリテーションの視点を看護に活かす

　リハビリの定義は，**ノーマライゼーション***2や**自立生活運動**など，欧米の人権運動の高まりのなかで，深まりと広がりをもつに至ったが，そこで重要なのは従来の医学モデルにみられた"生物としてのヒト"とは対極にある"生活者としての人"をみる視点である．福屋[10]は高齢者の生活指導目標を本人の生活支援と環境調整支援に分けて，表1のように挙げている．以下では，リハビリの視点から，生活支援，脱孤立化，主体性の回復をめざすリハビリの視点について解説する．

❶ 日常生活活動の支援

1 生活リズムの調整と日常生活の活性化

　生活にメリハリをつけ，1日を活動的に過ごすことは，患者意識から抜け出すための第一歩

となる．日中はできるだけベッドから離れて生活すること，朝起きたら身だしなみを整え普段着に着替えること，そして夜寝るときには寝巻きに着替えること，食事は食堂でとり，排泄はトイレで行うこと．こうしたあたりまえのことをあたりまえにする考え方（ノーマライゼーション）が大切である．そのことが覚醒と睡眠，活動と休息のリズムを整え，日常生活全体を活性化する．少しでも活動性を高めることは，それだけで廃用症候群の予防にもつながる．

2 日常生活活動と生活圏の拡大

　全身状態が安定したら，早期から自分で自分のことができるように支援する．それには血圧の変動や誤嚥，転倒といった予測されるリスクに対処できるように十分準備すること．また，「目は離さずに，手は出さず」の看護者側の支援的態度が必要である．それによって，人は安心して安全に新しいことへ挑戦できるからである．

3 日常生活活動（ADL）から生活の質（QOL）へ

　一般に，人はADLの自立ができた後に，生活圏が拡大し，人との交流が多くなってQOLが向上し，社会的自立が得られる．ADL拡大への援助はリハビリ看護にとっての焦点であり，機能障害のアセスメントに基づいた教育的支援が必要である．
　例えば，排泄動作の自立に必要な身体機能は図5のように複雑であり，ADLをアセスメン

表1　高齢者の生活指導目標

［本人の生活支援］	［環境調整支援］
①日常生活の活性化	⑨周囲の理解・協力への支援
②総臥位時間の調整	⑩介護の充足への支援
③生活のリズムの調整	⑪物理的環境の整備
④生活圏の拡大	⑫社会資源活用への支援
⑤余暇活動の活性化	
⑥対人交流の拡大	
⑦障害の受容への支援	
⑧役割の再獲得への支援	

（福屋靖子・佐藤登美・石鍋圭子編：人間性回復のためのケアマネジメント―リハビリテーションの視点からの展開．p71，メヂカルフレンド社，2000．を一部改変）

> **ワンポイント**
>
> **＊2 ノーマライゼーション**
> 知的障害者の権利擁護運動としてデンマークに起こり，1960年代後半スウェーデンのニィリエ（Nirje）によって提唱され，国際的に普及した．1970年代後半より福祉分野の基本理念として日本にも紹介され，障害者に限らず児童や高齢者福祉も含めた広い領域で用いられている．ノーマライゼーションの理念は，障害のある人々が自立したあたりまえの生活を実現することであり，障害のある人もない人も「共に生きる」地域社会の創造をめざしている．

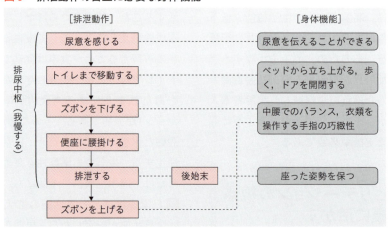

図5 排泄動作の自立に必要な身体機能

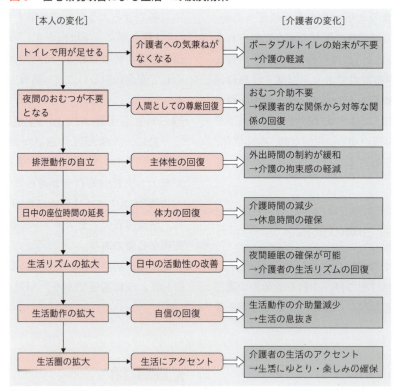

図6 住宅環境改善による生活への波及効果

(福屋靖子・佐藤登美・石鍋圭子編：人間性回復のためのケアマネジメント―リハビリテーションの視点からの展開．メヂカルフレンド社，2000．より)

トする場合は，関連する要素を分析的にとらえる視点が必要である．また，理学療法や作業療法は患者の動作能力を高めるが，訓練室でできたからといって日常生活においてすぐに適用できるわけではない．生活場面には訓練室とは異なるさまざまな条件が存在するからである．訓練で獲得した動作を生活の場で使えるようにするには，根拠に基づいた働きかけを根気よく実施することが必要となる．そして，機能障害の改善が限界になった場合は，安楽尿器，ポータブルトイレなど，福祉機器の利用による自立を考慮する．また，車いす利用者にとっては，段

差をなくし，廊下を通るのに十分な幅に家屋を改造するなど，患者本人の機能改善だけでなく，福祉機器の活用や環境の改善が排泄動作の自立を促進する可能性も考慮する．

このようにしてトイレで用を足せるようになると，おむつが不要となり人間としての尊厳を取り戻して自信を回復することができる．さらに，活動性の改善は生活リズムと生活圏の拡大を招き，介護の軽減は介護者の拘束感を緩め，生活にゆとりを与えて，介護者との人間関係をよくする(図6)．

このように考えるとADLの自立が高齢者のみならず，介護者のQOLをも高めることが理解できるであろう．

❷ 社会参加への援助：脱孤立化

閉じこもりが寝たきりや認知症につながることはよく知られている．**閉じこもり**[*3]というのは社会的孤立であり，社会参加の制約である．大田[11)]は閉じこもりには，出ない，出さない，出られない，行く先がないというケースがあると述べている．

「出ない」というのは，本人の意思の問題である．援助する側がいくら社会参加をさせたいと考えても，本人の意思，考え方が変わらない限り行動は変化しない．それが，障害の受容にかかわるものなのか，病気の知識なのか，価値観の問題であるのか，いずれにしても，行動の背景となっているところへの内面的支援が必要になる．

「出さない」というのは，介護する家族の意思の問題であり，本人の場合と同様に意識の変容に働きかけなければならない．こうした，内面的支援は援助者との信頼関係があってはじめて受け入れられるものである．

「出られない」というのは，環境や介護力など物理的な問題である．玄関口の段差の解消であったり，玄関から道路までのアプローチを障害があっても出入りできるように広げたり，また，車いすのまま乗れる車輛などの移動手段の

整備や交通機関へのアクセス，建物の**バリアフリー**[*4]がかかわってくる．

「行く先がない」ということは，出かける目的がないということであり，人それぞれの生きがいに絡んでくることである．地域のある保健師が在宅障害者の「旅に出たい」という声に応えて，同好会を組織したところ家に閉じこもっていて出たがらなかった人が，今では会の企画運営を率先して行い，はつらつとして活動しているという．このような例からは，問題を解決するために必要なサービスを開発すること，仲間づくりや街づくりなど地域ケアシステムを育てるという活動も看護の役割として欠かせないことが理解されよう．

❸ 主体性の回復

病気やけがによって入院生活を送り治療を受けている間に，どうしても依存的役割が多くな

> **ワンポイント**
>
> ***3 閉じこもり**
> 骨折や脳卒中を契機に寝たきりになったために起こる廃用症候群のリスクはよく知られている．寝たきりでなくても高齢者や障害のある人にとって人手や送迎の不備，物理的環境のため外出が困難，あるいは外出する目的がみつからないなどの理由で居宅に閉じこもりになる可能性は大きい．閉じこもりが寝たきりの原因となって家にこもった生活になり，地域の人との交流も少なくなり，社会的孤立を来すという悪循環が起こる．2000年6月，厚生労働省は「閉じこもり」評価の基準を発表している．
>
> ***4 バリアフリー**
> 障害者の社会参加に対する社会の側の「受け入れ」として，障害者が社会活動をしていくために障壁（バリア）となるものを除去することを意味する．1968年アメリカで制定された「建築障壁除去法」が法制化のはじめであり，日本では2006(平成18)年6月に「高齢者，障害者等の移動等の円滑化の促進に関する法律」（新バリアフリー法）が施行された．1995年の「障害者白書」はこうした物理的な障壁だけでなく，制度的な障壁，文化・情報面での障壁，意識上の障壁を加えて，バリアを4つに分類している．

り，自ら意思を決定するという自己決定権が奪われるなどで，気力が低下していく例は少なくない．また，わが国では，「他人に迷惑をかけたくない」「家族を犠牲にしたくない」と考える高齢者は多く，介護が必要になっても外部の支援を躊躇したり，家族の意思決定に従って仕方なく施設に入所したりすることがある．

反対に，子ども・家族の側では高齢の親を保護しようとして「何でもしてあげる」ことで自立を阻害したり，「危ないから」と自由を束縛したりすることがある．特に，扶養されている高齢者では自分の意思で積極的に「生活を再構築する」ことは困難な状況にある．しかし，身の回りのことを他人に依存することが多い場合でも，好みの食べ物や着るものを選ぶ，行きたい場所を決める，というように自分の意思で活動へ関与することが大切である．

自己決定権を尊重されると，人は大切にされているという思いを抱き，自分なりの役割をもっているという自信は自らを価値ある存在として認める推進力になる．そのことが主体性を維持することにつながり，人生の最後まで自分らしく生きようとする力となるのである．

現在，保健医療福祉分野で広く使用されている**エンパワメント**＊5という言葉は，病気や障害のある人や高齢者がパワー（力）をつけることであるが，個人が自らの力を生み出すためには主体性の回復が重要である．看護職は不利な環境や状況のなかで，無力状態になっている高齢者が自らの潜在的な可能性や能力を引き出すきっかけを作り，人間としての尊厳を取り戻せるように支援する役割をもっている．エンパワメントはまさに**リハビリテーション（全人間的復権）**なのである．

［荒木美千子］

引用文献

1) 上田敏：リハビリテーションの理念と歴史．日本リハビリテーション医学会編，第2版リハビリテーション白書―21世紀をめざして―, p54, 医歯薬出版, 1994.
2) 障害者福祉研究会編：ICF 国際生活機能分類―国際障害分類改定版．中央法規出版社, 2002.
3) 厚生労働省ホームページ：健康日本21. http://www1.mhlw.go.jp/topics/kenko21_11/top.html, 2001.
4) 竹内孝仁：脳卒中のリハビリテーション看護―急性期から退院指導，ケアマネジメントまで．p8, メディカ出版, 1999.
5) 内閣府ホームページ：平成28年版 高齢社会白書, http://www8.cao.go.jp/kourei/whitepaper/w-2016/html/zenbun/s1-2-3.html
6) 澤村誠志：リハビリテーション医療の流れ，これからのリハビリテーションのあり方．pp8-13, 青海社, 2004.
7) 小林祥泰：脳卒中ナビゲーター．p229, メディカルビュー社, 2002.
8) 中西純子：リハビリテーション看護論，第2版．p58, ヌーヴェルヒロカワ, 2015.
9) 上田敏・他：高齢者における廃用症候群・過用症候群・誤用症候群の本態・予防・リハビリテーション．平成10年度厚生科学研究, 1998.
10) 福屋靖子・佐藤登美・石鍋圭子編：人間性回復のためのケアマネジメント―リハビリテーションの視点からの展開．メヂカルフレンド社, 2000.
11) 大田仁史：地域リハビリテーション原論．p8, 医歯薬出版, 2001.

参考文献

- 石鍋圭子：リハビリテーション看護の考え方と目標．看護技術46(10)：4-10, 2000.
- 中野善治：国連「障害をもつ人びとの機会均等化に関する基準原則」．筑波大学リハビリテーション研究3(1)：29, 1994.
- 中野善治：国際連合とリハビリテーション 第1巻．筑波大学教育研究科カウンセリング専攻リハビリテーションコース, 1995.
- 井上由美子：バリアフリー―サイン計画とまちづくり．中央法規出版, 1999.
- ベンクト・ニィリエ, 河東田博ほか訳：ノーマライゼーションの原理．現代書館, 1998.
- 小川喜道：障害者のエンパワーメント イギリスの障害者福祉．明石書店, 1999.
- 高野健人・他編：社会医学事典．朝倉書店, 2002.

> **ワンポイント**
>
> ＊5 **エンパワメント**
> この言葉が広く使われ始めたのはアメリカの公民権運動やフェミニズムの運動など，社会的変革活動が契機といわれる．高齢，障害，人種，性など，あらゆる差別や偏見によって抑圧されている人々は生きるパワーを喪失し，無力状態に陥りがちである．援助者が，生きる力を生み出すような働きかけをすることで，障害当事者が力を取り戻して自分自身と社会に主体的にかかわっていけるという考え方が背景にある．

Column

杖の使い方

　街中で杖使用者を見かけることが多くなった．それだけ杖を使いやすい環境になってきたのだろう．理学療法士としては，自分に適しているものを選べているかどうかが気になるところである．杖にもT字杖，四点杖，ロフストランド杖，松葉杖等いろいろな機種がある．その中から適した杖を選ぶには，杖の機能を理解する必要がある．杖がもつ身体への補助機能は体重を支えバランスに必要な下肢筋力，支持面積を広げるバランス能力，そして歩行時に前に進むための足の蹴りだしである．どの程度の補助機能が必要であるかにより，杖の機種と両側杖か片側杖かが決まる．杖のもつ支える機能はT字杖→四点杖→ロフストランド杖→松葉杖の順番に高くなるので，補助しなければならない量と使用者の上肢筋力・体幹能力から機種を選ぶ．バランス能力補助を多く必要とする場合は，支持面積を大きく確保するために両側杖とする．

　杖も年々進化し，ファッション性を楽しめるようになった．握り手の手にかかる負担を軽減できるように材質や形状が工夫され，杖全体の軽量化により疲労の軽減も図られるようになった．また，使用する環境に配慮した地面をとらえやすい可動する杖先ゴムにも種類が増えた．このように身体機能，疲労度，使用環境，ファッション性を考慮して選べるようになり，使用者はより適したものを入手できるようになった．だからこそ，選択の際は身体機能に詳しいリハビリテーション専門職と本人・家族，福祉用具専門相談員間で相談してほしい．　　〔長澤充城子〕

第5章 高齢者看護の実践

Section 5 長期・慢性的疾患をもつ高齢者の看護

A 長期・慢性的疾患をもつ高齢者の看護

> **Point**
> - 長期・慢性的疾患をもつ高齢者の特性を理解する．
> - さまざまな慢性の疾患をもつ高齢者への看護の原則と機能を理解する．

　老年期にある人々は，複数の慢性的な疾患を抱え，長期にわたる治療や，疾病の管理を余儀なくされ，疾病や症状，障害との折り合いをつけながら生活していることが多い．

　WHOは，**慢性疾患**を「患者の正常な生活様式の変更を余儀なくさせるような器質的，もしくは，機能的障害が長期に存在するか，あるいはそれが予測されるような状態」（1956年）としており，米国慢性疾患委員会は，表1の特徴のうち，1つあるいはそれ以上を有し，すべての機能の減退の状態あるいは正常からの偏りの状態を意味するとしている．

　これらからもわかるように，慢性病のコントロール上，生涯にわたる病状の管理とそれに応じた生活調整が必要である．この点は急性期の健康問題とは大きく異なる点であろう．しかし，慢性病の経過中には，「急性増悪」を生じる場合も多く，その予防，および増悪時の急性的な対処が必要となることがあり，常に予測的・予防的な援助が必要とされる．

　1990年頃から**疾病管理**（ディジーズ・マネジメント，Disease Management：DM）という考え方がアメリカで導入されるようになった．ディジーズ・マネジメント（DM）は，慢性疾患において，エビデンスに基づくガイドラインや介入によって，症状悪化や合併症の発生を防ぎ，医療コストの抑制と，医療サービスの質の向上を図る方法であり1980年代後半に発表され，1990年に入りアメリカ・ヨーロッパ・オーストラリアなどで導入されるようになった．

　慢性疾患の管理では，少ない費用で質の高い医療を提供し，多職種の協働により総合的に疾患を管理することで患者の行動障害，生活の質（QOL），医療コスト，臨床指標（検査値など）などのアウトカムを改善しようとするものである．そのためには，各慢性疾患に特有な評価のためのアウトカム指標とエビデンスに基づくケアの標準化が必要である．

　また，在院日数の短縮化に伴い，慢性疾患の疾患管理は，地域の医療機関の外来あるいは，訪問看護によって提供することになるため「**地域連携パス**」といわれる，いわば院内のクリニカルパスの地域版によって退院後の外来受診科，訪問看護師，薬局などから必要な指導を受けてコントロールしていく方法が今後すすんでいく．

　Straussらは，慢性の疾病の管理を1つの行

表1　慢性疾患の特徴（米国慢性疾患委員会，1956）

慢性疾患とは次の特徴のうち1つあるいはそれ以上を有し，すべての機能の減退の状態，あるいは正常からの偏りの状態を意味する．
①永久的な障害 ②以後，機能低下を示すもの ③非可逆的病理変化に起因するもの ④リハビリテーションのために特別な訓練を必要とするもの ⑤長期間の管理・観察，あるいは治療，看護の必要性が予想されるもの

表2 慢性疾患の概念モデル

局面	定義
①前軌跡期	病みの行路が始まる前，予防的段階，徴候や症状がみられない状況
②軌跡発現期	徴候や症状がみられる．診断の期間が含まれる．
③クライシス期	生命が脅かされる状況
④急性期	病気や合併症の活動期．その管理のために入院が必要となる状況
⑤安定期	病みの行路と症状が養生法によってコントロールされている状況
⑥不安定期	病みの行路や症状が養生法によってコントロールされていない状況
⑦下降期	身体的状態や心理的状態が進行性に悪化し，障害や症状の増大によって特徴づけられる状況
⑧臨死期	数週間，数日，数時間で死に至る状況

(Pierre Woog 編，Juliet Corbin 他著，黒江ゆり子・他訳：慢性疾患の病みの軌跡 コービンとストラウスによる看護モデル．p13，医学書院，2003．より)

表3 高齢者の長期・慢性的疾患をコントロールするうえの留意点

- 疾病のセルフコントロールが難しいが，一方的な指導は有効ではない．
- 症状や障害を複数有し，疾病そのものの治療に加えて痛みや麻痺などへの対処を図り，生活機能や生活の質（QOL）を高める必要がある．
- 生活様式の変更や修正には，その人の生きてきた過程，家族，地域性等への配慮が必要である．
- 価値観や信念は尊重されるべきである．
- ケアは，医療サービスのみでなく，保健サービス，介護サービス，福祉サービスなどから多様な職種との協働により提供することで，対象者の多様なニーズを満たすことができる．
- 身体各器官の機能低下，予備力の低下があるため，薬物動態，排泄経路を理解する必要がある．
- 症状が非定型的かつ訴えの内容と症状が一致しないことがあり，急性増悪の初期を見落としやすい．
- 説明や指導は具体的に行い，一回のみでなくくり返し行う．

路（course）と考え，表2の8つの局面を示しているが，高齢者の場合には，予備力が少ないためいずれの局面においても変化しやすい．また，家族や友人との死別体験，閉じこもり，うつなどにより社会との孤立が生じやすいため，精神的側面においても生活意欲や安寧感が得られているか，留意することが必要である．

表3には，特に高齢者にとって長期・慢性的疾患をコントロールするうえで留意しなければならない点を示している．成人を対象とした指導・教育との違い，疾病管理に加えた生活の質（QOL）の重視，価値観・信念の尊重，学際的チームによる多職種でのアプローチ，身体予備力の低下に配慮した指導，理解できるまでくり返し指導することなどが必要である．

また，高齢者は慢性疾患のコントロールのために，複数の薬物処方を受けているが，さらに大衆薬も服用するなど，薬剤の重複服用の確認も必要である．近年は医薬分業により調剤薬局から薬剤を受け取ることが多くなり，薬剤師による薬歴管理指導，薬剤情報提供，長期投薬指導も行われている．高齢者の薬物動態は肝機能，腎機能により影響されるため，服薬による作用・副作用の確認，決められた時間に，処方通りの服用が行えているかの観察が重要である．麻痺，拘縮により薬剤を取り出せない，嚥下に問題があるため服用しづらい，認知症により服薬を忘れるなどの問題がないかどうかも観察し，適切な形態の処方を得られるよう，かかりつけ医師との調整や，地域資源を効果的に活用したケアプランの作成を行い，長期にわたる生活障害に関してさまざまな角度から多職種で検討することも重要である．これら服薬，薬物管理に関する援助は看護の役割である．

［亀井智子］

参考文献

- 特集アウトカムマネジメントの観点からの老年看護学．臨牀看護 32(4)（臨時増刊号）：433-658，2006．
- David Matheson, Anne Wilkins, Daphne Psacharopoulos：Realizing the Promise of Disease Management, The Boston Consulting Group, 2006.

B 脳神経系疾患と看護

> **Point**
> - 脳血管障害は要介護の原因として最も多い疾患である．
> - 脳血管障害患者の看護では，急性期は合併症予防，回復期はセルフケアの向上や再発予防の指導が重要である．
> - 高齢者に多くみられるパーキンソン病は，運動症状，自律神経症状などを呈する慢性進行性の難病であり，治療は症状の進行に応じた薬剤調整とリハビリテーションが主体となる．
> - パーキンソン病患者の看護は，病期に応じた目標を患者，家族と共有しながら，症状に伴う転倒リスク，生活上の困難や苦痛を緩和する援助を行う．

1 脳血管障害と看護

❶ 脳血管障害の分類

脳血管障害は，脳血管の病変により生じる脳神経系の疾患を総称する用語である．脳血管障害は，**一過性脳虚血発作**(transient ischemic attacks：TIA)と脳卒中を含む．脳卒中は，脳血管の破たんによる出血性疾患である脳出血と，くも膜下出血および脳血管の狭窄・閉塞による虚血性疾患である脳梗塞に分類される(図1)．

1 脳出血

脳出血は，脳実質内に出血が起こった状態であり，出血部位により片麻痺や意識障害，しびれなどの感覚障害，失語症，頭痛，めまいなどさまざまな症状を示す．主なリスク因子は高血圧，過度の飲酒などである．

2 くも膜下出血

何らかの原因により，くも膜下腔に出血が生じた状態を示す．原因としては脳動脈瘤の破たんが最も多い．突然の激しい頭痛で発症し，悪心・嘔吐，意識障害などの症状がみられる．発症後再出血を起こすと予後が不良になる．発症後3日間から2週間までは脳血管攣縮のリスクが高く，脳血管攣縮による脳虚血が生じると脳梗塞のリスクが高まる．発症後数週間から数カ月後までは，正常圧水頭症による歩行障害や認知機能障害，尿失禁などを生じる危険性がある．

3 脳梗塞

脳梗塞は，脳動脈の狭窄や閉塞により脳の血流量が低下し，脳実質が壊死する状態であり，梗塞部位により片麻痺，意識障害，感覚障害，失語症などの症状を示す．

脳梗塞はさらにアテローム血栓性脳梗塞，ラクナ梗塞，心原性脳塞栓に分けられる．アテローム血栓性脳梗塞は，動脈硬化が原因で徐々に脳動脈が狭窄・閉塞する．ラクナ梗塞は穿通枝などの細い動脈が閉塞して生じる．心原性脳塞栓は心臓から遊離した栓子により脳動脈が閉塞する．

主なリスク因子は高血圧，糖尿病，脂質異常症などの生活習慣病，心房細動，喫煙などである．

4 一過性脳虚血発作(TIA)

TIAは脳の局所的な虚血によって，一時的に脱力やしびれ，口のもつれなどの神経症状を示す状態である．1時間程度で症状が消失するが，発作後に脳梗塞を発症するリスクが高い．

図1 脳血管障害の分類

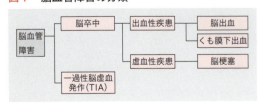

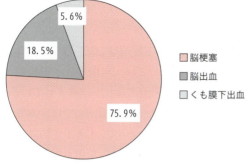

図2 脳卒中の内訳（n＝95,844）

（荒木信夫，小林祥泰：急性脳卒中の実態 病型別・年代別頻度．小林祥泰編，脳卒中データバンク2015, pp18-19, 中山書店，2015. より作成）

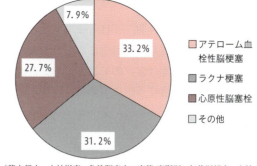

図3 脳梗塞の内訳（n＝72,777）

（荒木信夫，小林祥泰：急性脳卒中の実態 病型別・年代別頻度．小林祥泰編，脳卒中データバンク2015, pp18-19, 中山書店，2015. より作成）

❷ 高齢者における脳血管障害の特徴

2013（平成25）年国民生活基礎調査によると，介護が必要となった原因の1位は脳血管障害である[1]．

脳卒中の内訳は脳梗塞が75.9％，脳出血が18.5％，くも膜下出血が5.6％と脳梗塞が多い（図2）．また，脳梗塞のうちアテローム血栓性脳梗塞が33.2％，ラクナ梗塞が31.2％，心原性脳塞栓が27.7％である[2]（図3）．

出血性疾患の好発年齢はくも膜下出血が50歳代，脳出血は60歳代である．虚血性疾患の好発年齢は，心原性脳塞栓が80歳代，アテローム血栓性脳梗塞が70歳代，ラクナ梗塞は60歳以下である．高齢者における脳血管障害の予後は，加齢とともに重症例が多くなる傾向がある[3]．

❸ 脳血管障害の診断と治療

診断は，問診，神経学的評価，CTやMRIによる梗塞部位や出血部位の確認およびMRA[*1]，3D-CT[*2]による原因血管の探索などによって行われる．CTは出血性疾患の鑑別に，MRIは急性期の脳梗塞の検出に優れている．心房細動や高血圧，糖尿病，脂質代謝異常などのリスク因子の有無なども確認する．

脳出血の治療は血圧管理と脳浮腫・頭蓋内圧亢進の管理を行う．脳出血の血圧管理は，できるだけ早期に収縮期血圧を140mmHg未満に降下させることが推奨されている．外科的治療は血腫量が10mL未満の小出血では行わない．くも膜下出血の治療は，開頭術による脳動脈瘤頸部クリッピング術や脳血管内治療として瘤内コイル塞栓術が行われる．

脳梗塞の治療は，急性期は抗凝固療法，抗血小板療法，血栓溶解療法などが行われる．特に，発症から4.5時間以内の場合は，血栓溶解療法である遺伝子組み換え組織型プラスミノゲン・アクティベータ（recombinant tissue-type plasminogen activator：**rt-PA**）[*3]の**静注療法**の適応となる．脳梗塞の慢性期には，再発予防のために抗凝固薬や抗血小板薬の内服が行われる．TIAの治療は脳梗塞発症予防のため抗血小板薬による治療が行われる．

> **ワンポイント**
>
> [*1] MRA（磁気共鳴血管画像：Magnetic Resonance Angiography）
> MRAはMRI（核磁気共鳴画像：magnetic resonance imaging）を用いて血管だけを描出する．造影剤は不要で，非侵襲的な検査である．
>
> [*2] 3D-CT
> 造影剤を使用し，CT（コンピュータ断層撮影：Computed Tomography）撮影を行い，データを画像処理し，複雑な脳血管を立体化する検査である．

❹ 脳血管障害をもつ高齢者の看護

脳血管障害は急性期，回復期，維持期（生活期）と長い経過をたどり，各時期に応じた看護が必要となる．**急性期は症状のモニタリングと誤嚥性肺炎などの合併症予防に努める．**回復期は日常生活動作（activities of daily living：ADL）の自立支援，退院調整，再発予防の指導を行う．維持期（生活期）は社会復帰の実現と健康管理の継続を支援する．

1）急性期における看護

発症直後から1週間程度までの急性期は，症状の重篤化を回避するためのモニタリングと，合併症の予防が重要である．

❶ 脳浮腫・頭蓋内圧亢進症状の観察

急性期は脳浮腫や再出血，再梗塞による頭蓋内圧亢進のリスクが高いため，これらの観察を行うことが重要である．脳浮腫や頭蓋内圧亢進の観察点は頭痛，悪心・嘔吐，意識障害の進行，瞳孔不同，対光反射の減弱，血圧上昇，徐脈の有無などである．脳血管障害では病型に応じた**血圧管理**を行う必要がある．脳出血やくも膜下出血は再出血予防のために目標に応じた降圧を行う．脳梗塞では，血圧の低下により脳血流量が低下するため，急激な血圧低下に注意する．

❷ 急性期合併症の予防

急性期に起こりやすい合併症は，**誤嚥性肺炎**，**深部静脈血栓症**（deep vein thrombosis：DVT），**せん妄**などである．

誤嚥性肺炎は，脳血管障害による意識障害や嚥下障害などに加え，高齢者の場合，加齢による嚥下機能の低下から発症リスクが高くなる．誤嚥性肺炎が生じると全身状態が悪化し，回復も遅れるため，予防ケアが重要である．

誤嚥性肺炎の予防ケアとして，食事時の体位調整や口腔内を清潔に保つための口腔ケア，栄養状態の改善などを行う．また，嚥下障害があると脱水による脳血流量低下のリスクが高まるため，水分出納に注意する．

くも膜下出血では，発症後2週間は脳血管攣縮が発生しやすい．脳血管攣縮が起こると脳梗塞をきたすことがあるため，血流量を維持することが重要である．

脳血管障害による麻痺はDVTのリスクとなる．DVT予防としては，早期離床や積極的な運動，間欠的空気圧迫法などが推奨されている．「脳卒中治療ガイドライン2015」では，弾性ストッキングの着用について，DVT予防効果の根拠がないために勧められないとされている．

入院3日目までは，せん妄発症のリスクが特に高い[4]．せん妄の発症因子に関するアセスメントを行い，せん妄の予防と早期離床に努める（p305，❹「せん妄」参照）．脳血管障害患者に対する早期離床は，関節拘縮や褥瘡などの廃用症候群の予防としても効果的である．座位や車いす乗車などを促すだけでなく，体位交換や清潔ケア時などに，患者の寝返り動作を誘導したり，関節の自動・他動運動を行うなど，日常ケアの中に活動を促すケアを取り入れる．

2）回復期における看護

発症後2週間以降の回復期では，ADLの自立支援と再発予防のための自己管理行動の指導を行う．

ADLの自立支援では，車いす移乗や歩行，食事動作，排泄動作などについて，訓練室での「できるADL」を，病棟の日常生活の中での「しているADL」になるよう働きかけることが重

ワンポイント

＊3 rt-PA静注療法
脳梗塞の超急性期に静脈内投与を行うことで脳血管の血流を再開させる治療法．rt-PA静注療法は2005（平成17）年10月より，発症後3時間以内の脳梗塞治療として保険適応となり，2012（平成24）年8月には，発症後4.5時間以内まで使用が可能となった．「脳卒中治療ガイドライン2015」においてもグレードAと強く推奨されている．rt-PA静注療法後は出血性合併症を生じる危険があるため，日本脳卒中学会は設備や十分な人員など実施施設の要件を提示している．

要である．したがって，訓練室での起居動作，移乗動作，歩行動作の回復状況を把握し，病棟の動作に取り入れる．また，自宅での日課や，生活様式（ベッドやいすでの生活など），住環境（手すりや段差の有無など）などの様子を聞き取り，退院後の生活を想定しながら，患者と目標を共有する（回復期における看護については，p237, §4「高齢者看護とリハビリテーション」参照）．

脳血管障害患者は，発症後に神経症状が改善せず，麻痺や感覚障害などが残ることも多い．発症前の自分と比較して，自信を喪失し，気分が落ち込んだり，リハビリテーションに意欲的に取り組めない場合もある．基本的なことであるが，患者の話をよく聞くことが大切である．現在の病気の受け止めだけでなく，これまでの生活を振り返り，回復の目標や希望を一緒に考える姿勢をもつ．**意欲の低下**が続く場合は，脳血管障害後の**うつ病**を併発している可能性もある．うつ病が疑われる場合は，発話量や易疲労感などもよく観察し，医師に報告する．

脳血管障害は，片麻痺や感覚障害，視野障害などの機能障害などから**転倒**が発生しやすい．ADLが向上するに従い，転倒のリスクも高まるため，転倒のリスク要因を適切に評価し，転倒を予防する必要がある（p197, B「転倒の予防と看護」参照）．

高齢者は，脳血管障害の再発リスクとなる高血圧，糖尿病，脂質代謝異常，心疾患などを発症前からもっていることが多い．入院中から血圧管理，服薬の継続，食事，禁煙，節酒などの生活管理の必要性と方法を指導する．指導時には，高齢者の生活背景をよく聴取し，生活の中で実践可能な改善方法を，患者とともに考える．また，受診が必要な再発のサイン（頭痛，手足のしびれ，口のもつれなど）についても指導し，再発時の早期受診を促す．

脳血管障害をもつ高齢者の退院支援では，さまざまな障害をもちながら退院する高齢者と介護する家族の介護力についてアセスメントし，社会資源の導入など病院から在宅への移行がスムーズに進むよう，多職種と連携し退院調整を行う（p128, §3「高齢者ケアの継続性と退院計画」参照）．

3）維持期（生活期）における看護

脳血管障害の維持期（生活期）は，ADLを維持しながら社会復帰を実現し，地域での生活を維持する時期である．生活の場が在宅や施設に移行した後も継続した健康管理が必要となる．再発予防に加えて，加齢に伴う健康問題を生じる可能性もあるため，定期的な受診の継続を促す．

脳血管障害による障害をもちながら地域で生活する場合は，それまでの家庭内や社会での役割の変化を伴うことがある．身体機能だけでなく，心理面へのサポートが必要となる．患者会などピアサポートグループへの参加や通所サービスなどを利用し，社会的交流の機会を支援し，その人らしさを発揮できるよう支援する．

［鳥谷めぐみ］

2 パーキンソン病と看護

❶ 病態・症状

パーキンソン病は，黒質のドパミン神経細胞に変性・脱落が生じる神経変性疾患であり，わが国の指定難病の1つである．中高年に発症することが多く，高齢になるほど発症率と有病率が上昇する[5]．パーキンソン病患者のドパミン神経細胞には，αシヌクレインという異常タンパク質が蓄積したレビー小体が認められ，神経変性の原因の1つと考えられている．変性した神経病変は，延髄，中脳，大脳へと広がり，種々の運動症状や非運動症状を引き起こす．

進行性疾患であるが，その速さは個人差があり，適切な治療により通常発症後10年程度は普通の生活が可能である．平均余命も一般とほとんど変わらないが，病状が進行した高齢者では，転倒や肺炎により寝たきりとなりやすい．

症状は，片側の上肢または下肢の振戦，ある

表1　パーキンソン病の症状

運動症状	● 安静時振戦(手足や下あご・唇のふるえ) ● 筋強剛(固縮)(筋緊張が高まり筋肉が固くなる) ● 動作緩慢(動作がゆっくり,身振りが小さくなる) ● 姿勢反射障害(姿勢の変化に対応して身体のバランスがとれない) ● 姿勢異常(立位や歩行時に首が下がり,前かがみ姿勢となる) ● 歩行障害(すくみ足・すり足歩行・加速歩行・突進現象) ● 仮面用顔貌(顔の表情が乏しくなる) ● 小声症
自律神経症状	● 便秘 ● 流涎(りゅうぜん)(口から唾液が漏れる) ● 嚥下障害・胃食道逆流現象 ● 起立性低血圧・食後性低血圧 ● 頻尿・尿失禁 ● 発汗障害
精神症状	● 抑うつ・幻覚・妄想など
睡眠障害	● 不眠・悪夢・レム睡眠行動異常など
その他	● 嗅覚障害,疼痛,疲労など

(厚生労働省科学研究費補助金(難治性疾患政策研究事業)神経変性疾患領域における基盤的調査研究班:パーキンソン病の療養の手引き(平成28年12月).http://plaza.umin.ac.jp/~neuro2/parkinson.pdf(2017年2月アクセス)をもとに作成)

表2　Hoehn-Yahr重症度分類

0度	パーキンソニズムなし
I度	一側性パーキンソニズム
II度	両側性パーキンソニズム
III度	軽〜中等度のパーキンソニズム.姿勢反射に障害あり
IV度	高度障害を示すが,歩行は介助なしにどうにか可能
V度	介助がなければベッドまたは車いす生活

(難病情報センター:パーキンソン病(指定難病6)診断・治療指針(医療従事者向け).http://www.nanbyou.or.jp/entry/314(2017年2月アクセス)より)

表3　生活機能障害度

1度	日常生活,通院にほとんど介助を要しない
2度	日常生活,通院に部分的介助を要する
3度	日常生活に全面介助を要し,独立では歩行起立不可能

(難病情報センター:パーキンソン病(指定難病6)診断・治療指針(医療従事者向け).http://www.nanbyou.or.jp/entry/314(2017年2月アクセス)より)

いは動作緩慢から始まり,症状は徐々に進行する.**パーキンソン病の四大症状は,❶安静時振戦,❷筋強剛(筋固縮),❸動作緩慢,❹姿勢反射障害**である.そのほか表1に示す運動症状や,自律神経症状,精神症状,睡眠障害などの非運動症状が含まれる.

❷ 診断

厚生労働省「神経変性疾患領域における基盤的調査研究班」の診断基準[5]では,❶パーキンソニズム*4がある,❷脳CTまたはMRIに特異的異常がない,❸パーキンソニズムを起こす薬物・毒物への曝露がない,❹抗パーキンソン病薬にてパーキンソニズムの改善がみられる,の4項目を満たした場合にパーキンソン病と診断される.

パーキンソニズムを呈するパーキンソン病以外の疾患(薬剤性パーキンソニズム,脳血管性パーキンソニズム,進行性核上性麻痺,大脳皮質基底核変性症,多系統萎縮症のパーキンソン病型,特発性正常圧水頭症など)を総称して**パーキンソン症候群**といい,鑑別診断が必要となる.

疾患の重症度の分類には,**Hoehn-Yahr重症度**(表2)と,厚生労働省研究班の生活機能障害度(表3)が用いられる[5].

> **ワンポイント**
>
> **＊4 パーキンソニズム**
> パーキンソニズムとは,❶典型的な左右差のある安静時振戦(4〜6Hz)がある,❷歯車用筋固縮,動作緩慢,姿勢反射障害のうち2つ以上が存在する,のいずれかに該当する場合をいい,症状の組み合わせについて用いられる医学用語である[5].

❸ 治療

現在，パーキンソン病自体を治す治療法はみつかっていない．病状の進行を遅らせたり，症状を緩和する目的で，減少した**ドパミン**を補充する薬物療法が行われる[6]．ドパミンの前駆体である**L-ドパ**を補充する薬物として，L-ドパ，モノアミン酸化酵素B（MAOB）阻害薬，カテコール-O-メチル基転移酵素（COMT）阻害薬がある．ドパミン受容体に直接作用しドパミンを補充する薬物には，ドパミン受容体作動薬（ドパミンアゴニスト）がある．ドパミンアゴニストは，認知障害のある高齢者で幻覚・妄想を誘発することがある．

70歳以上の高齢者ではL-ドパが第1選択薬とされている．そのほか，塩酸アマタジン，抗コリン薬，ドロキシドパ，ゾニサミドなどが用いられる．薬物代謝機能が低下している高齢者では，いずれの薬物でも有害作用が出現しやすいので，注意して観察する必要がある．

薬物を長期間服用した進行期になると**ウェアリング・オフ現象**（次の服薬の前に薬効が切れ症状が悪化する）や，**ジスキネジア**（薬物の過量投与に伴う不随意運動），**オン・オフ現象**（服用時間に関係なく突然に症状が悪くなる）が起こりやすくなる．薬物の効果と病状の進行に応じて，投与薬物の組み合わせや量の調整が必要になる．

そのほか運動症状に対し，筋力や柔軟性の維持，動作訓練などの目的でリハビリテーションが行われる[7]．

❹ パーキンソン病の高齢者の看護

パーキンソン病をもつ高齢者は，加齢変化に加え，徐々に進行する運動症状と非運動症状から生じる日常生活上の困難とともに生きていかなければならない．また，病状が進行すると転倒，骨折，誤嚥性肺炎などの合併症のリスクが高くなり，やがて介護が必要な状態となる．療養生活は在宅が基本となるが，薬物の調整，日常生活動作（ADL）低下に対するリハビリテーション，合併症の治療などで入退院を繰り返す．

看護師は，パーキンソン病の症状や薬物療法の効果と有害作用を把握するとともに，その人の生活機能をアセスメントし，生活上の困難や苦痛を緩和する援助を行う必要がある．どのような病期にあっても，パーキンソン病をもつ高齢者と介護する家族の意思を尊重し，目標を共有しながら支援していくことが重要である．

1）歩行・転倒防止への援助

歩行障害が現れると転倒をおそれて活動範囲が狭くなりがちになる．運動機能の低下を防ぐためにも服薬管理を適切に行い，安全で動きやすい環境を整えることが重要になる．転倒しやすい動作や時間帯を患者と確認し，動けるときに活動するようにする．必要に応じて杖，歩行器などの補助具を活用する．

また，住宅改修を行う場合は，患者の個別性に応じた手すりの位置等について，リハビリテーション専門職，ケアマネジャー，改修業者などと連携をとる．

すくみ足や小刻み歩行がある場合は，足を大きく上げて前に踏み出す，腕を大きく振る，「1，2，1，2」とリズムを取る，床の線や模様を跨ぐように歩くなどの工夫でスムーズになる．起立性低血圧がある場合は，立ち上がり動作をゆっくり行うよう指導する．弾性ストッキングの着用や水分摂取も有効である．転倒を繰り返す場合は，転んでもけがをしないようにサポーターや保護帽の装着などの対策を講じる．

2）日常生活上の援助
❶ 食事

箸や茶碗の把持，姿勢，摂食・嚥下機能についてアセスメントし，必要な援助を行う．咀嚼や嚥下に問題がある場合は，食形態を工夫したり，少量でも栄養価の高い食品を選ぶなどして誤嚥性肺炎や栄養障害を予防する．**脱水**になると薬物の効果が不安定になったり，幻覚や起立

性低血圧などが起こりやすくなるので，水分摂取も促す．

2 排泄

便秘は8～9割の患者にみられる症状である．便秘を予防するために食物繊維の多い食事，水分摂取や運動を促す．便秘が強いとL-ドパの効果出現に時間がかかったり，効果が感じられなくなることがあるので，便秘症状に応じて緩下剤の使用を検討する．動作緩慢や歩行障害がある場合は，時間的に余裕をもってトイレに行けるようにして失禁を予防する．

3 清潔・整容

入浴，洗面，整容などの動作は，本人のペースで行えるよう体調のよい時間帯や環境を調整する．浴室内では床面の水分や石鹸分ですべり転倒しないよう注意する．病状が進行し，寝返りができなくなったり，栄養障害があると褥瘡を合併しやすくなる．入浴時などに全身の皮膚を観察し，適切な対応を行う．

4 更衣

病状が進行すると巧緻動作が低下するため更衣にも支障がでてくる．衣服は，着脱しやすい伸縮性のある大きめのものを選ぶ．上着は前開きで大きめのボタン，ファスナー，マジックテープのものが使いやすい．ズボンはウエストにゴムが入ったものがよい．また，ズボンや靴下を履く際は座って行うようにし，転倒に注意する．

5 生活リズム

睡眠障害がある場合には，原因をアセスメントし，原因を除去・緩和する治療やケアを行う．パーキンソン病に対する薬物療法を適切に行い，日中は活動的に過ごし，夜間は良質な睡眠がとれるように生活リズムを整えるケアを行う．

6 コミュニケーション

病状が進行すると声が小さくなる，抑揚がなくなる，発音が不明瞭になるなどの症状により，コミュニケーションに支障をきたす[7]．言語聴覚士(ST)によるリハビリテーションや，意識的に声を大きくはっきりと出すことで，相手に聴き取りやすくなる．

3）薬物療法時の援助

処方薬の種類，作用，内服時間，有害作用について患者と介護者に説明し，飲み忘れがないよう患者の服薬アドヒアランスに応じた支援を行い，有害作用出現時は受診するよう指導する．薬物を飲み忘れた際にオフ症状が強く内服できない場合も，すぐに受診するよう指導する．ウェアリング・オフ現象など長期投与に伴い症状コントロールが不安定な場合は，症状の変動を記録してもらい，薬物の量や内服時間について医師や薬剤師と調整する．

4）精神的援助

パーキンソン病の精神症状として，抑うつ，幻覚，妄想，意欲の低下(アパシー)などがみられる．これらの症状は，運動症状の改善に使用している薬物が影響している場合と，そうではない場合がある．精神症状は本人にとっても介護する家族にとっても辛いものである．精神症状が認められる場合は，早めに受診し，薬物の調整を行う必要がある．

また，認知症を合併しているパーキンソン病患者では，薬物の有害作用が出現しやすいので注意が必要である．病状や生活への不安から抑うつ状態となる場合もあるので，訴えを傾聴し，その人の困りごとを解決できるよう支援する．

5）家族への支援

発病初期では日常生活に介助を要しないが，高齢患者の場合は家族の服薬支援が必要になることがある．パーキンソン病は慢性進行性の疾患であるため，患者のみならず家族に対しても疾患や治療に対する知識を提供する必要がある．病状が進行すると日常生活に介護が必要となるため，介護家族の負担も大きくなる．

患者が在宅療養する地域において，かかりつけ医，ケアマネジャー，訪問看護，介護施設などさまざまな医療福祉機関と連携体制を整え支援することが重要になる．

パーキンソン病に対する公的制度(Column参照)や，全国パーキンソン病友の会[8]などの

自助グループについても情報提供し，パーキンソン病患者と家族が孤立することなく療養生活を送れるよう支援する．　　　　　[長谷川真澄]

引用文献

1) 厚生労働省：平成25年国民生活基礎調査の概況．
http://www.mhlw.go.jp/toukei/saikin/hw/k-tyosa/k-tyosa13/dl/16.pdf(2017年2月アクセス)
2) 荒木信夫，小林祥泰：急性脳卒中の実態 病型別・年代別頻度．小林祥泰編，脳卒中データバンク2015, pp18-19, 中山書店, 2015.
3) 加藤裕司，棚橋紀夫：加齢医学の面からみた脳卒中. 小林祥泰編，脳卒中データバンク2015, pp32-33, 中山書店, 2015.
4) 菅原峰子：内科的治療を受ける高齢脳梗塞患者のせん妄状態出現に関連する入院初日の因子と入院3日間のせん妄状態の変化に影響する因子．老年看護学17(2)：28-37, 2012.
5) 難病情報センター：パーキンソン病(指定難病6)診断・治療指針(医療従事者向け)
http://www.nanbyou.or.jp/entry/314(2017年2月アクセス)
6) 日本神経学会監修,「パーキンソン病治療ガイドライン」作成委員会編：パーキンソン病治療ガイドライン2011, 医学書院　東京．
7) 厚生労働省科学研究費補助金(難治性疾患政策研究事業)神経変性疾患領域における基盤的調査研究班：パーキンソン病の療養の手引き(平成28年12月)
http://plaza.umin.ac.jp/~neuro2/parkinson.pdf(2017年2月アクセス)
8) 一般社団法人全国パーキンソン病友の会．
https://sites.google.com/site/jpdaorg/(2017年2月アクセス)

参考文献

・日本脳卒中学会脳卒中ガイドライン委員会編：脳卒中治療ガイドライン2015. 協和企画, 2015.
・小林祥泰編：脳卒中データバンク2015. 中山書店, 2015.
・田村綾子編：脳神経ナース必携 新版 脳卒中看護実践マニュアル—脳卒中リハビリテーション看護認定看護師2015年新カリキュラム準拠．メディカ出版, 2015.
・医療情報科学研究所編：病気がみえるvol.7 脳・神経．メディックメディア, 2011.

Column

📝 パーキンソン病の公的制度

　パーキンソン病患者に対する公的制度には，難病医療費助成制度，身体障害者福祉法による身体障害者手帳，介護保険法および障害者総合支援法によるサービス，成年後見制度がある．

● 難病医療費助成制度

　医療，介護保険サービスのうち訪問看護，訪問リハビリテーション，居宅療養管理指導，介護療養施設サービスなどが公的負担される．Hoehn-Yahr Ⅲ度以上，生活機能障害度2度以上が対象となる．2015(平成27)年1月の改定では，軽症者でもパーキンソン病にかかわる治療費の個人負担が1回1万円を超える状態が年3回以上であれば，助成申請ができるようになった．

● 身体障害者福祉法による身体障害者手帳

　病状が進行し，症状のコントロールが困難となった場合「肢体不自由」の判定により，医療費助成，経済的支援(特別障害者手当，障害基礎年金)，税の減免，交通機関の割引などが受けられる．

C 循環器系疾患と看護

Point
- 高齢者では加齢や生活習慣病の罹患により，高血圧や虚血性心疾患，慢性心不全などの発症が増加する．
- 高齢者の虚血性心疾患（狭心症，心筋梗塞）では，症状が無自覚であったり，重症化しやすい特徴があり，早期発見が重要である．
- 循環器疾患をもつ高齢者の看護では，本人の生活パターンや食事の嗜好などを考慮した生活指導が必要である．

1 高血圧

❶ 概要

加齢と高血圧の関係性は深く，高血圧の有病率は年齢が高いほど高く，70歳代では男性の80.8％，女性の71.2％が高血圧であるといわれている[1]．これは加齢に伴い動脈硬化の進展や動脈の石灰化が進み，血管壁が硬化することで，高齢者では一般に収縮期血圧が上昇し，拡張期血圧がやや低下する（脈圧が大きくなる）ためと考えられている．

高齢者の高血圧には，**活動による血圧変動が大きい，起立性低血圧を引き起こしやすい，脳卒中等の合併症を引き起こしやすい**，といった特徴があるため，高齢者では脳卒中や心筋梗塞等が生じやすい早朝の血圧上昇を抑え，ふらつきや転倒につながる夜間の低血圧を防ぐことが重要である．

腎障害など臓器不全の合併が多いことにより，薬物療法による副作用や過剰な血圧低下が生じやすく，また，味覚の低下により塩分を過剰摂取している場合が少なくなく，食塩感受性高血圧が多いのも特徴であるため，高齢者では薬物療法や生活習慣の指導に工夫が必要である．

❷ 治療

高血圧の治療の中心は，減塩，運動等の生活習慣の修正と薬物療法である．高齢者では骨・関節系疾患等の疾患により運動が困難で，また長年の生活習慣を改善することが難しい場合も少なくない．そのため高齢者では従来の生活習慣等を考慮しながら，指導を行っていく必要がある．高血圧に対する生活習慣の修正項目の要点を表1に示す．

薬物療法では，高齢者では徐脈や起立性低血圧といった副作用が生じやすいため，β遮断薬等は避け，カルシウム拮抗薬やアンジオテンシン変換酵素（ACE）阻害薬，アンジオテンシンⅡ受容体拮抗薬（ARB）などが用いられることが多い．

家庭血圧の測定では，毎日起床時と就寝前の2回測定し，結果を血圧手帳に記録して，自分で血圧管理に意識を向けるようすすめることが重要である．なお高血圧治療ガイドラインでは，

表1　生活習慣の修正項目

1. 減塩	6g/日未満
2a. 野菜・果物	野菜・果物の積極的摂取
2b. 脂質	コレステロールや飽和脂肪酸の摂取を控える 魚（魚油）の積極的摂取
3. 減量	BMI（体重(kg)÷［身長(m)］^{2}）が25未満
4. 運動	心血管病のない高血圧患者が対象で，有酸素運動を中心に定期的に（毎日30分以上を目標に）運動を行う
5. 節酒	エタノールで男性20-30mL/日以下，女性10-20mL/以下
6. 禁煙	（受動喫煙の防止も含む）

（日本高血圧学会高血圧治療ガイドライン作成委員会編：高血圧治療ガイドライン2014. p40, 日本高血圧学会, 2014. より）

家庭血圧の目標値は，成人・前期高齢者では135/85mmHg未満とされているのに対し，後期高齢者では145/85mmHg未満と年齢に応じて高めに設定されている[2]．

❸ 看護

看護では，食事内容や運動方法の相談，服薬状況，家庭血圧測定の実施状況など，セルフケアの状況をアセスメントし，血圧管理を継続できるよう支持的なかかわりをしていくことが求められる．また夜間の睡眠状況やストレスなど，高血圧に関与するそのほかの問題がないか評価することも重要である．

2 虚血性心疾患

虚血性心疾患とは，冠動脈が動脈硬化などの原因で狭窄や閉塞し，心筋に血液が行かなくなること（心筋虚血）により生じる疾患を指す．虚血性心疾患は大きく狭心症と心筋梗塞に分けられるが，いずれも成人に比べ高齢者のほうが有病率が高いことが知られている[2]．また，高齢者の虚血性心疾患では，症状が無自覚であったり，重症例が多いなどの特徴があり，対応には注意が必要である．

❶ 狭心症

❶ 概要

狭心症とは，冠動脈の閉塞により一過性の心筋虚血が生じる疾患である．狭心症は，運動によって酸素需要に対し酸素供給が不足して生じる**労作性狭心症**と，冠動脈の攣縮や血栓形成等により酸素供給が不足し，安静時に心筋虚血が生じる**安静時狭心症**に分けられる．特に安静時狭心症のなかで，3週間以内に新しく生じ，症状が進行しているものは，**不安定狭心症**と呼ばれ，心筋梗塞に移行しやすい危険な状態である．

狭心症の症状は胸部絞扼感や胸痛が一般的であるが，人によっては歯や頸部の痛みを訴えることもある．また症状は5分程度持続することが多いが，高齢者では**無痛性狭心症**が少なくないため，胸痛の性質だけでなく，意識状態や顔色不良等からも狭心症を疑うことが重要である．

検査では，発作時の心電図検査や心筋壊死を示す血液生化学検査（WBC，CK，AST，LDH，赤沈）を行い，虚血性心疾患が疑わしい場合は冠動脈造影検査にて確定診断を行う．

❷ 治療

労作性狭心症に対する薬物療法では，硝酸薬やβ遮断薬などによるものが治療の中心となる．また血栓形成により冠動脈のさらなる狭窄を予防するために抗血小板薬が併用されることも多いが，高齢者では出血傾向が強まることにより，消化管出血などの副作用の出現に留意する必要がある．また冠攣縮性狭心症では，硝酸薬，カルシウム拮抗薬が用いられる．

また労作性狭心症や不安定狭心症で，冠動脈造影検査により狭窄部位が確定した場合は，**経皮的冠動脈形成術（PCI）**による観血的治療が行われる．高齢者では冠動脈3本ともに病変がある3枝病変が多く，複数個所の病変がある場合や，血管の石灰化が強い場合などステント留置が困難な場合には**冠動脈バイパス術（CABG）**が選択される．

❸ 看護

急性期においては，バイタルサインや顔色，意識レベル等から循環動態の評価を行うことが中心で，必要に応じて硝酸薬の舌下投与の実施や指導を行う．特に不安定狭心症では緊急入院となる場合も多く，高齢者ではせん妄の予防や早期発見，対応により，治療が安全に提供できるようケアを実施することも求められる．また病態が安定している状態では，栄養や運動，内服管理など再発予防に向けた生活習慣の指導も重要である．

❷ 心筋梗塞

1 概要

　冠動脈の閉塞，または狭窄によりその血流域の心筋が壊死に至った状態を心筋梗塞と呼ぶ．心筋梗塞では，30分以上持続する激しい胸痛が代表的な症状であるが，高齢者の場合は自覚症状がなく，ショック状態や心不全となり発見される例も少なくない．

　検査では心電図にてST上昇，異常Q波がみられ，血液検査にてWBC，CK，AST，LDH，赤沈等の上昇，トロポニンTやクレアチンキナーゼ-MB（CK-MB）等の心筋逸脱酵素の上昇がみられたとき，急性心筋梗塞と診断される．

2 治療

　急性期では，硝酸薬等による薬物療法，安静，酸素療法に加えて，速やかにPCIによる再還流を図る．不安定狭心症と同様，複数個所に病変がある場合や，血管の石灰化が強い場合などステント留置が困難な場合には，冠動脈バイパス術が選択される．

　心筋梗塞により心機能低下が生じるため，急性期の後は社会復帰に向けた**心臓リハビリテーション**の実施が重要である．心臓リハビリテーションは，低下した運動耐容能の回復だけでなく，社会復帰，心筋梗塞の再発防止を目指した，運動療法，患者教育，生活指導，カウンセリングなどを含む包括的なプログラムである．高齢者では関節疾患や筋力低下などにより，もともと運動機能が低下している場合が少なくないため，無理のない範囲でゆっくりと進めていくことが重要である．

3 看護

　急性期では，苦痛の緩和とともに，安静が保たれるよう治療内容や必要性について説明し，高齢者が安全に治療を受けることができるよう努めることが重要である．また心筋梗塞発症後は不整脈が出現しやすいため，急性期，リハビリテーション期を通して，**不整脈の早期発見**に努める必要がある．

　近年では，85歳以上の超高齢者でもPCIや冠動脈バイパス術が積極的に行われており，術後には合併症管理や全身状態の把握，リハビリテーションに向けた支援などが重要となっている．特に，せん妄は心筋梗塞患者に高頻度に合併するため注意が必要である．

　退院に際しては運動や食事に関する指導のほか，運動耐容能や社会的機能の維持のため，必要に応じて通所介護（デイサービス）等の介護保険サービスを導入することについて，高齢者とその家族と検討していくことが，心筋梗塞の再発予防だけでなくQOLの維持に重要である．

3 慢性心不全

1 概要

　心不全とは，心臓の収縮能力や拡張能力が低下することにより，心拍出力が低下し，臓器うっ血や呼吸困難，運動能力の低下をきたす症候群である．心筋梗塞等により急に心拍出量低下が生じているものを**急性心不全**，陳旧性心筋梗塞や心臓弁膜症などにより慢性的に心拍出量が低下しているものを**慢性心不全**と呼ぶ．

　高齢者は，心筋梗塞の多枝病変や弁膜症，高血圧による心肥大等によって心拡張機能の低下が生じやすく，慢性心不全になりやすいといわれており，慢性心不全の発症率は50歳代ではおよそ1％であるのに対し，80歳以上では10％に達すると報告されている[3]．

　慢性心不全をもつ高齢者では，加齢や病気の進行に伴う経時的な心機能低下のほか，肺炎等の感染症の罹患により急性増悪に陥ることも少なくないため，生活習慣の改善を通して，なるべく長く安定した時間を過ごせるよう支援することが重要である．また現在のところ慢性心不全の根治療法は心移植しかなく，その適応は限定的であるため，慢性心不全をもつ高齢者に対しては安定期，急性期の治療・ケアだけでなく，終末期ケアも重要となっている．

　慢性心不全の症状は，下肢浮腫，体重増加，

倦怠感，労作時の息切れ，臥位時の呼吸困難感（起坐呼吸）などが代表的であるが，高齢者ではこのほか食欲不振や認知機能低下などを生じることもある．

慢性心不全の診断は，末梢性浮腫，経静脈怒張などの有無，BNPの上昇，胸部X線写真における心拡大，胸水貯留の有無，心エコーによる左室駆出率の測定などにより行われる．

❷ 治療

慢性心不全の治療は薬物療法が中心となる．薬物療法では，利尿薬，ACE阻害薬，β遮断薬などが用いられるが，高齢者では徐脈や過剰な降圧，腎機能障害の出現などに留意する必要がある．

非薬物療法では，リハビリテーション，水分・塩分管理に関する患者教育のほか，二相式気道陽圧呼吸療法（ASV），両室ペーシング機能付き埋込み型除細動器（CRT-D）などを用いた治療が行われる．リハビリテーションでは，歩行やエルゴメーターなどの有酸素運動を，長期間にわたって継続的に実施することが推奨されており，高齢者にとって無理のない運動強度で設定することが望ましい．

また終末期では上記の薬物療法やASVに加えて，オピオイドによる呼吸困難感や疼痛の緩和，ステロイドによる倦怠感や食思不振の緩和，便秘に対する下剤投与などが行われる．

❸ 看護

薬物療法等の入院加療により，症状が安定した高齢者への看護では，多職種と連携し，塩分や水分，服薬の管理について患者教育し，再入院予防に向けて患者のセルフケア能力の向上をめざす支援が重要である．特に高齢者では，ADLや認知機能の低下や，独居，老々介護など，身体・心理・社会的な問題を抱えている場合が多く，一元的な指導ではなく，その人にとって最善である方法を検討することが重要である．

終末期では，呼吸困難感，疼痛，倦怠感などの身体的苦痛，うつや不安などの心理的苦痛など多様な症状が出現することが多い．症状が複雑であるため，看護では症状を適切に評価することが求められる．また，薬物療法の実施とともに，患者や家族が不安や悲嘆に対処できるよう支援していくことが重要である． ［金盛琢也］

引用文献
1）日本高血圧学会高血圧治療ガイドライン作成委員会編：高血圧治療ガイドライン2014．
2）厚生労働省：平成23年度患者調査．2011．
3）Kannel WB, Belanger AJ: Epidemiology of heart failure. Am Heart J 121: 951-957, 1992.

第5章 高齢者看護の実践 §5 長期・慢性的疾患をもつ高齢者の看護

D 呼吸器疾患と看護

Point
- 高齢者が低酸素を生じるメカニズムを理解する．
- 呼吸不全の診断基準を理解し，包括的呼吸リハビリテーションと看護を行える．

1 高齢者に生じやすい低酸素血症と呼吸不全のメカニズム

高齢者は，加齢により**肺内シャント**（肺動脈からの血液が肺胞を通過せず左心房に戻る）が生じやすくなるため，安静時であっても酸素化が障害されていることが多い．また，肺炎などが加わると，シャントの増加とともに酸素化が障害され，低酸素血症を生じやすくなる．

呼吸不全の診断基準はPaO_2（動脈血酸素分圧）の低下であるが，$PaCO_2$（動脈血炭酸ガス分圧）の上昇を伴わないもの（Ⅰ型）と$PaCO_2$の上昇を伴うもの（Ⅱ型）に分類されている（**表1**）．さらにその時間的経過で**急性呼吸不全，慢性呼吸不全，慢性呼吸不全の急性増悪**に分類される．

表2は特に高齢者が低酸素血症を生じる主な原因とその疾患である．主な原因には，肺胞低換気，換気血流比不均衡分布，拡散障害，シャントがあげられる．特に慢性閉塞性肺疾患に感染が加わり，急性増悪を生じると肺胞低換気も加わるため$PaCO_2$の上昇がみられる場合が多い．

表1 呼吸不全の診断基準

① 室内気吸入時の動脈血O_2分圧が60Torr以下となる呼吸障害，またはそれに相当する呼吸障害を呈する異常状態を呼吸不全と診断する．
② 呼吸不全を動脈血CO_2分圧が45Torrを超えて異常な高値を呈するものと然らざるものとに分類する．
③ 慢性呼吸不全とは，呼吸不全の状態が少なくとも1カ月持続するものをいう．$PaCO_2$の程度により下記に分類される．
　1）Ⅰ型呼吸不全（$PaCO_2$が45Torr以下のもの）
　2）Ⅱ型呼吸不全（$PaCO_2$が45Torrを超えるもの）

（厚生省特定疾患「呼吸不全」調査研究班　昭和56年度研究報告／日本呼吸器学会COPDガイドライン作成委員会編：COPD（慢性閉塞性肺疾患）診断と治療のためのガイドライン．より）

2 高齢者の慢性呼吸不全と看護

❶ 慢性閉塞性肺疾患

1）疫学，定義とリスク因子

慢性閉塞性肺疾患（Chronic Obstructive Pulmonary Disease：**COPD**）の40歳以上有病率は8.6％，患者数は530万人と推計されている[1]．しかし，実際に治療を受けたのは26

表2 高齢者が低酸素血症を生じる主な原因と疾患

①肺胞低換気	● 呼吸中枢障害：催眠鎮静剤・向精神薬などの薬剤，脊椎損傷 ● 呼吸筋力低下：筋萎縮性側索硬化症など ● 胸郭変形：肺結核胸郭形成術後など ● 肺内病変：広範な肺炎など ● 閉塞性肺疾患：肺気腫など ● 上気道閉塞：腫瘍など
②換気血流比不均衡分布（肺血流量と肺胞換気の不均衡）	● 急性呼吸不全：気管支喘息・気胸・肺炎・肺血栓・肺塞栓症など ● 慢性閉塞性肺疾患：肺気腫・慢性気管支炎・びまん性汎細気管支炎など ● 肺がん ● 気管支拡張症
③拡散障害（肺胞に達した酸素が拡散により毛細血管に取り込まれ，運搬される過程での障害）	● 間質性肺炎の急性増悪 ● 過敏性肺臓炎：急性に拡散障害を生じる ● 間質性肺炎：特発性間質性肺炎・膠原病による ● 塵肺症
④シャント（肺動脈からの血液が肺胞を通過せず左心房に戻る）	● 無気肺 ● 広範な肺炎 ● 肺水腫など

（3学会合同呼吸療法認定士認定委員会編：第7回3学会合同呼吸療法認定士認定講習会テキスト．pp82-88, 2002．をもとに作成）

表3　COPDの危険因子

	最重要因子	重要因子	可能性の指摘されている因子
外因性因子	タバコ煙	●大気汚染 ●受動喫煙 ●職業上の粉塵や化学物質への曝露 ●バイオマス燃焼煙	●呼吸器感染 ●小児期の呼吸器感染 ●妊娠時の母胎喫煙 ●肺結核の既往 ●社会経済的要因
内因性因子	α_1-アンチトリプシン欠損症		●遺伝子変異 ●気道過敏性 ●COPDや喘息の家族歴 ●自己免疫 ●老化

(日本呼吸器学会編：COPD(慢性閉塞性肺疾患)診断と治療のためのガイドライン，第4版．p9, 2013．より)

万1000人[2]と，潜在患者が多いといわれている．年間死亡者数は，1万5756人(2015年)[3]，死亡順位は全体で第10位，男性では第8位となっている．世界保健機関(WHO)の報告では，世界の死亡原因の第4位[4]となっており，2030年には3位に上昇すると予測されている．

WHO，NHLBI(米国心肺血液研究所)は2001年に慢性閉塞性肺疾患の診断，管理，予防の国際ガイドライン(Global Initiative for Chronic Obstructive Lung Disease：GOLD)を発表し[5]，わが国でも日本呼吸器学会によりガイドラインが作成されている[6]．

COPDは「タバコ煙を主とする有害物質を長期に吸入曝露することで生じた肺の炎症性疾患である．呼吸機能検査で正常に復すことのない気流閉塞を示す．気流閉塞は末梢気道病変と気腫性病変が様々な割合で複合的に作用することにより起こり，通常は進行性である．臨床的には徐々に生じる労作時の呼吸困難や慢性の咳，痰を特徴とするが，これらの症状に乏しいこともある」と定義されている[6]．

COPDの最大の外因性危険因子はタバコ煙である．COPD患者の約90%には喫煙歴がある[6]．喫煙歴は**ブリンクマン指数**(1日喫煙本数×喫煙年数)が700を超えるとCOPDのリスクが高くなる．過去の喫煙歴を確認し，長期の喫煙歴があり，慢性の咳，痰，労作時呼吸困難がみられる場合，COPDの可能性を疑う．そのほかに大気汚染，有機燃料(バイオマス)を燃焼させた煙の室内における吸入，職業性の粉塵や化学物質の曝露など外因性のもの，α_1-アンチトリプシン欠損症などの遺伝的因子，気道過敏性や小児期の呼吸器感染，喘息の家族歴，老化などの内因性のものが挙げられる(表3)．

2) 病態・症状

COPDの一般的な症状は，**労作時呼吸困難(息切れ)，痰を伴う咳嗽**が挙げられる．呼吸困難感は，特に労作時に著しく，安静時はさほどでもない．呼吸困難のアセスメントには，息切れを評価する修正MRC(mMRC)質問票(表4)，修正Borgスケール(表5)などを用いる．

咳と痰はCOPDの早期からみられ，持続的・反復的に生じる．慢性咳嗽とは，8週間以上継続する咳嗽を指す．喘鳴は非特異的で日によって異なり，1日の間でも変動することがある．重症，最重症者でみられることが多いが，喘鳴がない場合もある．喘鳴がみられる場合は，喘息や心不全との鑑別が必要である．

3) 検査・診断

診断は，スパイロメトリー，胸部X線検査，高分解能CTなどにより行う．

スパイロメトリーで気管支拡張薬吸入後の1秒率($FEV_{1.0}$/FVC)が70%未満であれば，COPDと診断する．COPDの病期分類は予測1秒量に対する割合(%FEV_1)でⅠ期からⅣ期に区分されている(表6)．診断確定には，胸部

表4　修正MRC(mMRC)質問票

グレード分類	あてはまるものにチェックしてください（1つだけ）	
0	激しい運動をした時だけ息切れがある．	□
1	平坦な道を早足で歩く，あるいは緩やかな上り坂を歩く時に息切れがある．	□
2	息切れがあるので，同年代の人よりも平坦な道を歩くのが遅い，あるいは平坦な道を自分のペースで歩いている時，息切れのために立ち止まることがある．	□
3	平坦な道を100m，あるいは数分歩くと息切れのために立ち止まる．	□
4	息切れがひどく家から出られない，あるいは衣服の着替えをする時にも息切れがある．	□

（日本呼吸器学会編：COPD（慢性閉塞性肺疾患）診断と治療のためのガイドライン，第4版．p33, 2013. より）

表5　修正Borgスケール

0	感じない
0.5	非常に弱い
1	やや弱い
2	弱い
3	
4	多少強い
5	強い
6	
7	とても強い
8	
9	
10	非常に強い

（Borg GA: Psychophysical bases of perceived exertion. Med Sci Sports Exerc 14(5):377-381, 1982. より）

表6　COPD病期分類

病期		定義
Ⅰ期	軽度の気流閉塞	%FEV_1 ≧ 80%
Ⅱ期	中等度の気流閉塞	50% ≦ %FEV_1 < 80%
Ⅲ期	高度の気流閉塞	30% ≦ %FEV_1 < 50%
Ⅳ期	きわめて高度の気流閉塞	%FEV_1 < 30%

気管支拡張薬投与後の1秒率（FEV_1/FVC）70％未満が必須条件．
（日本呼吸器学会編：COPD（慢性閉塞性肺疾患）診断と治療のためのガイドライン，第4版．p30, 2013. より）

X線検査や高分解能CT（High Resolution CT：HRCT）による画像診断などが行われる．胸部X線写真では，気腫病変によって引き起こされる肺の破壊やそれに伴う血管の変化，横隔膜低位平坦化，前後径の拡大，胸骨後面の含気層拡大などを確認する．HRCTは，気腫性病変の描出にきわめて有用であるほか，肺野低吸収領域（Low Attenuation Area：LAA）の増加を検出することで，早期の気腫性病変を確認できる．

4）治療

COPDの管理は，症状と生活の質（QOL）の改善，運動耐容能と身体活動性の維持・向上，増悪の予防，疾患の進行の抑制，併存症や合併症の予防，生命予後の改善が主である[6]．

安定期では，1秒量（FEV_1）の低下，および症状や増悪の状況を考慮のうえ，重症度を総合的に判断して治療法を段階的に増強していく（図1）[6]．

患者が喫煙者の場合，**禁煙**を支援する．インフルエンザワクチン（年1回），肺炎球菌ワクチン（5年ごと）の接種を勧める．

薬物治療の中心は**気管支拡張薬**である．他にステロイド，喀痰調整薬が使用される（表7）．気管支拡張薬には抗コリン薬，β_2刺激薬，およびメチルキサンチンがある．抗コリン薬，β_2刺激薬では，作用時間の違いにより短時間作用性（SAMA），長時間作用性（LAMA）がある．吸入ステロイドは中等度以上の気流閉塞を有し，増悪を繰り返す症例に対して増悪頻度を減らし，QOLの悪化を抑制する[6]．

近年では，**包括的呼吸リハビリテーション**として，疾患や，日常生活に関する患者への教育・指導，薬物療法，食事・栄養，運動，酸素療法，呼吸器感染症の予防などについて，医師，看護

図1 安定期のCOPDの管理

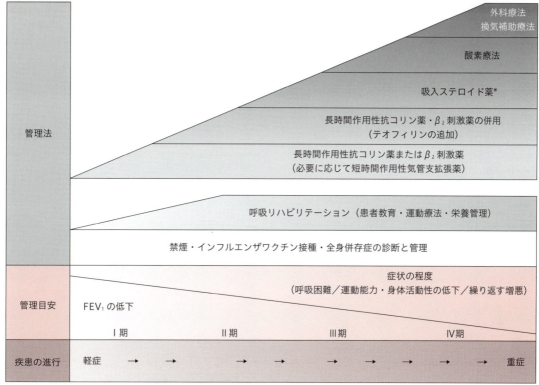

重症度はFEV₁の低下だけではなく，症状の程度や増悪の頻度を加味し，重症度を総合的に判断したうえで治療法を選択する．
＊：増悪を繰り返す症例には，長時間作用性気管支拡張薬に加えて吸入ステロイド薬や喀痰調整薬の追加を考慮する．
(日本呼吸器学会編：COPD(慢性閉塞性肺疾患)診断と治療のためのガイドライン，第4版．p64, 2013．より)

師，理学療法士，栄養士，薬剤師など多職種協働で行われるようになった．包括的呼吸リハビリテーションの基本的な枠組みを図2に示す．

5) COPD患者への看護
1 看護の概要
禁煙支援，在宅酸素療法に関する指導，内服・吸入などの薬物療法を継続するための支援，労作性呼吸困難を軽減する呼吸法，食事・栄養摂取など，包括的患者教育と支援を行う．

2 アセスメント
喫煙歴，受動喫煙，居住地域，職場環境（粉塵，化学物質，木材など有機燃料の燃焼煙），検査結果，症状，呼吸器疾患既往歴，家族歴（α_1-アンチトリプシン欠損症）などについて情報収集しアセスメントを行う．

●呼吸機能障害の程度
呼吸機能検査（FVC, FEV₁, FEV₁%），動脈血ガス分析（pH, PaO_2, $PaCO_2$），血液検査（アルブミン，総タンパク）などの検査値

●フィジカルアセスメント
安静時・労作時の息切れの程度，呼吸数，リズム，肩呼吸，呼吸の深さ，喘鳴，咳嗽，痰の量・色，粘稠度，ばち状指，樽状胸郭，るいそう，意識レベル，頭痛，冷感，口唇・爪床のチアノーゼ，浮腫，食欲，排便，胸痛などの観察とアセスメント

3 看護問題の明確化
①疾患の理解，禁煙，日常生活上の留意点の患者教育
②薬物療法の患者教育
③労作時呼吸困難感を軽減する呼吸法，気道クリーニング法の患者教育
④食事・栄養，必要エネルギー摂取方法等の患者教育
⑤運動の継続による運動耐容能の改善

表7　COPD管理に使用する薬剤（剤型）

薬品名	吸入(μg)	ネブライザー液 (mg/mL)	経口	注射 (mg)	貼付 (mg)	作用持続時間 (時間)
1. 気管支拡張薬						
抗コリン薬						
● 短時間作用性(SAMA)						
臭化イプラトロピウム	20(MDI)					6〜8
臭化オキシトロピウム	100(MDI)					7〜9
● 長時間作用性(LAMA)						
チオトロピウム	18(DPI)；5(SMI)					24以上
グリコピロニウム	50(DPI)					
β₂刺激薬						
● 短時間作用性(SABA)						
サルブタモール	100(MDI)	5	2 mg			4〜6
テルブタリン			2 mg	0.2		4〜6
ヘキソプレナリン			0.5mg			4〜6
プロカテロール	5〜10(MDI), 10(DPI)	0.1	25〜50μg			8〜10
ツロブテロール			1 mg			8〜12
フェノテロール	100(MDI)		2.5 mg			8
クレンブテロール			10μg			10〜12
マブテロール			25〜50μg			8〜10
● 長時間作用性(LABA)						
サルメテロール	25〜50(DPI)					12以上
ホルモテロール	9(DPI)					12以上
インダカテロール	150(DPI)					24以上
ツロブテロール(貼付)					0.5〜2	24
メチルキサンチン						
アミノフィリン				250		変動, 最長24
テオフィリン(徐放薬)			50〜400 mg			変動, 最長24
2. ステロイド(グルココルチコイド)						
局所投与(吸入)						
ベクロメタゾン	50〜100(MDI)					
フルチカゾン	50〜200(DPI)；50〜100(MDI)					
ブデソニド	100〜200(DPI)					
シクレソニド	50〜200(MDI)					
モメタゾン	100(DPI)					
全身投与(経口, 注射)*						
プレドニゾロン			5 mg			
メチルプレドニゾロン			2〜4 mg	40〜125		
3. 長時間作用性β₂刺激薬／吸入ステロイド薬配合薬(LABA/ICS)						
サルメテロール／フルチカゾン	50/250(DPI)；25/125(MDI)					
ホルモテロール／ブデソニド	4.5/160(DPI)					
4. 喀痰調整薬						
ブロムヘキシン		2	4 mg	4		
カルボシステイン			250〜500 mg			
フドステイン			200 mg			
アンブロキソール			15 mg			
アセチルシステイン		200				

MDI：定量噴霧式吸入器，DPI：ドライパウダー吸入器，SMI：ソフトミスト定量吸入器
吸入ステロイド薬に関してはCOPD適応外であるが参考のため現行の剤型を記載
＊：増悪時の使用が原則
(日本呼吸器学会編：COPD(慢性閉塞性肺疾患)診断と治療のためのガイドライン，第4版．p67, 2013.より)

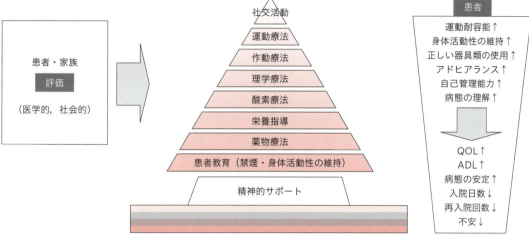

図2　包括的呼吸リハビリテーションの基本的構築と3の流れ

(日本呼吸器学会編：COPD（慢性閉塞性肺疾患）診断と治療のためのガイドライン，第4版．p72, 2013. より)

⑥在宅酸素療法の導入に伴う患者・家族への教育

4 看護ケアの実践と評価

(1) 看護目標

日常生活に呼吸法を取り入れ，労作性呼吸困難を減らし，生活の質を維持する．

(2) 看護計画

包括的呼吸リハビリテーションとして，以下を進める．

a) 疾患の理解，禁煙，日常生活上の留意点の患者教育

患者がセルフマネジメントの重要性を理解し，積極的に治療に取り組む姿勢をもてるよう教育的に働きかける．疾患の正しい知識を身につけ，禁煙の継続，運動習慣や食生活の改善，感染予防などのセルフマネジメントを行えるようにする．

b) 薬物療法の患者教育

薬物療法の中心は吸入による気管支拡張薬である．処方される薬剤の種類，名称，使用方法，使用時間が理解できるよう説明する．吸入薬では，主にpMDI（加圧噴霧式定量吸入器，ガスの圧力で薬剤を噴射する），DPI（ドライパウダー定量噴霧器，自分で粉末型の薬剤を吸入する），SMI（ソフトミスト定量吸入器，吸入液をゆっくり噴霧する）がある．高齢者では，吸気のタイミングが合わないことがあるため，補助具の使用を勧める．

COPDでは数種類の薬を処方される場合が多いため，定時に服用する吸入薬，増悪時の経口ステロイドなど，服用方法の指導を確実に行うことが重要である．

c) 労作時呼吸困難感を軽減する呼吸法，気道クリーニング法の患者教育

COPDの呼吸困難は労作時に生じるため，日常生活の労作時に呼吸困難を回避する呼吸法を身につける必要がある．

労作は呼気時に行うようにし，その前後で横隔膜（腹式）呼吸を取り入れる．また，**口すぼめ呼吸**を指導する．また，貯留した痰は体位ドレナージ，およびハフィングなど，エネルギー消費の少ない咳で痰を喀出できるよう，効果的な気道クリーニングについて説明し，排痰をスムーズに行えるようにする．口すぼめ呼吸の方法を図3に示す．

d) 食事・栄養，必要エネルギー摂取方法等の患者教育

COPDでは栄養障害を認め，病期の進行とともに体重減少となるものが多い．呼吸には多くのエネルギーが消費されるが，労作性呼吸困難のために食事摂取量が低下しやすいため，エネルギー摂取量に留意する．一方，

図3　口すぼめ呼吸

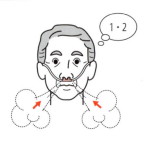
①鼻から息を吸い込む．心の中で「1・2」と数える．

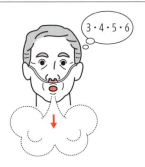
②口をすぼめたままゆっくり息を吐き出す．このとき自分で「3・4・5・6」と数えながら息を吐き出す．つまり息を吸うときの2倍の長さで息を吐き出す．しかし，無理に息を絞り出すようにしてはいけない．

肥満の場合，内臓脂肪が横隔膜を圧迫し，呼吸効率が低下するため，適正体重を維持するよう食事と栄養指導を行う．

高タンパク・高エネルギー食を基本として，摂取による二酸化炭素発生量の多い（呼吸商の高い）炭水化物は控えめにする．高齢などの理由で，高エネルギー食の調理や摂取を十分に行えない場合は，栄養補助製剤の処方を検討する．

e）運動の継続による運動耐容能の改善

運動療法は筋肉量維持の観点からも重要である．1日20分以上の歩行や運動の継続は自己効力感の向上や抑うつの予防に役立つ．自宅で継続できる運動として，以下があげられる．

- 呼吸筋ストレッチ体操：上肢，肩まわり，首まわり，体幹，下肢，呼吸筋のストレッチ体操
- 下肢運動：ゴムベルトなどを利用した開脚運動など
- 歩行運動：1回20分程度の歩行を，午前，午後の2回に分けて行うなど

f）在宅酸素療法の導入に伴う患者・家族への教育

在宅酸素療法（HOT）は，病態が安定した慢性呼吸不全患者を対象として，自宅や職場で酸素療法を行うもので，長期にわたり自宅等で酸素吸入を行い，QOLを向上する治療法である．

適用基準は，「諸種の原因による高度慢性呼吸不全例のうち，在宅酸素療法導入時に動脈血酸素分圧55mmHg以下の者および動脈血酸素分圧60mmHg以下で，睡眠時または運動負荷時に著しい低酸素血症をきたす者であって，医師が在宅酸素療法を必要であると認めた者，および慢性心不全患者のうち，医師の診断により，NYHA Ⅲ度以上であると認められ，睡眠時のチェーンストークス呼吸がみられ，無呼吸低呼吸指数（1時間当たりの無呼吸数および低呼吸数をいう）が20以上であることが睡眠ポリグラフィー上確認されている者」[6]である．HOT実施例の主疾患は約半数がCOPDである[6]．HOTは，生命予後の改善，QOLの向上，運動耐容能の改善に有効である．

導入にあたっては，患者と家族が酸素療法の必要性を理解できるよう，HOTの意義について，処方どおりの酸素吸入を行うこと，酸素供給器の安全な利用方法，機器の手入れ，災害・緊急時の対処，酸素とともにある日常生活，増悪予防と対応，社会制度の利用，医療費などについて理解が得られるよう説明する．

(3) 評価

以下の項目について評価を行い，目標が達成されていない場合，方法や内容の変更を検討する．

- 疾患や治療，呼吸リハビリテーションについて理解している
- 労作性呼吸困難感が軽減する
- 気管支拡張薬が正しく使用できる（吸入，内服とも．ステロイド吸入後はうがいを行う）
- 排痰がスムーズに行える
- 必要エネルギーを摂取できる
- 運動を継続できる
- COPDの増悪をきたさない

❷ 高齢者の肺炎

1）高齢者肺炎の背景と特徴

肺炎による死亡者数は昭和初期まで第1位を占めていたが，昭和30年代以降急速に低下し，1966(昭和41)年には2万2654人（第6位）まで減少した．しかし，人口の高齢化により再び上昇に転じ，2015(平成27)年の死亡者数は12万846人と死因の第3位[3,7]，全死亡者数の9.4%を占める．80歳以上に死亡率が高く，90～99歳では死因の第2位となっている[3]．

肺炎は，原因や罹患場所，発生機序，病変の形態によって分類できる．原因別では，細菌やウイルスなどによる感染性肺炎，誤嚥性肺炎などの機械的肺炎，インターフェロンや抗がん剤などによる薬剤性肺炎，免疫やアレルギー反応など，その他の原因により発生する肺炎に分類される（表8）．

発症部位別では，肺胞腔内に炎症の原因となる細菌などが発生して起こる**肺胞性肺炎**，肺胞を取り囲む間質の炎症や線維化などによる**間質性肺炎**，肺胞，間質の双方に炎症が及ぶ**肺臓炎**に分類される．

高齢者では，細菌性肺炎が多く，嚥下機能が低下した高齢者では，誤嚥性肺炎に代表される機械的肺炎を生ずることがある．

罹患場所による分類では，**市中肺炎**（community-acquired pneumonia：**CAP**），**院内肺炎**（hospital-acquired pneumonia：**HAP**），**医療・介護関連肺炎**（nursing and healthcare-associated pneumonia：**NHCAP**）[8～10]に分類され，原因菌も異なる（表9）．

市中肺炎は一般社会生活を営む人に発症する肺炎で，細菌やウイルスによる感染性肺炎の割合が高い．一方，院内肺炎は，入院48時間以降に新しく出現した肺炎をいい，入院時すでに感染していたものを除く[9]．また，抗菌薬の使用で発生する耐性菌が原因となる場合や，**人工呼吸器関連肺炎**（ventilator-associated pneumonia：**VAP**）の発症も院内肺炎の特徴である．

NHCAPは，市中肺炎，院内肺炎の間に位置する肺炎の概念で，2005年にアメリカで発表された**医療ケア関連肺炎**（healthcare-associated pneumonia：**HCAP**）を基に，わが国に特徴的な介護保険や国民皆保険などの制度を考慮した，わが国独自の肺炎に対する概念である．NHCAPの定義は，長期療養型病床群や介護施設への入所，通院による継続的な血管内治療の受療など，市中肺炎，院内肺炎双方

表8 原因による肺炎の分類

原因による分類	感染性肺炎	● 細菌性肺炎 ● 非定型肺炎 ● ウイルス性肺炎
	機械的肺炎	● 誤嚥性肺炎（嚥下性肺炎） ● 閉塞性肺炎 ● 吸入性肺炎
	薬剤性肺炎	● インターフェロン ● 抗がん剤 ● 漢方薬など
	その他	● 症候性肺炎（膠原病性肺炎，関節リウマチにおけるリウマチ肺など） ● 好酸球性肺炎 ● 放射線肺炎 ● 過敏性肺炎 ● 日和見感染症（MRSA，ニューモシスティス，サイトメガロウイルスなど）
発症部位による分類	● 肺胞性肺炎 ● 間質性肺炎	肺胞，間質の双方に炎症がある場合「肺臓炎」という

表9 罹患場所による肺炎の分類

分類	特徴	主な原因菌
市中肺炎(CAP)	●病院外で通常の社会生活を送っている中で罹患した肺炎 ●原因菌のうち肺炎球菌，インフルエンザ菌の割合が高い	●肺炎球菌 ●インフルエンザ菌 ●マイコプラズマ ●クラミジアなど
院内肺炎(HAP)	●入院48時間以降に発症する肺炎 ●基礎疾患をもち，患者の免疫能や全身状態などがよくない ●耐性菌が原因となることが多い ●人工呼吸器関連肺炎(VAP)の発症に留意する必要がある ＊退院後2週間までに起こった肺炎は院内肺炎と見なす．	●メチシリン耐性黄色ブドウ球菌(MRSA) ●緑膿菌 ●クレブシエラ属 ●エンテロバクター属 ●肺炎球菌など
医療・介護関連肺炎(NHCAP)	●医療施設，介護施設などで発生した肺炎	●肺炎球菌 ●メチシリン感受性黄色ブドウ球菌(MSSA) ●インフルエンザ菌 ●緑膿菌 ●MRSA ●ESBL産生腸内細菌など

(日本呼吸器学会編：成人市中肺炎診療ガイドライン．2007．/日本呼吸器学会編：成人院内肺炎診療ガイドライン．2008．/日本呼吸器学会編：医療・介護関連肺炎診療ガイドライン．2011．より筆者作成)

の特性が考慮されており，院内肺炎で考慮される耐性菌による肺炎をも見据えたものとなっている(表10)．NHCAPの多剤耐性菌のリスク因子には，90日以内に2日以上の入院，ナーシングホームまたは長期療養施設での居住，在宅点滴療法，30日以内の維持透析，在宅における創傷治療，家族内の多剤耐性菌感染が挙げられている[11]．

2) 病態・症状

肺炎の典型的症状には，発熱，咳，痰，呼吸困難，頻呼吸，全身倦怠感，悪寒，胸痛，脱水，低酸素によるチアノーゼなどが挙げられる．しかし，高齢者ではこれらの症状に欠ける場合があり，非典型的症状として食欲不振，活気・元気の低下，立ち上がれない，不穏，せん妄，失禁などがある．高齢者の肺炎は鑑別しにくい例もあり，重症化しやすく，難治性である場合が多い[8]．間質性肺炎を発症している場合，痰を伴わない咳(**乾性咳嗽**)がみられることがある．

表10 医療・介護関連肺炎の定義

①長期療養型病床群もしくは介護施設に入所している[*1]
②90日以内に病院を退院した
③介護[*2]を必要とする高齢者，身障者
④通院にて継続的に血管内治療(透析，抗菌薬，化学療法，免疫抑制薬等による治療)を受けている

＊1：「①」には精神病床も含む
＊2：介護の基準：PS3(限られた自分の身の回りのことしかできない．日中の50%以上をベッドか椅子で過ごす)

(日本呼吸器学会編：医療・介護関連肺炎診療ガイドライン．p7，2011．より)

3) 検査・診断

肺炎の診断には，問診，打診，聴診のほか，胸部画像検査(X線，CT，MRI)，血液検査(白血球数，CRP(炎症反応)，喀痰や血液培養などが用いられる[8] (表11)．また，一部の非定型肺炎など間質の炎症などが疑われる場合はKL-6(間質性肺炎の血清マーカー)による検査を実施する．

細菌性肺炎と**非定型肺炎**を鑑別する簡便な方法として，表12・13に示す項目を用いて鑑別する．また，細菌性肺炎では血液検査による白血

表11　肺炎の診断のための検査

検査項目	内容
診察	● 問診，打診，聴診など
胸部X線検査	● 胸部X線写真 ● 肺CT（陰影の性状，広がりなどを検査）
血液検査	● 白血球，好酸球，赤沈，CRPなど ● 細菌性肺炎では白血球増加と核左方向移動が特徴 ● 非定型肺炎では白血球増加がみられないことがある
病原菌の特定	● 喀痰，血液，尿などを採取し，検査キットや培養検査により特定する

表12　細菌性肺炎と非定型肺炎の鑑別に用いる項目

①年齢60歳未満
②基礎疾患がない，あるいは，軽微
③頑固な咳がある
④胸部聴診上所見が乏しい
⑤咳がない，あるいは，迅速診断法で原因菌が証明されない
⑥末梢血白血球数が10,000/μL未満である

（日本呼吸器学会編：成人市中肺炎診療ガイドライン．p24, 2007．より）

表13　細菌性肺炎と非定型肺炎の鑑別基準

● 上記6項目を使用した場合：
　・6項目中4項目以上合致した場合…非定型肺炎疑い
　・6項目中3項目以下の合致………細菌性肺炎疑い
　（この場合の非定型肺炎の感度は77.9％，特異度は93.0％）
● 上記1から5までの5項目を使用した場合：
　・5項目中3項目以上合致した場合…非定型肺炎疑い
　・5項目中2項目以下の合致………細菌性肺炎疑い
　（この場合の非定型肺炎の感度は83.9％，特異度は87.0％）

（日本呼吸器学会編：成人市中肺炎診療ガイドライン．p24, 2007．より）

球数の増加やCRP炎症反応によるCRP値の上昇が認められる．

4）治療

　肺炎の治療では，抗菌薬による薬物療法が中心となる．通常，診断後，4時間以内に抗菌薬の使用を開始するが，治療に当たってはまず重症度の判定を行う．

　重症度は患者の生命予後を予測する指標として設定されており，外来患者など市中肺炎の場合は，年齢(Age)，脱水(Dehydration)，呼吸(Respiration)，意識状態(Orientation)，血圧(Blood Pressure)(A-DROP)の各項目および分類方法により重症度を分類し，治療の場を判定する(表14)．判定の結果，いずれも該当しない場合は「軽症」として外来による治療を行い，1つまたは2つ該当の場合「中等度」として医師の判断で「外来」または「入院」による治療を行う．該当項目が3つの場合は「重症」として入院治療とし，4つまたは5つすべてに該当する場合は「超重症」としてICU入院による治療を行う．なお，ショック症状が認められる場合は該当が1項目のみでも「超重症」として扱う．

　院内肺炎に相当する入院患者では，まず生命予後予測因子として，免疫不全(Immunodeficiency)，呼吸(Respiration)，意識状態(Orientation)，年齢(Age)，脱水(Dehydration)(I-ROAD)の各項目による判定を行い，3項目以上が該当する場合を「重症群(C群)」とし，2項目以下の場合は，続いて肺炎自体の重症度を規定する因子として，「CRP≧20mg/dL」または「胸部X線写真陰影の拡がりが一側肺の2/3以上」のいずれかまたは双方の該当で「中等症群(B群)」，いずれも該当しない場合は「軽症群(A群)」として分類する(図4)．

　一方，介護施設の入居者などNHCAPの重症度を一律かつ単純に規定することは困難であるだけでなく，生命予後を予測できないなど，重症度による分類が適切でない場合がある．そこで，医療・介護関連肺炎ガイドラインでは新たに「治療区分」を設定し，どのような肺炎治療が必要であるかという観点に基づき，初期治療の基準を区分している(図5)．

　治療区分ではNHCAPの診断後，ICUでの集中治療または人工呼吸器管理のいずれか，あるいは双方が必要な重症例を「D群」とし，入

表14 身体所見, 年齢による肺炎の重症度分類(A-DROPシステム)

A-DROPシステム	
A(Age)	男性70歳以上, 女性75歳以上
D(Dehydration)	BUN 21 mg/dL 以上または脱水あり
R(Respiration)	SpO_2 90%以下(PaO_2 60Torr 以下)
O(Orientation)	意識障害あり(JCS 3-3-9度方式に該当したもの)
P(Blood Pressure)	血圧(収縮期)90 mmHg 以下
重症度分類と治療の場		

軽症	上記5項目にいずれも該当しない	→外来
中等症	上記項目の1つまたは2つを有するもの	→外来または入院
重症	上記項目の3つを有するもの	→入院
超重症	上記項目の4つまたは5つを有するもの	→ICU入院

＊ただし, ショックがあれば1項目のみでも超重症とする

(日本呼吸器学会編：成人市中肺炎診療ガイドライン. p12, 2007. より一部改変)

図4 院内肺炎における重症度分類

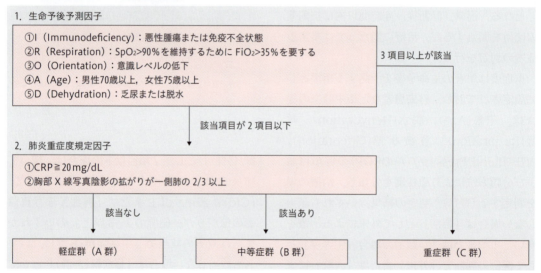

(日本呼吸器学会編：成人院内肺炎診療ガイドライン. p14, 2008. より)

院治療が必要であるが薬剤耐性菌関与のリスクがない場合を「B群」, あるものを「C群」に区分し, 外来治療が適当と考えられる場合は「A群」と判定する.

入院必要性の判断においてガイドラインでは, A-DROP分類や, I-ROAD分類などを参考に, 患者の基礎疾患や合併症, 栄養状態, 精神的・身体的活動性および, 家族や関係者の援助の状況などを勘案しながら, 担当医師が判断するとしている.

肺炎治療にあたっては, 緊急性が高く即座に治療が必要な場合や, 通院による治療を行う場合は, 培養検査による原因菌の特定(3～4日間を要する)を待たず, 患者の症状, X線検査の浸潤陰影の特徴などから最も疑わしい病原菌を推定し, 経験的に抗菌薬を選択する「エンピリック療法」を実施する場合が多い. 抗菌薬を使用する際には, 治療の場や, 基礎疾患の有無により, 選択する抗菌薬や, 量, 用法が異なるため, 各ガイドラインに基づいて抗菌薬選択の

図5 医療・介護関連肺炎における治療区分アルゴリズム

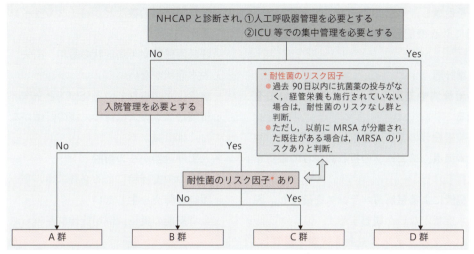

(日本呼吸器学会編:医療・介護関連肺炎診療ガイドライン. p9, 2011. より)

原則を理解して使用する．なお，高齢者は潜在的に腎機能の低下があり，抗菌薬の血中濃度低下(半減期)に時間がかかるため，抗菌薬の1回投与量は，成人量の50〜70％を基本とする．抗菌薬投与終了の目安は37℃台への解熱，白血球増加の改善(正常値化)，CRPの改善(最高値の30％以下)，胸部X線陰影の明らかな改善のうち3項目以上が認められた場合である[8]．

5)肺炎患者への看護

1 看護の概要
患者の全身状態を的確に把握し，安静，保温により体力の消耗，呼吸困難などの症状緩和への支援を行う．

2 アセスメント
高齢者の肺炎では，進行が緩徐であったり，本人が認知症などのため苦痛の訴えが乏しく，典型的症状として挙げられる発熱，咳，痰，呼吸困難などがみられない場合も多い．そのため，普段との違いを家族などから確認することも大切である．

予備力が低下している高齢者では，容易に脱水症状に陥る危険性があるため，注意を要する．また，入院に伴うせん妄発症にも留意する．特に入院後数日以内はせん妄発症のリスクが高いため，スクリーニングツールを用いて，せん妄リスクのアセスメントを行う[12]．

認知機能の低下がみられる場合，安心感を与えるよう，わかりやすい言葉を用いる．回復期には食事，禁煙，ワクチン接種の奨励などの指導・教育を本人と家族に行う．

● アセスメント項目
・問診，視診，聴診などから全身状態，苦痛などを評価
・バイタルサインズ，特に，呼吸数増加，発熱(微熱の場合もある)，頻脈など
・意識状態，活気，せん妄発症の有無，倦怠感，悪寒，脱水症状，食欲不振など
・痰，咳，呼吸困難感，胸痛など
・胸部X線検査，血液検査値(CRP，BUN，PaO_2)など

3 看護問題
①発熱や低酸素症状などによる苦痛や，急激な意識レベルの低下
②痰の貯留による肺胞からの酸素取り込みの障害や気道閉塞による呼吸困難
③安静に伴う全身機能低下や廃用症候群の予防

4 看護ケアの実践と評価
(1) 看護目標
①酸素療法や薬剤の投与により症状緩和を図

る．
②排痰を促進し，気道クリーニングを図る．
③安静による機能低下や廃用症候群を予防する．

(2) 看護計画

a) 酸素療法や薬剤の投与により症状緩和を図る
- 酸素投与の際には酸素化を確認する．酸素流量，チューブの折れ曲がりの確認を行う．
- 輸液による電解質バランスを確認し，脱水症状がないか観察する．
- バイタルサインズや全身状態を観察し，症状変化を観察する．
- 誤嚥や呼吸困難感の少ない体位の保持を図る．
- 人工呼吸器管理の場合は，血液ガスや，酸素化，自発呼吸，回路や設定の確認を行う．

b) 排痰を促進し，気道クリーニングを図る
- 痰の喀出を促進するため室内を加湿する．飲水可能な患者の場合，飲水を勧める．
- 痰の喀出介助(体位ドレナージ，ハフィングなど)により呼吸困難感の改善を図る．
- 口腔内の清潔保持，口腔ケアを行い誤嚥性肺炎の予防に努める．

c) 安静による機能低下，廃用症候群を予防する
- 積極的な会話や交流などにより，せん妄や抑うつの予防に努める．
- 食事摂取，栄養補給を勧め，体力低下を防ぐ．
- 寝たきりの状態を避け，ベッド上での座位，端座位などを取り入れる．
- 歩行可能であれば積極的に歩行するよう勧め，必要に応じ介助する．

(3) 評価

以下の項目について評価する．目標が達成されていない場合，具体策を継続するか，変更を再度検討する．

- 呼吸数，脈拍数など，バイタルサインズの正常化
- 呼吸困難感や苦痛症状の緩和，消失
- 脱水症状がない
- 酸素化が図られている($SpO_2 \geqq 90\%$)
- 排痰がスムーズに行え，痰の貯留がない，もしくは低減する
- 人工呼吸器からの離脱
- 食事や栄養補給による必要エネルギーの摂取
- 誤嚥性肺炎を生じない
- 全身機能の低下，廃用症候群がみられない

[亀井智子]

引用文献
1) Fukuchi Y, Nishimura M, Ichinose M, et al: COPD in Japan: the Nippon COPD Epidemiology study. Respirology 9 (4): 458-465, 2004.
2) 厚生労働省：平成26年(2014)患者調査の概況－5 主な傷病の総患者数．
http://www.mhlw.go.jp/toukei/saikin/hw/kanja/14/dl/05.pdf.(2017年3月24日アクセス)
3) 厚生労働省：平成27年人口動態統計月報年計(確定数)の概況．
http://www.mhlw.go.jp/toukei/saikin/hw/jinkou/geppo/nengai15/dl/gaikyou27.pdf.(2017年3月24日アクセス)
4) WHO: The top 10 causes of death.
http://www.who.int/mediacentre/factsheets/fs310/en/ (2017年3月24日アクセス)
5) Global Initiative for Chronic Obstructive Lung Disease: Global strategy for the diagnosis, management, and prevention of chronic obstructive pulmonary disease. NHLBI/WHO Workshop Report, Bethesda, National Heart Lung and Blood Institute, NIH Publication No2701, 2001.
6) 日本呼吸器学会COPDガイドライン第4版作成委員会編：COPD診断と治療のためのガイドライン，第4版．日本呼吸器学会，2013．
7) 厚生労働統計協会：国民衛生の動向2016/2017 63(9)，2016．
8) 日本呼吸器学会 呼吸器感染症に関するガイドライン作成委員会編：成人市中肺炎診療ガイドライン．日本呼吸器学会，2007．
9) 日本呼吸器学会 呼吸器感染症に関するガイドライン作成委員会編：成人院内肺炎診療ガイドライン．日本呼吸器学会，2008．
10) 日本呼吸器学会医療・介護関連肺炎(NHCAP)診療ガイドライン作成委員会編：医療・介護関連肺炎診療ガイドライン．日本呼吸器学会，2011．
11) 河野茂：NHCAP(医療・介護関連肺炎)ガイドラインと抗菌薬使用の考え方．日老医誌 49：673-379，2012．
12) 亀井智子編著：高齢者のせん妄ケアQ＆A．中央法規出版，2013．

E 腎疾患と看護

> **Point**
> - 腎臓は加齢の影響を大きく受け，全身の機能低下を引き起こしやすい．そこでの重要な看護の役割は観察と状態把握である．
> - ここでは，急性期，慢性期腎不全の高齢者への看護に焦点を当てて解説する．

高齢者では**一次性腎疾患（一次性糸球体腎炎）**の発症は比較的少なく，**二次性腎疾患**が高頻度に認められる．例えば腎硬化症，糖尿病性糸球体硬化症，腎盂腎炎などの順で多くみられるが，**腎硬化症**は加齢，高血圧症，糖尿病，脂質異常症などの多因子の関与を受け，腎血管の血行障害をきたす．**糖尿病性糸球体硬化症**は，糖尿病に起因し，糸球体の硬化を進展させていくものである．また**腎盂腎炎**は前立腺肥大症，前立腺がん，脳血管障害後遺症，免疫力低下による易感染などが要因としてあげられる．腎臓は加齢の影響が大きく，上記のような疾患が発症し，それらを背景とし腎不全も高頻度に認められるのである．

また高齢者は体内水分量の低下や加齢による腎機能の低下に伴い，水電解質・酸塩基平衡機能が低下するため，脱水や電解質のバランスを崩しやすい．さらにはこういった障害が潜在的に身体内部で進行し，全身の機能低下を引き起こす危険性も十分に考えられ，常に観察・状態の把握が看護の重要な役割となる．

1 腎不全

代表的な腎疾患として，高度の腎障害のために生体の内部環境の恒常性を維持できなくなる**腎不全**がある（表1）．わが国には，現在末期腎不全患者が19万人以上いるといわれている．しかし，医療の進歩に伴って，腎不全を患いながらも，仕事や学業を続けたり，旅行をしたりといった社会参加が可能になっている．その手助けとなっているのが，**透析療法である**（表2）．

2 急性腎不全の看護

急性腎不全は発症期〜乏尿・無尿期〜利尿期〜回復期の経過をたどる．そこで，経過に沿いながら看護のポイントを説明していく．

❶ 発症期

発症期から乏尿となるまで1〜3日間の経過を要するが，発症期においては，急激な腎機能低下により生命の危機が考えられ，的確な観察と安静および合併症（心不全，意識障害，感染など）の早期発見と対策を行わなければならない．この時期の観察はバイタルサインはもちろんのこと，水分出納，体重測定，モニター類のチェック，浮腫，冷感の有無，検査データ（電解質バランス，総タンパク，アルブミン，血液ガス，貧血など）のチェックが挙げられる．

❷ 乏尿・無尿期

個人差はあるが，数日から数週間続き，尿毒症症状が出現する．このころから積極的な治療が施行され，それに対する苦痛・不安が生じてくる．また，尿毒症症状による苦痛も多くなると考えられ，**表1**のような症状の観察，安楽な体位保持，安静の確保，心理的不安の緩和を図っていくことが重要となる．

❸ 利尿期

この時期も個人差があり，数日から数週間の経過をたどり，排尿はみられるようになるが，電解質異常となりやすい状態である．さまざま

表1 急性腎不全と慢性腎不全

腎不全：腎機能が低下して不要な老廃物や水分などの排泄が十分できなくなった状態
　　　　腎機能が正常の30％以下の状態

	急性腎不全	慢性腎不全
定義	（しばしば回復可能な）突然の腎機能の障害あるいは停止．通常，乏尿または無尿を伴う（by Franklin SS, Maxwell MH）．即ち，原因のいかんによらず腎が水や溶質のバランスを調節し得なくなった状態．	加齢による腎機能の低下，さまざまな慢性腎疾患の進行，あるいは急性腎不全が長期に遷延して腎障害が高度となり，腎機能による恒常性が維持できなくなった状態をいい，多くは不可逆性で，通常，腎機能の回復は全く望めない．
高齢者の特徴	●成因は，腎前性，腎性，腎後性に分類されるが，加齢現象として腎予備能力低下により，発症しやすい状態にある． ●経過中，肺炎，肺血症，心不全，消化器出血，血管内凝固症候群（DIC）に陥りやすい． ●回復に長時間を必要とし，その回復程度も不良のことが多い．	●原因主体疾患は二次性腎疾患である． ●血清クレアチニン*1，*2濃度上昇は比較的軽度である． ●高カリウム血症，代謝性アシドーシスが高頻度に認められる． ●腎性貧血が多く認められる． ●急性増悪となる危険性が高い．
症状	消化器系：食欲不振，悪心・嘔吐，下痢，腹水，肝腫，脾腫など 心・血管系：浮腫，動悸，高血圧，心肥大，不整脈，心外膜炎など 呼吸器系：呼吸困難，胸水貯留，肺水腫，胸膜摩擦音など 血液系：貧血，出血傾向，凝固異常など 神経系：不眠，傾眠，不安感，集中力低下，記銘力低下，しびれ感，筋痙攣，羽ばたき振戦，痙攣，意識混濁，昏睡など 泌尿器系：多尿，夜間頻尿，乏尿など その他：全身倦怠感，虚脱感，皮膚瘙痒感，口腔のアンモニア臭，尿臭，色素沈着など	
治療	原因の除去が必要で，透析が主体になっている．早めに透析を始めた方が治療成績はよく，透析期間も一時的な場合がほとんどである．ただし，高齢者では多臓器不全をきたしやすく，予後は一般に不良である．	●保存的療法 　・食事療法：高カロリー，低タンパク，減塩，低カリウム食が基本 　・薬物療法：循環血漿量，体液組成の是正目的 ●透析療法（表2参照）
看護	[観察ポイント] ①尿の異常の有無 ②水・電解質異常の有無 ③高窒素血症 ④循環器・消化器症状，高血圧など [看護ポイント] ①発症期〜乏尿・無尿期〜利尿期〜回復期の経過，状態の把握 ②合併症対策（感染予防，高カリウム血症，出血傾向の観察） ③患者・家族への指導 　・通院の必要性 　・活動・休息の指導 　・感染防止	[観察ポイント] 腎機能低下に伴う合併症の有無（消化器・呼吸器・循環器・脳神経・全身症状） [看護ポイント] ①腎予備能低下〜腎機能障害〜腎機能代償不全〜尿毒症各期（セルディン分類）の経過，状態把握 ②合併症対策（感染予防，高血圧，糖尿病，脂質異常症の管理） ③食事療法，薬物療法の観察 ④患者・家族への指導 　・食事療法，日常生活の過ごし方などの指導 　・透析療法の継続・管理 　・疾患の進展に関与する因子の除去 　・バイタルサインの観察 　・定期的な受診 　・服薬管理 　・社会資源の活用

ワンポイント

＊1 クレアチニン

クレアチニンは体内でエネルギーとして使われたタンパクの老廃物であり，それは血液中に放出される．血液中のクレアチニン測定は，老廃物の排泄状況をみるためとても重要である．クレアチニン値が高ければ，腎機能の障害が考えられるが，高齢者の場合筋肉量が落ちているので，血液中のクレアチニンが正常値範囲となることも多いため，この検査だけでは判断できない．正常値は男性0.8〜1.2mg/dL，女性0.5〜1.0mg/dLである．

＊2 クレアチニンクリアランス
creatinine clearance：Ccr

代表的な腎機能検査であり，尿中のクレアチニンの量と血清中のクレアチニンの量を測り，1分間で何mLの血漿が，腎臓の糸球体で濾過されているのかを調べるものである．正常値は100±30mL/分であるが，高齢になるにつれ低下する．また高齢者の場合24時間蓄尿ができず正確な値を測れないことも多い．

表2 血液透析と腹膜透析

透析とは：血液中の老廃物や余分な水分を濾過し，血液をきれいにすることで血液浄化法とも呼ばれる．これには，血液透析（HD）と腹膜透析（CAPD/APD）＊3 がある．
透析療法の適用： 1）保存療法で尿毒症状の改善がみられず，日常作業が困難となったとき 2）次の①，②，③のうち2つ以上の条件があるとき 　①臨床症状（a〜fのうち3項目以上） 　　a．乏尿あるいは夜間多尿，b．不眠，頭痛，c．悪心・嘔吐，d．腎性貧血，e．高度の高血圧，f．体液貯留（浮腫，肺うっ血など） 　②腎機能：血清クレアチニン濃度＜10mL/分あるいは血清クレアチニン濃度＞8 mg/dL（腎機能が5〜10%） 　③活動力：日常作業が困難
援助：透析療法の受け入れや自己管理に対する支援 　　　所属する社会復帰への支援 　　　合併症予防

	●血液透析（HD）	●腹膜透析（CAPD/APD）
定義	血液透析（hemodialysis：HD）は，週2〜3回，その都度4〜5時間，医療施設で行われる間欠的な透析である．	自宅や職場など，社会生活のなかで行う在宅療法で，機械を使って夜間就寝中に，自宅で自動的に行う透析もある（APD）．
しくみ	血液を体外に取り出し，ダイアライザーと呼ばれる透析器（人工の膜）に通すことによって，血液を体外循環させ，血液中の不要な老廃物や水分を取り除き，血液を浄化する．簡単な手術によって，前腕の動脈と静脈を皮下でつなぎあわせてシャントと呼ばれる血液の取り出し口を作る．	腹腔内に透析液を1〜2L（体格などにより異なる）注入し，一定時間（約4〜8時間）貯留している間に腹膜を介して血中の不要な老廃物や水分を腹腔内の透析液に移行させた後，その液を体外に取り出して血液を浄化する（この操作を通常1日4回繰り返す）．透析液の出し入れのため，カテーテルを手術により腹部に埋め込む．体外に出るカテーテル部分は短く，活動の妨げにはそれほどならない．
適応	在宅での自己管理など不可能な場合．	身体的影響や社会参加などの観点から，小児や高齢者は積極的な適応として挙げられる．特に高齢者に対しCAPDを適応する割合は増加傾向にある．

な治療からの心理的不安，特に透析治療に対する不安などが生じてくるため，それらの不安は傾聴し，不安の軽減を図る一方，その治療が適切に自主的に進められているかどうかの確認も家族を含めて行っていかなければならない．またこの時期では腎機能の調節も不十分なため，高齢者は特に多尿になったり，電解質異常（低ナトリウム血症，低カリウム血症）に陥りやすい状態なので，検査データ，水分出納，体重測定などの観察を十分にする．

❹ 回復期

表1にもあるとおり，回復には長時間を必要とし，数カ月から1年を経過するが，高齢者の場合にはその回復過程も不良のことが多い．回復期では社会参加をしながら，その経過をたどることも考えられ，日常生活において適切な活動・休息，正しい服薬，食事療法（表3），水分制限などが家族とともに自主的に行われなければならない．またそのことが今後の日常生活を大きく制限していくこと，予後についての不安が常にあることも，念頭におきながら家族を含めて指導していくことが大切である．

現代家族においては，高齢者が高齢者の世話をするという状況も多く見受けられ，家族介護負担ということも予測をつけながら，退院後のフォロー（外部資源の利用など）も配慮しなければならない．安心して日常生活を過ごせるよう，

> **ワンポイント**
>
> **＊3 CAPD**
> Continuous（連続的に），Ambulatory（携行可能な），Peritoneal（腹膜を使った），Dialysis（透析）の略称で，1984年に健康保険で認められて以来，急速に普及している在宅医療である．

表3　急性期腎不全の食事療法

①1日摂取熱量	35 kcal/kg（体重）
②タンパク質	0.5〜0.8 g/kg，食塩：7 g以下
③水分	前日の尿量に500 mLを加えた範囲内
④カリウム	厳重に制限

通院の必要性を十分に理解できるように援助していく．一方，これまでの興味・関心等や役割の継続を支援していくのも重要なことである．

3　慢性腎不全の看護

慢性腎不全はセルディン分類によると，Ⅰ期：腎予備力低下，Ⅱ期：腎機能障害，Ⅲ期：腎機能代償不全，Ⅳ期：尿毒症に分けられる．

❶ Ⅰ期：腎予備力低下

Ⅰ期では，50％の**ネフロン**が機能障害を起こしているが，現存のネフロン機能により無症状であったり，自覚症状に乏しい場合が多い．そのため適切な活動と休息や感染予防などが主体的に行われにくくなる．疾患の理解，病気の認識ができるように援助していかなければならないが，高齢者の場合は視覚に訴え，わかりやすいパンフレットなどを活用しながら指導をすすめていくことも必要である．また在宅看護や通院などでの観察も重要となってくる．

❷ Ⅱ期：腎機能障害

Ⅱ期ではネフロンの働きが25〜50％となり，他の検査データにも異常がみられ，夜間多尿，疲労感，食欲不振などの症状が出現する．高齢者では加齢現象で同じような現象がみられるため，検査データとつきあわせながら観察が必要となる．Ⅰ期の指導に，食事療法（高カロリー，低タンパク）や水分摂取に関する指導が加えられる．指導内容が十分に理解されたかの確認を家族とともに行うことも重要である．

❸ Ⅲ期：腎機能代償不全

Ⅲ期は腎機能は完全に障害されているため，徐々に**尿毒症**の症状を呈し始める時期である．検査データとあわせながら十分な観察をしなければならない．Ⅱ期の指導の他，薬物療法が開始されるが，治療による不安，予後に対する不安も大きくなってくるのがこのころである．まず尿毒症からくる身体的苦痛の緩和を図ることが第一であり，安静の確保，安楽な体位，保温，感染予防などを行い，不安を傾聴していく．

❹ Ⅳ期：尿毒症

Ⅳ期は尿毒症状が出現し，かなり身体的苦痛を感じる時期でもあり，放置すれば死に至る．Ⅲ期と同様身体的苦痛の軽減を図っていきながら，**透析療法**（表2参照）の開始までそれらに関する理解と受容を援助していくことになる．透析療法で症状が安定すれば，自己管理に向けての指導を家族同席のもとで行い，退院後の不安を軽減していく．そして退院後病態にあった日常生活を送ることができるよう，通院や在宅看護などでフォローできるよう地域との連携を図っておく．

これら腎不全で腎機能が急激に低下することにより，高齢者は容易にせん妄を起こし，さらには治療を困難にしてしまうケースも少なくない．また認知症のある高齢者は症状や苦痛の訴えが一般の訴えとは異なり，徘徊，不穏，昼夜逆転などの認知症状で表すことも多い．疾患のみの援助にとらわれることなく，高齢者を取り囲む環境，合併症との関連，服薬，家族などといった大きな視点での援助が必要となってくる．

Ⅰ〜Ⅳ期にわたってのそれぞれの看護のポイントを説明してきたが，大前提となるのはその人らしい暮らしの継続に対する支援である．疾患だけをみず，全体像を把握しながら，支援体制を整えていくことが必要である．　　［六角僚子］

参考文献

- 橋本速子・他編：サルース3疾患別の老人看護Ⅰ．pp196-211，大日本クリエイティブ，1993．
- 島内節・他編：[在宅ケア]クリニカルパスマニュアル．pp33-51，中央法規出版，2000．
- 中島紀恵子・他著：系統看護学講座 専門分野20老年看護学．pp216-219，医学書院，2002．
- 安藤幸夫著：検査の手引き．pp174-177，小学館，1996．

Column

📝 CKD（Chronic Kidney Disease）

何らかの腎障害，または腎機能が慢性的に低下している状態を慢性腎臓病（CKD）と呼んでいる．CKDはこれまでの慢性腎炎，糖尿病性腎症，慢性腎不全といった多くの腎臓疾患のうち，一部の急性疾患を除くほとんどすべてを総称して用いられている．

主な特徴として，❶患者割合が成人人口の13％と考えられており，患者数が多い，❷放置すれば腎機能障害が進行し，透析や移植が必要な末期腎不全の予備群となる，❸腎機能低下やタンパク尿は，特に，心血管疾患のリスクが高い，❹適切な予防・治療で発症や進展を抑制することが期待できる，などが挙げられる．日本腎臓学会は，CKDを新たな国民病として診療ガイドライン（2012）を制定し，警鐘を鳴らしている[1]．

腎臓は加齢に伴い機能が低下するため，高齢者にはCKDが多いと推定されている．高血圧や糖尿病といった生活習慣病や食生活が関連しており，初期では自覚症状はほとんどみられない．進行に伴って，タンパク尿，浮腫，夜間尿が起こる．この状態が放置されることによって自然に治癒することは難しくなり，腎機能がさらに低下して貧血，倦怠感，息切れが生じてくる．その結果，心筋梗塞，脳卒中のリスクが高まるとともに，腎不全に至る疾患である．

■CKDの定義

タンパク尿（30mg/gCr以上のアルブミン尿），または，糸球体濾過量（GFR）が60mL/分/1.73m²未満の腎機能低下のいずれか，または両方が3カ月以上持続する状態とされている．したがって，次の①～③のいずれかがあれば専門医へ紹介することが望ましい．

①検尿試験紙で尿タンパク2＋以上
②尿タンパクと尿潜血がともに陽性（1＋以上）
③40～69歳：GFR 50mL/分/1.73m²
　70歳以上：GFR 40mL/分/1.73m²

■治療と看護

GFRに応じて1～5ステージに分類されている．禁煙，減塩，タンパク質摂取制限など，食事を含めた生活習慣の改善と，薬物療法が行われる．特に，血圧管理はCKDの進行と心血管合併症の予防に必要である．高血圧症を合併している高齢者は多く，血圧のコントロール目標をまず140/90mmHgとし，以降は個別に目標を設定して，家庭でも血圧測定を行うなど慎重に管理を行う．

CKDの看護では，進行の予防が重要な課題である．そのため，ステージ1～2では，検尿結果を放置しないで受診を継続し，高血圧といった関連する疾患から生活習慣を見直して進行のリスクの低下を図る．ステージ3～4では，腎機能低下に付随した症状が出現してくるため，専門医・医療機関への受診や治療継続への援助が求められる．食事や薬物療法を取り入れた生活支援が必要である．ステージ5では血液浄化療法や腹膜透析療法などの腎代替療法が必須となる．患者は身体的苦痛，死への不安，生活の制限といった課題と直面することになる．療養生活を維持し，医療介護，社会保障制度などとの連携，家族の受け止めといったさまざまな視点からの援助が重要である．　　　〔山本由子〕

引用文献
1）日本腎臓学会編：CKD診療ガイド2012．東京医学社，2012．

F 骨・関節系疾患と看護

> **Point**
> - 慢性疼痛を起こしやすい骨・関節疾患(変形性関節症,関節リウマチ,骨折)に焦点を当てて解説する.
> - 高齢者の慢性疼痛の訴えは多様であり,看護者が適切に評価することが困難な場合がある.痛みが高齢者の生活の質(QOL)に及ぼす影響を考慮することは重要となる.

四肢や関節の痛み[*1]は,高齢者に起こりやすい症状の1つである.関節の痛みは不快感だけでなく,活動性を低下させ,廃用症候群を引き起こす原因となる.痛みがあることで不眠や,自律神経のバランスを崩して空腹中枢の働きを抑制するために食欲を低下させるなど,日常生活上に支障が起こる.自律神経系の症状として,倦怠感,食欲減退・食物に対する味覚低下,体重減少,便秘などが徐々に起こり,うつ状態がこれに続くことがある.

このように,痛みは単にその部位にとどまらず,高齢者の生活の質(QOL)にも影響するため,できる限り除去・軽減させることが求められる.

1 変形性関節症

変形性関節症(osteoarthritis:OA)とは,関節の軟骨組織の構造が変化し,関節が変形する病気である.関節は骨破壊と修復を繰り返しており,新しい軟骨の増殖により関節が変形することがある.

原因は,遺伝や加齢による関節軟骨の変性である.例えば変形性膝関節症の場合,膝に負担がかかる要因として肥満,労働やスポーツなどにより,膝関節がすり減り,変形することで痛みが発生し,歩行が困難になりやすくなる.

発症は20～30歳代に無症候的に始まり,加齢とともに進行し,70歳までに多くみられるようになる.女性に多く,膝関節,股関節,肘関節に起こり,症状としては疼痛,関節の運動制限,こわばり,変形・拘縮,関節液の貯留などが挙げられる.

初期の頃は,関節をよく動かした後などに痛みが生じるが,安静にすれば治まる場合もある.進行すると軽い運動や安静時にも痛みが起こり,関節の屈曲・伸展時に音がする,関節炎により腫脹,水がたまるなどの症状が起こる.日常生活上の支障として,強い痛みのために歩行困難,畳の上での正座や立ち上がりが困難になる.また,歩行時に上体が左右に揺れる,足を引きずって歩くなどの動作もみられる.

股関節に起これば,靴下の着脱や爪切り動作,バスや乗り物の昇降,階段の昇降が困難となる.

痛みの特徴として,座位から立位になり,歩行を始めるときに痛みを感じ,動き始めてから時間が経過すると痛みが軽減する.関節周囲の筋萎縮が起こるので,変形性膝関節症では大腿部(大腿四頭筋),変形性股関節症では臀部の筋肉が萎縮し,関節周囲の筋肉に放散痛が起こりやすい.

2 関節リウマチ

関節リウマチ(rheumatoid arthritis:RA)は,原因不明の自己免疫疾患で,多発性の関節炎症状が起こる進行性の疾患である.上下肢の

> **ワンポイント**
> **[*1] 痛み(Pain)**
> 国際疼痛学会(International Association for the Study of Pain:IASP)は,「痛み」を「実際の組織損傷や潜在的な組織損傷に伴う,あるいは組織損傷の際の言葉として表現される,不快な感覚かつ感情体験」と定義している.痛みは主観的なものであり,身体的・心理的・社会的,スピリチュアルな側面がある.

漠然としたこわばりや痛みから始まり，症状の進行にしたがって関節の痛みが増強する．関節の腫脹，拘縮，変形，破壊，強直などのほか，白血球減少，貧血，発熱，体重減少，リウマチ結節，血管炎，胸膜炎，末梢神経炎，腎炎などを併発することもある．

罹患率は，女性が男性の3～5倍であり，高齢で発症すると変形性関節症のある部位の関節破壊が進行し，歩行困難などの機能障害が起こりやすい．

3 骨折

骨折（fracture）とは，外力が加わることにより骨が折れ，ひび・亀裂が入るなど，骨の連続性が絶たれた状態である．骨の周辺組織（皮膚，神経，血管，筋肉，臓器など）にも損傷を及ぼすことが多い．

高齢者の骨折の原因として，骨量の減少がある．骨量減少の要因は加齢，生活習慣，栄養状態，疾患（内分泌疾患，胃切除後など）や薬物（ステロイドなど），女性の場合は閉経などがあり，骨密度が粗くなる．この状態を骨粗鬆症という．

高齢者の骨折が起こりやすい部位として，❶脊髄圧迫骨折（胸椎，腰椎），❷大腿骨頸部骨折，❸上腕骨頸部骨折，橈骨遠位端骨折が挙げられる．

1 脊髄圧迫骨折

脊髄圧迫骨折により円背が起こりやすい．円背の姿勢では，背中が丸くなるので胸部・腹部が圧迫され，呼吸がしづらく，食物が逆流するなど消化・吸収が妨げられやすい．高齢者の場合，多くは骨粗鬆症に加えて，転倒や転落などの事故により起こることが多いが，転倒しなくても圧迫骨折が起こる場合もあるので注意する．

2 大腿骨頸部骨折

大腿骨頸部骨折では，股関節に痛みがあり，歩行困難により活動性の低下が起こりやすい．安静臥床が長期になると，肺炎や褥瘡など，廃用症候群が起こる．また，骨折部位からの感染症や神経麻痺も合併するので，手術適用の場合は人工関節置換術が行われる．

3 上腕骨頸部骨折，橈骨遠位端骨折

上腕骨頸部骨折・橈骨遠位端骨折では，転倒時，床に手や肘をつくことや，打撲により起こりやすい．

4 骨・関節系疾患をもつ高齢者の看護—慢性疼痛の看護を中心に

関節障害による慢性疼痛は保存療法が主体となることが多く，薬物療法では医師の指示により消炎鎮痛剤，座薬，貼付剤などが用いられる．痛みのために関節を動かさない状態が続くと関節可動域が狭まり，変形性関節症がさらに悪化することもある．そのため，痛みがある場合でも，痛くない範囲あるいは少し痛みを感じるところまで関節を動かす．負荷の少ない有酸素運動（歩行，スイミング，自転車をこぐなど），理学療法（関節可動域訓練，筋力強化訓練，歩行訓練など）が行われる．

健康状態・心身機能・身体構造障害の状態を把握し，どのような活動制限がみられるかを明らかにするために，関節障害の程度と慢性疼痛のアセスメントを行う．関節の腫脹と疼痛があることで日常生活動作（ADL）が制限されることもあるので，痛みの原因・周期，高齢者の生活様式などをアセスメントし，高齢者に合った適度な運動や，ADLの工夫などが必要である．

痛みは主観的なものであり，高齢者の訴えもさまざまなので評価が難しい．高齢者の訴え方や表情・動作から痛みの強さ，程度，部位，持続時間などを把握する．痛みの評価スケールで，簡便な測定用具として，**ビジュアル（視覚）アナログスケール**（図1）がある．

また，腫脹している場合は，その部位，程度，熱感の有無，関節可動域に変化がないか，食事や排泄などのADLにどの程度支障がみられるのか観察する．

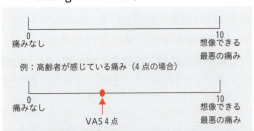

図1 ビジュアルアナログスケール(visual analog scale：VAS)

注・10cmの線上に印をつける。「痛みなし(0点)」から「想像できる最悪の痛み(10点)」で、痛みの強さを評価する。
・視力に問題がある場合は使いにくいので、別の方法を考慮する。

失語など、コミュニケーションに障害がある場合、痛みが実際にあっても訴えられない場合もあるので留意する。高齢者の場合、加齢により痛みの閾値が高くなり、知覚が鈍くなっている場合もあるので、異常を見逃さないよう日常の観察が重要である。

個人因子として、骨・関節疾患に伴う慢性疼痛があることにより動くことが苦痛になりやすいので、廃用症候群の危険性があることや、痛みが治まっているときに運動をすることが必要であることを説明し、高齢者の回復したい、動きたいと思う意欲をサポートする。

また、関節痛がコントロールでき、日常生活に支障がない状態にするためには環境因子も重要である。たとえば、畳の上での立ち上がりの動作が困難になるので、椅子やベッドの使用、和式トイレから洋式トイレに変更するなど、移動が容易な環境になるように工夫する。また、痛みのために移動が困難になるので、通行の妨げになるものは置かない。床が濡れていると滑りやすくなるので、転倒・転落事故の防止のために環境調整を行う。

また、安静と活動のバランスに留意する。炎症などのために痛みが強い場合は、安静の保持が必要であり、ADLの介助を行う。しかし、関節を動かさないことによりさらに関節障害が進行するので、炎症が治まり痛みが少ない時間帯や入浴もしくは手浴・足浴などの際には関節を動かすなど、運動ができるよう援助する。クーラーなどで室温が低下しているときは、保温に留意し、手袋や膝かけなどを使用する。

[谷口好美]

参考文献
1) 岡島康友編：リハビリテーション・運動療法。コメディカルのための最新医学講座 第27巻, pp467-474, 中山書店, 2002.
2) リウマチ情報センター(公益財団法人リウマチ財団)：関節リウマチとは。
http://www.rheuma-net.or.jp/rheuma/index.html(2017年5月アクセス)
3) イボンヌ・ダーシィ著, 波多野敬, 熊谷幸治郎監訳：高齢者の痛みケア。pp13-34, 名古屋大学出版会, 2013.
4) 日本ペインクリニック学会用語委員会：国際疼痛学会 痛み用語2011年版リスト(日本ペインクリニック学会用語委員会翻訳)。
http://www.jspc.gr.jp/pdf/yogo_04.pdf(2017年5月アクセス)

G 代謝性疾患と看護

Point
- 加齢に伴うインスリン分泌低下とインスリン抵抗性，内臓脂肪の増加，さらに身体機能や社会活動の変化が関連し，高齢者の生活機能に影響を及ぼすことを理解する．
- 高齢者に代表的な代謝性疾患への看護では，糖尿病における低血糖症状の予測と対処，脂質異常症における食事療法と運動療法の併用を念頭に置くことが重要である．
- 高齢者の体重コントロールでは，栄養バランスの配慮，タンパク質摂取の意識づけ，さらに運動を併用してサルコペニアを進行させないことが重要である．運動を止められている高齢者では，身体機能に合わせたADL支援やQOLの維持を考慮する．

代謝はエネルギーの獲得，利用，変換が体内で絶え間なく営まれ，生命を維持するための最も基本となる活動である．人の生理機能を調整する**内分泌ホルモン**[*1]は，全身あるいは特定の器官の受容体に特異的に作用する．その結果，ホメオスタシスの維持が図られている．本章では，高齢者に多い代表的な代謝性疾患として糖尿病，脂質異常症，サルコペニアと肥満症について述べる．

1 糖尿病

糖尿病は，膵臓ランゲルハンス島β細胞からのインスリンの分泌低下とインスリン受容体の感受性低下により，食物がエネルギーに変換されず，血液中のブドウ糖濃度（血糖値）が高い状態が継続する．その結果，さまざまな合併症を招く疾患である．

糖尿病が強く疑われる人は950万人，70歳以上の約4割に耐糖能異常が認められ，今後，さらに糖尿病高齢者は増加すると考えられている[1]．高齢者の糖尿病には，青壮年期の発症で罹病期間が長期に及ぶ場合，高齢期に発症した場合がある．

病型では発症機序により1型糖尿病，2型糖尿病，その他遺伝や疾患に起因する糖尿病がある．日本では糖尿病高齢者の大部分は2型糖尿病が占めている．

❶ 高齢者における特徴

インスリン初期分泌の遅延，身体活動量や筋肉量の低下，体脂肪増加などによりインスリンに対して細胞が反応しにくくなるインスリン抵抗性が増大する．高齢者では耐糖能機能低下により，特に食後血糖が上昇しやすい．体温調節機能の低下や加齢による口渇中枢の機能低下のため，喉の渇き・多尿といった典型的な高血糖症状が現れにくく，生理機能の低下によって腎障害，肝障害を合併することが多い．さらに，欠伸，脱力感，手足の震えといった典型的な低血糖症状が現れにくく，重症低血糖をきたしやすい．

❷ 血糖コントロールの目標

高齢者における重症低血糖は，転倒・骨折につながり生命の危険因子となり得る．そのため，薬物使用の有無は目標設定の判断ポイントとなっている．また，厳格な血糖コントロールが，心血管イベントにつながる可能性が臨床試験から示唆されている．したがって，年齢や罹病期

> **ワンポイント**
> [*1] 内分泌器官とホルモン
> 主要な内分泌器官は，松果体・下垂体・甲状腺（副甲状腺）・膵臓・副腎・精巣・卵巣である．このうち，加齢により性ホルモンおよび成長ホルモンが低下し，脂質代謝機能が低下する．

間，合併症，低血糖のリスク，および家族などサポート体制の状態をとらえ，安全性を重視した適切なコントロール目標を，個別に設定することが重要と考えられている．

指標として，血糖値やグリコヘモグロビン(HbA1c*2)値が用いられている．HbA1cは認知機能や生活に問題がなく，自立した生活を送る高齢者では，HbA1c 7.0未満，認知機能低下や援助を要する高齢者の場合はHbA1c 7.0～8.0%にすることが提唱されている．さらに，併存疾患や機能障害をもつ場合はHbA1c 7.5～8.5%が目標とされている[2]．

高齢者糖尿病では，貧血(Hb低値)，低栄養(血清Alb低値)，インスリン欠乏(血中cペプチド低値)，腎機能低下などの影響によってHbA1cが低めに測定されるため，これらの値にも注意して総合的に目標を設定する．

❸ 看護のポイント

糖尿病療養の目的は，細小血管や大血管症などの合併症*3を予防し，日常の生活の質(QOL)を維持することである．高齢者はこれまでの生活習慣を変えることが困難であり，高血圧や脂質異常症などの複数の疾患を抱えることが多く，合併症が進行しやすいことに留意する．また，加齢による身体機能や代謝機能の低下が影響し，療養条件が安定しにくい．そのため，食事療法，運動療法，薬物療法を組み合わせ，これまでの生活背景，嗜好やライフスタイルに沿って安心して自立した生活が送れるよう個別に目標を設定していくことが重要である．

1 食事療法

標準体重や活動量から，1日当たりの適正なエネルギー量を算出する．高齢者は味覚低下や咀嚼力低下により，塩分が過剰となる傾向や，肉類や食物繊維を含む野菜を避けがちのため，食品交換表を用いて，糖質，タンパク質，脂質を適切な配分でとる．また，高齢者は欠食や偏食に陥りやすいため，食事の時間を規則的にし，間食や外食といった習慣をできるだけ調整する．

2 運動療法

加齢による身体機能変化は個人差が大きいことから，性，年齢，体力，疾病の有無，運動経験などを考慮する．血圧，心電図，胸部X線検査，血液生化学検査等により，医師の診断と許可が求められる．

1回の運動時間は10～30分，週3～5日以上が望ましい．運動の種類としては散歩，ジョギング，ラジオ体操，水泳など全身の筋肉を動かす有酸素運動が勧められる．

筋力の低下した高齢者では，自分の体重を負荷とした立ち上がり，足上げ，膝伸ばしといった低強度のレジスタンス体操などがある．日常生活動作(ADL)に含まれる単純な運動であっても，インスリン抵抗性が改善することが報告されている[3]．

3 薬物療法

経口血糖降下薬と**インスリン注射**がある．薬物の選択は作用の特性や副作用を考慮して，個々の患者の病態に応じて少量から開始し，血糖コントロール状況を確認しながら増減する．

高齢者のインスリン導入は，膵β細胞の機能不全の進行によりコントロールが不安定となりやすいため，できるだけ早期が望ましいとされている．また，生理的な腎機能の低下によって薬の排泄が遅延され，低血糖を起こしやすい．さらに，低血糖症状を感じにくいために対応が

ワンポイント

＊2 糖尿病の診断指標HbA1c(ヘモグロビンエーワンシー)
糖尿病治療の重要な指標とされ，過去1～2カ月の血糖レベルを示す．2014(平成26)年，日本糖尿病学会はわが国の表記法を世界規準のNational Glycohemoglobin Standardization Program (NGSP)にそろえた．

＊3 糖尿病合併症
糖尿病網膜症，糖尿病腎症，糖尿病神経障害を糖尿病細小血管症と呼ぶ．さらに，心筋梗塞，脳梗塞，閉塞性動脈硬化症を大血管症と包括している．

遅れ，気が付かないうちに意識障害・昏睡に至るなど重症化する場合が生じる．

患者とその家族や周囲の者は，低血糖*4の症状および何か普段と異なる様子といった前駆症状を理解しておくことが重要である．

2 脂質異常症

血液中の脂質であるコレステロールや中性脂肪が異常値となる状態を指す．脂質は，筋肉などでエネルギー源として使用され，過剰分は中性脂肪として脂肪組織内に蓄積される．通院治療を受けている患者数は206.2万人，男性59.6万人，女性146.5万人と報告されている[4]．脂質異常症は動脈硬化の主要な危険因子で，放置により脳梗塞や心筋梗塞などの動脈硬化性疾患を招きやすい．そのため，生活習慣の改善，栄養指導，薬物療法が行われる．

❶ 高齢者における特徴

加齢に伴う筋肉量低下や運動の減少などが脂質代謝とかかわっており，高LDLコレステロール（低比重リポタンパク）血症が冠状動脈疾患のリスクであることが明らかにされている[5]．一方，自覚症状はなくとも血液中にHDLコレステロール（高比重リポタンパク）が少ないことにより，血管の内腔の狭窄・閉塞が生じて動脈硬化*5が進行する．表1に主な脂質の正常範囲を示す[5]．

1 高LDL血症

LDLコレステロールは，コレステロールを体内に供給する役割を担うが，増加しすぎると血管に溜まり血管壁に付着して，動脈硬化が進展する．また，血液中に増え過ぎると血管壁の中に入り込み，白血球の一種であるマクロファージとプラークを形成する．

2 低HDL血症

HDLコレステロールは，血液中でタンパク質に覆われ，余分なコレステロールを肝臓へ運ぶ役割をもっている．このため，動脈硬化を防ぐ働きをすると考えられ，基本的には多いほうが好ましいとされている．

3 高中性脂肪血症（高TG）

糖質（炭水化物），動物性脂肪を主な原料として肝臓でつくられ，体内にある中性脂質，リン脂質，糖脂質，ステロイドの4種類の脂質の一種である．中性脂肪の増加は動脈硬化を進める一因になる．食事で摂取した脂質は，小腸から吸収されて血液中に入り，体内の生命維持活動に利用され，余ったエネルギーが中性脂肪として，肝臓などに蓄えられる．生命維持活動のほかに，内臓を守り，体温を一定に保つ働きがある．

4 高non-HDLコレステロール

non-HDLコレステロールには，総コレステロールからHDLコレステロールを除いたすべての要素を含めている．動脈硬化の指標として，促進因子の高さを正確に知ることができる．

表1 主な脂質の正常範囲

脂質の種類	単位（mg/dL）
LDLコレステロール	70〜139
HDLコレステロール	●男性：40〜86 ●女性：40〜96
トリグリセリド（中性脂肪）	50〜149
総コレステロール（T-cho）	150〜219
Non-HDLコレステロール	<170

（日本動脈硬化学会編：動脈硬化性疾患予防ガイドライン2017年版．日本動脈硬化学会，2017．を参照し作成）

> **ワンポイント**
>
> **＊4 低血糖**
> 血糖値が概ね70mg/dL未満に下がる状態を指す．高齢者は神経障害の進行や急激な血糖値低下などから，症状がないまま血糖値が下がり重症化する無自覚低血糖を起こしやすい．
>
> **＊5 動脈硬化**
> 動脈の内膜にコレステロールなどからなる粥状物が溜まり（粥状硬化巣），肥厚することで動脈の内腔が狭くなる状態．中膜が破れて血栓ができ，閉塞したり血管壁が脆く破れやすくなる．

G 代謝性疾患と看護

5 non-HDLコレステロール血症

HDL以外のすべての動脈硬化惹起性リポタンパクに含まれるコレステロールを表す．動脈硬化の新しい指標として用いられ始めている．

❷ 看護のポイント

1 生活習慣の改善

適度な運動，適度な飲酒はHDLコレステロールを増加させる傾向がある．一方，喫煙や肥満は，HDLコレステロールを減少させる傾向がみられるため，本人が理解したうえでの生活習慣の改善が必要である．年齢や嚥下機能に適した食事形態や調理方法，継続可能な運動内容を話し合い，適正な体重に近づける．

2 食事療法の維持

高TGが持続する場合は，禁酒，単糖類・炭水化物の制限を行い，炭水化物由来エネルギーを全体の50%以下とする．食物繊維にはコレステロールの低下作用はないが，便の排泄を速め，糖質の吸収を抑制し，血中TGを低下させる．脂肪分の多い食事，甘いおやつ，動物性脂肪を好むなどの食習慣を見直し，食物繊維が豊富な野菜，大豆製品といった和食を勧める．高齢者では低栄養による低HDL血症が多いことに留意する．

3 薬物療法での注意

高齢者では併用薬剤が多く，腎機能や肝機能によって薬物代謝に変化が生じ得ることに注意する．使用している薬剤の必要性や副作用を説明し，理解を促す．

4 二次的に起きる脂質異常への理解

高齢者の多くは他臓器の疾患をもち，二次性の脂質異常症，薬物による医原性脂質異常症の可能性を念頭に置く必要がある．特に高血圧を合併している場合には，利尿薬，β遮断薬の服用により悪化するので注意が必要である．認知症やうつのある高齢者では，食事をとることや運動習慣に対して，家族や介護者を含めた支援が必要になる．

3 サルコペニアと肥満症

筋量は45歳以降，10年あたり体重の0.3%相当が減少するとされている[6]．加齢に伴い筋肉が減少*6することによるサルコペニアは，1989年にRosenbergらによって提唱され，高齢者のフレイル(Frailty；脆弱性)を惹起する要因として，筋肉量の低下のみならず，筋力や歩行速度の低下など機能的な側面を含めた概念としてとらえられている．評価方法としてDXA(二重エネルギーX線吸収測定法)，BIA(バイオインピーダンス法)*7，CT，MRIなどがある．

筋量は人種によって差があり，アジア人を対象とする基準(Asian Working Group for Sarcopenia：AWGS)が提唱されている(図1参照)．

加齢に伴う筋力の低下，または老化に伴う筋肉量の減少を指し，高齢者ではふらつきや転倒，さらにはフレイルに密接に関連し，進行すると要介護状態につながりやすい．

❶ 高齢者の特徴

肥満と**やせ**の実態では，2004(平成16)年から10年間で男性28.6%，女性20.3%と肥満は減少傾向にある．一方，やせは男性で変わらないものの女性は12.3%と増加傾向にある．また，低栄養高齢者の割合は85歳以上が16.8%と最も高かった[7]．

特に，肥満と筋力低下が共存する病態は，サ

ワンポイント

＊6 筋肉量の変化
上肢よりも下肢の筋量が減少し，特に腹斜筋・腹直筋，大腿四頭筋，僧帽筋などの体幹，および大臀筋・中臀筋などの筋群が萎縮しやすい．

＊7 BIA(Bioelectrical Impedance Analysis)
身体に微弱な電流を流し，生体の電気インピーダンスを測定し体脂肪率を推定する方法．簡便であり，最も普及している．

図1 サルコペニア診断のアルゴリズム

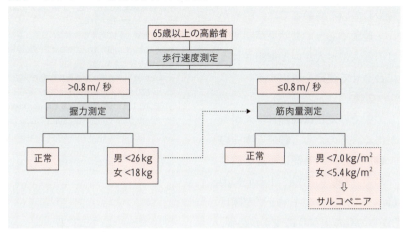

(Liang-Kkung, et al, 2014より)

ルコペニア肥満と呼ばれている．活動量が減っている高齢者では，エネルギーが脂肪として蓄えられ，体重やBMI[*8]が標準であってもサルコペニア肥満は起こり得る．この場合，転倒や合併症の危険性が高く，生活習慣などの改善が必要とされている．

❷ 看護のポイント

骨粗鬆症，脳血管疾患，慢性閉塞性肺疾患（COPD），慢性腎疾患，関節炎，心血管疾患，脂質異常症などの慢性疾患が促進要因に挙げられる．予防改善のため，運動や栄養面を考えるにあたり，運動に栄養補充を加える包括的支援が効果的とされている．高齢者では，食事療法のみの減量によるサルコペニアの進行に注意が必要である．エネルギー量と栄養バランスを考慮した食事療法，および運動療法を併用し，日常生活における身体活動の向上につなげる．

1 栄養指導

高齢者において，低いタンパク質摂取量は筋力低下と関連することが報告されている[9]．高齢者では骨格筋合成反応が低下していることから，1.0g/kg体重/日のタンパク質摂取が必要であり，肉や魚類，卵，乳製品などの動物性タンパク質を積極的にとる．1日の総タンパク質摂取量のみでなく，3食の各食事に含まれる量にも注意を払う必要性があり，食事に含まれるタンパク質成分が0.4g/kg体重を下回る場合にタンパク質の同化作用が減弱することが報告されている[10]．

また，ビタミンDは骨・カルシウム代謝に必要な要素であり，転倒予防，骨粗鬆症による骨折予防に重要である[11]．

2 運動指導

サルコペニアでは筋量の上昇，筋力強化，歩行機能の改善が目的である．高齢者は一般に体力レベルが低く，かつ個人差が大きい点に留意する．筋量は歩行障害，転倒骨折，骨粗鬆症率の上昇と強く関連していることから，改善策の早期確立はきわめて重要である．

- 自立した運動が可能であれば，椅子体操，レジスタンス体操，歩行，バランス運動を促す．必要な筋肉を維持，筋量を増やす，筋肉を動かすことで基礎代謝が上がり，サルコペニア肥満の予防や解消につながる（例：ふくらは

> **ワンポイント**
>
> ***8 BMI（Body Mass Index）**
> 体重（kg）÷身長（m）²で算出する．日本肥満学会基準検討委員会では，痩せはBMI 18.5 kg/m² 未満，肥満はBMI 25 kg/m² 以上としている（p36，Column「高齢者の目標とするBMI」参照）．

ぎ運動，膝の曲げ伸ばし，スクワットなど）．
- 骨格筋量の減少している高齢者では，穏やかなレジスタンス運動であっても効果が期待できる．対象者の個人差が大きいと推測されるためレベルに合わせて運動を選択する．

3 生活習慣への支援

日々の暮らしの中での変化は高齢者本人が気づかない場合がある．そのため，❶最近歩くのが遅くなった，❷信号が変わる間に歩道を渡りきれないことがある，❸駅の階段を上るのに困難を感じる，❹ペットボトルのキャップが開けにくい，❺椅子からの立ち上がりに支えが必要，などを定期的に尋ね，生活機能を評価して自覚を促し対応を話し合う．

［山本由子］

参考文献

1) 厚生労働省：平成24年度国民健康・栄養調査の結果. http://www.mhlw.go.jp/bunya/kenkou/eiyou/dl/h24-houkoku-03.pdf (2016年12月12日アクセス)
2) 日本糖尿病学会編著：糖尿病ガイド2016-2017. p98, 文光堂, 2016.
3) 佐藤祐造：高齢者糖尿病の運動処方ガイドライン. 日本老年医学会雑誌編集委員会, 老年医学update 2008-2009, pp48-55, メジカルビュー社, 2008.
4) 厚生労働省：平成26年患者調査の概況, 主な傷病の総患者数. http://www.mhlw.go.jp/toukei/saikin/hw/kanja/14/ (2016年12月20日アクセス)
5) 日本動脈硬化学会編：動脈硬化性疾患予防ガイドライン2017年版. 一般社団法人日本動脈硬化学会, 2017.
6) NIPPON DATA80 Research Group: Risk assessment chart for death from cardiovascular disease based on a 19-year follow-up study of a Japanese representative population. Circ J 70(10): 1249-1255, 2006.
7) 厚生労働省：平成25年国民健康・栄養調査報告 結果の概要. p45, 2015.
8) Chen LK, Lin LK, Woo J, et al: Salcopenis in Asia: Consensus Report of the Asian Working Group for Sarcopenia. JAMDA 15: 95-101, 2011.
9) Bartali B, et al: Protein intake and muscle strength in older persons: does inflammation matter? J Am Geriatr Soc 60(3): 480-484, 2012.
10) Moore DR, Churchward-Venne TA, Witard O, et al: Protein ingestion to stimulate myofibrillar protein synthesis requires greater relative protein intakes in healthy older versus younger men. J Gerontol A Biol Sci Med 70: 57-62, 2015.
11) 奥野純子, 戸村成男, 柳久子：地域在住虚弱高齢者のビタミンD濃度の分布状況とビタミンD濃度と生活機能・身体機能の関連. 日本老年医学会雑誌44：634-640, 2007.

H 皮膚疾患と看護

> **Point**
> - 高齢者の皮膚は加齢による生理的機能の低下がみられ，皮膚本来がもつ保護機能が低下しており，感染を起こしやすく，さまざまな刺激により傷つきやすくなっている．
> - 水分の保持能力の低下，皮脂分泌の減少により乾燥しやすく，かゆみという不快な症状も発生しやすいため，スキンケアとしては特に保湿ケアが重要である．
> - 疾患を発症すると，活動性が低下し褥瘡やスキンテア（皮膚裂傷）などの病態も発生しやすく，看護師だからこそできるスキンケアへの配慮が必要である．

1 高齢者の皮膚の特徴（正常な変化）

加齢による変化（生理的老化）は以下のとおりである．

●表皮

細胞分裂能の低下および有棘層の減少による菲薄化，ターンオーバー（皮膚の新陳代謝）の延長による角質の肥厚，セラミド・天然保湿因子の減少によるドライスキン，皮脂産生と汗腺数の低下による皮脂膜のバリア機能の低下，ランゲルハンス細胞の減少による免疫低下などさまざまな皮膚防御機構の低下が起こる．

●表皮と真皮の結合

表皮突起の平坦化により，表皮と真皮の結合力が低下し，表皮剝離しやすい状態となる．

●真皮

コラーゲンの減少による張りの低下，エラスチン（線維芽細胞が合成・分泌しコラーゲンの間に存在する弾力性と伸縮性をもつ線維）の変性による真皮の菲薄化やたるみが起こり，外力を緩和しにくくなる．毛細血管も脆弱化しているため，皮下出血を起こしやすい．

●皮下組織

皮下脂肪の減少・弾力性の低下により，外力に対する抵抗力が低下する．そのため持続的圧迫が加わることなどにより，組織にダメージを受けるリスクが高まる．

これらに加えて，乾燥や紫外線などの外的因子による影響も大きい．皮膚露出部では慢性の紫外線暴露による光老化も起こる．

●皮膚外観の変化

真皮の弾性線維の形態的機能的変化による影響で真皮上層の弾性線維が多量に増加し，しわやたるみが生じるが，日光による刺激が加わるとより深いしわとなる．

日光によるメラノサイトの機能亢進からメラニン色素が増加すること，弾性線維の著しい増加・変性による皮膚の黄色調が増加することにより皮膚の褐色化が起こりやすい．

2 高齢者に多い皮膚疾患と看護

❶ 老人性乾皮症（ドライスキン）と老人性皮膚掻痒症

高齢者の皮膚は生理的変化により乾燥傾向にあるが，熱い湯での入浴や強くこするような身体の洗浄などが加わるとさらに皮脂が取り除かれ，乾燥した皮膚となる．**老人性乾皮症**とは表皮のターンオーバーが延長し，角層内の角質細胞数は増加しているが角層の水分保持機能の低下のため角層の乾燥が生じ，きめが荒くなり，表皮剝離や亀裂を起こしやすくなった状態のことである．乾燥した皮膚では見た目の変化はなくても軽い炎症が生じているため，かゆみが生じやすい．主たる皮膚疾患がなく慢性的に皮膚のかゆみを感じている老人の病態を老人性皮膚掻痒症という．

1 治療

保湿剤の塗布を行う．入浴後は必ず塗布，1

日に1回以上は塗布できるとよい．

保湿剤には皮膚表面に油性の膜をつくり水分の蒸発を防ぐエモリエント（ワセリン・オリーブ油・椿オイルなど）と角層に水分を与えるモイスチャライザー（尿素・ヘパリン様物質・乳酸・アミノ酸・ヒアルロン酸などの保湿剤を含んだもの）の2タイプがある．老人性乾皮症が悪化して湿疹などが生じた場合には医師に相談する．ステロイド外用薬などが処方される．

皮膚のかゆみが強い場合には皮膚を掻くことで皮膚損傷を生じやすく，ストレスも高じるので医師に相談し，保湿しつつかゆみ止め効果のある薬剤を塗布したり，夜間睡眠時にかゆみが強くなる場合には，かゆみ止めの効果のある内服薬（抗ヒスタミン薬）を内服したりする．

❷ 看護

かゆみを誘発するような機械的刺激や化学的刺激の除去および軽減（例：失禁時にはタイムリーにおむつ交換を実施し，排泄物が皮膚に付着する時間を短縮するなど）や，乾燥予防ケアが重要である．

皮膚の清潔の維持，入浴や清拭時に皮膚を強くこすらない，熱すぎる湯を用いない（皮脂を取り除きすぎない），入浴や清拭後に保湿剤を塗布する，室温・湿度の調整，電気毛布などは乾燥を起こしやすいので使用時，留意する．

❷ 白癬症（皮膚糸状菌症）

皮膚に起こる真菌（カビ）感染の代表は，白癬菌であり，皮膚糸状菌（ケラチン好性真菌）の感染により起こる．**足白癬（俗称：水虫）**がよくみられるが，白癬菌は全身のどの部位にも発症する可能性がある．ただし陰嚢には発症しないという特徴がある．

白癬症は主に表皮や爪，毛などのケラチン蛋白質の存在する部位に白癬菌が寄生して生じる皮膚疾患で，爪白癬や頭白癬もある．診断には，KOH直接鏡検法が必須である．

爪白癬であっても自覚的な症状がないため放置されていることが多く，高齢者の足を観察すると爪の肥厚や変形などが生じていることも少なくない．爪の変化により爪が切りにくくなるため伸びた状態が継続され，靴が履きにくい，爪が剥がれる，足指を傷つけるなどの二次障害が発生しやすくなる．

❶ 治療

患部の，清潔で乾いた状態を維持し，表在性白癬や爪白癬では抗真菌薬の外用，有毛部の白癬では抗真菌薬の内服を数カ月以上行う．

❷ 看護

以下の❸「皮膚カンジダ症」参照．

❸ 皮膚カンジダ症

酵母様真菌の一種であるカンジダ属による感染症で粘膜や内臓にも発症するが，ここでは皮膚に発症する皮膚カンジダ症について述べる．カンジダは健常者にみられる常在菌であるが，皮膚カンジダ症は高温多湿密閉状態の皮膚（趾間・腋下・股間部・乳房下など）に発赤や発疹，かゆみを伴って発症しやすい．

❶ 治療

患部の高温多湿密閉状態の緩和（清潔ケア後に吸水性のある布などをはさむ，通気性・吸水性のある衣類の着用，環境の調整など），抗真菌薬の患部への塗布などを行う．

❷ 白癬症・皮膚カンジダ症の看護

意図的な観察により皮膚の異常の早期発見につなげ，必要時医師に報告し薬剤などの指示を仰ぐ．清潔ケア（清拭より洗い流すケア・足浴などが望ましい．抗真菌用の洗浄剤なども市販されている）実施後，患部の湿気を取り除き，必要時薬剤を塗布する．

必ず手袋を用い，対象者ごとに手袋を替える．爪の手入れ（爪切りややすりで削る）を定期的に実施することや，必要時皮膚科を受診することを促す．

❹ 疥癬

ヒゼンダニ（雌は表皮角質層に寄生しトンネ

ルを掘り，卵を産みつける)が原因でかゆみを伴う皮疹を主な症状とする皮膚感染症である．人から人への感染が主であるが寝具などを介して感染することもある．疥癬に特異的な疥癬トンネル(疥癬患者の皮膚で成虫が角質層内を移動した後にみられる，わずかに隆起した曲線状皮疹)は，主に指間，手掌，手首，足部，男性陰部などに認められる．

高齢者では糖尿病・がん・副腎皮質ステロイドや免疫抑制薬など使用中で免疫力が低下していたり，栄養不良が起こっていたりすると重症化しやすく角化型疥癬を発症しやすい．角化型疥癬患者の落屑には多数のダニがいるので集団感染になりやすいため，早期に発見し対応することが必要である．

1 治療

フェノトリン外用薬の塗布やイベルメクチン内服薬の内服．イベルメクチンの内服薬は効果が高いが，肝機能障害や消化器症状が副作用として生じる場合もあるため高齢者は特に注意が必要である．

かゆみが強い場合には，抗ヒスタミン剤や抗アレルギー剤を投与する．

2 看護

かゆみを伴わないこともあるが皮膚に発生している皮疹などの異常に早期に気づき，施設などでは集団感染にならないよう寝具や足ふきマットを共有しないよう対応する．寝具類は落屑が飛散しないよう取り扱う．

3 高齢者の皮膚に発生しやすい病態と看護

❶ 褥瘡

日本褥瘡学会の定義では，「身体に加わった外力は骨と皮膚表層間の軟部組織の血流を低下，あるいは停止させる．この状態が一定時間持続されると組織は不可逆的な阻血障害に陥り，褥瘡となる」とされている．

1 発生要因とリスクアセスメント

圧力や剪断力*1といった外力が直接の原因ではあるが，図1のような発生要因が示されている．対象の発生要因をアセスメントして取り除き，褥瘡を予防することがきわめて重要である．褥瘡発生リスクをアセスメントするツールとして，高齢者に適しているブレーデンスケール(表1)，危険因子評価票が掲載されている褥瘡対策に関する診療計画書(表2)を紹介する．

> **ワンポイント**
>
> *1 剪断力
> 外力によって任意の断面方向に働く力である．

図1　褥瘡発生要因図

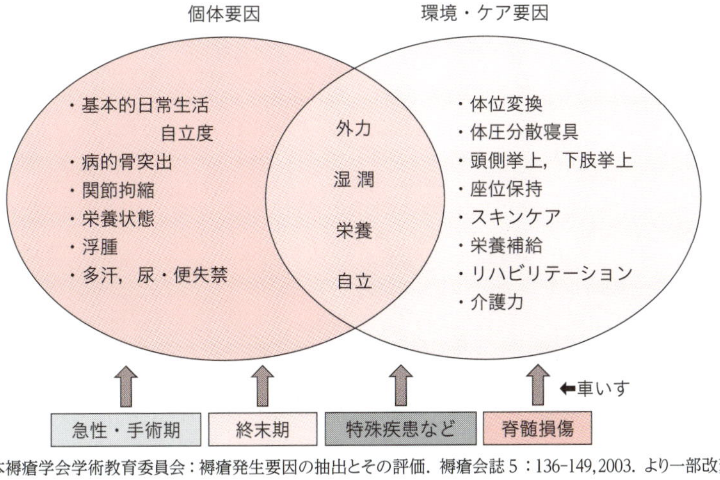

個体要因
- 基本的日常生活自立度
- 病的骨突出
- 関節拘縮
- 栄養状態
- 浮腫
- 多汗，尿・便失禁

共通：外力／湿潤／栄養／自立

環境・ケア要因
- 体位変換
- 体圧分散寝具
- 頭側挙上，下肢挙上
- 座位保持
- スキンケア
- 栄養補給
- リハビリテーション
- 介護力

急性・手術期／終末期／特殊疾患など／脊髄損傷　←車いす

(日本褥瘡学会学術教育委員会：褥瘡発生要因の抽出とその評価．褥瘡会誌 5：136-149, 2003．より一部改変)

表1　ブレーデンスケール　褥瘡発生の予測スケール（日本語版ブレーデンスケール）

患者氏名＿＿＿＿　評価者氏名＿＿＿＿　評価年月日＿＿＿＿

知覚の認知 圧迫による不快感に対して適切に対応できる能力	1．全く知覚なし 痛みに対する反応（うめく、避ける、つかむ等）なし。この反応は、意識レベルの低下や鎮静による。あるいは体のおおよそ全体にわたり痛覚の障害がある。	2．重度の障害あり 痛みにのみ反応する。不快感を伝える時には、うめくことや身の置き場なく動くことしかできない。あるいは、知覚障害があり、体の1/2以上にわたり痛みや不快感の感じ方が完全ではない。	3．軽度の障害あり 呼びかけに反応する。しかし、不快感や体位変換のニードを伝えることが、いつもできるとは限らない。あるいは、いくぶん知覚障害があり、四肢の1、2本において痛みや不快感の感じ方が完全ではない部位がある。	4．障害なし 呼びかけに反応する。知覚欠損はなく、痛みや不快感を訴えることができる。	
湿潤 皮膚が湿潤にさらされる程度	1．常に湿っている 皮膚は汗や尿などのために、ほとんどいつも湿っている。患者を移動したり、体位変換するごとに湿気が認められる。	2．たいてい湿っている 皮膚は、いつもではないがしばしば湿っている。各勤務時間中に少なくとも1回は寝衣寝具を交換しなければならない。	3．時々湿っている 皮膚は時々湿っている。定期的な交換以外に、1日1回程度、寝衣寝具を追加して交換する必要がある。	4．めったに湿っていない 皮膚は通常乾燥している。定期的に寝衣寝具を交換すればよい。	
活動性 行動の範囲	1．臥床 寝たきりの状態である。	2．坐位可能 ほとんど、または全く歩けない。自力で体重を支えられなかったり、椅子や車椅子に座る時は、介助が必要であったりする。	3．時々歩行可能 介助の有無にかかわらず、日中時々歩くが、非常に短い距離に限られる。各勤務時間中にほとんどの時間を床上で過ごす。	4．歩行可能 起きている間は少なくとも1日2回は部屋の外を歩く。そして少なくとも2時間に1回は室内を歩く。	
可動性 体位を変えたり整えたりできる能力	1．全く体動なし 介助なしでは、体幹または四肢を少しも動かさない。	2．非常に限られる 時々体幹または四肢を少し動かす。しかし、しばしば自力で動かしたり、または有効な（圧迫を除去するような）体動はしない。	3．やや限られる 少しの動きではあるが、しばしば自力で体幹または四肢を動かす。	4．自由に体動する 介助なしで頻回にかつ適切な（体位を変えるような）体動をする。	
栄養状態 普段の食事摂取状況	1．不良 決して全量摂取しない。めったに出された食事の1/3以上を食べない。蛋白質・乳製品は1日2皿（カップ）分以下の摂取である。水分摂取が不足している。消化態栄養剤（半消化態、経腸栄養剤）の補充はない。あるいは、絶食であったり、透明な流動食（お茶、ジュース等）なら摂取したりする。または、末梢点滴を5日間以上続けている。	2．やや不良 めったに全量摂取しない。普段は出された食事の約1/2しか食べない。蛋白質・乳製品は1日3皿（カップ）分の摂取である。時々消化態栄養剤（半消化態、経腸栄養剤）を摂取することもある。あるいは、流動食や経管栄養を受けているが、その量は1日必要摂取量以下である。	3．良好 たいていは1日3回以上食事し、1食につき半分以上は食べる。蛋白質・乳製品を1日4皿（カップ）分摂取する。時々食事を拒否することもあるが、勧めれば通常補食する。あるいは、栄養的におおよそ整った経管栄養や高カロリー輸液を受けている。	4．非常に良好 毎日おおよそ食べる。通常は、蛋白質・乳製品を1日4皿（カップ）分以上摂取する。時々間食（おやつ）を食べる。補食する必要はない。	
摩擦とずれ	1．問題あり 移動のためには、中等度から最大限の介助を要する。シーツでこすれずに体を移動することは不可能である。しばしば床上や椅子の上でずり落ち、全面介助で何度も元の位置に戻すことが必要となる。痙攣、拘縮、振戦は持続的に摩擦を引き起こす。	2．潜在的に問題あり 弱々しく動く。または最小限の介助が必要である。移動時、皮膚はある程度シーツや椅子、抑制帯、補助具等にこすれている可能性がある。たいがいの時間は、椅子や床上で比較的良い体位を保つことができる。	3．問題なし 自力で椅子や床上を動き、移動中十分に体を支える筋力を備えている。いつでも、椅子や床上で良い体位を保つことができる。		

* Copyright：Braden and Bergstrom. 1988　訳：真田弘美（金沢大学医学部保健学科）／大岡みち子（North West Community Hospital. IL. U.S.A.）

Total

（厚生省老人保健福祉局老人保健課監修：褥瘡の予防・治療ガイドライン．照林社．p11，1998．より）

表2　褥瘡対策に関する診療計画書

氏名	殿　　男　女　　病棟	計画作成日　　・　・
		褥瘡発生日　　・　・

明・大・昭・平　　年　　月　　日生（　　歳）　　　記入担当者名

褥瘡の有無
1. 現在　なし　あり　（仙骨部，坐骨部，尾骨部，腸骨部，大転子部，踵骨部）
2. 過去　なし　あり　（仙骨部，坐骨部，尾骨部，腸骨部，大転子部，踵骨部）

危険因子の評価	日常生活自立度　J(1, 2)　A(1, 2)　B(1, 2)　C(1, 2)		対処
	・基本的動作能力（ベッド上　自力体位変換）　　　　　　（イス上　坐位姿勢の保持，除圧）	できる　　できない できる　　できない	「あり」もしくは「できない」が1つ以上の場合，看護計画を立案し実施する
	・病的骨突出	なし　　あり	
	・関節拘縮	なし　　あり	
	・栄養状態低下	なし　　あり	
	・皮膚湿潤(多汗，尿失禁，便失禁)	なし　　あり	
	・浮腫(局所以外の部位)	なし　　あり	

褥瘡の状態の評価	深さ	(0)なし　(1)持続する発赤　(2)真皮までの損傷　(3)皮下組織までの損傷 (4)皮下組織を越える損傷　(5)関節腔，体腔にいたる損傷または，深さ判定不能の場合
	滲出液	(0)なし　(1)少量：毎日の交換を要しない　(2)中等量：1日1回の交換 (3)多量：1日2回以上の交換
	大きさ(cm^2) 長径×長径に直交する最大径	(0)皮膚損傷なし　(1)4未満　(2)4以上16未満　(3)16以上36未満 (4)36以上64未満　(5)64以上100未満　(6)100以上
	炎症／感染	(0)局所の炎症徴候なし　(1)局所の炎症徴候あり(創周辺の発赤，腫脹，熱感，疼痛) (2)局所の明らかな感染徴候あり(炎症徴候，膿，悪臭)　(3)全身的影響あり(発熱など)
	肉芽形成 良性肉芽が占める割合	(0)創閉鎖後は創が浅い為評価不可能　(1)創面の90％以上を占める (2)創面の50％以上90％未満を占める　(3)創面の10％以上50％未満を占める (4)創面の10％未満を占める　(5)全く形成されていない
	壊死組織	(0)なし　(1)柔らかい壊死組織あり　(2)硬く厚い密着した壊死組織あり
	ポケット(cm^2) (ポケットの長径×長径に直交する最大径)－潰瘍面積	(0)なし　(1)4未満　(2)4以上16未満　(3)16以上36未満　(4)36以上

看護計画	留意する項目		計画の内容
	圧迫，ズレ力の排除 (体位変換，体圧分散寝具，頭部挙上方法，車椅子姿勢保持等)	ベッド上	
		イス上	
	スキンケア		
	栄養状態改善		
	リハビリテーション		

（記載上の注意）
1. 日常生活自立度の判定にあたっては，「『障害老人の日常生活自立度(寝たきり度)判定基準』の活用について」
（平成3年11月18日　厚生省大臣官房老人保健福祉部長通知　老健第102-2号)を参照のこと．
2. 日常生活自立度がJ1〜A2である患者については，当該計画書の作成を要しないものであること．

　ブレーデンスケールは，図2に示すような褥瘡発生概念図から看護師が介入可能な要因を項目として作成されているので，褥瘡発生を予測し予防策につなげるため，看護師が広く活用しているスケールである．表2は厚生労働省の提示した褥瘡に関する診療計画書で褥瘡危険因子の評価項目も明示されている．このツールを使用する施設も多い．

　前述した褥瘡発生概念図の要因に追加するものとして，日本の高齢者には「過度の骨突出」

図2 ブレーデンの褥瘡発生要因の概念図

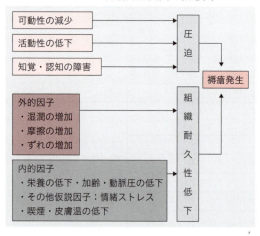

がある．寝たきり期間の長期化により，痩せている方は特に広背筋と臀筋の萎縮により仙骨が突出しやすく，円背や関節拘縮により骨突起が顕著にみられることもある．この骨突出部位には1点に圧力が集中してしまうため，容易に褥瘡が発生しやすくなる(表2)．

2 治癒過程のアセスメント

褥瘡は創傷治癒過程の炎症期が長引き，慢性創傷となってしまうことが多く，深達度が皮下組織にまで及ぶと治癒しにくくなる．そのため，予防と早期発見が重要であるが，発生してしまった際には褥瘡の治癒過程をアセスメントするツールとして日本褥瘡学会が開発したDESIGN-Rを活用する．

DはDepth：深さ，EはExudate：滲出液，SはSize：大きさ，IはInflammation/Infection：炎症/感染，GはGranulation tissue：肉芽組織，NはNecrotic tissue：壊死組織，RはRating：採点を表している．これ以外にPocket(ポケット)の有無を確認し，各項目を点数化することで褥瘡の状態，治癒過程が評価できる．

褥瘡予防管理には多職種連携が不可欠であるが，共通言語としてDESIGN-Rを用いることができ，治癒予測も可能なので評点できるようになると有益である．

3 治療

全身状態の改善が重要で，寝たきりになった疾患や栄養状態の改善，運動機能維持や拘縮予防のためのリハビリテーションが継続して実施されることが望ましい．

褥瘡の局所治療としては，患部の除圧・摩擦・ずれ予防の励行，適切な局所処置(洗浄，適切な外用剤や創傷被覆材の選択と使用)が必要である．DESIGNに基づいた日本褥瘡学会の「褥瘡局所治療ガイドライン」を活用すると根拠のある局所治療が展開できる．

4 看護

病状の悪化などで急に活動性が低下した対象者には褥瘡リスクアセスメントを定期的に実施し，必要な対応(定期的な体位交換，除圧マットレスの使用)，発生要因となる項目への対応を行う．毎日全身の皮膚を観察し異常の早期発見に努め，異常発見時には医師に報告し，医師の指示により外用剤や創傷被覆材による処置を実施する．医療施設では褥瘡予防対策が診療報酬に組み込まれているので，各施設にあるマニュアルを把握し実施する．

局所処置は看護師に委ねられることも多く，創周囲皮膚も含めた洗浄など脆弱な皮膚であることに留意して実施する．

❷ スキンテア(Skin Tear：皮膚裂傷)

1 定義

主として高齢者の四肢に発生する外傷性創傷であり，摩擦単独あるいは剪断力および摩擦力によって表皮が真皮から分離(部分層創傷)，または表皮および真皮が下層構造から分離(全層創傷)して生じる創傷のことである．

オーストラリアでケリリン・カービル教授らが開発したSTAR分類を日本・創傷・オストミー・失禁管理学会(以下，JWOCM)が翻訳し日本語版STAR(Skin Tear Audit Research)スキンテア分類システムとして紹介されている(図3)．

● 日本におけるスキンテアの実態[6]

JWOCMが2014(平成26)年に実施した調査

図3 スキンテアSTAR分類システム

●STARスキンテア分類システムガイドライン
①プロトコルに従い，出血のコントロールおよび創洗浄を行う．
②（可能であれば）皮膚または皮弁を元の位置に戻す．
③組織欠損の程度および皮膚または皮弁の色をSTAR分類システムを用いて評価する．
④周囲皮膚の脆弱性，腫脹，変色または打撲傷について状況を評価する．
⑤個人，創傷，およびその治癒環境について，プロトコル通り評価する．
⑥皮膚または皮弁の色が蒼白，薄黒い，または黒ずんでいる場合は，24から48時間以内または最初のドレッシング交換時に再評価する．

STAR分類システム

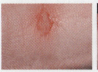 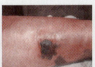 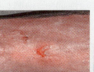 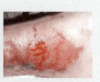

［カテゴリー1a］創縁を（過度に伸展させることなく）正常な解剖学的位置に戻すことができ，皮膚または皮弁の色が蒼白でない，薄黒くない，または黒ずんでいないスキンテア．

［カテゴリー1b］創縁を（過度に伸展させることなく）正常な解剖学的位置に戻すことができ，皮膚または皮弁の色が蒼白，薄黒い，または黒ずんでいるスキンテア．

［カテゴリー2a］創縁を正常な解剖学的位置に戻すことができず，皮膚または皮弁の色が蒼白でない，薄黒くない，または黒ずんでいないスキンテア．

［カテゴリー2b］創縁を正常な解剖学的位置に戻すことができず，皮膚または皮弁の色が蒼白，薄黒い，または黒ずんでいるスキンテア．

［カテゴリー3］皮弁が完全に欠損しているスキンテア．

(Skin Tear Audit Research (STAR). Silver Chain Nursing Association and School of Nursing and midwifery, Curtin University of Technology. Revised 4/2/2010. ／一般社団法人日本創傷・オストミー・失禁管理学会. 2013. より)

結果は，全調査施設の患者総数9万3820名，スキンテア有病患者総数は720名，スキンテア総部位は925部位．全体の粗有病率は0.77%で年齢ごとでは65歳未満0.15%，65歳以上74歳未満0.55%，75歳以上1.65%であった．施設種類別のスキンテアの有病率は一般病院（療養病床あり）1.26%，その他1.00%，一般病院（療養病床なし）0.91%，国立病院0.88%，大学病院0.46%，小児専門病院0.29%，訪問看護ステーション0.00%の順であった(表3)．スキンテア発生部位は，右上肢，左上肢の順でどちらも30%以上，右下肢11.0%．スキンテア発生時の状況は，テープ剝離時17.5%と最も多く，転倒によるもの11.8%，ベッド柵にぶつけた9.9%，車いす移動介助時の摩擦・ずれ4.6%，清潔ケア時の摩擦・ずれ4.1%であった．スキンテアの状態はSTARスキンテア分類カテゴリー3が419部位 45.3%と最も多かった．

表3 施設におけるスキンテア有病率(N=257)[6]

分類	施設数	平均
一般病院（療養病床なし）	162	0.91
一般病院（療養病床あり）	27	1.26
大学病院および分院	34	0.46
国立病院	18	0.88
小児専門病院	7	0.29
訪問看護ステーション	6	0.00
その他	3	1.00

(一般社団法人日本創傷・オストミー・失禁管理学会編：ベストプラクティス スキン-テア（皮膚裂傷）の予防と管理. p9，一般社団法人日本創傷・オストミー・失禁管理学会，2015. より一部改変)

2 治療

スキンテア発生や発見時は医師に報告し，必要時止血など実施し，可能な範囲で皮弁を戻し，創傷被覆材で保護する．

創傷管理の手順と留意点は以下のとおり．
①止血する：必要時圧迫止血する．
②洗浄する：汚れや血腫を取り除くため，温か

い生理食塩水を用いて創を洗浄する．
③皮弁を元の位置に戻す：皮弁を湿らせた綿棒，手袋をした指や無鉤鑷子を用いてゆっくりと元の位置に戻す．皮弁を元の位置に戻すことが難しい場合には生理食塩水で湿らせたガーゼを5～10分貼付して再度実施する．痛みを伴うことを説明し実施する(カテゴリー1a, 1b, 2a, 2bで放置すると皮弁の位置がずれてしまう場合には，非固着性のシリコーン系の創傷被覆材などを用いる).
④創傷被覆材を選択し使用する：創傷被覆材による新たな創を作らないために非固着性のシリコーン系創傷被覆材を選択する(シリコーンメッシュドレッシング，多孔性シリコーンゲルシート，ポリウレタンフォーム／ソフトシリコーンなど)．使用の際には新たなスキンテアを作らないために創傷被覆材の固定方法にも工夫する(医療用テープではなく筒状包帯を用いるなど)．不透明な創傷被覆材を用いる際には皮弁固定を妨げない(はがしてしまわない)被覆材除去の方向を矢印で記しておく．
⑤鎮痛処置：処置時のどのタイミングで痛みが生じるのかを確認し，処置実施時に配慮し対応する．
⑥交換時期および交換時の留意点：創傷被覆材は，皮弁の生着を促すために数日はそのままにしておく．生着しない皮弁は，数日経過を観察し壊死部のみを切除する．創傷被覆材から滲出液が漏れ出す場合は適宜交換し創傷被覆材の種類を検討する．創傷被覆材を剥がす際には新たなスキンテアを作らないために剥離剤を使用し，皮弁固定を妨げない方向にゆっくりと剥がす．

3 看護

前述したスキンテアの発生状況からどのような部位にどのようなときに発生しやすいかを把握し，再発を予防する．スキンケアはドライスキンと同様に保湿ケア，傷つけないケア(1日に2回以上四肢には保湿剤塗布，四肢をカバーなどで保護，テープを貼らない固定方法の工夫など)を励行する．また環境整備(ぶつけて傷つきそうなベッド柵，車いすのフットレストなどはカバーするなど)を行う．

［南由起子］

引用・参考文献

1) 日本看護協会出版会編：スキンケアガイダンス．日本看護協会出版会，2009．
2) 松本公二，衛藤光，宮地良樹，金児玉青編著：皮膚科ナーシングプラクティス．文光堂，2009．
3) 岩澤うつぎ，大原國章監：見てわかる患者の異変図鑑，危険な病態や皮膚症状．月刊ナーシング増刊号36：12, 2016．
4) 日本褥瘡学会編：在宅褥瘡予防・治療ガイドブック，第2版．照林社，2012．
5) 真田弘美・須釜淳子編：改訂版 実践に基づく最新褥瘡看護技術．照林社，2009．
6) Braden B, Bergstrom N: A conceptual schema for the study of the etiology of pressure sores. Rehabil Nurs 12 (1): 8-12, 1987.
7) 一般社団法人日本創傷・オストミー・失禁管理学会編：ベストプラクティス スキン-テア(皮膚裂傷)の予防と管理．一般社団法人日本創傷・オストミー・失禁管理学会，2015．

I 感染症と看護

Point
- 高齢者の感染症は，症状の有無に頼らず，日頃の観察によって早期発見することが大切である．
- 感染対策の基本は標準予防策であり，患者のADLや職員のケアも感染拡大に関与することを十分注意する．

1 高齢者の感染症の特徴

　加齢に伴って免疫系の機能が低下し，高齢者は感染への抵抗性が低下する．これは**免疫老化**と呼ばれ，病原体に対する獲得免疫応答の低下や，過剰な炎症反応傾向などの特徴的な変化を示す[1]．免疫老化は免疫細胞の全体的機能劣化によるものと考えられているが，そのメカニズムは明らかではない．加齢に加えて糖尿病，貧血，悪性腫瘍などの基礎疾患が加わると，免疫力がさらに低下する．

　このような免疫系の機能の低下により，高齢者は，感染症に罹患しても無症状なこともある．また，認知機能の低下がある場合は，体調不良を自分で訴えることができない．そのため，日常生活を日々よく観察し，活気がない，食欲がない，何かおかしいといった普段の反応との違いや違和感から感染症を早期発見することで，早く対処することができる．

　高齢者の場合は，経過が長引き脱水などの症状を合併し，重篤になることもある．基礎疾患がある場合は，その管理もあわせて行う．長期臥床となればADLが低下するため，離床のための日常生活の援助が必要となる．

2 感染対策

　高齢者は，療養病床や介護福祉施設，在宅で生活している場合が多く，このような療養生活の場では，急性期医療を担う病院とは異なる感染症や感染対策のあり方が求められるが，感染対策の基本事項は同じである．

　感染対策の基本である**標準予防策**（standard precaution）は，「すべての患者の血液，体液，分泌物，排泄物，傷のある皮膚，粘膜は，伝播する病原体を含んでいるかもしれない」という考え方に基づく[2]．これらを取り扱うときは「予想される曝露に基づいて手袋，ガウン，外科用マスク，ゴーグル，フェイスシールド」を使用し，「手指衛生」を行う．

　手指衛生は感染対策の基本であり，洗い残しなくまんべんなくきれいにし，よく乾燥させることが重要である．病原体の伝播には，主に医療従事者との接触を介するものと，医療環境の汚染によるものが考えられる．伝播を防ぐために，❶患者に触れる前，❷清潔／無菌操作の前，❸体液に曝露された可能性のある場合，❹患者に触れた後，❺患者周辺の環境や物品に触れた後という5つのタイミングで手指衛生を行うことが，WHO（世界保健機関）より推奨されている[3]（図1）．

　アルコール手指消毒が手指衛生の基本である

図1　WHO　手指衛生の5つのタイミング

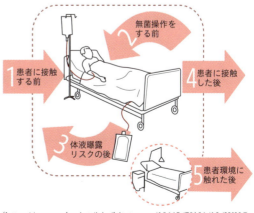

(http://apps.who.int/iris/bitstream/10665/70126/12/WHO_IER_PSP_2009.07_jpn.pdfより)

が，肉眼的に汚れがある場合，アルコールに効果のない病原体等に曝露した場合には，石鹸と流水にて手洗いをしなければならない．手袋を外した後も，石鹸と流水による手洗いが必要である．

感染経路には，❶接触感染，❷飛沫感染，❸空気感染，❹血液媒介感染などがあり，それぞれに対する予防策を，標準予防策に追加して行う．接触感染予防策としては，血液，体液だけではなく，皮膚，衣服，周辺環境への接触も伝播経路としてとらえ遮断し，手指や物品を消毒して接触伝播のリスクを減少させる．飛沫は約1m以内に落下するので，患者との距離を基本としたベッドの位置や，外科用マスクの使用による飛沫予防策を行う．接触感染・飛沫感染ともに，患者は，可能であれば個室あるいはコホーティング*1する．空気感染は，飛沫核に乗って空気中を長時間浮遊し伝播する微生物によるため，陰圧の個室隔離や職員はN95マスクを使用するなど空気感染予防策を行う（Column「その他の感染対策」参照）．

3 高齢者と感染症

❶ 誤嚥性肺炎

誤嚥性肺炎は，誤嚥がきっかけになって主に口腔内の細菌が肺に入り込んで起こる肺炎である．高齢者の場合は一般的に咳反射が低下しており，睡眠中などでも口腔内の唾液が肺に流れ込むことがある．脳梗塞などにより嚥下機能が低下していると，通常の食事の際にも誤嚥を起こす．誤嚥性肺炎を予防するために，口腔機能の維持・向上，嚥下能力の低い場合は食物の形態を考慮し，食事中の適切な姿勢の保持，適切な食事介助を行う．

誤嚥性肺炎を繰り返す場合は，経管栄養または静脈栄養が必要となる．口腔ケアを実施して口腔内の清潔を保ち，口腔内貯留物の吸引を行

> **ワンポイント**
>
> ***1 コホーティング**
> 環境を汚染させるおそれのある患者や，伝播の危険性が高い感染症の患者は，個室に収容する．同じ病原体を保菌または発症している患者を，1つの集団として大部屋などに寄せ集める方法を，コホーティングという．

Column

📝 その他の感染対策

イリゲータや栄養ラインを再利用する場合は，食器と同様に取り扱う．口腔内に用いた吸引カテーテルも，食器と同様に洗浄レベルで対処する．気管切開部に用いた吸引カテーテルは，高水準消毒または滅菌処置するか，使い捨てにする．在宅の患者であれば，別の患者からの病原体の媒介物にならないため，消毒で簡易的に管理することも可能である．

日常的な環境清掃は，手指が高頻度に接触する表面を重点的に家庭用洗浄剤で拭き取り，整理整頓を心がけ，清潔に保つ．使用した雑巾やモップはこまめに洗浄し，乾燥させる．嘔吐物や排泄物を処理する際には，手袋やマスク，ビニールエプロン等を着用し，汚染場所およびその周囲をペーパータオルや新聞紙で覆い，飛散させないように拭き取った後，0.5％の次亜塩素酸ナトリウム液で清拭・消毒し，水拭きを行う．

リネンは，熱湯消毒（80℃以上の熱湯に10分間つけ込む）を行い，その後は通常の方法で洗濯する．または，通常の洗濯で塩素系消毒剤を使い，スチームアイロン，乾燥機の利用をする．

うことで肺炎の予防になる．誤嚥性肺炎は伝播する疾患ではないので，飛沫感染予防策の対応は必要ない．

❷ 尿路感染症

膀胱炎をはじめとする尿路感染症の原因は，直腸常在菌による上行性尿路感染である[4]．尿路感染症を繰り返す場合は容易に敗血症を起こしやすく，注意が必要である．高齢者の尿路感染症の大多数は排尿障害に起因しているため，排尿管理は非常に重要であり，残尿感，排尿回数，間隔を把握し，飲水摂取を励行して排尿量を確保する．ADLを改善し，特に上体を起こして座位や立位の時間が確保できるようにして，排尿自立や排尿誘導を促す．

尿道カテーテル留置の場合，尿道口周辺を消毒する必要はなく，毎日の入浴あるいはシャワーでの尿道口表面の洗浄など日常的な衛生管理を行うことが適切である．

❸ 褥瘡感染症

褥瘡による感染は，蜂窩織炎・骨髄炎，壊疽性筋膜炎，菌血症，敗血症といった全身感染に至る場合と，発赤や排膿などの局所感染がある．進行する全身感染の場合は抗菌薬投与を行い，局所の感染や炎症を伴う場合は抗菌作用を有する外用薬を使用する[5]．褥瘡部は生理食塩水や水道水による洗浄で十分であるが，明らかな感染徴候を認めるときには，洗浄前にポビドンヨードによる消毒を行ってもよい[5]（次頁Column「褥瘡対策」およびp289，❸「高齢者の皮膚に発生しやすい病態と看護」参照）．

❹ インフルエンザ

感染症法の5類感染症，定点把握対象疾患である．感染経路は飛沫感染である．高齢者では典型的な症状を示さない場合が多く，経過が長引き，気管支炎や肺炎，脱水などを合併して重篤になることもある．

インフルエンザワクチン[*2]は，65歳以上の健常な高齢者については約45％の発症を予防し，約80％の死亡を阻止する効果があったとされ[6]，65歳以上を対象にして，一部公費負担により年に1回の定期接種となった．一般的に外部からインフルエンザウイルスが持ち込まれることを考えると，高齢者を取り巻く職員や家族が予防接種をすることは，感染予防に効果的である．また，合併症予防にもなる肺炎球菌ワクチンも，65歳以上の定期接種対象となった．

集団感染が発生した場合は，人が集まるような食事，入浴，機能訓練室等で同時に行われるリハビリテーションなどの活動の一時停止を検討する．

❺ 肺結核

結核は感染症法による2類感染症であり，感染経路は空気感染である．2014（平成26）年におけるわが国の全結核罹患率は人口十万対15.4であり，新登録患者全体に占める70歳以上の割合は58.2％と高い[7]．70歳以上は，戦前・終戦直後の結核高蔓延時代を経験し，濃厚に感染を受けている世代である．結核は，免疫が正常な感染者の約90％は生涯発病しないが，宿主の免疫が減弱すると発病する．発熱，寝汗，咳嗽，喀痰などの自覚症状は乏しいとされるが，有症状受診が発見につながるため注意深く観察する．高齢化，基礎疾患，発見や診断の遅れは重症化につながり，不規則治療は多剤耐性結核の増加に関係する．

入院勧告の対象は，**喀痰塗抹陽性**[*3]の結核患者を基本として，塗抹陰性患者の一部にも適用

👉 **ワンポイント**

＊2 インフルエンザワクチン接種の時期
インフルエンザワクチンは，接種からその効果が現れるまで通常2週間程度かかり，効果が持続するのは約5カ月間とされ，通常の流行ピークは年明けであることから，接種は遅くとも12月中旬までに済ませることが望ましい．

される．

　服薬確認を中心とした患者支援(directly observed treatment, short-course：DOTS)は，入院中の院内DOTSから，退院後または通院中の患者に対しては，保健所を中心とした地域DOTSへ移行する．治療終了まで患者個々に合わせて一貫した支援を行えるよう，関係機関の連携体制も必要である．

❻ ノロウイルス

　ウイルス性胃腸炎を引き起こす主要な病原体の1つであり，感染症法の5類感染症に位置づけられた「感染性胃腸炎」の一部である．ノロウイルスに汚染された二枚貝による食中毒，または感染したヒトの糞便や嘔吐物，あるいはそれらが乾燥したものから出る塵埃を介して経口感染する．冬季に多く，少量のウイルス(10～1000ウイルス粒子)で感染する．潜伏期間は24～48時間，主症状は悪心・嘔吐，下痢，腹痛であり，3日以内で回復する．

　高齢者は脱水症状を起こしたり，体力を消耗しないように，水分と栄養の補給を十分に行う．一般にウイルスは熱に弱く，85℃以上で1分間以上の加熱を行えば感染性は失活するため，食品を加熱することは有効である．汚染したリネンも，下洗いし85℃・1分間以上の熱水洗濯が適している．

　ノロウイルスは感染力が強く，環境(ドアノブ，カーテン，リネン類，日用品など)からもウイルスが検出されるため，感染者が発生し消毒が必要な場合は，次亜塩素酸ナトリウムを使用する．アルコール消毒への抵抗性は強い．

❼ 腸管出血性大腸炎*4

　夏季に流行する食中毒であり，感染症法の3類感染症である．少量の菌数(10～100個程度)でも感染が成立し，経口感染を起こす．主訴は腹痛，水様性下痢および血便である．引き続いて発症することがある溶血性尿毒症症候群は，幼少者または高齢者に起きやすい．下痢や腹痛等の症状がある場合は，人から人への二次感染

ワンポイント

＊3 喀痰塗抹陽性
喀痰を塗抹染色・鏡検して結核菌(または抗酸菌)が観察された場合，結核菌を排菌していることであり，塗抹陽性と判定する．塗抹陰性よりも感染性が特に強い．

＊4 O-157
腸管出血性大腸菌感染症は，Vero毒素を産生またはその遺伝子を保有する大腸菌の感染によって起こる．大腸菌は血清型により分類され，代表的な腸管出血性大腸菌はO157：H7である．近年では焼き肉チェーン店で提供された牛肉や肝臓の生食や，浅漬けによる集団感染が報告されている．

Column

褥瘡対策

　褥瘡予防や治療には，体圧分散寝具の使用，栄養状態の改善，リハビリテーションによるADLの改善，介護力や介護環境，経済力といったことが関わってくる．皮膚排泄ケア認定看護師，理学療法士，栄養士などの医療面だけでなく，ケアマネジャーやケースワーカーなど多職種で構成する褥瘡対策チームを施設内に設置することも効果的である．在宅の場合は，2012(平成24)年の診療報酬改定で「在宅患者訪問看護・指導料　褥瘡専門看護・指導料(1285点)」が新設され，2016(平成28)年から「在宅患者訪問　褥瘡管理指導料(750点)」が算定可能である．

を予防するための注意が必要である.

75℃・1分以上の食肉の十分な加熱処理,食材・調理器具の十分な洗浄や手洗いを励行するなどにより,食中毒の予防を徹底することが重要である.

❽ クロストリジウム・ディフィシル

ヒトの腸管の常在菌であるが,抗菌薬投与による菌交代症を起こした場合,腸管内で増殖して毒素を産生し,偽膜性腸炎を引き起こす.2カ月以内の抗菌薬投与があり下痢の症状がある場合は,クロストリジウム・ディフィシルを疑う.糞便中に排泄されるため,環境が芽胞*5により汚染され,医療従事者の手指を介して他の患者に伝播する接触感染を起こす.芽胞は熱抵抗性や消毒薬抵抗性が強いため,環境清掃は綿密な湿式清掃を行い,物理的に除去することが基本である.

❾ 疥癬

疥癬は,ヒゼンダニが皮膚角質層に寄生し,ヒゼンダニの虫体,糞などに対するアレルギー反応による皮膚病変と掻痒を主症状とする[8].肌と肌の直接接触が感染経路である.感染後約1～2カ月の無症状の潜伏期間を経て皮疹などの症状が現れる.

高齢者は,加齢に伴う皮膚の変化や乾燥のためにかゆみを訴えることも多く,掻いて元の皮膚病変がわからないことも疥癬を見逃す大きな原因となる[9].

臨床症状から通常疥癬(ヒゼンダニが5匹以下)と角化型疥癬(100～200万匹)に大別される.同一の病棟・ユニット内などで2カ月以内に2人以上の疥癬患者が発生した場合を集団発生とするが,その多くは角化型疥癬である.

通常疥癬の感染は患者が使用した寝具を使用する,長時間手をつなぐといった濃厚接触によるが,角化型疥癬では,直接接触を介さず剥がれた角質層が飛散・付着することにより感染が拡大することもあるため,個室隔離が必要な場合がある(p288,❹「疥癬」参照).

❿ 帯状疱疹

水痘感染後に水痘・帯状疱疹ウイルス(varicella-zoster virus:VZV)が知覚神経の神経節に潜伏感染し,加齢やストレスによりウイルスが再活性化すると帯状疱疹を起こす.神経に沿ってウイルスが増殖し,特徴的な帯状の水疱集団が出現する.限局性病変であれば,周囲を汚染しないように水疱をガーゼで覆い,水疱に触れる場合は手袋をするなど接触感染対策で対応する.播種性病変であれば,空気感染対策を行う.

⓫ MRSA

メチシリン耐性黄色ブドウ球菌(methicillin-resistant *Staphylococcus aureus*:MRSA)は,医療関連感染の原因菌として最も主要な耐性菌である.その病原性は,通常の黄色ブドウ球菌と比較して特に強いわけではない.保菌の場合は,除菌のための抗菌薬投与は基本的に必要ない.MRSAの最大の感染経路は手指による接触感染であり,手指衛生を徹底することが最も有効な感染対策であり,標準予防策にて対応する.

⓬ HIV

ヒト免疫不全ウイルス(human immuno-deficiency virus:HIV)に感染すると,健康

> **ワンポイント**
>
> ***5 芽胞**
> 生存環境が悪くなると,芽胞と呼ばれる耐久構造に変化する.嫌気性菌であるクロストリジウム属は,酸素のある環境下では芽胞となる.再び生存環境がよくなると発芽して,栄養型と呼ぶ通常の菌体に戻る.

な人では感染症を起こさないような病原体による感染症(日和見感染症)を発症する．このうち23の指標疾患を1つ以上発症した時点で，**エイズ**と診断される(エイズ：後天性免疫不全症候群は，感染症法の5類感染症である)．現在はさまざまな治療薬が出ており，1日1〜2回程度，1錠〜数錠の服薬を継続することで，血液中のウイルスを0近くまで抑制し長生きすることも可能となってきた．

加齢に伴い慢性疾患を併発すると，その治療や合併症の管理をしながらHIVの管理も行うため，併用薬による相互作用に注意する．

また，HIV感染があると老化がより早く進行する．特に，動脈硬化やそれにともなう心筋梗塞や脳梗塞，腎機能障害，骨粗鬆症による骨折，認知機能の低下が起きやすくなり，がんなどは早く進行するといわれている．

感染対策は標準予防策を遵守し．血液曝露があった場合は曝露部位を十分に流水で洗い流し，速やかに曝露後予防内服を開始する．

4 組織や地域で取り組む感染症対策

2006(平成18)年の医療法改正により，全医療機関に院内感染対策委員会の設置が義務づけられた．2012(平成24)年度の診療報酬改定により感染防止対策加算が新設されて，感染制御チームの設置や医療機関同士の連携体制を構築することで，感染対策について必要時に相談できる体制が整ってきた．現行の院内感染対策の対象は医療機関の入院部門であるが，近年では高齢者施設においても薬剤耐性微生物による感染症が問題になっており，患者が療養の場として医療機関，高齢者施設，在宅を行き来することで，感染症が地域に拡大する可能性がある．

厚生労働省は，**薬剤耐性(AMR)対策アクションプラン**[*6]にて，医療機関だけではなく診療所，薬局，高齢者施設，保健所，地方衛生研究所等が連携した，地域における総合的な感染症対策ネットワークの構築を推進する方針を打ち出した[10]．したがって，これからの感染症対策は，地域全体で取り組むことになるだろう．

[鈴木明子]

引用文献

1) 磯部健一・他：老化と免疫．日老医誌48(3)：205-210，2011．
2) 矢野邦夫：感染対策のレシピ，第2版．pp19-23，リーダムハウス，2017．
3) WHO HP：Five moments for hand hygiene. http://www.who.int/gpsc/tools/Five_moments/en/(2017年5月アクセス)
4) 一般社団法人日本感染症学会，公益社団法人日本化学療法学会：JAID/JSC 感染症治療ガイドライン2015―尿路感染症・男性性器感染症．http://www.chemotherapy.or.jp/guideline/jaidjsc-kansenshochiryo_nyouro.pdf(2017年5月アクセス)
5) 日本褥瘡学会教育委員会ガイドライン改訂委員会：褥瘡予防・管理ガイドライン，第4版．褥瘡会誌17(4)：487-557，2015．
6) 一般社団法人日本環境感染学会ワクチンに関するガイドライン改訂委員会：医療従事者のためのワクチンガイドライン第2版．環境感染誌29(Suppl Ⅲ)：S11-S13，2014．
7) 一般財団法人厚生労働統計協会：国民衛生の動向・厚生の指標(増刊)63(9)．2016/2017．
8) 日本皮膚科学会疥癬診療ガイドライン策定委員会：疥癬診療ガイドライン，第3版．日皮会誌125(11)：2023-2048，2015．
9) 遠藤光洋，大曲貴夫：在宅医療×感染症．pp68-73，南山堂，2016．
10) 厚生労働省HP：薬剤耐性(AMR)対策について．http://www.mhlw.go.jp/stf/seisakunitsuite/bunya/0000120172.html(2017年5月アクセス)

参考文献

・光山正雄：高齢者感染症．医薬ジャーナル社，2016．

> **ワンポイント**
>
> **＊6 薬剤耐性(AMR)対策アクションプラン**
> 2015年5月に世界保健機関(WHO)総会で，薬剤耐性に関する国際行動計画が採択された．加盟国は2年以内に自国の行動計画を策定するように要請され，わが国では2016(平成28)年4月に薬剤耐性(AMR)対策アクションプランが決定された．抗菌薬使用量を減らし，薬剤耐性率を下げることで，薬剤耐性微生物による感染症の蔓延を防止することをめざしている．

J 高齢期のうつ・精神疾患と看護

> **Point**
> - 高齢期に起こりやすい精神症状として，抑うつ(depression)，認知症(dementia)，せん妄(delirium)の3つがあげられる．
> - 抑うつは，病的なものには長期的な治療が必要で周囲のサポートが重要である．しかし，治療には長い時間が必要であり，周囲に大きな負担が伴うため，高齢患者の治療には家族全体に対する治療やその他の支援が欠かせない．
> - 高齢者のうつ病で注意すべきは，認知症との区別や認知症とうつ病の合併である．
> - また，高齢者は，慣れない環境，薬物の副作用などからせん妄になりやすい．せん妄とは，意識混濁，不穏から興奮および幻覚(多くは幻視)を主症状とする急性症候群をいう．急性に発症し，1日のうちでも症状が変動しやすいのが特徴である．

1 高齢期とうつ

初老期から高齢期にかけては，身体の予備能力が低下し，さまざまな身体疾患にかかりやすく，慢性化・長期化しやすくなるため，身体疾患に合併するうつ病にかかりやすくなる．特に，脳卒中が原因で，うつ状態になる人が多い．

また，この時期には，自分と同じ年代の身近な人が亡くなったり，自分自身も仕事や社会的な地位から退いたり，病気にかかって健康を失うといった喪失を次々と体験する．こうした喪失体験をきっかけとしてうつ病が発症することもある．

うつ病の生理学的な原因はいまだに不明であるが，うつ病の人の検査を行うと，脳内のノルアドレナリンやセロトニン系ニューロンの活動が低下しており，これがうつの症状と関連していると考えられている．

また，近年の脳の画像解析研究の進歩により，うつ病の人の脳では，海馬などに微細な萎縮がみられることがわかり，これにはストレスに対する扁桃体の過剰な反応が関係しているのではないかという説もある．いずれにせよ，うつ病の原因については解明に向かって研究が進められている段階である．

うつの主症状には，❶睡眠障害(Sleep disturbance)，❷気力の減少(Energy down)，❸罪悪感(Guilty feeling)，❹興味喪失(loss of Interest)，❺集中力欠如(lack of Concentration)，❻食欲減退(loss of Appetite)，❼緩慢な動作(Psycho motor retardation)，❽自殺念慮(Suicidal ideation)の8つがあり，頭文字を取ってSEGICAPSといわれる．このうち4つが該当すれば，うつ病であることがほぼ確実といわれている．

高齢者のうつ病の特徴は，著しい抑うつ気分はなくても，生きがいや興味の消失，漠然とした不安感を主症状として訴える場合が多いことである．さらに，精神症状が目立たずに，不眠，倦怠感，食欲不振，めまいなどの身体症状が目立つというのも高齢者のうつ病の特徴である．

ときには，「みんなが悪口を言っている」というような被害妄想，または，その他の種類の妄想を伴うこともある．一方で，不安感，焦燥感が極めて強く，落ち着かなかったり，興奮状態に陥るようなタイプのうつ病もある．

このように，高齢期のうつ病では，精神運動抑制が目立たず，不安・焦燥が強く，不定愁訴が多く，さまざまな妄想を認め，認知症様にみえる．そのため，見過ごされたり，認知症との区別がつかないことがある．また，高齢者は，複数の疾患をもち，同時に精神障害を併せもつことも多く，またその精神障害は，健康状態，心理・環境条件などの影響を受けやすいため，逆に他の疾患の状態にも大きな影響を与えてい

るといわれている．

2 うつの分類

　一口にうつといっても，不安，心配事などはっきりした原因によって引き起こされる誰でもが経験するようなもの，喪失体験や葛藤が誘因となってはいるものの，はっきりとした原因がみえない病的なうつといったタイプに分類される．

❶ 不安や悩みによるうつ

　誰でも，人生のある時期には愛情や依存の対象を失うこと（**対象喪失**）で，抑うつ感情を経験する．配偶者の死，離婚，近親者の死，失恋などという形で経験される．転勤，昇進，結婚，進学など，環境や役割が変化したとき，地位や財産を失ったとき，病気や事故で身体が傷ついたときにも喪失体験が引き起こされる．喪失体験によって，現実を否認したり，回想にふけったりといった，さまざまな感情体験を繰り返し，その後に悲しみから立ち直る作業を心の中で行う．これには，1年程度の期間がかかるといわれている．しかし，このような時に落ち込みはあっても，仕事や家事などの日常生活を維持していけるのであれば，正常範囲のうつ状態と考えてよい．しかし，このような「対象喪失」をきっかけにして，病的なうつへと移行することもある．

　悲しみから立ち直る作業を完了しないままに放置しておくと，自分でもそれが原因と気づかないままに，慢性的な抑うつ気分に悩まされたり，身体症状に変化して持続することがある．また，何十年もたってから，あることをきっかけにうつ病となり「悲しみから立ち直る作業」をやり直さなければならないこともあり得る．このような「悲しみから立ち直る作業」をなしとげるためには，カウンセリングを受けるなどの適切な精神的サポートが必要な場合もある．

❷ 気分変調症

　気分変調症とは，軽度の抑うつ気分，広範な興味の消失や何事も楽しめないという感じが，長い期間（2年以上）続く状態をいう．

　気分変調症では，疲労感が持続し，「自分は価値がない」という考えや，自己嫌悪感や罪悪感を伴うということがある．ときには，社会からひきこもってしまうこともある．

❸ 軽症うつ病

　これは，仕事などは一応こなせていて，本人自身は苦しいが，他人からみるとほとんど変化がないようにみえる程度のものである．

　しかし，軽症うつ病と大うつ病の関係については，両者は根本的には同じもので，うつ病は軽いものから重いものまで連続的に存在していると考えられている．そのため，軽症うつ病でも時間が経過すると大うつ病になる危険性は高いため，放置せずに，カウンセリングなどを受ける必要性が高い．

❹ 大うつ病

　軽症うつ病よりも重篤化し，ほぼ毎日のように抑うつ気分，不眠または過眠，活動力の喪失，集中困難，希死念慮，自殺念慮などがみられ，2週間のうちに体重減少（増加）がみられたり，仕事や家庭生活を送ることが困難な状況になるものである．

❺ 双極性障害（躁うつ病）

　以前は**躁うつ病**と呼ばれていたもので，躁状態とうつ状態を繰り返すものをいう．躁のときは，気分が明るくなり意欲が高まった状態になり，休まずに働き続けたり，時には感情を抑えられずに乱暴な態度をとることもある．双極性障害は，症状の中に，何事にも興味が向かない，うっとうしい気持ちになる，といったうつ症状

がみられるが，治療においてはうつ病と双極性障害は別の疾患と考えられていて，看護も異なる．

❻ 季節性うつ病

ある特定の季節に症状が現れるうつ病である．晩秋から冬にかけて症状が現れて，春先によくなるものが多く，日照時間が関係しているといわれる．普通のうつ病と違い，過眠や過食（特に甘いものを好んで食べる）などの非定型な症状が現れる．

3 うつの治療とケア

治療は，うつの段階に応じた「**抗うつ薬による薬物療法**」，ものの見方やとらえ方を見直す「**精神療法**[*1]」「**休養**」が主体となる．

抗うつ薬は「三環系」「四環系」「SSRI」「SNRI」等に分類される．

三環系抗うつ薬は，うつ病の治療薬として最初に開発された薬で，うつの原因と考えられるセロトニン・ノルアドレナリンに関係する神経細胞受容体に働きかけ，セロトニン・ノルアドレナリンが必要以上に不足しないようにする．パニック障害の治療にも用いられる効果的な薬である一方，欠点もある．

効果が現れるには数週間かかり，効果が現れる前に，眠気，口渇，便秘，尿閉などの副作用が発現してしまうということである．効果がみられないのに，不快な症状が現れることから，自己判断で服薬を中止してしまう人もいる．看護師は，副作用の発現の有無，現れ方を観察し，本人の治療に対する不安を受け止めながら，薬の効果が出るまでに1〜2週間かかることを告げ，心配があればいつでも相談にのれるような姿勢でのぞむ．特に三環系抗うつ薬は，循環器系に影響を及ぼすため，起立性低血圧や失神などがトイレや廊下，浴室などで起こりうる．そのため，バイタルサインのチェックを行い，転倒予防など安全確保についても念頭においたケ

アが必要である．四環系抗うつ薬は，三環系抗うつ薬と比較して副作用，服用量が少なくてすむが，三環系抗うつ薬とほぼ同様の副作用がみられる．

SSRIやSNRIは，近年になって登場してきたものである．三環系・四環系抗うつ薬よりさらに副作用を抑えているため，高齢者やうつ病の初期に用いられることが多い．副作用としては悪心，食欲不振，便秘，下痢など消化管症状がみられるが，これらの消化管症状は飲み始めて2週間程度でおさまることが多い．

副作用が比較的軽いという観点からSSRIとSNRIは用いられることが多くなってきているが，服薬を中止する場合には，注意が必要となる．従来の三環系・四環系抗うつ薬は，さまざまな神経伝達物質に関連した部位に影響を及ぼすため薬物を中止した際，身体はホメオスタシス(恒常性)を保ちながら薬物の影響を徐々になくしていく．しかし，SSRIとSNRIは，一部の神経伝達物質にだけ作用している薬のために，服薬を中止すると身体のバランスが著しく崩れる．4週間以上の服薬をしている人が急に薬物を減量，または中止すると2〜3日後に頭痛，めまい，悪心，運動失調，振戦，筋肉痛，腹痛，かすみ目，異常感覚などが現れることがある．

症状の現れ方には個人差があるため，すべての人にこうした症状が発現するとは限らないが，服薬を減量・中止する場合には，本人と医

> **ワンポイント**
>
> **＊1 認知療法，認知行動療法**
> 近年，認知療法，認知行動療法と呼ばれる精神療法も積極的に取り入れられている．人間の行動は，もののとらえ方や考え方に影響を受けるという考え方から発展してきた精神療法である[1]．うつで苦しむ人と治療者が，1回あたり30分以上の面接を数回繰り返す．この面接は，不安や気分の落ち込みをなくすことに焦点を当てるのではなく，不安や落ち込みを和らげる技術を身につけることにある．面接で取り上げたテーマ，例えばリラクセーションや注意をそらす方法などを，実生活に活かすよううながす．

図1 治療の段階

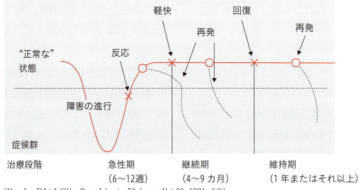

(Kupfer DJ：*J Clin Psychiarty* 52 (suppl)：28, 1991. より)

図2 うつ病の治療

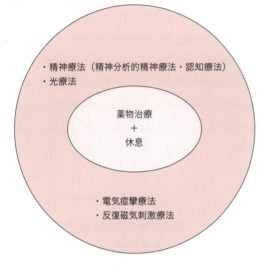

● 治療は薬物治療と休息が核となるが、症状に合わせて精神療法、光療法などが行われる

師、看護師、薬剤師などの医療者とともに症状が現れたときの対処などについて十分に話し合っておく必要がある．

薬物療法の効果をみるには先に述べたように、数週間かかるといわれているが、60歳以上の高齢者を対象とした研究では、少なくとも6週間は抗うつ薬を続けたほうがよいという結果も出ている(Wilson K, et al, 2001)．

こうした薬物療法を行いながら、同時に心身の休養も重要である．しかし、うつ病になる人の多くが、責任感が強く、問題を自分で解決しようとする真面目なタイプが多いため、「ゆっくり休みましょう」と言っても「みんなに迷惑をかけられないから」と休息をとることを拒むこともある．看護師は、うつは本人の気のもちようで何とかなるものではなく病気であることを告げ、服薬と休養が大切であり、適切な治療によって回復可能であることを十分理解してもらう必要がある．

うつの治療には段階があり、❶急性期、❷継続期、❸維持期の3つに分けることができる．それぞれの段階に応じた治療・ケアがなされる(図1・2)．

❶ 急性期の治療とケア

この時点での大きな目標は、うつの症状の除去である．抗うつ薬を主体とし、必要に応じて抗不安薬・睡眠薬・抗精神病薬が用いられる．薬物を服用する場合、高齢者においては副作用が出現しやすく、身体疾患に対する影響や他の身体疾患治療薬との相乗効果・相互の作用減弱などが起こりやすいため、看護師は用法・用量をしっかり確認し、本人が管理できるかどうかを見定める必要がある．また、抗うつ薬は服薬開始後1～2週間してから効果が現れること、また再発防止のため数カ月間服用を続けることが必要であり、服薬の重要性を本人に理解してもらうことが重要である．

この時期看護師は、まず患者の周囲が安全であるよう環境を整え、絶えず自殺の危険性を評価する必要がある．うつ病に対する認識や適切

な治療に欠ける高齢者においては，自殺が最も大きなリスクとなるからである．

うつ病の人の多くが，自分で問題解決をしようと治療的かかわりを拒んだり，抵抗を示すことも少なくないため，看護師が対応できる時間を多くとり，本人の気持ちをくみ取れる機会を多くもつようにする．本人の否定的な考えや誤解に対しては，受け止めながらも，それらが軽減していくよう援助する．

特にうつ病は，いったんよくなったかと思えばまた悪くなるといったことを繰り返しながら，徐々に回復していくため，治療中に「本当に治るのだろうか？」「こんなことをしていて大丈夫なのか？」といった焦りを本人が感じることがある．看護師は「症状が一進一退を繰り返すことも回復過程のひとつ」と根気よく伝え，看護師自身も本人を焦らせないように配慮することが必要である．

また，栄養，睡眠，清潔といった生理的なセルフケアニーズを満たすように援助を行う．本人ができるときにはいつでも自分で行うようにすすめ，処方薬も必ず飲めているか確認をする．離婚・退職など大きな決断を考慮している場合は，そうした決断は延期するように指示する．

さらに，うつ病の引き金となったことに注目したかかわりは効果的ではない．それよりも，本人にとってゆっくり休めるような環境を作ることに主眼をおいたケアが必要である．

急性期の治療・ケアがうまくいけば，イライラ・不安・抑うつ感から解放される．病前の状態と比較できるくらい症状が落ち着き，6〜12週経過しても症状の再発がみられなければ，退院計画が立つ．

❷ 継続期の治療とケア

この時期には，再発症状を防ぐことが大きな目標となる．再発の危険性は回復後4〜6カ月が非常に高い．処方薬を必ず飲むこと，自分の判断で服薬をストップしないことを伝え，休息を十分とるよううながす．この期間は通常4〜9カ月である．本人の周囲にいる人に対しても，生活リズムを保ち，休息が得られるようにこころがけるよう伝える．高齢者がうつ病の場合，その主たる介護者・キーパーソンも高齢であることが多く，身体疾患を抱えていたり，本人をみることが大きな負担となることもあるため，看護師は家族・キーパーソンの介護体制についての情報も得ながら，必要に応じて社会資源を用いていく．

❸ 維持期の治療とケア

この時期は，再発あるいは反復を防ぐことが大きな目標となる．また，新しいうつの症状を起こさないような予防が重要である．そのために，本人が頑張り過ぎないように，また本人が新しいソーシャルスキルを獲得できるよう援助する．

[堀内園子]

4 せん妄

❶ せん妄とは

せん妄は，身体疾患に罹患している患者にみられる一般的な精神科的疾患であり，**意識・注意・認知・知覚の障害**とともに，睡眠・精神運動活動・情動が障害される場合もあり，合併症併発率の増大，死亡率の増大を予見する徴候ともなり得る[2]．入院している高齢者のせん妄発症率は，内科病棟では概ね10〜20％，外科病棟10〜15％であり，心臓手術や股関節手術患者ではさらに高い割合に認められる[3,4]．

せん妄の病態は，**脳機能の一時的な失調**と考えられており，中脳・視床・皮質系の活動低下と辺縁系の過剰興奮が推定されている[5]．症状としては，人・場所・日時の見当識障害，錯視・幻覚・妄想，安静の指示を守れない，点滴や膀胱留置カテーテルなどの管を抜き去る，暴言や暴力をふるう，不眠・昼夜逆転など，多岐にわたる．これらの症状は，認知症の行動障害にも似ているため，臨床現場では，間違って認知症

として対応してしまうこともある．せん妄は認知症と異なり，❶症状が突然に出現すること，❷1日のなかで症状が動揺すること，❸適切な治療とケアにより症状が消失する可逆的であることが特徴である．また，せん妄のタイプは，❶精神運動性興奮の症状が強い過活動型（hyperkinetic type），❷うつ病と混同されやすい低活動型（hypokinetic type）の2つがある．最終的な診断は専門医の鑑別診断が必要になる．

高齢者のせん妄の発症経過[6]は，上記のせん妄症状に先立って，「落ち着きなく歩き回る」「立ったり寝たりを繰り返す」「多弁になる」「何度も同じ質問をする」「表情が硬い」「気難しい」などの軽い精神運動行動の変化や感情の変化が観察される．これらの前駆症状の出現から1～48時間で徐々に症状が強くなり，何らかの出来事をきっかけにせん妄が発症したとわかる場合もある．前駆症状からせん妄へ移行する契機としては，点滴の開始，身体拘束の実施，付き添っていた家族の帰宅，病状の悪化などが挙げられる．

せん妄症状の持続期間は，おおむね数時間から数日間である．入院後や手術後2，3日以内に発症し，一晩だけせん妄症状がみられ，翌朝は全く普通の状態に戻ったり，1週間以内に症状が消失することが多い．しかし，認知症の人や身体疾患が重篤な場合は，せん妄症状が悪化と軽快を繰り返しながら数週間持続することもある．

❷ アセスメントのポイント

せん妄のアセスメントは，せん妄の徴候・症状と発症要因を系統的にアセスメントし，せん妄発症リスクの有無とせん妄発症の有無を見極めることが重要である[7]．

せん妄の徴候・症状は，先に述べた発症経過を念頭に置き，既存のせん妄測定ツールや診断基準を活用しながら，せん妄症状の出現，前駆状態になっていないか観察する．測定ツールとしては，日本語版NEECHAM混乱・錯乱スケール（NEECHAM Confusion Scale：NCS）[8]，日本語版せん妄評価尺度98年改訂版（Delirium Rating Scale-Revised-98：DRS-R-98）[9]，日本語版CAM-ICU（Confusion Assessment Method for the intensive care unit flowsheet）フローシート[10]，せん妄スクリーニング・ツール（Delirium Screening Tool：DST）[11]などが開発されており，国内の臨床研究においてツールの信頼・妥当性や有用性が確認されている．せん妄症状のなかでも錯視・幻視・幻聴などは，それらの症状があっても患者が自ら訴えない場合もあるので，せん妄が疑われるときは，患者にそれらの症状について直接たずねることも必要になる．

せん妄は，さまざまな要因が複合的に関連して発症する．Lipowski[12]は，せん妄の発症要因を**準備因子，直接因子，促進因子**の3つに分類している．

準備因子は，高齢，脳血管障害の慢性期，認知症など慢性的な中枢神経の脆弱性を示す．高齢者のせん妄発症要因に関する研究のメタ分析の結果では，認知症の人のせん妄発生リスクは5.2倍になると報告されている[4]．認知症がある場合は，認知症の症状とせん妄症状を見分けるためにも，その人の普段の状態（認知症症状）を家族などから聞いておくとよい．

直接因子は，せん妄の原因となり得る中枢神経疾患，脳機能の失調を引き起こす代謝性疾患，薬物中毒，アルコール離脱などが含まれる．一般的なせん妄の原因疾患と薬物を表1に示す．複数の慢性疾患を有している高齢者では，何種類もの薬物を服用している人も少なくない．また，生理的老化に伴い薬物代謝機能も低下している．多剤服用や，表1に示した薬物の投与を新しく開始したり，増量したときは薬物作用を注意深く観察する必要がある．

促進因子には，入院などによる環境の変化，視聴覚障害，患者にとって不快な音や照明，安静・身体拘束などによる不動化，疼痛，睡眠障害，排泄トラブル，心理社会的ストレスなどが

表1 せん妄を引き起こしやすい疾患と薬物

中枢神経疾患	頭部外傷,けいれん発作,脳血管障害,変性疾患
代謝疾患	腎不全,肝不全,貧血,低酸素症,低血糖・高血糖,脱水,電解質不均衡,酸塩基不均衡
心・肺疾患	心筋梗塞,うっ血性心不全,不整脈,ショック,呼吸不全
全身疾患	物質中毒または離脱,感染症,腫瘍,重度外傷,体温調節障害,術後状態
薬物	抗コリン作用をもつ抗精神病薬・喘息治療薬,抗ヒスタミン薬,ベンゾジアゼピン系の抗不安薬・催眠薬,心血管作動薬,抗パーキンソン病薬,抗生物質,抗がん剤,H_2ブロッカー

(American Psychiatric Association, 日本精神神経学会監訳:米国精神医学会治療ガイドライン せん妄. pp15-18, 医学書院, 2000. /Mezey M, Fulmer T, Abraham I Eds.:Geriatric Nursing Protocols for Best Practice 2nd.Ed. pp122-123, Springer Publishing Company, 2003. を参考に筆者作成)

含まれる.

　特にせん妄に陥りやすい急性期の高齢患者では,これらのせん妄の発症要因と症状について,系統的,定期的に評価することが重要である.そのようなアセスメントを行うことにより,せん妄のリスク状態にある患者を把握することができ,予防ケアの早期実施へとつなげることができる.

❸ 予防ケア

　上記のアセスメントによってせん妄を発症するリスクが高いと判断された場合は,予防ケアを実施する.予防ケアは,アセスメントによって確認されたその人のリスク要因を軽減し,さらなる要因が加わらないように全身状態を整え,患者にとって快適な生活環境を維持するよう援助することである[13].

　まず,せん妄の直接原因となり得る身体要因を取り除き,全身状態を整えるには,❶脱水の予防,❷水分・電解質バランスの保持,❸低酸素状態に陥らないよう正常な酸素化,循環動態を保持する,❹その人の普段の排泄パターンを維持できるようにし,便秘を予防する,❺その人の睡眠・覚醒パターンを把握し,活動と休息のバランスを保つ,❻せん妄を引き起こしやすい薬物の投与の有無とその作用・副作用のモニター,などの視点でケアを実施する.

　また,せん妄の促進因子を取り除き,患者にとって快適な生活環境を維持するには,❶人・場所・日時の見当識が維持できるように,カレンダー・時計などを活用する,❷眼鏡・補聴器などの補助具をきちんと装着する,❸患者の好みの音楽・テレビ・ラジオなどで適度な感覚刺激を与える,❹夜間の照明の調整,❺騒音・器械音を最小限にする,❻点滴・カテーテル類は必要最小限にし,できるだけ早く取り除く,❼安静・身体拘束は必要最小限にし,早期離床を図る,❽疼痛を取り除く,❾病室やベッド位置の移動を最小限にする,❿できるだけ同じスタッフがかかわる,⓫自宅で使っていた枕,家族やペットの写真などをもち込むなどし,患者にとってなじみの環境をつくる,といったケアを個々の患者のニーズに合わせて実施する.

❹ 発生時の治療とケア

　せん妄の治療は,原因疾患の同定と治療,原因と思われる薬剤を中止または減量することである.同時に,前述の予防ケアを参考にしながらその人のせん妄発症要因をできるだけ取り除き,合併症や事故を防ぐよう援助する.

　せん妄患者の体験世界に関する研究[14]では,患者はせん妄状態にある間,強い恐怖感を味わっており,それから逃げなければならないという焦燥感があることが報告されている.せん妄状態で急激に感情が変化し恐怖や怒りを表わし,点滴などを抜き去る,暴力をふるうなどの行動も,「誰かに誘拐され,殺されそうだったので,逃げようと必死だった」などの妄想にもとづいた反応と推測できる.せん妄状態にある人と接する際は,その人の体験世界を理解し,安心感をもって過ごせるよう環境を整えたり,足浴・マッサージなど患者がリラックスできる身体ケアを実施したり,コミュニケーションのとり方を工夫するとよい.興奮している場合に

は，無理に抑え込もうとせず，静かで落ち着いた場所で見守る．話しかける時は視線を合わせ，ゆっくりと理解しやすい言葉を用いて，短い文章で伝える．顔なじみの家族がそばにいることで安心し落ち着く場合もある．

前記の治療，ケアを行っても症状の改善がみられない場合には，抗精神病薬や抗うつ薬などの薬物療法が行われる．睡眠導入剤を投与する場合には，せん妄をかえって悪化させることもあるので，慎重に投与する必要がある．

近年，入院患者のせん妄対策として医師，看護師，薬剤師などの多職種チームで取り組む施設が増えつつある[15]．高齢者や認知症の入院患者の増加，在院日数の短縮化，複合的要因により発症するせん妄の特徴などから，入院患者のせん妄を予防，管理するには，組織的な取り組みが重要である．

❺ 家族へのケア

せん妄状態にある患者を目の当たりにした家族は，患者の突然の変化に驚き，いったいどうしてこんなことになったのだろうか，元に戻る可能性はあるのかと家族自身もパニックになる．しかし家族は，患者が医療者や同室患者に迷惑をかけているという思いから，率直な気持ちや疑問を医療者に伝えられず，また，他の家族員や友人にも相談できずに悩んでいることも多い．このような家族の気持ちを理解し，せん妄とは何か，どのような原因で起こり，どのような治療やケアが行われるのか，症状はどのくらい持続するのか，どのようにせん妄患者と接したらよいのかを説明し，家族が患者の現状を理解してかかわれるように，また，家族自身の不安やストレスも軽減するように援助する必要がある．

また，医療者が患者のせん妄に気づく前に，家族が患者と接し「何かおかしい」「いつもと違う」と感じている場合もある．家族との情報交換や連携もせん妄の予防において重要になる．

[長谷川真澄]

引用文献

1) 日本認知症療法学会，慶應義塾大学認知行動療法研究会編：うつ病の認知療法・認知行動療法　治療者用マニュアル．厚生労働科学研究費，こころの健康科学研究事業「精神療法の実施方法と有効性に関する研究」，2010．
http://jact.umin.jp/pdf/cognitive_medical.pdf（2017年2月9日アクセス）
2) American Psychiatric Association，日本精神神経学会監訳：米国精神医学会治療ガイドライン　せん妄．p7，医学書院，2000．
3) Lindesay J, Rockwood K, Macdonald A, eds.: Delirium in old age. pp31-35, Oxford, Oxford University Press, 2002.
4) Elie M, Cole M, Primeau F, et al: Delirium risk factors in elderly hospitalized patients. J Gen Intern Med 13:204-212, 1998.
5) 一瀬邦弘：せん妄へのアプローチ．一瀬邦弘編，精神医学レビューNo. 26せん妄，pp5-15，ライフ・サイエンス，1998．
6) 長谷川真澄：急性期の内科治療を受ける高齢患者のせん妄の発症過程と発症因子の分析．老年看護学4(1)：36-46，1999．
7) 長谷川真澄：急性期のせん妄のアセスメントのポイントは？亀井智子編，高齢者のせん妄ケア―急性期から施設・在宅ケアまで，pp44-45，中央法規出版，2013．
8) 綿貫成明，酒井郁子，竹内登美子・他：日本語版NEECHAM混乱・錯乱状態スケールの開発およびせん妄のアセスメント．臨床看護研究の進歩12：46-63，2001．
9) Trzepacz PT，岸泰宏，保坂隆・他：日本語版せん妄評価尺度98年改訂版．精神医学43(12)：1365-1371，2001．
10) 古賀雄二，村田洋章，山勢博彰：日本語版CAM-ICUフローシートの妥当性と信頼性の検証．山口医学63(2)：93-101，2014．
11) 町田いずみ，青木孝之，上月清司・他：せん妄スクリーニング・ツール(DST)の作成．総合病院精神医学15(2)：150-155，2003．
12) Lipowski ZJ: Delirium: Acute Confusional States. pp109-140, Oxford University Press, 1990.
13) 長谷川真澄：せん妄状態にある患者に対するケアと予防．臨床老年看護13(3)：11-17，2006．
14) 藤崎郁：不穏患者の体験世界と介入の方向性．看護技術44(11)：1177-1183，1998．
15) 長谷川真澄，粟生田友子，鳥谷めぐみ・他：急性期病院におけるせん妄ケアチームの構築プロセス．老年看護学21(2)：32-41，2017．

参考文献

・進藤貴子：高齢者臨床におけるうつ．臨床心理学2(4)：460-466，2002．
・竹中星郎：老年期の心理と病理．放送大学教育振興会，1998．
・イアン・スチュアート＝ハミルトン著，石丸正訳：老いの心理学．岩崎学術出版社，1995．
・ゲイル・W・スチュアート，サンドラ・J・サンディーン編著，神郡博監訳：精神看護学の新しい展開．医学書院，1999．
・堀内園子：系統別　高齢者メンタルフィジカルアセスメント．日総研出版，2013．

K 口腔内疾患と看護

> **Point**
> - 高齢者の口腔内疾患は口腔ケアの難易度を上げる.
> - 高齢者の口腔ケアは，口腔衛生だけでなく，口腔機能を管理する視点が重要である.
> - 高齢者の摂食嚥下障害は，訓練よりも食形態調整など食事支援による対応が中心となり，誤嚥性肺炎を防ぎながら，食べる楽しみを維持することが大切である.
> - 栄養面だけに目を向けるのではなく，その人の生活や人生を豊かにすること目的とし，食事を「管理」しようとするのではなく，「支援」する姿勢が必要である.
> - 嚥下機能をアセスメントして，その人の機能や障害の程度に合った適切な食形態を選択する. また食事時は，飲み込みやすくかつ誤嚥しにくいポジショニングにする.
> - 食形態が変わっても見た目のおいしさや美しさを大事にする. 食事を介助するときは機械的な業務とならないよう，あたたかな雰囲気をつくる.

1 高齢者の口腔の特徴と口腔内疾患

　高齢者の口腔は，歯科疾患や加齢変化によって，若年者とは異なる様相を呈することが多く，全身疾患によって口腔の運動機能低下が生じることもある．看護においては，口腔ケアや摂食嚥下障害の観点から口腔内疾患をとらえるとよい．

❶ 歯の欠損と義歯装着

　高齢者の口腔における最大の特徴は，**歯の欠損が多く，咀嚼能力が低下している**ということである（図1）．
　義歯をもっていない高齢者も多く，また義歯をもっていても，装着が困難な場合もある．その一方で，歯が十分になくても，義歯なしで常食を摂取している高齢者も少なくない．
　義歯装着は嚥下にもかかわり[1]，会話の明瞭度も改善し，口腔周囲筋の廃用予防も期待できる．そのため，適合がよい義歯であれば，経口摂取の有無にかかわらず，日中は積極的に義歯装着を行うべきである．
　ただし，義歯の下の粘膜が汚れやすくなるため，粘膜と義歯の清掃は徹底する．さらに，就寝中は特別な理由がない限り義歯を撤去することが誤嚥性肺炎予防[2]の観点から推奨される．
　看護においては，食事介助の際には義歯装着を評価することが重要である．義歯の使用状況などを聴取し，義歯の適合状態を判断しておく．義歯不適合や義歯の破損を見つけたときは，修理や調整が可能な場合もあるため，歯科医師に相談するとよい．

❷ う蝕と歯周病

　高齢者では慢性う蝕が多く，疼痛が生じないことも多い．そのため，痛みはないままに，歯が欠けることもある．特に，**残根**と呼ばれる重度のう蝕は，**プラーク**（口腔内の汚れと細菌の固まり）が貯留しやすいので注意が必要である（図2）．

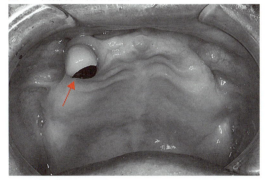

図1　高齢者の歯の欠損

上顎は通常14本の歯があるが，右上の1本だけ残っている．

歯周病も慢性的に進行し，口腔清掃時の出血や歯の動揺を認める高齢者も多い．疼痛がある場合には，歯科治療の緊急性が高いと考えられるため，積極的に歯科に依頼する．また，歯周病は感染性心内膜炎や糖尿病との関連も報告されている[3]ため，看護においても日頃から口腔に興味をもちたい．抜歯が必要な場合には，ビスフォスフォネート系薬剤を投与中の患者では顎骨壊死のリスクが，また，抗血小板療法や抗凝固療法中の患者では抜歯後出血のリスクがあるので注意が必要である．

❸ 口腔乾燥と粘膜疾患

高齢者では，加齢や服薬による影響や，長期の禁食などによる口腔機能低下のため，口腔乾燥が容易に生じる．唾液は咀嚼による食塊形成や嚥下，会話時の口腔の円滑な運動に役立つだけでなく，口腔内を清潔に保つ役割を担っている．

そのため，口腔乾燥になると，唾液による自浄作用が働かず，汚れが堆積しやすくなる（図3）．また，咀嚼や嚥下，会話などが困難となり，QOLも著しく低下する．

高齢者では口腔カンジダ症（図4）や口内炎などの粘膜疾患を認めることも多いが，口内炎は原因によって対応方法が異なるので注意が必要である．

❹ 高齢者の口腔の評価ツール

歯科依頼の是非や，看護における口腔ケアの効果判定のためには，簡便に口腔内環境を評価できるツールを用いるとよい．高齢者では，視診のみで義歯を含めて評価できるOral Health Assessment Tool（OHAT）[4]が使いやすい（表1）．

評価の結果は，看護師だけでなく，歯科医師，歯科衛生士，言語聴覚士（ST）など，口腔機能管理に関連する多職種で情報共有すると効果的である．その結果，口腔内が劣悪な環境の場合には，積極的に歯科に依頼する．そのため患者の最も近くで日常的にかかわる看護師の口腔ケアの徹底が重要である．

図2　高齢者のう蝕と歯周病

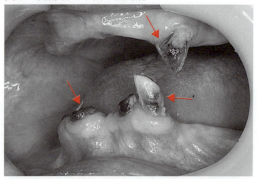

う蝕により崩壊した歯と残根．このような歯の周囲の歯茎は歯周病になっていることが多い．

図3　口腔乾燥がある高齢者の口腔

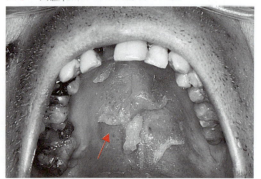

乾燥した痰が上顎の裏に付着している．

図4　口腔カンジダ症

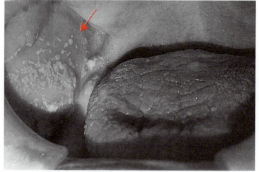

右の頬粘膜に白色の偽膜を認める．

表1 OHAT

ORAL HEALTH ASSESSMENT TOOL 日本語版（OHAT-J） （Chalmers JM et al, 2005を日本語訳）

ID：		氏名：				評価日： / /	
項目		0＝健全		1＝やや不良		2＝病的	スコア
口唇		正常，湿潤，ピンク		乾燥，ひび割れ，口角の発赤		腫脹や腫瘤，赤色斑，白色斑，潰瘍性出血，口角からの出血，潰瘍	
舌		正常，湿潤，ピンク		不整，亀裂，発赤，舌苔付着		赤色斑，白色斑，潰瘍，腫脹	
歯肉・粘膜		正常，湿潤，ピンク		乾燥，光沢，粗造，発赤部分的な(1〜6歯分)腫脹義歯下の一部潰瘍		腫脹，出血(7歯分以上)歯の動揺，潰瘍白色斑，発赤，圧痛	
唾液		湿潤，漿液性		乾燥，べたつく粘膜，少量の唾液，口渇感若干あり		赤く干からびた状態，唾液はほぼなし，粘性の高い唾液口渇感あり	
残存歯 □有 □無		歯・歯根のう蝕または破折なし		3本以下のう蝕，歯の破折，残根，咬耗		4本以上のう蝕，歯の破折，残根，非常に強い咬耗義歯使用無しで3本以下の残存歯	
義歯 □有 □無		正常，義歯，人工歯の破折なし，普通に装着できる状態		一部位の義歯，人工歯の破折，毎日1〜2時間の装着のみ可能		二部位以上の義歯，人工歯の破折義歯紛失，義歯不適のため未装着義歯接着剤が必要	
口腔清掃		口腔清掃状態良好，食渣，歯石，プラークなし		1〜2部位に食渣，歯石，プラークあり，若干口臭あり		多くの部位に食渣，歯石，プラークあり，強い口臭あり	
歯痛		疼痛を示す言動的，身体的な徴候なし		疼痛を示す言動的な徴候あり：顔を引きつらせる，口唇を噛む食事しない，攻撃的になる		疼痛を示す身体的な徴候あり：頬，歯肉の腫脹，歯の破折，潰瘍，歯肉下膿瘍，言動的な徴候もあり	
歯科受診（ 要 ・ 不要 ）				再評価予定日 / /			合計

（日本語訳：藤田保健衛生大学医学部歯科 松尾浩一郎，with permission by The Iowa Geriatric Education Center
(http://dentistryfujita-hu.jp/research/project.html より引用)）

❺ 高齢者の口腔ケアの実際

　口腔ケアの頻度は，1日3回が理想だが，最低でも1回は必ず行う．口腔ケアを行う際には，口腔清掃による口腔衛生の管理だけでなく，言語聴覚士や歯科との有機的な連携によって口腔機能低下へのアプローチを行い，口から食べるために，または誤嚥性肺炎を予防するために，口腔機能を管理するという視点をもつとよい．口腔機能訓練については，参考資料に挙げた日本摂食嚥下リハビリテーション学会のマニュアルを参照されたい．

　口腔清掃の原則は，❶清掃前の口腔の湿潤，❷ブラシによるバイオフィルムの破壊(プラークの除去)，❸清掃後の汚れの口腔外への回収，である．

　汚れの除去は，歯ブラシや粘膜ブラシを用いて(必要に応じて歯間ブラシや舌ブラシも用いて)，機械的に除去する．また，清掃前の湿潤と清掃後の汚れの回収は，含嗽を基本とする．

ただし，嚥下障害があり含嗽が困難な場合には，水分などによる湿潤，吸引，拭き取りによって代替する．

義歯の管理としては，機械的に清掃し，夜間は水中保管する．可能であれば，週1回は義歯洗浄剤による化学的洗浄を行う．

口腔乾燥が強い場合には，口腔清掃の効率性向上や，疼痛の回避のために，口腔湿潤剤（保湿剤）を用いる．さまざまな製品があるが，乾燥の強さや嚥下の状態によって使い分ける．ジェルタイプは汚れが拡散しにくいが，回収を適切に行わないと，かえって汚れが堆積する原因にもなりうる．液状タイプは口腔に残りにくいが，誤嚥に注意が必要である．スプレータイプは，清掃後の仕上げに保湿が必要な場合に便利である．また，口腔内の疼痛が強い場合には，局所麻酔薬含有アズレン含嗽剤を清掃前に用いることもある．

2 高齢者の摂食嚥下障害

❶ 摂食嚥下のメカニズム

摂食嚥下は，食物を認知し，口に取り込んで，咀嚼・嚥下し，食道を通過して胃に至るまでのすべての過程をいう．運動の評価のために，便宜的に5期連続モデルが用いられることが多い（表2）．

ただし，固形物の咀嚼嚥下時では食塊搬送が液体嚥下時と異なり，咀嚼中に食塊が中咽頭に能動的に搬送され（Stage II transport），嚥下反射もすぐには惹起されない．そのため，咀嚼・嚥下はゼリーやトロミなどの丸飲み嚥下よりも難易度が高いと考えられている．

表2　摂食嚥下の5期連続モデル

●先行期（認知期）	食物の認知，手や口唇による捕食
●準備期	舌，顎，頬による咀嚼，食塊形成
●口腔期	舌による口腔から咽頭への送り込み
●咽頭期	嚥下反射による咽頭から食道への搬送
●食道期	蠕動運動による食道から胃への搬送

❷ 摂食嚥下障害

摂食嚥下に必要な口腔・咽頭の運動や食物の認知は，脳神経（Ⅴ・Ⅶ・Ⅸ・Ⅹ・Ⅻ）と高次脳によってコントロールされているため，高齢者に多い脳血管障害，認知症，神経筋疾患，変性疾患などによって，摂食嚥下障害が惹起されやすい．また，長期の廃用や薬剤性によって起こることもある．

摂食嚥下障害は，認知期から食道期まで，摂食嚥下に関連する器官の構造や動きに問題があり，食物や液体を搬送できない病態を指す（図5）．

咽頭では，空気（呼吸）と飲食物（嚥下）のための通り道が交差しており，咽頭収縮力の低下や送り込みのタイミングが合わないことで，誤嚥が生じる．咽頭期障害としては，誤嚥が最大の問題であり，嚥下後に食塊が咽頭に残留する咽頭残留も高齢者ではよく認められる．

❸ 摂食嚥下障害の評価

食事時のムセや，食事の長時間化，1カ月で5％以上または半年で10％以上の体重減少があれば積極的に摂食嚥下障害を疑う．

摂食嚥下障害の看護においては，まず摂食場面の観察を行い，食事形態が患者の摂食嚥下機

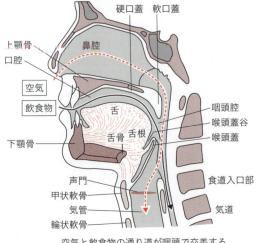

図5　成人の嚥下関連図

空気と飲食物の通り道が咽頭で交差する．

能に適しているか，また，どの期に問題があるのか判断することが重要である(表3)．

詳細な評価の方法(表4)，反復唾液嚥下テスト(RSST)や改訂水飲みテスト(MWST)などのスクリーニングテスト，嚥下内視鏡検査(VE)や嚥下造影検査(VF)などの精密検査については，参考資料に挙げた日本摂食嚥下リハビリテーション学会が提示するマニュアルが理解しやすい．

❹ 摂食嚥下リハビリテーション

摂食嚥下リハビリテーションの目的は，誤嚥性肺炎や窒息の予防，低栄養・脱水の改善，食べる楽しみの維持と回復である(表5)．摂食嚥下リハビリテーションは，もともと脳卒中後のリハビリテーションを基盤としているため，訓練による機能回復が主たる目的ととらえられやすい．

しかし，高齢者においては，認知機能の低下や併存疾患のため，筋力訓練などを適切に実施することが困難な場合も多い．そのため，機能回復訓練よりも，代償的なアプローチを用いて経口摂取を支援することが，高齢者の摂食嚥下リハビリテーションの中心となる(表6)．

すなわち高齢者では，加齢や疾患によって低下する摂食嚥下機能にあわせて，食物形態の調整や，食具や姿勢，摂食方法の指導を行い，食事を支援することで誤嚥性肺炎を防ぎ，また，食べる楽しみを少しでも長く維持することが重要である．

さらに，重度の摂食嚥下障害により経口摂取していない高齢者であっても，誤嚥性肺炎で亡

表3 摂食嚥下障害の症状

● 先行期障害	食べこぼし，一口量が多い，ペースが早い
● 準備期	咀嚼障害，食べるのに時間がかかる
● 口腔期	嚥下後の口腔内残留
● 咽頭期	ムセ，湿性嗄声，嚥下反射遅延，咽頭残留
● 食道期	逆流，夜間の咳

表4 摂食嚥下障害の評価

- 意識レベル，認知機能
- 食事場面の観察
- 頸部の可動域，姿勢
- 口腔と咽頭の機能
- 発声・構音
- 呼吸
- スクリーニングテスト：反復唾液嚥下テスト(RSST)，改訂水飲みテスト(MWST)，フードテスト(FT)
- 精密検査：嚥下造影検査(VF)，嚥下内視鏡検査(VE)

表5 摂食嚥下リハビリテーションの目的

- 誤嚥性肺炎の予防・改善，窒息の予防
- 低栄養・脱水の改善
- 食べる楽しみの維持・回復

表6 摂食嚥下リハビリテーションの訓練モデル

脳卒中モデル	機能回復のための運動訓練，食形態・摂食方法調整による段階的摂食訓練
高齢者モデル	機能低下にあわせた食形態・摂食方法の指導による食事支援

表7 摂食嚥下リハビリテーションのポイント

❶ 脳卒中モデルを中心に研究や実践が進んできた摂食嚥下障害のケア，これを「高齢者モデル」にシフトしていかなければならない．

❷ そのためには高齢者モデルにおける摂食嚥下障害の原因疾患群，特にサルコペニア・認知症・歯科疾患にしっかりと対応できなければならない．

❸ 嚥下訓練の前に，その土台であるリハビリテーション（嚥下リハビリテーションだけではなく身体機能を落とさないリハビリテーションすべてを含む），栄養管理，口腔ケア（口腔保清＋口腔機能ケア）の3つをしっかりと固めることが重要．

❹ 誤嚥性肺炎を起こして評価なしに安易に禁食にされると，摂食嚥下機能は著しく低下する．

❺ 経口摂取をしない人ほど口腔機能は低下し，口腔内日和見菌の感染や口腔乾燥も多く，誤嚥性肺炎を起こしやすくなる．経口摂取していなくても口腔ケアが必要である．

❻ 誤嚥性肺炎の予防に有効なのは，「口腔ケア」と「リスク管理された経口摂取」の2つ．

❼ 安全な食事のためには，食形態の工夫，姿勢の工夫（シーティング・リクライニング・ポジショニング），薬剤の工夫の3つが重要．

❽ 食介助の技術をみんながしっかり身に着けることが重要．食器の選択，食具の差し出し方ひとつで食事ケアは大きく変わる．

くなる方の90％が高齢者であることから，口腔衛生と口腔機能の管理によって誤嚥性肺炎を予防することが重要である(表7)．

❺ 食形態と口から食べる楽しみ

食形態を決定する際には，摂食嚥下障害の原疾患を考慮し，個別性を考慮しながら対応するのが原則である．例えば，食物の認知が悪い場合には，食器の色を工夫するのもよい．また，好きな食べ物は上手に嚥下できる患者も少なからず存在する．そのため，誤嚥する患者にはすべてトロミづけを行う等の画一的な対応には注意が必要である．

食形態を決定する際には，個々の摂食嚥下機能を的確に把握する一方で，患者の希望やQOL，栄養や全身状態にも配慮しなくてはならない．

食事は生活の営みでありながら，人間の尊厳にも影響し，医療的には安全や生命にもかかわる．医療と生活の間での食事支援ではときに判断が極めて難しい場面にも遭遇する．

ムセを起こしながら食べている場合は，誤嚥のリスクや食事行為によるストレスを少しでも減らすために，食事形態や食事回数を下方修正する．病院や施設によって設定されている食形態は異なるが，一般的な食形態のレベルと特徴を理解しておくとよい(図6)．

一般に，嚥下しやすい食品の物性は，舌で押しつぶせる程度の硬さで，まとまりやすく，流動性が適度にあり，容易に変形して咽頭を通過できる．また，温度や味がはっきりしているものの方が嚥下しやすい．

しかし，高齢者にとっては，病院や施設であっても，食事は一番の生活の楽しみである．特に，噛んで食べる楽しみは高齢者のQOLに直結する．したがって，口腔機能管理によって摂食嚥下機能を最大限に引き出し，少しでも食形態を上げる可能性を模索することがQOLの観点から重要である．

❻ 看護における食事介助

摂食嚥下障害の食事介助には，リスクコントロールされた摂食方法に基づいた支援が重要である．一般に，摂食嚥下障害を有する高齢者の経口摂取訓練は，病院では言語聴覚士が最初に担当するが，その後は看護師による食事介助や見守りに移行することが多い．また，在宅や施設などでは，看護師が指導的立場として食事介助にかかわる場面も多くなるため，摂食嚥下障害の食事介助を理解しておく必要がある．

1 姿勢や環境の調整

食事の際には，まず姿勢を調整する．足が床についた状態にし，体幹を背もたれなどで保持させる．「摂食嚥下障害＝30度リクライニング」という短絡的思考は誤りであり，個人の機能に応じた体位を設定する．舌による送り込みが悪ければリクライニング位に設定するが，咽頭への流入が早くなるため，トロミの付与が必要なこともある．

また，体幹に限らず頸部の角度も重要である．頸部が伸展すると誤嚥のリスクが高くなるため，頸部がやや前屈するように調整する．

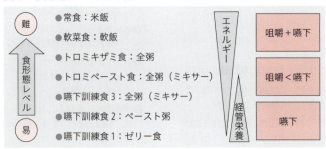

図6　食形態レベルの1例

次いで，意識や認知の確認をし，覚醒が悪いときには，食事に集中できる環境を整える．口腔や咽頭の機能を賦活するために，食事前の口腔ケアも有効である．

2 代償法を用いた食事介助

食事の見守りや介助では，患者と同じ目線で，声かけ等によるペーシング*1を行い，一口量に注意する．浅めのスプーンを用いて，患者と同じ目線で介助し，捕食させた後は口腔からまっすぐ引き抜く．斜め上に引き抜いたり，上方から介助すると，摂食にともなって頸部伸展の状態になりやすい．

介助中は，摂食の様子，咀嚼の状態，嚥下の惹起を視診にて観察する．嚥下後の口腔内残留は開口させて観察し，咽頭残留は発声を促して湿性嗄声の有無等により判断する．嚥下を意識して複数回嚥下することで咽頭残留がクリアできることも多い．また，必要に応じて，ゼリーやトロミなど比較的嚥下が容易なものとの交互嚥下や，嚥下後の咳などの代償法も用いる．

口腔の食塊保持や咽頭通過に左右差がある場合には，体幹や頸部の角度を調整し，健側を上手に使うこともある．これらの代償的手法の有効性は，精密検査時に言語聴覚士や医師・歯科医師と確認しておく．

指示の理解が困難な場合には，速やかに食形態や食具によって摂食方法を代償する．高齢者では嚥下の耐久性が低く，食事の後半になると疲弊し，咽頭残留や誤嚥が増える場合もある．30～40分を目安に食事ができるよう，食形態や栄養法を調整し，経口摂取量不足のために低栄養状態にならないよう注意する．食形態の向上が望める場合には，数日ごとに誤嚥性肺炎などの徴候がないことを確認しながら，段階的に食形態を上げていく，または代償法を段階的に解除していくのが原則である． 〔古屋純一〕

3 安全でおいしく楽しみのある食事と看護援助

食事は，栄養や水分の摂取という生きるために不可欠な目的だけでなく，誰かと一緒に食べることで人とのつながりを感じることや，食べる楽しみによって心を豊かにすることなど，社会的文化的にも多くの意味をもっており，QOLに大きく関係する．ここでは，主に摂食嚥下障害のある高齢者を対象に，安全でおいしく楽しみのある食事とその援助について述べる．

❶「管理」ではなく「支援」する高齢者への食事援助

高齢者は，加齢や疾患に伴う症状の進行などさまざまな理由から食べることが困難となることが多く，よりよい栄養状態をめざすことは看護の大事な役割の1つである．しかし高齢者の摂食嚥下障害は多くが不可逆的なものであり，すでに機能低下や障害のある高齢者は，今日は食事を食べられていても明日必ず同じように食べられるという保証はない．だからこそ栄養面だけに目を向けるのではなく，その人の生活や人生を豊かにすることを目的として，**食事を「管理」しようとするのではなく，食事を「支援」する**[5]**という姿勢が必要である．**

例えば，栄養状態を示す総タンパクやアルブミンなどの数値は大事な指標であるが，数字にとらわれ過ぎないことも必要である．食事の援助はそれらの数値を正常範囲内にすることが目的ではない．高齢者は加齢に伴う身体的な変化によって，食思の低下，1回食事量の減少，栄養吸収能の低下などが生じていることを理解する．こうした理解がないと，たとえ本人のためを思って行うことであっても，負担の大きいリ

> **ワンポイント**
>
> *1 ペーシング
> 認知機能低下がある場合には，摂食のペースが速すぎることがあり，窒息のリスクにもなる．逆にペースが遅すぎる場合もある．摂食中に声かけや介助でペース配分を行うことで安全かつ効率的な摂食を行うことができる．

ハビリテーションや半ば強制的な食事摂取のすすめ等につながりかねず，おいしく楽しいはずの食事が苦痛を伴うものになってしまう．

食事に対してこれまでどのような習慣や価値観をもって生きてきたのか，本人や家族に聞きながら，できるだけ希望や好みを取り入れて，日々の食事を安全においしく楽しみのあるものにしていく．

❷ 安全な食事

摂食嚥下障害のある高齢者の食事援助において最も基本的かつ重要なことは，安全に食べること，つまり窒息や誤嚥を予防することである．

1）適切な食形態

安全な食事のためにはまずその人の嚥下機能をアセスメントしたうえで，機能や障害の程度に合った適切な食形態を選択する．病院や介護施設では数段階の**嚥下調整食**が用意されており，看護師が直接食事の準備をする機会はあまりないが，どのような食品が窒息や誤嚥のリスクが低いか（高いか）ということは知っておくべきである（p314，❺「食形態と口から食べる楽しみ」参照）．これらの条件に適う食品の代表がプリンやゼリーなどであり，補食としてよく用いられる．

水分はゼラチンやトロミ剤等で飲み込みやすくして提供する．その際「100mLにスプーンすりきり1杯」など同じ指示で作っていても，食品やトロミ剤の種類，食品の温度や提供までの時間等によってトロミの状態にはしばしば差が出てしまう．特に病院や介護施設など多くの人がかかわるときには，トロミ剤の量を厳密に決めるのではなく，出来上がりの状態を決めておくほうがよい．その際には共通の指標を用いて，言葉の表現方法を統一しておくことも必要である（表8）．

2）適切なポジショニング

摂食・嚥下障害のある高齢者は身体的にもなんらかの介助を要し，姿勢を適切に整えたり保持したりすることも困難な場合が多い．安全においしく楽しみのある食事にするために，飲み

表8 学会分類2013（トロミ）早見表

	段階1 うすいトロミ	段階2 中間のトロミ	段階3 濃いトロミ
英語表記	Mildly thick	Moderately thick	Extremely thick
性状の説明 （飲んだとき）	●「drink」するという表現が適切である． ●口に入れると，口腔内に広がる液体の種類・味や温度によっては，トロミがついていることがあまり気にならない場合もある． ●飲み込む際に大きな力を要しない． ●ストローで容易に吸うことができる．	●明らかにトロミがあることを感じ，かつ「drink」するという表現が適切である． ●口腔内での動態はゆっくりですぐには広がらない．舌の上でまとめやすい． ●ストローで吸うのは抵抗がある．	●明らかにトロミが付いていてまとまりがよい． ●送り込むのに力が必要．スプーンで「eat」するという表現が適切である． ●ストローで吸うことは困難である．
性状の説明 （見たとき）	●スプーンを傾けるとすっと流れ落ちる． ●フォークの歯の間から素早く流れ落ちる． ●カップを傾け，流れ出た後には，うっすらと跡が残る程度に付着する．	●スプーンを傾けるとトロトロと流れる． ●フォークの歯の間からゆっくりと流れ落ちる． ●カップを傾け，流れ出た後には，全体にコーティングしたように付着する．	●スプーンを傾けても，形状がある程度保たれ，流れにくい． ●フォークの歯の間から流れ出ない． ●カップを傾けても流れ出ない（ゆっくりと塊となって落ちる）．

（日本摂食・嚥下リハビリテーション学会医療検討委員会：嚥下調整食学会分類2013．日摂食嚥下リハ会誌17(3)：255-267，2013．を参考に作成）

込みやすくかつ誤嚥しにくいポジショニングにすることが看護師の大変重要な役割である.

下記のように食事前に適切に**ポジショニング**する．食事中に姿勢が崩れてくることが多いので，看護師はなんとなく苦しそうだなとか，つらそうだなという気づきができるよう常に注意する．

1 座位
できる限りいすに座って食べる．特に自分で食べられる場合はできるだけ離床する．姿勢の安定のために，いすの高さは両足の踵が床につく程度，テーブルはそれに合わせて高すぎない程度が望ましい．時間が経つとすべり座り（仙骨座り）になっていることや体幹の傾きが出やすいので，適宜姿勢の修正を行う．

2 ベッド上
適切な高さまでベッドを起こし，クッション等を使用して良肢位を保持する．食事中は数十分間同一体位となるため，安楽な体位であることも重要である．ベッドを起こしたときは，マットレスから一度身体を離すか，もしくは体幹の下に手を入れて「背抜き」をして圧迫やずれを解消する．背抜きはささやかなケアではあるが，行わないと大変心地が悪く，姿勢の崩れや疲労感にもつながるので，是非行うべきである．同じように「足抜き」も行うとよい．

3 リクライニング角度
一般的なベッド上の食事姿勢はリクライニング45〜60°くらいがよい[7]．周りの環境が見やすく状況が把握しやすいため自分で食べられる人に向いている．

リクライニング30°は，気管と食道の位置関係によるメリット（仰臥位をとると気管が上で食道が下になり，重力により気管ではなく食道に入りやすい）があり[7]，誤嚥のリスクがある場合や口腔内で食塊の送り込みが困難な場合などでは推奨される．ただし30°ならば誤嚥しないというわけではないので，個々のアセスメントは必須である．テーブルの上など周りの環境が見えづらいので自分で食べる人には向いていない．

● 頸部のポジショニング

いずれの角度でも，頭部と頸部の位置や高さは枕で調整する．頸部は軽く前に曲げることで飲み込みやすくなるが，あまり前屈させすぎると逆に飲み込みづらくなる．あごと胸は三横指分程度開ける．

❸ おいしく楽しみのある食事

高齢者にとって「食べること」は楽しみや生きがいのうえから重要であり，施設に入所（入院）している要介護高齢者の楽しいことの第1位は食事である[8]．前項では安全な食事について述べたが，摂食嚥下障害のある人が「安全」を理由においしくないものを食べるということは，あってはならない[9]．それは高齢者の尊厳を無視する行為である．とはいえ，何でも昔と同じようには食べられなくなるので，可能な限りこれまでの食事と同じようにおいしく楽しみのある食事がとれるよう援助する必要がある．

1）見ためのおいしさ美しさ，環境や雰囲気
食形態が下がるにつれて食材の形がわからなくなり，また色味も全体的に茶色になりやすく，献立がわかりづらい．食べる前に食事のメニューを伝えてイメージしてもらう．同じような形状であっても，それぞれのメニューを混ぜ合わせるようなことはしない．また食器やテーブルクロスなど，テーブルの上を彩りのあるものにして明るい雰囲気にするとよい．

食事中のテレビは，食事に集中できないことがあるので安易につけておかない．代わりにゆったりとした音楽を流すとよい．特に認知症高齢者の場合，テレビを消したほうが静かな環境となり食事に集中しやすい．

2）食事介助時の注意
食事時はあたたかな雰囲気をつくり，食事の介助が機械的な業務にならないよう配慮する．これは，介助者同士でおしゃべりをしながら行うことや，高齢者を横並びに座らせて端から順

番に一口ずつ口に入れていくようなことは決してしないということである．話しながら食べると誤嚥を誘発することもあるので注意は必要であるが，介助者は声をかけながら行う．

また，食べたくないというものを無理に口に入れない．看護師は，高齢者が「もうお腹がいっぱいだ」と言っていてもあと少しで全量完食，というようなときには，つい「もうちょっとだから」とすすめてしまう．栄養状態のために摂取量の確保も必要ではあるが，満腹なのに食べ物を口に入れられる人の思いを一度考えてみることが必要である．「全量食べること」を目的にしないほうがよい．自分で食べることができない人にとって，安全においしく楽しみのある食事にできるかどうかは介助者次第である．

[目黒斉実]

引用文献

1) Yamamoto H, Furuya J, Tamada Y, et al: Impacts of wearing complete dentures on bolus transport during feeding in elderly edentulous. J Oral Rehabil 40: 923-931, 2013.
2) Iinuma T, Arai Y, Abe Y, et al: Denture wearing during sleep doubles the risk of pneumonia in the very elderly. J Dent Res 94: 28S-36S, 2015.
3) 日本歯周病学会編：歯周病と全身の健康．医歯薬出版，2016.
4) Chalmers JM, King PL, Spencer AJ, et al: The oral health assessment tool — validity and reliability. Aust Dent J 50 (3): 191-199, 2005.（日本語版は http://dentistryfujita-hu.jp/research/project.html よりダウンロード可能）
5) 馬場園明編著：介護予防のための栄養指導・栄養支援ハンドブック．p6，化学同人，2009.
6) 日本摂食・嚥下リハビリテーション学会医療検討委員会：嚥下調整食学会分類2013．日摂食嚥下リハ会誌17(3)：255-267，2013.
7) 迫田綾子編：図解ナース必携誤嚥を防ぐポジショニングと食事ケア―食事のはじめからおわりまで．p10，三輪書店，2014.
8) 厚生労働省：高齢者にとっての「食べること」の意義．介護予防マニュアル，改訂版．2012.
http://www.mhlw.go.jp/topics/2009/05/dl/tp0501-siryou4-1.pdf(2017年2月アクセス)
9) 栢下淳編：イチからよくわかる摂食・嚥下障害と嚥下調整食．p89，ニュートリションケア2014年春季増刊，メディカ出版，2014.

参考文献

・松尾浩一郎，岩佐康行，古屋純一・他：5つのテーマでわかる若手歯科医師のための高齢者歯科ハンドブック―全身疾患・義歯・口腔ケア・摂食嚥下・訪問診療．医歯薬出版，2016.
・日本摂食嚥下リハビリテーション学会：医療検討委員会作成マニュアル．
https://www.jsdr.or.jp/doc/doc_manual1.html(2017年5月アクセス)

Section 6 認知症高齢者と家族の看護

> **Point**
> - 代表的な認知症には，アルツハイマー病，血管性認知症，レビー小体型認知症，前頭側頭型認知症があり，それぞれ病態と症状の特徴に応じた治療とケアが必要である．
> - 認知症高齢者は，認知機能障害が徐々に進行し，自立した日常生活や社会生活が難しくなることから，不安や混乱，自尊心が低下した状態におかれやすい．
> - 認知症高齢者一人ひとりの病態・症状の特徴，生活背景や環境を含む全人的なアセスメントを行い，本人の意思を尊重し，その人がもつ力を最大限に引き出す援助を行う．
> - 認知症高齢者とともに介護する家族の状況も把握し，早い段階から家族との信頼関係を築き，長期的な見通しのうえに支援を行う．

1 わが国の認知症者の推移と施策

2014（平成26）年に行われた厚生労働省研究班の調査では，2012（平成24）年時点の認知症有病者数は462万人，65歳以上の高齢者の7人に1人（有病率15.0％）であり，2025（平成37）年には約700万人，5人に1人になると推計されている[1]（図1）．また，年齢階級別認知症有病率（2012年時点の推計）は，65～69歳では男女ともに約2％であるが，75～79歳では男性10％，女性12％と上昇し，85歳以上では男性47％，女性59％にのぼる[2]．

わが国の認知症政策は，1986（昭和61）年に

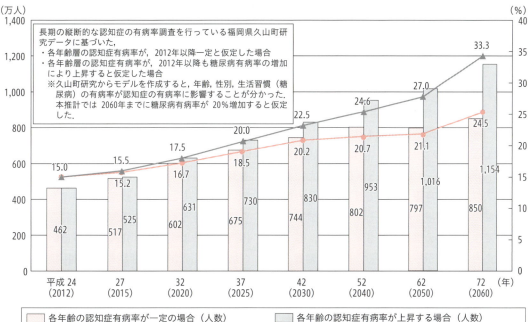

図1 65歳以上の認知症患者の推定者と推定有病率

（「日本における認知症の高齢者人口の将来推計に関する研究」（平成26年度厚生労働科学研究費補助金特別研究事業　九州大学二宮教授）より内閣府作成）

当時の厚生省に痴呆性老人対策本部を設置したことにはじまる．以後1990年代後半までに，老人性痴呆疾患治療病棟，老人性痴呆疾患デイケア施設，老人性痴呆疾患センター，老人保健施設痴呆専門棟などが創設され，1997(平成9)年の痴呆性老人グループホームの制度化など，施設を中心とする整備がなされてきた．

2000(平成12)年の介護保険制度施行後は，高齢者痴呆介護研究・研修センターや，厚生労働省老健局内に痴呆対策推進室が設置され，高齢者介護における認知症対策の必要性が重視されるようになった．2004(平成16)年には「痴呆」が差別的な表現で早期発見・早期診断を妨げているという理由から，「認知症」と変更されることになった．この呼称の変更を契機に2005(平成17)年からは「認知症を知り地域をつくる10カ年」構想として，市民への普及啓発キャンペーンが展開された．

さらに2012(平成24)年，厚生労働省は「今後の認知症施策の方向性について」をとりまとめ，認知症施策推進5か年計画(オレンジプラン)を策定し公表した．2013(平成25)年12月にはロンドンでG8認知症サミットが開催され，認知症は世界共通の課題としてともに取り組むことが確認された．翌2014(平成26)年11月には「新しいケアと予防のモデル」をテーマに認知症サミット日本後継イベントが開催された．これを契機に認知症施策を加速する戦略として，2015(平成27)年に認知症施策推進総合戦略(新オレンジプラン)が策定された．

新オレンジプラン[3]では，団塊世代が75歳以上の後期高齢者となる2025年を見据え，認知症の人の意思が尊重され，できる限り住み慣れた地域のよい環境で自分らしく暮らし続けることができる社会の実現をめざすことが，基本的な考え方として示されている．厚生労働省のみならず，内閣府，警察庁，消費者庁，法務省，経済産業省，国土交通省など11の関係省庁が共同で策定していることが画期的である．新オレンジプランは，7つの柱に沿って具体的な施策が推進されている(p59，表4参照)．

2 認知症の病態・症状

認知症は，いったん正常に発達した知的能力が何らかの原因で持続的に低下した状態をいい，慢性あるいは進行性の脳疾患によってさまざまな認知機能の障害をきたす症候群である．認知症を引き起こす疾患は表1のように数多くある[4]．代表的な認知症として，**アルツハイマー病**(Alzheimer disease：**AD**)，**血管性認知症**(Vascular Dementia：**VaD**)，**レビー小体型認知症**(Dementia with Lewy bodies：**DLB**)，**前頭側頭型認知症**(Frontotemporal dementia：**FTD**)がある．

わが国の疫学調査[5]による認知症疾患の内訳は，アルツハイマー病が67.6％と最も多く，次いで血管性認知症19.5％，レビー小体型認知症4.3％と報告されている．アルツハイマー病と血管性認知症が合併する場合もあり，高血圧，糖尿病，脂質異常症が両者に共通した危険因子といわれる．

DSM-5®によると認知症は，「neurocognitive disorder(神経認知障害)」という表現が用いられ，複雑性注意，実行機能，言語，学習と記憶，知覚─運動，社会的認知のうち1領域以上の障害と，日常生活における自立の阻害が必須症状となっている[6]．これまで認知症の中核症状は，記憶障害，失行，失認，失語，実行機能障害といわれてきた．しかし，認知症にみられる認知機能障害は，原因疾患の病変部位を反映した症状が現れるため，すべての認知症に記憶障害が目立って現れるわけではない．認知症の人は，表2のような**認知機能障害**により，ADL，IADLといった日常生活動作をうまく行うことが難しくなる**生活障害**が生じる．さらに，体調不良や環境変化，介護者の不適切な対応等が加わることで，生活活動が一層困難となり，二次的に**行動・心理症状**(Behavioral and Psychological Symptoms of Dementia：**BPSD**)が出現する(図2)．

表1 認知症の主な原因疾患

中枢神経変性疾患	アルツハイマー病，レビー小体病，ピック病，進行性核上性麻痺，大脳皮質基底核変性症
虚血性脳疾患	脳梗塞，脳出血，慢性硬膜下血腫
脳腫瘍	原発性脳腫瘍，転移性脳腫瘍，がん性髄膜炎
神経感染症	ウイルス性脳炎，エイズ，クロイツフェルト・ヤコブ病，神経梅毒
他の脳疾患	正常圧水頭症，頭部外傷，低酸素脳症
臓器不全	腎不全，肝不全，慢性心不全，慢性呼吸不全
内分泌疾患	甲状腺機能低下症，下垂体機能低下症，副腎皮質機能低下症，副甲状腺機能亢進または低下症
欠乏性疾患，中毒性疾患，代謝性疾患	慢性アルコール中毒，一酸化炭素中毒，ビタミンB_{12}欠乏，薬物中毒，金属中毒，ウィルソン病
自己免疫性疾患	多発性硬化症，ベーチェット病，シェーグレン症候群
蓄積病	遅発性スフィンゴリピドーシス，副腎皮質ジストフィ，糖尿病
その他	ミトコンドリア脳筋症，進行性筋ジストロフィ

(日本神経学会監，「認知症疾患治療ガイドライン」作成合同委員会編：認知症疾患治療ガイドライン2010コンパクト版2012．p 5，医学書院，2012．より一部改変)

表2 認知機能障害

認知機能領域	主な症状
複雑性注意	●注意を集中することが難しく，ふだんの作業に時間がかかる ●複数の刺激（テレビ，他者の会話など）があると気が散りやすい
実行機能（遂行機能）	●物事を計画的に段取りよく進められない ●整理，計画，意思決定が難しくなる
学習と記憶	●最近の出来事を思い出せない（近時記憶障害） ●遠隔記憶は比較的保たれる
言語	●言葉が出にくくなり，「あれ」「それ」などの代名詞が多くなる（喚語困難） ●意味のわからないことを話し続ける（ジャーゴン） ●相手の言ったことをオウム返しに繰り返す（反響言語） ●同じ言葉を繰り返す（常同言語）
知覚－運動	●視覚障害がないのに，目の前の物品がわからない（視覚性失認） ●よく知った場所で道に迷う（地誌的障害） ●図形や手の形の模写ができない（視空間認知障害・構成障害） ●衣服をうまく着られない（着衣失行） ●お茶をいれる，歯を磨くなどの一連の動作ができない（観念失行）
社会的認知	●相手や周囲の状況を認識し，それに適した行動がとれない ●社会性を欠く言動（目についた物を盗む，交通ルールの無視など）

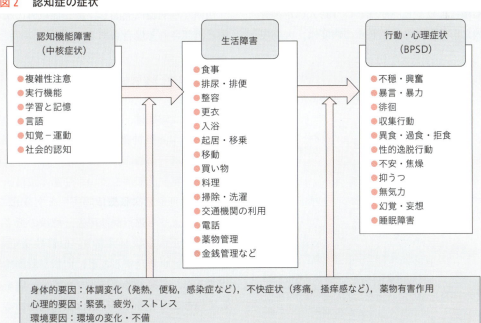

図2 認知症の症状

以下に認知症の代表的な疾患の病態と症状の特徴を述べる．

❶ アルツハイマー病

アルツハイマー病は，アミロイドβとリン酸化タウタンパクの蓄積による脳神経細胞の破壊が原因と考えられている．これらの神経細胞の変化は，海馬辺縁系に始まり，側頭葉，頭頂葉，後頭葉，前頭葉へと徐々に拡がる．アルツハイマー病の主な初期症状は近時記憶の障害であり，出来事や約束を忘れる，物の置き場所がわからなくなる，同じことを初めて話すかのように繰り返すことで気づかれることが多い．これらの記憶障害は，表3のように加齢に伴う生理的なもの忘れとは異なる．

病変の進行とともに記憶以外の認知機能障害も出現し，徐々に自立した日常生活が困難になる．末期には寝たきりとなり，低栄養，脱水，誤嚥性肺炎などの合併症により死亡する．

❷ レビー小体型認知症

レビー小体型認知症では，αシヌクレインの異常蓄積によりレビー小体という封入体が神経細胞内に形成される．これらの病変は，大脳皮質，脳幹，間脳にみられる．脳幹から始まり上行性に拡がるパターンでは，パーキンソン病の進行に伴い認知症を併発する．

症状は，アルツハイマー病に比べると初期の記憶障害が軽度で，注意や覚醒レベルの変動を伴う認知機能障害，幻視，パーキンソニズムが特徴である．

❸ 前頭側頭型認知症

前頭側頭型認知症には，ピック病，大脳皮質基底核変性症，進行性核上性麻痺などが含まれる．いずれの疾患も，タウ，TDP-43(Transactive response DNA binding protein of 43 kDa)などの異常タンパクが蓄積するもので，その病変が前頭葉と側頭葉に限局するのが特徴である．

前頭葉が障害されると自発性，感情，思考，理性のコントロールが低下し，意欲の低下や社会性を欠く行動(目についた物を盗む，交通ルールの無視，場に不適切な言動など)，常同行動，食行動の異常がみられる．

側頭葉の障害では，反響言語，常同言語などの言語障害がみられる．

初期から病識は欠如し，認知症以外の精神疾患と誤認される場合もある．

❹ 血管性認知症

血管性認知症は，脳梗塞，脳出血などの脳血管障害による脳神経細胞の壊死が原因である．高齢者では，小さなラクナ梗塞が繰り返し起こる多発梗塞性認知症も多い．梗塞部位により運動機能障害や高次脳機能障害[*1]を引き起こし，記憶障害よりも遂行機能障害，意欲の低下，感情失禁などの症状が目立つ．血管性認知症は，脳血管障害を再発するごとに症状が段階的に進行するが，高齢者ではアルツハイマー病を併発していることも多く，経過は個人差がある．

表3 加齢とアルツハイマー病によるもの忘れの違い

	加齢によるもの忘れ	アルツハイマー病のもの忘れ
記憶障害の範囲	体験の一部を忘れ，きっかけがあると思い出せる	体験自体を忘れ，思い出せない
本人の自覚	もの忘れの自覚がある	自覚していないことが多く，もの忘れを否定したり，取り繕う
進行	症状は進行しない	年単位で悪化する
他の症状の有無	なし	行動障害や精神症状を伴うことが多い
日常生活への影響	支障なし	支障あり

図3　認知症診断の流れ

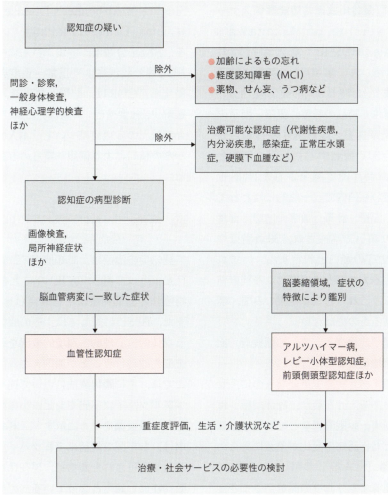

(日本神経学会監，「認知症疾患治療ガイドライン」作成合同委員会編：認知症疾患治療ガイドライン2010 コンパクト版2012. p30, 医学書院, 2012. を参考に作成)

3 認知症の診断・治療

❶ 診断

認知症の診断の流れは図3のように，まず問診，診察，一般身体検査(血液・尿検査，胸部X線，心電図など)，神経心理学的検査などを行う．加齢によるもの忘れ，せん妄，うつ病，治療可能な認知症の鑑別を行ったうえで認知症と診断される．さらに，CT，MRI，SPECT，心筋シンチグラフィなどの画像診断検査，局所神経症状等を確認し，認知症の病型診断が行われる．認知症の診断基準は一般に，世界保健機関(WHO)による国際疾病分類ICD-10，米国精神医学会によるDSM-5®が用いられる．

神経心理学的検査では，まず認知機能障害のスクリーニング検査として，ミニメンタルス

> **ワンポイント**
>
> **＊1 高次脳機能障害**
> 高次脳機能障害とは，頭部外傷や脳血管障害などにより生じた認知障害全般を指し，言語障害，記憶障害，注意障害，遂行機能障害，社会的行動障害，情動障害などが含まれる．国立障害者リハビリテーションセンターの診断基準[7]では，先天性疾患，周産期における脳損傷，発達障害，進行性疾患を原因とするものは除外するとされている．

テート検査(Mini-Mental State Examination：MMSE)[8]，改訂長谷川式簡易知能評価スケール(Revised version of Hasegawa's Dementia Scale：HDS-R)[9]などが行われる．MMSE(p116，表10参照)は国際的に普及している検査法で，日時と場所の見当識，記銘，計算，記憶の再生，物品の呼称，復唱，指示の理解，読字，文章能力，図形模写の11項目から構成される．30点満点中23点以下を認知症の疑いとする．わが国で開発されたHDS-R(p114，表9参照)も国内では一般的に使われている．見当識，記憶，計算，数字の逆唱，言葉の流暢性など9項目で構成され，30点満点中20点以下を認知症の疑いと判定する．いずれも質問式のため本人の協力の程度により検査結果が左右される．これらの検査結果のみで，認知症と診断されるものではない．

他の神経心理学的検査として，知能検査，記憶検査，視覚認知検査などが行われる．

認知症と鑑別すべき病態で重要なものに，**せん妄とうつ病**がある．せん妄は，身体疾患，環境変化，身体拘束，睡眠障害などの要因で，意識障害を基盤とした認知の変化が急激にあらわれる(p305，**4**「せん妄」参照)．うつ病は，抑うつ気分，興味または喜びの減退，さまざまな身体不調，自殺念慮などを伴う(p301，**1**「高齢期とうつ」参照)．せん妄とうつ病は，認知症と誤認されることも多く，早期に適切な治療を行えば回復可能であるにもかかわらず，見逃され生命に危険を及ぼす場合がある．

また，認知症予備群といわれる**軽度認知障害**(Mild cognitive impairment：MCI)*2では，年に5～15％の割合で認知症へ移行すると考えられている[10]．MCIから認知症への進行を予防する方法は確立していないが，高血圧，糖尿病，脂質異常症などの危険因子のコントロールと，適度な運動を行いつつ経過観察する必要がある[10]．

認知症の診断後は，重症度評価や本人の生活状況，介護者の状況等に応じて，治療，社会サービスの必要性が検討される．認知症の重症度評価には，**FAST分類**(Functional Assessment Staging of Alzheimer's Disease)[11],[12]，**CDR**(Clinical Dementia Rating)[13],[14]などがある．FAST分類は，アルツハイマー病の病期をADL等の状況により正常～重度の7段階で評価する．CDRは，記憶，見当識，判断力と問題解決，社会適応，家族状況および趣味・関心，介護状況の6項目について，本人および介護者からの情報により健康～重度の5段階で評価する．

❷ 治療

認知症の治療は，認知機能の改善と生活の質(Quality of life：QOL)の向上を目的に，薬物療法と非薬物療法を組み合わせて行われる．また，BPSDに対しては，その原因となっている身体的，心理的，環境的要因を取り除くことを優先的に行うことが原則とされている[4]．ここでは，主に薬物療法について述べる．

アルツハイマー病やレビー小体型認知症に使われる治療薬を表4に示す[4]．ドネペジル塩酸塩は，わが国で最初にアルツハイマー病治療薬として認可された薬物で，現在はレビー小体型認知症にも適用となっている．ガランタミン臭化水素酸塩，リバスチグミン，メマンチン塩酸塩は，いずれもアルツハイマー病のみの適用となる．アルツハイマー病では，神経伝達物質アセチルコリンの低下や，グルタミン酸神経系の

ワンポイント

＊2 軽度認知障害（MCI）[6]
MCIとは，年齢に比べて認知機能低下を認めるが，認知症の診断基準を満たさず，日常生活に支障のない状態をいう．DSM-5®においてMCIの認知機能低下とは，本人あるいは本人をよく知る家族等から，6つの認知領域のうち1つ以上で軽度の機能低下の懸念があり，かつ認知機能検査で軽度の障害を認めるものの認知症ではない状態を指す．日常生活では，買い物，服薬管理などのIADLは保たれるが，以前よりも時間を要したり，間違いが多くなるかもしれない．

表4 認知症治療薬の特徴

一般名 (商品名)	ドネペジル塩酸塩 (アリセプト)	ガランタミン臭化水素酸塩 (レミニール)	リバスチグミン (リバスタッチ, イクセロンパッチ)	メマンチン塩酸塩 (メマリー)
作用機序	アセチルコリンエステラーゼ阻害			NMDA受容体拮抗
適用	軽度〜重度	軽度〜中等度	軽度〜中等度	中等度〜重度
用量・用法	3〜10mg, 1日1回	8〜24mg, 1日2回	4.5〜18mg, 1日1回	5〜20mg, 1日1回
剤型	錠剤, 細粒剤, OD錠, ゼリー剤	錠剤, OD錠, 液剤	貼付剤	錠剤
半減期(時間)	70〜80	5〜7	2〜3	50〜70
主な有害作用	食欲不振, 嘔気・嘔吐, 下痢など(貼付剤で皮膚かぶれ)			傾眠, めまい, 便秘, 頭痛, 精神症状など

(日本神経学会監,「認知症疾患治療ガイドライン」作成合同委員会編:認知症疾患治療ガイドライン2010 コンパクト版2012. p137, 医学書院, 2012. より一部改変)

機能異常がみられることから、アセチルコリン分解酵素や、グルタミン酸受容体サブタイプであるNMDA(N−メチル−D−アスパラギン酸)受容体チャネルを阻害する作用のある薬物が用いられる。アルツハイマー病以外の認知症において、これらの薬物が処方されることもあるが保険適用外であり、その効果についてのエビデンスは不明である。

前頭側頭型認知症では、行動障害を改善する目的で選択的セロトニン再取り込み阻害薬(Selective Serotonin Reuptake Inhibitor：SSRI)が用いられる。BPSDに対して抗精神病薬が用いられる場合もあるが、BPSDの身体的、心理的、環境要因などの原因を取り除くことが最優先であり、薬物の有害作用と必要性を十分に吟味して使用する必要がある。

高齢者は、複数の疾患をもっていることが多く多剤併用となりやすい。また加齢に伴う薬物代謝機能の低下もあり有害作用が生じやすいので、注意深い観察が必要である。薬物有害作用を認めた場合は、減量または中止が原則となる。

4 認知症高齢者の看護

❶ 認知症高齢者に対する基本姿勢

認知症の人は、認知機能障害が徐々に進行し、自立した日常生活や社会生活が難しくなることから、不安や混乱、自尊心が低下した状態におかれやすい。近年、若年性認知症者を中心に当事者から発信される機会が増え、本人と介護家族による「病いとともに生きる経験の語り」がデータベース化されて公開されるなど、認知症の人と家族の体験世界に関する理解も進みつつある[15), 16)]。

認知症においても他の疾患と変わりなく、患者一人ひとりの病態や症状の特徴を把握し、その人の生活背景や取り巻く環境を含む全人的な理解のもとに、看護援助を行う必要がある。看護師は、認知症の人の思いや意思を、本人の言葉だけでなく、表情や行動、それまでの生活習慣や価値観、人生史などから多角的に把握し、本人の意思を尊重したケアを提供する責務があることを忘れてはならない。認知症による障害ばかりに目を向けるのではなく、その人の人生史や日々の丁寧な観察から本人のもつ力に着目し、その力を最大限に活かせるよう環境を整え支援することが重要である。

❷ 認知症高齢者とのコミュニケーション

認知症高齢者は、加齢に伴う視聴覚機能の低下に加え、認知症に伴う言語、記憶、理解力な

表5 認知症高齢者とのコミュニケーションの基本

① 周囲の雑音を排除し，視線を合わせて，よく聞こえるように話しかける．
② 1文は短く，1つの情報にする．
③ 質問するときは選択肢を提示したり，「はい」「いいえ」で答えられるようにする．
④ 伝わらないときは，他の言葉に言い換えたり違う表現をしてみる．
⑤ やりとりのなかで手がかりを示す．
⑥ 本人が答えるための時間をつくる．
⑦ 同じ質問を繰り返す場合は，その人の気持ちや背景を考えて対応する．
⑧ 表情豊かに非言語的メッセージとともに伝える．
⑨ 互いに一人の人間として感情を交わす．
⑩ 本人が伝えたい内容を推測し，提示する．
⑪ 間違いや失敗があっても，本人の思いを受け止めながらさりげなく修正する．

どの低下により，対人コミュニケーションにおける障害が生じやすい．表5は，認知症の人とのコミュニケーションの基本を示したものである．

話しかけるときは，周囲の雑音を排除したうえで，視線を合わせ，よく聞こえる声で話しかけることが基本となる．「手を洗って食堂に行き，朝ご飯を食べましょう」などのように複数の指示を含む文章は理解が難しいので，1文は短く，1つの情報にすると伝わりやすい．「飲み物は何がよいですか？」といったオープンクエスチョンよりも，「緑茶とコーヒーどちらがよいですか？」と選択肢を示したり，「コーヒー飲みますか？」とクローズドクエスチョンの方が応答しやすい．また，同じ声かけを繰り返しても伝わらなかったり拒否するような場合は，他の言葉に言い換えたり，手がかりになる物を見せる，ジェスチャーを交えながら表現することで声かけの内容を理解し，拒否したことを受け入れる場合もある．質問後すぐに返事がなくても，しばらく待っていると本人から応答がある場合も多く，本人が答える時間をつくることが大切である．

認知症の人は，記憶障害などから何度も同じ話を繰り返すことがある．同じ質問をされたら，繰り返しそれに答えるのが原則ではあるが，何度も同じ話をする認知症の人の気持ちや背景を考え，返答の仕方や対応を検討することも必要である．また，言語的メッセージは伝わりにくくても，表情，視線，姿勢，口調，態度などの非言語的メッセージは敏感に感じ取るものである．言葉だけに頼らず表情豊かに，ときには看護師自身の思いも伝えながら互いに一人の人間として感情を交わすことが，認知症の人の不安や緊張を解きほぐすことにつながる．

認知症の人は，言葉が出にくくなり「あれ」「それ」などの指示代名詞が多くなる．前述のように待つことも必要だが，言葉が出ずに困っているような場合は，本人の伝えたい内容を文脈から推測して「〇〇のことですか？」と提示する．また，現在と過去のことが混在し，間違いや失敗をした場合は，真っ向から訂正するのではなく，本人の思いを受け止めながらさりげなく修正するかかわりが重要である．

認知症の人のコミュニケーション能力は，症状や重症度によっても異なる．どのような段階にあっても認知症の人とのかかわりの中で，その人のもっている能力を引き出し，活用する働きかけを続けることが大切である．

❸ 生活障害への援助

生活障害とは，認知機能障害によって生じる日常生活動作の遂行における障害である．日常生活動作には，食事，排尿・排便，整容，更衣，入浴，起居・移乗，移動などの基本的日常生活動作（ADL）と，買い物，料理，掃除・洗濯，交通機関の利用，電話，薬物管理，金銭管理などの手段的日常生活動作（IADL）がある．

例えば排泄の場合，認知機能障害や周囲の環境などにより表6に示したような生活障害が生じる[17]．軽度の認知症では，複雑性注意や実行機能の障害により，衣服を下ろす，周囲を汚さずに排泄する，きれいに排泄物を拭きとる等の動作が不十分になる．このような場合は，一

人で上げ下げしやすいウエストがゴムのズボンや緩めの下着に替えることで，汚さずに排泄が可能になることがある．

中等度の認知症では，実行機能や知覚─運動の障害により，トイレの場所，ドアや鍵の開閉，水洗のハンドル・ボタンの使い方等がわからなくなる．このような場合は，トイレを探している様子が見られたら声をかけトイレまで誘導する，ドアの取っ手や水洗ボタンを指し示しながら説明することで，自身で動作が可能になる．あるいは，「ドアを引く」「ボタンを押す」などの指示が大きく書かれた紙を壁に貼ることで，それを見て自ら動作ができる場合もある．

重度になると，トイレではないところで排泄したり，手で便を拭くなどの生活障害がみられ，介護者の困難感や負担感が増す．このような場合は，その人の排泄パターンを把握して時間ごとにトイレ誘導する，そばで見守り後始末を手伝うことでトイレでの排泄を継続できる．

生活障害への援助は，認知症高齢者の生活動作を細かく観察し，どの動作がうまくできないのか，どのような環境，声かけがあれば動作が可能になるのかをアセスメントし，障害をきたしている生活動作を補う援助方法を検討する必要がある．近年，認知症高齢者の生活障害に対するケアの知見が蓄積され，各日常生活動作への具体的援助方法が提示されているもの[18,19]もあるので参考にするとよい．

❹ 行動・心理症状（BPSD）の予防と対応

BPSDは，図2（p321）のように発熱などの体調変化，疼痛や痒みなどの不快症状，薬物有害作用といった身体的要因，環境の変化・不備などの環境要因，緊張，疲労，ストレスなどの心理的要因，不適切な介護といったケア要因が関連して出現する．

BPSDの予防と改善には，これらの要因が認知症高齢者に加わらないようにする必要がある．介護する側にとってBPSDは認知症高齢者の介護を困難にし，負担感も高まるため問題行動としてとらえやすい．しかし，認知症高齢者にとっては，認知機能障害と生活障害をもちながら本人なりに対応し必死な思いで過ごしているところへ，更なるストレスが加わり限界を超えたことが種々の行動症状，心理症状として現れるのであって，介護者を困らせようと思ってしているわけではない．特に，適切な言葉で自分の状況を説明できない認知症高齢者のBPSDは，体調悪化の徴候である場合もある．

BPSDが，いつから，どのようなときに起こるのか，表情やしぐさの変化，いつもと違うことやストレスがかかっていないかなど，文脈や経過から原因を推測し，それらを取り除く対応が求められる．

認知症高齢者の不安や自尊心の低下に対しては，快の刺激を提供したり，認知機能障害を補う支援が有効である．リアリティ・オリエンテーション（RO），バリデーション療法，音楽療法，園芸療法，アニマルセラピー，回想法，学習療法などは，認知機能や日常生活機能，BPSDの改善を目的に行われ，認知症の非薬物

表6　認知症重症度別の排泄に関する生活障害

軽度	●衣服の下ろし方が不十分になる（衣服が汚れる） ●男性便器を汚すようになる ●排泄物を多少拭き残す
中等度	●トイレの場所がわからなくなる ●トイレのドアの開け方の違いに戸惑う ●トイレの鍵の開け方，閉め方がわからない ●排泄物を流す際，どのハンドルやボタンを押すのかわからない ●排泄後，ズボンのチャックを閉めない ●排泄物で衣類が汚れていても気づかない ●あわてているとき，便座のふたをしたまま座る
重度	●トイレでないところで排泄する ●適切な位置，姿勢で便座に向かい，座ることができない ●尿道口を便器に向けられない（男性） ●いきむことができない ●トイレットペーパーを適切な長さまで引き出せない ●手で便を拭く ●拭き終わった紙を便器内に捨てない ●排泄物を流さない

（諏訪さゆり：認知症の人の在宅生活の継続を支える─生活障害を中心に．臨床精神医学45（5）：543-552, 2016. より）

療法といわれるものである．

リアリティ・オリエンテーション(RO)は，見当識障害により不安をいだきやすい認知症の人に対し，日時や場所，人に関する情報を日常会話の中でさりげなく伝えたり，カレンダー，時計，場所の目印などで視覚的に確認できるようにすることで現実認知を補う．

バリデーション療法[20]は，認知症の人に共感的にかかわり，その人の言動の背後にあるニーズを満たすことにより自尊心の回復と人生の課題解決をめざすコミュニケーション技法である．

音楽療法，園芸療法，アニマルセラピー，アロマセラピー，タクティールケア®などは，音楽を聴く，植物・動物との接触や世話，芳香を嗅ぐ，肌に触れるタッチといった五感を介して認知症高齢者に快の刺激を与えるものである．認知症高齢者にとって心地よい刺激は，緊張や不安を和らげ，BPSDを軽減する効果がある．

回想法や学習療法は，脳を活性化し，コミュニケーション機能の維持や改善を目的に行われる．

5 認知症高齢者の家族への看護

認知症高齢者を住みなれた地域で支えていくためには，生活をともにする家族への支援が重要になる．自身の配偶者や親が認知症と診断され，家族としてそれを受け入れ在宅で介護することは，本人と同様に困難や辛さを伴う．認知機能障害や生活障害により今までできていたことができなくなっていく姿を目の当たりにすることは，悲しさと同時に苛立ち，戸惑い，否認などの心理的反応を家族に引き起こす．さらに，昼夜を問わない介護から過労，うつ状態など介護者自身の健康も脅かされやすい．認知症や介護についての知識不足，周囲の偏見や世間体を気にした孤立化などから虐待に至るケースもある（p331，§7「高齢者虐待と看護」参照）．近年では，介護家族の形態も多様化し，複雑な事情を抱えてトラブルや事件に発展する例も少なくない．

看護師は，認知症高齢者とともに家族がおかれている状況を丁寧にアセスメントし，早い段階から家族との信頼関係を築き，長期的な見通しのうえに支援を行う必要がある．認知症の症状に応じた対応方法の指導，介護保険サービスなど社会資源の活用等について支援を行う．

6 認知症に関する社会資源

1 認知症初期集中支援チーム

家族や身近な人が「認知症かもしれない」と思っていても，本人が病院に行きたがらない，独居で身寄りがいない等の理由で医療機関につながりにくい高齢者も存在する．新オレンジプランでは，認知症の早期診断と，住み慣れた地域で適切な医療・介護が受けられるよう初期の対応体制を整備する事業として，**認知症初期集中支援チーム**の設置が進んでいる（p58，❻「認知症対策」参照）．

2 介護保険サービス

認知症により日常生活に支援が必要となった場合は，介護保険サービスを利用することができる．介護保険サービスには，さまざまな居宅サービス，施設サービス（p60，❷「介護保険制度の概要」参照）があり，認知症に特化したサービスとして，認知症対応型通所介護（デイサービス），認知症対応型共同生活介護（グループホーム）などがある．サービス利用には，市町村へ申請し，要介護認定を受け，ケアプラン作成と，サービス事業者と利用契約を結ぶ必要がある．

3 成年後見制度

認知症により判断能力が低下してくると，高齢者自身で介護保険サービスの利用契約などを行うのが難しくなる．そのため介護保険制度の施行と同じ2000（平成12）年に**成年後見制度**が施行された．成年後見制度は，認知症，知的障害，精神障害などにより判断能力が不十分な人の財産管理や契約行為を支援する制度で，民法

表7 成年後見制度

	法定後見			任意後見
	後見	保佐	補助	
対象者	判断能力がまったくない状態の人	判断能力が著しく不十分な人	判断能力が不十分な人	判断能力に問題がない人
手続き	本人,配偶者,四親等内の親族,検察官,市町村長などが,家庭裁判所へ申立てし,調査,鑑定,審判により後見人を選任			本人が任意後見人を選び,任意後見契約の公正証書を作成 ▶判断能力が低下したら家庭裁判所で任意後見監督人を選任
支援者	後見人	保佐人	補助人	任意後見人
代理権の範囲	財産に関するすべての法律行為	申立ての範囲内で家庭裁判所が審判で決めた特定の法律行為		契約時に当事者間で合意した特定の法律行為

に基づく**法定後見制度**と,任意後見契約に関する法律(任意後見法)に基づく**任意後見制度**がある(**表7**).法定後見制度は,判断能力の程度により**後見,保佐,補助**に類型される.任意後見制度は,本人が十分な判断能力があるうちに,将来に備えて自ら任意後見人を選び,任意後見契約を公正証書で結んでおく.後見人の職務は,被後見人の生活に関する決定を行う身上監護(介護保険サービス等の契約,入退院手続きなど)と,被後見人のために財産を管理・使用する財産管理(預貯金通帳の保管,年金等の受領・医療費の支払い等の入出金管理など)であるが,後見人の類型により代理権の範囲は異なる.

現行の成年後見制度では,被後見人の意思を汲まない不適切な運用の懸念があり,2016(平成28)年5月に**成年後見制度利用促進法**(成年後見制度の利用の促進に関する法律)が施行された.同年9月には成年後見制度利用促進委員会が発足し,被後見人の権利制限のあり方,後見人の事務範囲,後見人を監督する家庭裁判所の人員体制の整備などに関する基本計画が策定された[21].

このほか成年後見制度より簡易な手続きで福祉サービスの利用援助や日常金銭管理を支援する制度として,**日常生活自立支援制度**がある.対象は,認知症,知的障害,精神障害により判断能力が不十分だが,当該契約内容について判断し得る能力を有していると認められる人で,利用者が社会福祉協議会に相談・申請し,契約を結ぶ.

4 そのほかの社会資源

1980(昭和55)年に結成された「認知症の人と家族の会」は,全国47都道府県に支部があり,約1万1000人の会員で構成される.家族会では,会報の発行,電話相談,各支部でのつどいや研修会等の開催,国や地方自治体に対する政策提言や要望などの活動を行っている[22].

認知症カフェは,認知症の人やその家族が地域の人や専門家と相互に情報共有し,お互いを理解し合う場として,2013(平成25)年度から国が財政支援し,2018(平成30)年度までにすべての市町村に設置をめざしている.

このほか各自治体や公共機関,一般企業,市民団体などが協力し,独居高齢者の見守りサービス,徘徊のおそれがある高齢者の緊急時ネットワークなど,地域においてさまざまな取り組みが行われている.

[長谷川真澄]

引用文献

1) 内閣府:平成28年版高齢社会白書.
http://www8.cao.go.jp/kourei/whitepaper/w-2016/html/gaiyou/s1_2_3.html(2017年2月アクセス)
2) 二宮利治・他:日本における認知症の高齢者人口の将来推計に関する研究.平成26年度総括・分担研究報告書,平成26年度厚生労働科学研究費補助金厚生労働科学特別研究事業,2015.
https://mhlw-grants.niph.go.jp/niph/search/NIDD00.do?resrchNum=201405037A(2017年2月アクセス)
3) 厚生労働省:認知症施策推進総合戦略(新オレンジプラン)~認知症高齢者等にやさしい地域づくりに向けて~(概要).
http://www.mhlw.go.jp/file/06-Seisakujouhou-12300000-Roukenkyoku/nop1-2_3.pdf(2017年2月アクセス)
4) 日本神経学会監,「認知症疾患治療ガイドライン」作成合同委員

会編：認知症疾患治療ガイドライン2010コンパクト版2012．医学書院，2012．

5) 朝田隆：都市部における認知症有病率と認知症の生活機能障害への対応．平成23年度-平成24年度総合研究報告書，厚生労働科学研究費補助金認知症対策総合研究事業，2013．http://mhlw-grants.niph.go.jp/niph/search/NIDD00.do?resrchNum=201218011A（2017年2月アクセス）

6) America Psychiatric Association，高橋三郎，大野裕監訳：DSM-5® 精神疾患の分類と診断の手引き．pp269-292，医学書院，2014．

7) 高次脳機能障害情報・支援センター：高次脳機能障害診断基準．http://www.rehab.go.jp/brain_fukyu/rikai/（2017年2月アクセス）

8) 小澤利男，江藤文夫，高橋龍太郎編著：高齢者の生活機能評価ガイド．p195，医歯薬出版，1999．

9) 加藤伸司，長谷川和夫，下垣光・他：改訂長谷川式簡易知能評価スケール（HDS-R）の作成．老年精神医学雑誌2(11)：1339-1347，1991．

10) 日本神経学会：認知症疾患診療ガイドライン2017(案)．https://www.neurology-jp.org/news/news_2016.html（2017年2月アクセス）

11) 石井徹郎：Functional Assessment Staging（FAST）．大塚俊男，本間昭監，高齢者のための知的機能検査の手引き，pp59-64．ワールドプランニング，1991．

12) Reisberg B, et al：Functional staging of dementia of the Alzheimer type. Ann NY Sci, 435: 481-483,1984.

13) Morris JC：The Clinical Dementia Rating (CDR): current version and scoring rules. Neurology 43(11): 2412-2414, 1993.

14) 目黒謙一：認知症早期発見のためのCDR判定ハンドブック．医学書院，2008．

15) 認知症の人と家族の会：認知症の本人の声．http://www.alzheimer.or.jp/?page_id=3200（2017年2月アクセス）

16) ディペックスジャパンDIPExJapan：健康と病いの語り―認知症の語り．http://www.dipex-j.org/dementia/（2017年2月アクセス）

17) 諏訪さゆり：認知症の人の在宅生活の継続を支える―生活障害を中心に．臨床精神医学45(5)：543-552，2016．

18) 日本訪問看護財団：在宅認知症者のステージごとの生活障害と行動・心理症状に応じたケアガイド．2014．http://www.jvnf.or.jp/katsudo/kenkyu/25kenkyu/25guide.pdf（2017年2月アクセス）

19) 高山成子編：認知症の人の生活行動を支える看護．医歯薬出版，2014．

20) ナオミ・ファイル，ビッキー・デクラーク・ルビン著，高橋誠一，篠崎人理監訳：バリデーション・ブレイクスルー―認知症ケアの画期的メソッド．全国コミュニティライフサポートセンター，2014．

21) 内閣府：成年後見制度利用促進基本計画について．http://www.cao.go.jp/seinenkouken/keikaku/index.html（2017年9月アクセス）

22) 公益社団法人認知症の人と家族の会ホームページ：http://www.alzheimer.or.jp/（2017年2月アクセス）

第5章 高齢者看護の実践

Section 7 高齢者虐待と看護

> **Point**
> - 「高齢者虐待の防止，高齢者の養護者に対する支援等に関する法律（高齢者虐待防止法）」によると，高齢者虐待とは，①身体的虐待，②介護・世話の放棄・放任（ネグレクト），③心理的虐待，④性的虐待，⑤経済的虐待の5種類である．
> - 身体拘束は，高齢者の行動を制限するため，高齢者虐待となりうる．介護保険施設では原則禁止，医療施設では3要件（「切迫性」「非代替性」「一時性」）を満たす場合に限り，高齢者・家族の同意を得て実施が検討される．
> - 高齢者虐待防止のために，看護師は高齢者・家族の状況をアセスメントし，介護負担軽減のための養護者に対する支援（相談，助言，指導等）を行う．
> - 高齢者の権利擁護の制度として，「成年後見制度」「地域福祉権利擁護事業」がある．

1 高齢者虐待とは

高齢者虐待は，加齢に伴い虚弱になりゆく心身に危害を与えるだけでなく，人としての基本的人権を脅かすことから，老年看護では倫理的課題になりやすい．2006（平成18）年より，「高齢者虐待の防止，高齢者の養護者に対する支援等に関する法律（高齢者虐待防止法）」が施行されている．

高齢者虐待防止法での高齢者とは**65歳以上**の者であり，高齢者虐待の種類は❶**身体的虐待**，❷**ネグレクト（介護・世話の放棄・放任）**，❸**心理的虐待**，❹**性的虐待**，❺**経済的虐待**の5種類が定義されている（表1）．

また，高齢者虐待を行う側は2種類で，❶**養護者**と❷**養介護施設従事者等**に分けられる．

表1 高齢者虐待の種類

虐待の種類	定義*	具体例
①身体的虐待	高齢者の身体に外傷が生じる，生じるおそれのある暴行を加えること	●殴る，叩く，蹴る，つねる ●入浴時のお湯の温度が高く，火傷を負わせる ●身体拘束をする（緊急時以外）
②ネグレクト（介護・世話の放棄・放任）	高齢者を衰弱させるような著しい減食，長時間の放置をすること	●食事・水分を十分に与えない ●おむつ交換が行われていない ●ゴミが散乱し，不衛生な環境に放置している ●必要な受診や服薬をさせない
③心理的虐待	高齢者に対する著しい暴言，拒絶するような対応，心理的外傷を与える言動を行うこと	●脅す，ひどい言葉でののしる（「早く死ね」「臭い」「汚い」「追い出してやる」など） ●恥をかかせる（排泄の失敗を人前で話すなど） ●嫌だと訴えているのに，無視して介助を行う（異性介助など） ●子ども扱いする
④性的虐待	高齢者にわいせつな行為をすること，わいせつな行為をさせること	●排泄介助や入浴介助時，不必要に露出させ，羞恥心に配慮しない ●本人が同意していない性的行為を強要する
⑤経済的虐待	高齢者の財産を不当に処分すること，高齢者から不当に財産上の利益を得ること	●年金や預貯金を生活費のために搾取する ●生活に必要なお金を与えない ●同意なく高齢者の不動産を処分する

*：定義の文章は「高齢者虐待の防止，高齢者の養護者に対する支援等に関する法律」より一部表現を簡潔に改変した．

❶**養護者**とは，高齢者を養護する者であり，日常生活の世話をしている人が該当する．家族・親族が多く，独居などで家族が同居していない場合や，家族以外の他人の場合もある．❷**養介護施設従事者等**は多岐にわたり，介護老人福祉施設(特別養護老人ホーム)，介護老人保健施設などの高齢者入所施設だけでなく，訪問介護や地域密着型サービスである認知症対応型共同生活介護(グループホーム)，小規模多機能型居宅介護，地域包括支援センターに従事する者も含まれる．高齢者虐待防止法に基づいて，厚生労働省は2006(平成18)年度から毎年，高齢者虐待の実態調査を行っており，ホームページで確認することができる．

高齢者虐待が発生しやすい状況として，❶高齢者が認知症である(認知症疑いも含む)，❷要介護度が高い，❸小規模な家族である(夫婦のみ世帯，高齢者と単身の子ども世帯など)，❹家族の精神疾患・障害，❺経済的な困窮，❻家庭内の確執・不和が報告されている．

社会背景として，核家族化や家庭内の介護力が低下しているために，介護拒否・放任になる場合が問題になりやすい．「**老老介護**」という言葉が示すとおり，90歳代・80歳代の高齢者の介護者は同世代の配偶者であり，子ども世代もまた高齢者であることも少なくない．こうした「老老介護」では，介護者自身も虚弱であることや，仕事や育児で多忙な時期と重なることで過度な負担がかかる場合もある．介護に専念するために離職をすれば，経済的に困窮し，介護者が身体的・心理的・経済的にも行き詰まり，結果として介護拒否・放任や，ときに介護殺人や介護者の自殺をも引き起こす危険性もある．

2 高齢者虐待と身体拘束

身体拘束とは，対象者の行動を制限する行為である．行動を制限することで，高齢者の尊厳を傷つけ，危険な行動を誘発する場合もある．例えば，四点柵で囲まれているので，ベッドから自力で降りられず柵を乗り越えてしまう，自由に動けないので不穏になり暴れて負傷するなど，身体拘束は，現在では弊害があることが一般に知られており，高齢者虐待であると認識される場合もある．

介護保険施設(介護老人保健施設，特別養護老人ホーム，グループホームなどの施設)では身体拘束は原則禁止されている．高齢者の行動を制限していると考えられる具体的な行為はさまざまあり，介護保険指定基準において，禁止の対象として挙げられているのは表2に示す行為である．向精神薬を使用することで過度に意識レベルを低下させるなども含まれる．

一方，病院など医療施設では治療が中心であり，点滴・経管栄養等のチューブやドレーン類の自己抜去や，転倒・転落等の事故が起こりやすい．身体拘束は安易に行うべき行為ではなく，看護としては他に方法がないか検討する必要がある．しかしながら，高齢者の安全が守られない，生命の危険性にかかわるなど，明確な根拠

表2　身体拘束の具体的な行為

①徘徊しないように，車いすやいす，ベッドに体幹や四肢をひも等で縛る．
②転落しないように，ベッドに体幹や四肢をひも等で縛る．
③自分で降りられないように，ベッドを柵(サイドレール)で囲む．
④点滴・経管栄養等のチューブを抜かないように，四肢をひも等で縛る．
⑤点滴・経管栄養等のチューブを抜かないように，または皮膚をかきむしらないように，手指の機能を制限するミトン型の手袋等をつける．
⑥車いすやいすからずり落ちたり，立ち上がったりしないように，Y字型抑制帯や腰ベルト，車いすテーブルをつける．
⑦立ち上がる能力のある人の立ち上がりを妨げるようないすを使用する．
⑧脱衣やおむつはずしを制限するために，介護衣(つなぎ服)を着せる．
⑨他人への迷惑行為を防ぐために，ベッドなどに体幹や四肢をひも等で縛る．
⑩行動を落ち着かせるために，向精神薬を過剰に服用させる．
⑪自分の意思で開けることのできない居室等に隔離する．

(日本看護協会編：身体拘束廃止取り組み事例集——私たちのゼロ作戦．pp48-55，日本看護協会出版会，2003．より)

がある場合，医療施設では「切迫性」「非代替性」「一時性」の3要件を満たす場合に限り，実施が検討される．高齢者・家族に十分な説明を行い，同意（同意書）を得たうえで身体拘束が実施される場合もある．

「切迫性」とは，患者本人または他の患者の生命または身体が危険にさらされる可能性が著しく高いこと，「非代替性」とは身体拘束を行う以外に適切な方法がないこと，「一時性」とは身体拘束を行う期限を決めて，一時的に行うことである．

厚生労働省の「身体拘束ゼロ作戦」によると，身体拘束をなくすために，❶身体拘束を誘発する原因を探り，除去する（例：嚥下困難で口から食べられないために行っている点滴・経管栄養の管を自己抜去する場合，その必要性があるのか検討し，経口摂取に切り替えるなど），❷基本的ケアを十分に行い，生活リズムを整える（例：日中の活動性が低下，夜間に不眠となり，昼夜逆転を起こしやすい．生活リズムを整えるために日中の活動性を高めるなど），❸身体拘束を高齢者に行うことは，看護・介護職にとっては本来してはいけないことをしなければならない行為であることから，身体拘束をなくすことで高齢者にとってよいケアをしていると，仕事に対する満足感を高めるといったことが推奨されている．

3 高齢者虐待の防止・対応

高齢者虐待の防止のためには，高齢者の権利擁護と家族に対する支援が必要である．

権利擁護とは，認知症などで判断能力が低下し，弱い立場になりやすい場合に，その人たちに代わって要望を伝え，自己決定できるよう支援することである．権利擁護は，アドボカシー（advocacy）ともいう．

高齢者の場合，判断能力に問題がない場合でも，加齢による心身の衰えや，病気，他者に迷惑をかけたくないという遠慮から自分の要望を伝えることを控えてしまうと，医療者・介護者との関係において弱い立場になりやすい．また，文化的な背景としても，わが国においては高齢者が医療・介護を受ける場合，本人の自己決定よりも家族の要望が優先される場合も少なくない．例えば，独居の高齢者が退院できるまで回復しても，介護の担い手がいないので，高齢者の意思にかかわらず，家族の意思決定で他施設へ転院が決まるケースもある．

高齢者が適切な看護・介護を受けているのか，結果として高齢者虐待や身体拘束などが行われていないか，当事者は気づきにくく，第三者でなければわかりにくいため看護師は，ケアに携わる専門職として，日常的なかかわりを通して，高齢者・家族の状況をアセスメントすることができる．

また，多職種との連携により，チームで情報交換を行うことや，声を上げて訴えられない状態にある高齢者・家族の代弁者となり，問題解決に向けて役割を担うことも可能である．社会資源としては，認知症で判断力が低下した場合であっても，適切な介護が受けられるように「**成年後見制度**」「**地域福祉権利擁護事業**」がある．

また，一方で介護を行う家族の介護負担に対するサポートも重要である．なぜなら認知症高齢者を介護する場合，徘徊や不穏など認知症特有の症状があることで，家族は昼夜を問わず見守りが必要となる．また，家族介護者もまた高齢で虚弱であることや，子ども世代が自身の仕事で多忙，育児と介護が同時進行というケースもあり，家族の側に余裕がなく，介護力が低下している場合もある．また，高齢者が介護者のいうことを聞いてくれない，被害妄想などで暴力や暴言を受けるなど，家族が身体的・心理的にダメージを受けることも多い．その結果として，高齢者だけでなく家族も被害者となる危険性もある．家族の介護負担の軽減のために，介護に関する助言や情報提供，適切なサービスの利用を勧めることが必要となる．家族間の出来事に第三者が立ち入ることやサポートを拒否し続けた結果，介護が困難になり，最悪の場合，介護殺人に至るケースもあるので注意が必要で

ある．

　「高齢者虐待の防止，高齢者の養護者に対する支援等に関する法律」（高齢者虐待防止法）では，高齢者の権利や生命が脅かされているケースを発見した場合，速やかに市町村に通報する義務がある．通報を受けた市町村は高齢者の安全確保とともに，虐待の事例であるか事実確認を行う．一時保護のために高齢者を施設に入所させるなどの措置も必要となる場合がある．家族（養護者）への支援として，介護の負担軽減のため養護者に対する相談，助言，指導，その他必要な措置を講じる必要がある．　　［谷口好美］

参考文献

- 厚生労働省：高齢者虐待防止関連調査・資料．http://www.mhlw.go.jp/stf/seisakunitsuite/bunya/hukushi_kaigo/kaigo_koureisha/boushi/index.html（2017年11月アクセス）
- 日本弁護士連合会高齢者・障害者の権利に関する委員会編：高齢者虐待防止法活用ハンドブック，第2版，民事法研究会，2014．
- 日本看護協会編：身体拘束廃止取り組み　事例集私たちのゼロ作戦，pp48-55，日本看護協会出版会，2003．
- 吉岡充，田中とも江：縛らない看護．医学書院，2003．

Section 8 エンドオブライフケア

Point
- エンドオブライフケアの概念と高齢者における特徴を理解する.
- 死因や死亡場所の統計的特徴をふまえて，エンドオブライフケアを考える.
- 高齢者の意思決定を支援するアドバンス・ケア・プランニングについて理解する.
- エンドオブライフケアにおける家族の役割，家族への援助を理解する.

1 高齢者のエンドオブライフケアの特徴

❶ エンドオブライフケアの概念

「終末期ケア」や「緩和ケア」に対して，エンドオブライフケアはどのような意味を持つのか，概念を整理する.

ターミナル(terminal)は「末期の，終末の」という意味であるため，**ターミナルケア**は"末期の時期に提供されるケア"ということになる.『看護学事典』には「いかなる治療を行っても治癒の見込みがなく死が避けられない末期状態にある患者と家族に対して行うケア」[1]と記載されている. **終末期ケア**はその日本語訳と考えてよく，"末期の時期"や"終末期"のように特定の時期を示している点が特徴といえる. しかし，老化に加えて慢性病や障害を併せもつ高齢者においては，その期間の特定が難しいことも指摘されている.

緩和ケアは，それまで治療に偏っていたがん疾患において，疼痛をはじめとする苦痛を緩和する治療の重要性が認識された1970年代から用いられるようになった. 1990年のWHOの定義によれば，「緩和ケアとは治癒の見込みのない患者に対する積極的な全人的ケアである. 痛みやその他の症状の緩和のみならず，心理的，社会的，霊的な問題のコントロールが最重要な課題である. 緩和ケアの目標は，患者と家族のQOLを可能な限り高めることである. 緩和ケアの多くの側面は，病期や抗がん剤治療期の初期の段階にも適用することができる」とされている. 日本では，末期がんを**緩和ケア病棟**の入院要件としていることもあり，定義そのものに疾患の限定はないものの，がん患者に対して提供されるケアとして用いられることが多い.

図1は死に至る経過を4つのパターンに簡略化したものである[2]. ❶は不慮の事故による急死，❷は高機能を維持した後，1～2カ月のうちに急速に機能低下を招き亡くなるがんに特有の経過，❸は脳血管疾患や心臓病などのように再発と不完全な回復を繰り返し，最後は臓器がもちこたえられずに急速に機能が低下し亡くなる臓器不全の経過を示している. 一方，❹の**フレイル**(虚弱)は，低レベルながら維持していた機能が徐々に低下して亡くなるプロセスである. 後述する80歳以上の死因からみても，フレイル型は老年期を特徴づけるプロセスといえる.

図1の「フレイル」のように，必ずしも原因疾患や期間を特定しない状態に対して，最期までよりよく生きることを支援する新しい概念として，**エンドオブライフケア**(end-of-life care)が用いられるようになった. 本項では，長江による「診断名，健康状態，年齢にかかわらず，差し迫った死，あるいはいつか来る死について考える人が，生が終わる時までに最善の生を生きることができるように支援すること」[3]という定義を用いる. この定義の特徴は，"差し迫った死"のみならず"いつか来る死"について考える人も，ケアの対象としている点にあり，老年期にある人々へのケア全体を網羅

図1　死に至る4つの経路

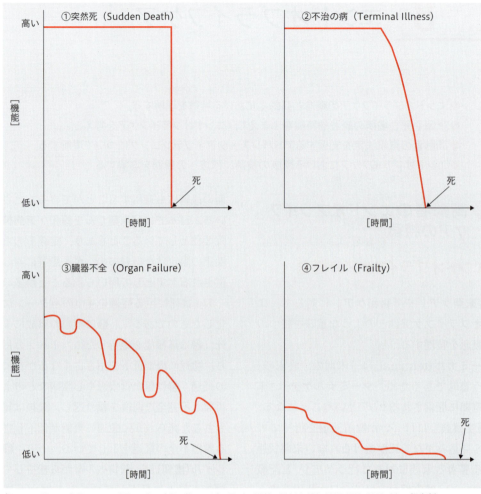

(Lunney JR, et al: Patterns of Functional Decline at the End of Life. JAMA 289: 2387-2392, 2003. より一部改変)

する概念ともいえる.

❷ 高齢期における死のとらえ方の成熟とエンドオブライフケアの射程

最近，中高年世代の「終活」が注目されている.「終活」とは就職活動を縮めた「就活」に重ねた造語であり，2009(平成21)年の週刊誌の連載をきっかけに中高年世代の高い関心を呼び，葬儀や墓選びをはじめ，相続や遺言，身辺整理，終の棲家の選択なども含み，自分自身の死に向けた準備をする諸活動のこと[4]を表す用語として広く知られるようになった.

この背景には，核家族化・晩婚化の伸展や**生涯未婚率**[*1]の上昇によって自分の死の準備や後始末を人任せにしにくい状況が一般的になりつつあることや，地震などの災害によって予期せぬ死を誰もが迎えうるという認識の広がりなどがある[4]と指摘されている.

どのように死を迎え，どのように人生を締めくくるかは，定年退職後，あるいは子育てや親

> **ワンポイント**
>
> **＊1 生涯未婚率**
> 生涯未婚率とは50歳までに一度も結婚したことのない人の割合であり，「45〜49歳」と「50〜54歳」における未婚率の平均値から算出.

の介護を終えた後の中高年世代の重要な課題である．高齢期の発達課題には，「配偶者の死への適応」[5]や「死に対する見方の発達」[6]など，死に対する考え方を成熟させていくことへの期待が示されている．高齢期とは，いつか来る死が，他の年代に比べて我が事として考えやすい年代であり，高齢期にある人がみな共通して，よりよい生の帰結としての最善の死をめざすことのできる唯一のライフステージでもある．

したがって，定義をふまえた高齢期におけるエンドオブライフケアの射程は，"差し迫った死"を控えた高齢者の苦痛を緩和する全人的なケアに加え，"いつか来る死"について考えたい意向をもつ高齢者が学んだり，準備することへの支援の大きく2種類がある．

2 高齢者死亡の動向

❶ 高齢期の死因

人口動態統計から2016（平成28）年の65歳以上の死因順位をみると，第1位：悪性新生物，第2位：心疾患，第3位：肺炎，第4位：脳血管疾患，第5位：老衰であり，2011（平成23）年に肺炎と脳血管疾患が入れ替わって以降，上位の順位に変化はない．

また，表1は65歳以上の年齢階級別にみた10位までの死因順位である．80歳以上になると肺炎，90歳を超えると老衰が死因の上位にあがり，死因の下位には血管性等の認知症やアルツハイマー病といった認知症が入っている．

図1の「フレイル」の経過をたどる死因は平均寿命を超える超高齢の年代を特徴づけていることがわかる．

❷ 死を迎えたい場所と現実の死亡場所

図2は65歳以上の死亡場所である．65〜74歳では80％が「病院」で亡くなり，「自宅」は15％にとどまる．75〜84歳では「病院」の割合は変わらないものの，「自宅」が微減，「介護老人保健施設（以下，老健）」や「老人ホーム」が微増している．85歳以上になると施設で亡くなる高齢者がさらに増え，「老人ホーム」が「自宅」を上回り，「老健」と「老人ホーム」をあわせて15％を超える．このように，高齢になるほど死亡場所の多様化がみられる．

表1 65歳以上の死因順位

	第1位	第2位	第3位	第4位	第5位	第6位	第7位	第8位	第9位	第10位
65〜69歳	悪性新生物	心疾患	脳血管疾患	肺炎	不慮の事故	自殺	肝疾患	大動脈瘤および解離	糖尿病	腎不全
70〜74歳	悪性新生物	心疾患	脳血管疾患	肺炎	不慮の事故	肝疾患	自殺	大動脈瘤および解離	腎不全	糖尿病
75〜79歳	悪性新生物	心疾患	脳血管疾患	肺炎	不慮の事故	腎不全	慢性閉塞性肺疾患	大動脈瘤および解離	肝疾患	老衰
80〜84歳	悪性新生物	心疾患	肺炎	脳血管疾患	老衰	不慮の事故	腎不全	慢性閉塞性肺疾患	大動脈瘤および解離	糖尿病
85〜89歳	悪性新生物	心疾患	肺炎	脳血管疾患	老衰	不慮の事故	腎不全	慢性閉塞性肺疾患	大動脈瘤および解離	アルツハイマー病
90〜94歳	心疾患	悪性新生物	老衰	肺炎	脳血管疾患	腎不全	不慮の事故	血管性等の認知症	アルツハイマー病	慢性閉塞性肺疾患
95〜99歳	老衰	心疾患	肺炎	脳血管疾患	悪性新生物	腎不全	血管性等の認知症	不慮の事故	アルツハイマー病	高血圧性疾患
100歳〜	老衰	心疾患	肺炎	脳血管疾患	悪性新生物	血管性等の認知症	腎不全	高血圧性疾患	不慮の事故	アルツハイマー病

注）高齢期を特徴づける死因をマークして掲載
（平成27年人口動態調査, 2015. より）

図2 高齢者の死亡場所

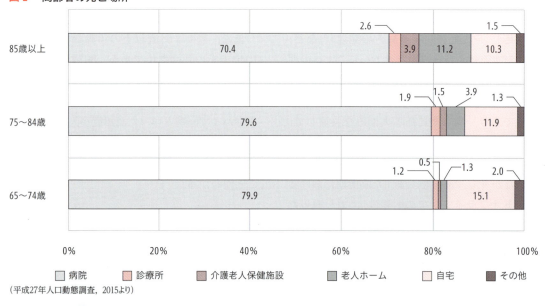

(平成27年人口動態調査, 2015より)

図3 最期を迎えたい場所

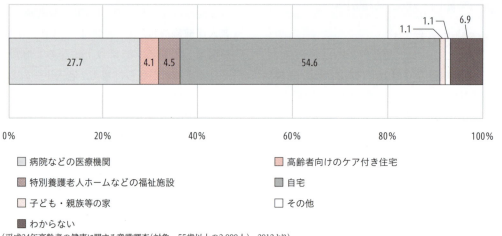

(平成24年高齢者の健康に関する意識調査(対象　55歳以上の3,000人), 2012より)

　一方，中高年世代の最期の場所に対する意向はどうだろう．「高齢者の健康に関する意識調査」[7]によれば，治療の見込みがない病気になった場合の最期を迎える場所として，図3のように半数が「自宅」を希望し，医療施設を希望する者は30％弱であった．このように希望と現実には大きなギャップがある．

　多くの高齢者が希望する自宅での最期を実現するための在宅サービスの充実は重要であるが，老夫婦2人暮らしや独居世帯が今後も増加する現実を踏まえ，特別養護老人ホームや老健，有料老人ホームに加え，グループホームや小規模多機能施設，サービス付き高齢者向け住宅等を"第2の自宅"ととらえ，ここでも看取り機能の充実を推進する必要がある．また，入院中であっても小康を得たタイミングをみはからって外泊や自宅への外出が実現できる柔軟な看護計画と地域の諸資源との連携も求められる．

3 エンドオブライフケアの実際

❶ アドバンス・ケア・プランニングと意思決定支援

死が差し迫る時期には，幾度となく医療行為や療養場所の選択に関する意思決定をせまられる．例えば，胃瘻を造るか，中心静脈栄養法を行うか，臨終に際して延命医療や蘇生術を受けるかなど，多くの判断を迫られる．これに加え，退院後の療養場所をどこにするか，誰が介護をするのかなどの選択も伴う．しかし，自らの意思を明確に表明することが困難な状態になってしまっている場合も少なくない．

このように，意思決定が不確実なまま物事が進んでしまうことを回避するための方策が，**アドバンス・ケア・プランニング（ACP）**である．これは，「将来の意思決定能力の低下に備えて，今後の治療・ケア，療養に関する意向，代理意思決定者などについて患者・家族，医療者があらかじめ話し合うプロセス」[8]である．すなわち，死が差し迫った状態よりもはるかに前の段階で，将来に備えて元気なとき，要介護認定を受けたとき，入院・入所したときなどの節目ごとに家族や医療・福祉の関係者と話し合い，見直しを積み重ねていくものである．

2007（平成19）年に厚生労働省が示した「人生の最終段階における医療の決定プロセスに関するガイドライン」[9]は，どちらかといえば死が身近になりつつある時期でのアドバンス・ケア・プランニングを具体化したものといえる．図4の本人の意思確認ができる場合とできない場合に分けてフローが示されている．プロセスを通して，❶本人や家族に対して医療従事者から十分に情報提供がなされていること，❷本人や家族が一人で決めるのではなく，医療従事者と十分に話し合うこと，❸特定の専門職だけが関与するのではなく，医療・ケアチームがかかわること，が重視されている．

アドバンス・ケア・プランニングの過程において，話し合いで得た合意を書面に残す．通常，❶**受けたい（受けたくない）治療・処置への意思表明**，❷**蘇生処置に関する意思表明（蘇生処置を行わないことの表明**をDo Not Attempt Resuscitate：**DNAR**という），❸**代理人**，の3項目を含み，この書面を**事前指示**（Advance Directives：**ADs**）という．

今のところ，一般国民（調査対象は20歳以上の5,000人）のうち，自分の死が近い場合に受けたい医療や受けたくない医療について家族と「いちおう／詳しく話し合ったことがある」のは42.2％だが，「実際に書面を作成している」のは3.2％に留まる[10]．前述の「終活」に対する中高年世代の関心の高まりからすれば，死が

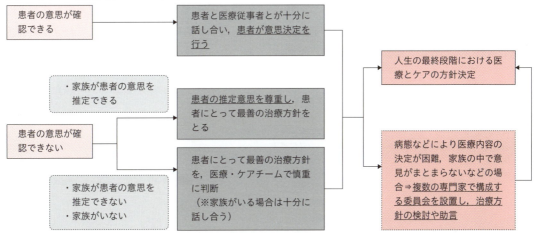

図4 人生の最終段階における医療とケアの話し合いプロセス

（厚生労働省：「"人生の最終段階における医療"の決定プロセスに関するガイドライン」をご存知ですか？パンフレット. 2015. より一部改変）

差し迫った時期のみならず，将来に備えてアドバンス・ケア・プランニングに関する健康教育の開発も重要な課題である．

❷ 身体徴候と苦痛の緩和

高齢者では，「なんとなく元気がない」「最近，食事摂取量が減ってきた」「座位保持時間が短くなってきた」というような，日常生活における些細な変化から，衰退の進行を推察することが多い．

図5は，衰退過程の進行を把握する目安となる身体徴候を示している．易転倒性は死の1年以上前にみられる場合がある．全体的なバランスや身体支持性の低下の目安でもあるが，転倒による大腿骨頸部骨折や慢性硬膜下血腫なども衰退を急速に進める．また，わずかずつの食事摂取量の低下や消化吸収力の低下が体重の漸時減少につながり，これもゆるやかに進んでいく．

やがて，臥床傾向の増強，むせや飲み込みが悪くなる状態は，死の数カ月前から漸次低下することが多い．その後，持続する喘鳴や痰がらみ，嚥下困難，繰り返される発熱など，全体的な低下がみられると，徐々にバイタルサインにも変化が認められるようになる．

呼吸の異常，低体温，血圧の低下などの変動は終末期の後期に多い．いくつかの身体徴候を継続的に観察することによって，生活力や生命力の衰えを具体的に評価することができる．

このような衰退の進み具合を評価しつつ，並行して苦痛の緩和を図る．特に死が差し迫った時期の苦痛は，孤独の苦痛，不動の苦痛，不潔の苦痛，呼吸の苦痛，嚥下困難に伴う苦痛などがあげられる．以下にケアの方向性を示す．

1 孤独へのケア

死の影が迫ってくると，家族も援助者も，何もできない無力感から訪室を遠ざけがちになり，結果として高齢者を孤独にさせてしまうかもしれない．傍らにいて手を擦る，挨拶やねぎらいの言葉をかけるなど，触覚や聴覚に働きかけることで孤立感を癒したい．

2 不動へのケア

安静を強調しがちだが，同一体位による褥瘡のリスクや倦怠感の助長も見過ごせない．生命が危機的状態でないのであれば，車いすへの離床，ギャッジアップによる座位，関節を他動的に動かし，凝りや痺れを解すことも有効である．

3 清潔へのケア

水分や食事の摂取量が減り，これに伴い唾液分泌も減少する．加えて，開口したままの呼吸となるため，口唇や口腔内の乾燥がいっそう顕著になる．また，口腔ケアへの協力も得られにくく，開口も小さくなるため，口腔ケアがおろそかになりがちである．口腔内で繁殖した雑菌が気づかない間に誤嚥(**不顕性誤嚥**)され，肺炎の原因ともなる．現在は，柄の細いスポンジブラシやさまざまなタイプの加湿・保湿剤が普及しているので，ふさわしい材料を選択し，適切な頻度で口腔ケアを実施する必要がある．口腔以外にも眼脂の除去，陰部洗浄も必須である．

4 嚥下困難へのケア

嚥下困難は，肺炎や窒息など重篤な病状を引き起こすばかりでなく，度重なるむせや咳き込みによって食べることへの苦痛や恐怖を与える

図5　高齢者の衰退状態の把握に有用な観察項目

死亡前1～数年	死亡前1年～数カ月	死亡前数週～数日
・易転倒性 ・活動量の減少や寝たきり状態 ・尿失禁 ・体重減少	・座位保持時間の短縮や座位バランスの低下 ・食事摂取量の顕著な低下 ・食事中のむせ・嚥下困難 ・繰り返しの発熱 ・喘鳴 ・嘔吐	・低体温 ・血圧の低下 ・呼吸困難 ・異常呼吸

非常に厳しい障害である．口から食べることが生命と生きることへの希望を支えるエネルギーの源である．日々，嚥下困難を軽減する取り組みを積極的に行うとともに，経口的に十分な量の食事摂取が困難になったとしても，アイスクリームをひと匙，あるいは棒つきキャンディをひと舐めするなど，味わうことへの援助を行いたい．

5 呼吸へのケア

離床し，座位を保持することが排痰を促し，呼吸の安楽につながる．体位ドレナージ，スクイージングなどの排痰法を行うことも有効である．

❸ 看取り終えた家族への援助

臨終に間に合わなかった，十分に世話をする時間がとれなかった，病院や施設で心ない扱いを受けたなど，家族の看取り後の心残りの要因は多々ある．少しでも心残りを減らすには，意思決定やケアなどさまざまな場面に家族も参加してもらうことが有用であり，そのためには病状の推移に対して見通しをもつこと，そのことを家族にきちんと伝えることが不可欠である．

また，付き添う家族も高齢である場合が多い．したがって，家族の疲労や健康状態にも目配りを必要とする．大切な人を失った悲嘆に身体的な不調が加わると，予備力の低下している高齢者はうつ状態に陥る危険性が高く，特に配偶者を失った家族には注意を要する．

しかし現在の在宅サービスや医療の仕組みからいえば，サービスの対象者が亡くなると，支援はそこで終わり，介護者や家族との関係は途切れることになる．悲嘆を抱えた家族に対する支援の制度上の仕組みは，まだわが国では整備されていない．

看取り終えた家族の**グリーフワーク**(身近な人の死の衝撃から立ち直る過程)に対し，欧米では心理療法家によるセラピー，教会やセルフヘルプグループによるサポートが組織的に行われている．わが国でも，家族会組織において，介護を終えた会員が経験者として後輩の相談にあたりつつ，自らの介護経験を意味づけ，結果として悲嘆を癒すことに効果を示しているという．施設と地域の援助者間で連携をとる，あるいは外来や医療相談室での支援を継続するなど，多様なフォーマル，インフォーマルな支援の仕組みが用意される必要がある．

4 場の違いによる特徴

❶ 施設におけるエンドオブライフケア

これまで，高齢者が最終的に亡くなる場所は"自宅か病院か"の二者択一という状況であったが，近年は図2(p338)でも示したように，第三の選択肢として「施設」が注目されている．現在，介護報酬で看取り関連の加算が設定されている中長期滞在可能な施設は老健，介護老人福祉施設(特別養護老人ホーム)，認知症対応型共同生活介護(グループホーム)，小規模多機能型居宅介護(小規模多機能施設)である．

老健は1991(平成3)年に創設された当初，病院から自宅への退院を中継するリハビリテーション機能を強化した中間施設を標榜していた．しかし，介護保険制度施行以降，介護老人福祉施設や介護療養型医療施設との相違が薄まったこと，また中長期にわたり反復する利用者が多いこと，常勤医師や夜間も看護師がいることなど福祉施設に比べて医療スタッフが厚い配置基準になっていることから，老健における看取りが注目され，2009(平成21)年の介護報酬改定で**ターミナルケア加算**が新設された．

一方，本来，終の棲家として設立された特別養護老人ホームは，医師が非常勤で，看護師の必置人数も極めて少ないために夜勤体制がとれないことなどの理由により，看取りを病院にゆだねる施設が多かった．しかし，2005(平成17)年の介護報酬改定で**看取り介護加算**，2009(平成21)年には常勤の看護職員の手厚い配置に対する看護体制加算，看護・介護職員の夜勤者の手厚い配置に対して夜勤職員配置加算が新

設された．さらに，2012（平成24）年からは，医師や看護師との連携によって安全が確保される体制があり，かつ定められた研修を終了した介護職員に対して口腔内の痰の吸引と胃瘻注入後のチューブの取り外しを行うことが認められた．このように，これまで介護老人福祉施設で看取りが進まない理由であった24時間を通しての医療面への対応が少しずつ改善されている．

多くの施設は，要介護状態ではあるが，看取りにはまだしばらく時間がある時点で入所となる．施設では，入所の時点で最期の場所や希望する処置などに関する意向，エンドオブライフケアに対する希望を確認したうえで，施設ケアが長年大切にしてきた，食事，排泄，入浴，更衣といった日常生活援助を丁寧に継続することが重要である．また，介護職員は医療従事者に比べて死や看取りに対する不安が大きいといわれている．介護職が安心して日常生活の援助や夜勤に当たれるように，職種間の連携と緊急時に対応する体制の構築は不可欠である．

❷ 在宅におけるエンドオブライフケア

在宅では24時間を伴走する家族介護者の支援が重要である．核家族化が進み，人の死に立ち会う機会は本当に少ない．今回が初めて，という家族が大多数だろう．家族にとって辛いことは，大切な親や配偶者が苦しそうな様子なのに，何もできないという無力感と，このまま死んでしまうのではないか，という恐怖感である．

このような家族に対して，亡くなるまでの呼吸や意識レベルの変化，**死の三徴候**や緊急時の連絡方法を記載したパンフレットを用いてあらかじめ説明し，落ち着いて対応できるように支援することが有効である．

最終的に自宅で亡くなる場合でも，中長期にわたる看取りの過程では入院することも，介護保険施設にショートステイすることもあるだろう．往診医や訪問看護師は在宅におけるエンドオブライフケアの要であり，かつ地域包括ケアの中で支援を組み立てる役割を担ってもいる．

［北川公子］

引用文献

1) 見藤隆子，小玉香津子，菱沼典子総編集：看護学事典．p420，日本看護協会出版会，2005．
2) Lunney JR, Lynn J, Foley DJ, et al: Patterns of Functional Decline at the End of Life. JAMA 289: 2387-2392, 2003.
3) 長江弘子：エンド・オブ・ライフ・ケアをめぐる言葉の整理．長江弘子編，看護実践に生かすエンド・オブ・ライフ・ケア，pp 2-9，日本看護協会出版会，2014．
4) Imidas：終活．ジャパンナレッジ版イミダス2016，集英社，2016．
5) ハヴィガースト RJ著，児玉憲典，飯塚裕子訳：ハヴィガーストの発達課題と教育―生涯発達と人間形成．p163，川島書店，2004．
6) ニューマン BM，ニューマン FR著，福富護訳：新版生涯発達心理学．pp461-464，1990．
7) 内閣府：平成24年高齢者の健康に関する意識調査結果（全体版）．pp 8-9，2012．
http://www8.cao.go.jp/kourei/ishiki/h24/sougou/zentai/index.html（2017年2月アクセス）
8) 木澤義之：アドバンスケアプランニングの関連用語と概念定義．西川満則・他編，本人の意思を尊重する意思決定支援―事例でみるアドバンスケアプランニング，pp 2-7，南山堂，2016．
9) 厚生労働省：「人生の最終段階における医療の決定プロセスに関するガイドライン」リーフレット．
http://www.mhlw.go.jp/file/04-Houdouhappyou-10802000-Iseikyoku-Shidouka/0000079905.pdf（2017年2月アクセス）
10) 終末期医療に関する意識調査等検討会：人生の最終段階における医療に関する意識調査報告書．pp17-22，2014．
http://www.mhlw.go.jp/bunya/iryou/zaitaku/dl/h26042502.pdf（2017年2月アクセス）

第6章

高齢者看護のめざすもの

Section 1 高齢者看護のめざすもの

> **Point**
> - 高齢者と家族が求める看護とは何か，その実際を理解する．
> - 高齢者看護教育のあゆみを知る．
> - 高齢者看護研究の動向を知る．
> - 実践と教育そして研究が関連し合い向上することを知る．

1 目で見る高齢者看護の多面性と多様性

　高齢者・家族が看護・介護に求めるものは，健康に老いるための，あるいは介護を必要とする状態になることを防ぐための予防的なケア，健診後の生活習慣を修正するための保健的なケア，急性・慢性的な傷病時のケア，エンドオブライフケア，介護する家族のためのケアである．そして1次予防から2次予防，3次予防，エンドオブライフケアのいずれにおいても看護職者の役割がある．それぞれの場で対象者から求められる目標に合わせて，看護の展開を福祉職やリハビリテーション専門職との協働により地域の資源をうまく活用しながら進めていく．

1 地域在住高齢者への健康や医療，介護，暮らしの相談―暮らしの保健室

　暮らしの保健室とは，地域で生活する高齢者などの健康面，医療，介護，暮らしなど生活に関するさまざまな相談に保健師や看護師，介護職，地域のボランティアなどが応じるもので，地域包括支援センターなどとも連携して，地域住民の支援を行うものである．地域に開かれた心地よい場所であり，お茶を飲みながら，看護職等がさまざまな相談に応じる場となっている（図1）．

2 市民のヘルスリテラシーの向上―看護職と市民ボランティアとの協働によるPeople-Centered Careの拠点活動

　インターネット上にさまざまな情報が溢れる現代，正しい健康情報を見極める力をもち，"自

図1　暮らしの保健室

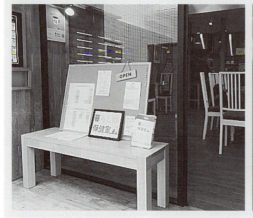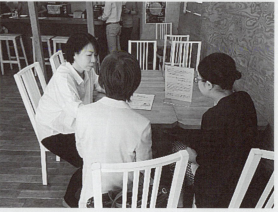

川崎市中原区プラスケアによる暮らしの保健室．専門機関にかかわる手前の疑問や不安をサポートするワンストップサービスであり，相談しやすく温かい雰囲気を大切にしている．ここでは保健師等が高齢者以外の相談にも応じている．

図2 People-Centered Care

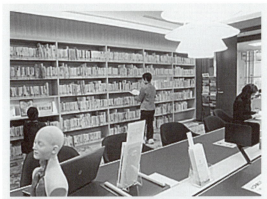
闘病記など3000冊を集積した図書閲覧

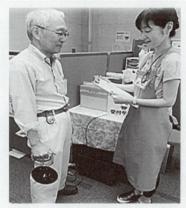
握力などの健康チェック

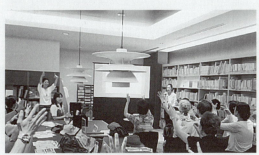
地域の市民に向けた健康講座（認知症予防をテーマとした講座の様子）

分の健康を自分で創る社会"をめざして，看護系大学を拠点とした市民のヘルスリテラシーを向上する取り組みが成果を上げている．ここでは，健康情報に関連した図書（闘病記，医学系書籍や雑誌など）の閲覧，個別の健康相談のほか，血圧，体組成，握力など健康チェックとその結果に基づいた健康相談，小児・老人・在宅看護専門看護師，情報科学の専門家である図書館司書などによる専門的な健康相談，健康講座などが行われ，年間5000名の市民に利用されている（図2）．

3 高齢者・家族の日常生活を支える居宅サービスを行う看護師

日常生活を送るうえでなんらかの援助を必要とする高齢者とその家族のために，訪問看護の他にも種々の居宅サービスが稼動している．デイケア，通所リハビリテーション等，通所サービスにおいても，利用者に楽しく安全で効果的なサービス提供ができるようにチームの一員として看護を行う（図3）．

4 個人史を大切に高齢者の日々の暮らしを支えるパーソナルケアを行う看護師

介護環境の整った施設で生活することを選んだ高齢者とその家族のために，施設においても地域で暮らすのと同じようにパブリックスペースへの配慮が重要であると認められるようになっている．生活の場である介護施設では，プライベートスペースの安全性と居住性の向上とともにパブリックスペースの充実が工夫されるようになってきた（図4）．

5 世代間交流を取り入れた高齢者支援

高齢者と子どもの互恵的ニーズ，世代継承性に着目した，世代間交流を取り入れた支援が広がっている．高齢者の生活の質の向上やうつの改善，小学生の高齢者観の育成に有効である（図5）．

6 急性期医療機関における看護と在宅移行支援

急激な変化にも対応しなければならない急性期の看護，集中的な観察と看護を必要とする化学療法等の治療に伴う看護，さらに，治療や看護の方針・計画が立つまでの検査段階での看護は，高度医療に伴う看護と同様に医療機関で提供される．

7 認知症をもつ高齢者への看護

認知症のある高齢者の看護では，拘束感を与えず制限や抑制をすることなく，いかにしてそ

図3 通所サービスでの風景

①送迎バスも活躍

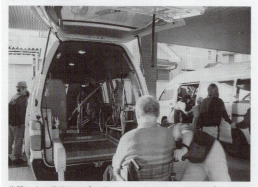

施設による送迎サービスだけでなく,ときには,家族やボランティアによる送迎が行われる.こうしたドア to ドアの送迎サービスがあることで,独歩が困難であっても多くの高齢者が通所サービスを受けることができる.家族介護者との連絡ができる貴重な時でもある.また,家族や介護者にとってのレスパイト(休息)ケアでもある.

②各自のプログラムによるリハビリテーション

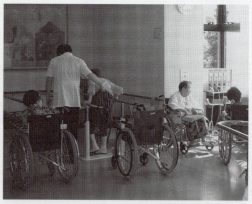

個別に行われるリハビリテーションの例である.看護師は,利用者個々の観察を行いながら,フロア全体に気を配り,チーム全体,および個別の活動計画に沿った看護を行う.

③リハビリ体操

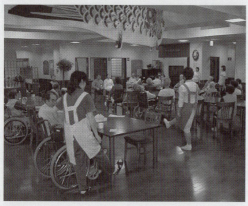

集団で行われるリハビリテーションの例である.理学療法士,ケアマネジャーを含むチームで計画したプログラム内容を介護福祉士が中心となって実施している.

図4 都内有料老人ホームの庭を散歩する入居者と家族

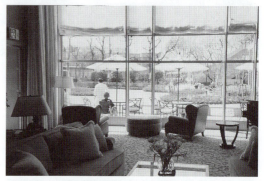

さまざまな自立度の入居者がそれぞれの方法で散歩している.看護師は,健康チェックを終えて居室フロアの看護・介護ステーションに戻ったので,専属の医師(白衣の後姿)が見守りをしている.

図5 世代間交流

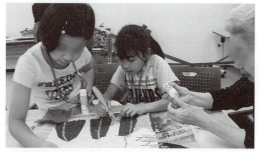

東京都市部における地域在住の小学生と高齢者の世代間交流プログラム聖路加和みの会の一場面.ちぎり絵を両世代が共同作成し,1つの作品を作り上げている.

の人のもっている力を引き出していくかという課題がある.

8 災害と高齢者支援

地震や洪水など,わが国では自然災害の頻度が増している.高齢者が避難所での生活を送るうえではストレスとなることも多く,食事,排泄,睡眠,活動性などに支障をきたし,健康障害や生活障害を容易に生じやすいことが指摘されている.また呼吸器感染症やせん妄の発症,認知症をもつ高齢者では,見当識障害などの増悪をきたしやすいため,個別の看護支援が大切である(図6).

9 慢性疾患をもち在宅療養する高齢者への在宅モニタリングとテレヘルス/テレナーシング

糖尿病，慢性呼吸不全，慢性心不全など慢性・長期的疾患をもち在宅療養生活を送る高齢者が増えている．日々の血圧や酸素飽和度，食事摂取状況や浮腫などの症状を遠隔地の看護師がモニタリングし，増悪の兆候がある場合にはテレビ電話などを用いて健康相談や保健指導を行うテレヘルス/テレナーシングが始められている．諸外国では保険適用となっているが，わが国では現在審議中である(図7)．

図6　災害看護

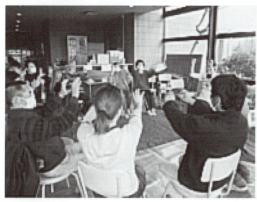

東日本大震災後亜急性期の災害看護．避難所における高齢者のロコモ(運動器症候群)予防と心身の健康支援として，災害避難所において出前デイサービスを提供している．

図7　テレナーシング

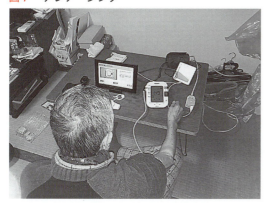

血圧や体重などの自己測定を行い，タブレット端末から心身情報を送信し，テレナーシングを受ける在宅高齢者

2　看護基礎教育においての高齢者看護教育のあゆみ

1967(昭和42)～1968(昭和43)年以来20余年にわたり続いた保健婦助産婦看護婦学校養成所指定規則に基づく看護教育カリキュラムでは，高齢者の看護は「成人看護」の一部に位置づけられていた．「老人看護」として分野が独立したのは1989(平成元)年の看護教育カリキュラム改正によってであった．さらに8年後にも保健婦助産婦看護婦学校養成所指定規則が改正され，「在宅看護」「精神看護」が独立し，「老人看護」は「老年看護」となり「老年看護実習」が「成人看護実習」から独立して行われるようになった．1997(平成9)年から実施されている改正カリキュラムは，高齢社会における看護を担う専門職育成を意図したものである．また，看護系大学の急増を背景にして大学教育の独自性を生かしつつ看護教育の質の確保を図るためでもあった．

文部省(当時)による大学設置基準は1991(平成3)年の改正でその基準が弾力化され，各大学において自由に，従来のような一般教育と専門教育に二分したものでない4年一貫のカリキュラムづくりが進められた．看護系大学の卒業生には看護学を習得した者として，対象理解と基礎的な看護技術の習得のほか，急速に進歩する医療と社会福祉システムの中で拡大する看護の役割に対応できる判断力と応用能力・協働能力が必要とされている(図8)．

また，2019(平成31)年の実施をめざし，大学における看護学教育モデルコアカリキュラムの策定が行われ，大学においての看護学教育の質の確保，そしてコンピテンシー(能力)に基づく看護の実践者の育成がめざされるようになった．教育方法においてはシミュレーション教育やアクティブラーニング，eラーニング，反転授業など学生が自ら学ぶという能動的な学習方法が重視されるようになり，カリキュラムの変化とともに学び方も変化している．

図8 保健師助産師看護師法においての看護教育カリキュラムの変化

[A 看護師教育（3年課程）カリキュラム]

1967（昭和42）年改正

項目	時間
基礎科目	390時間
専門科目	
看護学以外	330
看護学	2655
●看護学の内訳	
看護学総論	360
（内実習	210）
成人看護学	1665
（内実習	1170）
小児看護学	300
（内実習	180）
母性看護学	330
（内実習	210）

1989（平成元）年改正

項目	時間
基礎科目	360時間
専門基礎科目	510
専門科目	1980
講義	945
実習	1035
●専門科目の内訳	
基礎看護学	300
成人看護学	315
老人看護学	90
小児看護学	120
母性看護学	120
実習	1035
基礎看護	135
成人看護	} 630
老人看護	
小児看護	135
母性看護	135

1996（平成8）年改正

項目	単位
基礎分野	13単位
専門基礎分野	21
専門分野	59
●専門分野の内訳	
基礎看護学	10
在宅看護論	4
成人看護学	6
老年看護学	4
小児看護学	4
母性看護学	4
精神看護学	4
臨地実習	23
基礎看護学	3
在宅看護論	2
成人看護学	8
老年看護学	4
小児看護学	2
母性看護学	2
精神看護学	2

2008（平成20）年改正

項目	単位
基礎分野	13単位
専門基礎分野	21
専門分野Ⅰ	13
専門分野Ⅱ	38
統合分野	12
●専門分野・統合分野の内訳	
専門分野Ⅰ	計13単位
基礎看護学	10
臨地実習	3
基礎看護学	(3)
専門分野Ⅱ	計38単位
成人看護学	6
老年看護学	4
小児看護学	4
母性看護学	4
精神看護学	4
臨地実習	16
成人看護学	(6)
老年看護学	(4)
小児看護学	(2)
母性看護学	(2)
精神看護学	(2)
統合分野	計12単位
在宅看護論	4
看護の統合と実践	4
臨地実習	4
在宅看護論	(2)
看護の統合と実践	(2)
合計	97単位

[B 保健師教育課程カリキュラム]

1989（平成元）年改正

項目	時間
公衆衛生看護学	510時間
公衆衛生看護学概論	
地区活動論	
家族相談援助論	
健康教育論	
保健指導総論	
保健指導各論	
（内実習	135）
母子保健指導	30
（備考：学校保健を含む）	
成人保健指導	30
高齢者保健指導	45
地域精神保健指導	30
産業保健指導	30
疫学	60
健康管理論	60
保健福祉行政論	60

1996（平成8）年改正

項目	単位
地域看護学	12単位
地域看護学概論	
地域看護学活動論	
疫学・保健統計	4
保健福祉行政論	2
臨地実習	3
合計	21単位

2011（平成23）年施行

項目	単位
公衆衛生看護学	16単位
公衆衛生看護学概論	(2)
個人・家族・集団・組織の支援	(14)
公衆衛生看護活動展開論	
公衆衛生看護管理論	
疫学	2
保健統計学	2
保健医療福祉行政論	3
臨地実習	5
公衆衛生看護学実習	(5)
個人・家族・集団・組織の支援実習	〈2〉
公衆衛生看護活動展開論実習	〈3〉
公衆衛生看護管理論実習	
合計	28単位

図8　保健師助産師看護師法においての看護教育カリキュラムの変化（つづき）

[C　保健師・看護師統合カリキュラム]

	1996(平成8)年改正		2008(平成20)年改正
基礎分野	13単位	基礎分野	13単位
専門基礎分野	26	専門基礎分野	27
専門分野	72	専門分野Ⅰ	13
		専門分野Ⅱ	38
		統合分野	26
		合計	117単位

●専門分野の内訳（1996年改正）
- 基礎看護学　10
- 地域看護論　14
- 成人看護学　6
- 老年看護学　4
- 小児看護学　4
- 母性看護学　4
- 精神看護学　4
- 臨床実習　26
  - 基礎看護学　(3)
  - 地域看護論　(5)
  - 成人看護学　(8)
  - 老年看護学　(4)
  - 小児看護学　(2)
  - 母性看護学　(2)
  - 精神看護学　(2)

●専門分野・統合分野の内訳（2008年改正）
- 専門分野Ⅰ　計13単位
  - 基礎看護学　10
  - 臨地実習　3
    - 基礎看護学　(3)
- 専門分野Ⅱ　計38単位
  - 成人看護学　6
  - 老年看護学　4
  - 小児看護学　4
  - 母性看護学　4
  - 精神看護学　4
  - 臨地実習　16
    - 成人看護学　(6)
    - 老年看護学　(4)
    - 小児看護学　(2)
    - 母性看護学　(2)
    - 精神看護学　(2)
- 統合分野　計26単位
  - 在宅看護論　4
  - 公衆衛生看護学　10
  - 看護の統合と実践　4
  - 臨地実習　8
    - 在宅看護論　(2)
    - 公衆衛生看護学　(4)
    - 看護の統合と実践　(2)

3　大学院，専門看護師（CNS）教育における高齢者看護のあゆみ

看護系の大学院は1979(昭和54)年千葉大学に修士課程が設置されたのがはじまりである．博士後期課程は1988(昭和63)年設置の聖路加国際(看護)大学大学院まで間があき，1991(平成3)年日本国内の教育機関から初の看護学博士が誕生した．

一方，医療技術の高度化や社会の変化に合わせた質の高い看護を提供するために，日本看護協会では専門看護師(CNS)制度の検討を進めた．1996(平成8)年にはがん看護と精神看護の分野で看護協会による個人認定が開始され，現在，表1の13分野が特定され，分野の拡がりもみられている．

表1　専門看護師分野

①がん看護	⑧急性・重症患者看護
②精神看護	⑨感染症看護
③地域看護	⑩家族支援
④老人看護	⑪在宅看護
⑤小児看護	⑫遺伝看護
⑥母性看護	⑬災害看護
⑦慢性疾患看護	2016年11月現在

専門看護師の教育課程については，日本看護系大学協議会の中に1993(平成5)年には専門看護婦(士)認定制度検討委員会が設置され，協議会が提案した教育課程を専門看護師の教育に採用することを前提とした検討が進められた．こうして，1998(平成10)年に日本看護系大学協議会による専門看護師教育課程の認定制度が発足した．

多くの看護系大学大学院において，専門看護師教育が行われるようになり，「老人看護」の分野での専門看護師教育課程が認定されている大学院は38課程（2017（平成29）年4月現在）となっている．

4 認定看護師教育における高齢者看護の方向性

認定看護師は，日本看護協会が特定する看護分野において，熟練した看護技術と知識を有することを認められた看護師で，資格試験に合格した者をいう．

認定看護師の役割は，❶特定の看護分野において，個人，家族および集団に対して，熟練した看護技術を用いて水準の高い看護を実践する（実践），❷特定の看護分野において，看護実践を通して看護者に対し指導を行う（指導），❸特定の看護分野において，看護者に対しコンサルテーションを行う（相談）の3つであり，その分野の看護エキスパートとしての実践を行っている．現在の認定看護師分野は，表2の21分野である．高齢化により，医療を受ける患者の多くが65歳以上の高齢者となり，これらの認定領域のケア対象者は高齢者である場合も多い．2005（平成17）年2月から老人性痴呆看護は「認知症高齢者看護」に改称され，高齢者に多い認知症ケアに特化した看護のエキスパートを輩出している．また，特定行為研修を認定看護師教育に組み込む動きがみられている．

5 高齢者看護の研究の動向

日本看護協会による日本看護学会では1989（平成元）年から老人看護分科会を立ち上げている．高齢社会における看護の社会的責任を21世紀に向けて発展的に担おうとする看護の専門職集団としての態度表明である．その後，1995（平成7）年には日本老年看護学会が発足した．翌1996（平成8）年に第1回学術集会を開いている．

その学会誌の巻頭言のなかで，野口は老年看護学研究の状況について次のように分析した（1997年[1]）．研究目的からは❶看護活動（システム）および老年者とその家族の実態を調査し現状を分析し問題を明らかにするもの，❷老年者のニード・特性に関するもの，❸看護活動を評価し課題を見出すためのもの，❹老年看護学理論の開発研究の4つに分けることができ，❶や❷の研究はよく行われているが❸についてはさらに研究方法が探求される必要がある，というものである．そのうえで，老年看護学の理論は研究を重ね各研究を統合することでつくられ，老年看護学全体の支柱になるという見解を提示した．さらに，老年看護に携わる者は熟練した技術に学びながらも先入観にとらわれることなく高齢者のためにケアを工夫し，それぞれの看護の場において行っていることを発表し発展させようと呼びかけている．最近では，よりエビデンスレベルの高いメタアナリシスやランダム化比較試験も行われるようになり，これらが高齢者ケア政策にも結びつくようになってきた．

研究の進歩は「実態を知る」段階から「因果関係を明らかにする」段階，さらに「臨床応用を可能にする」段階へと進む．高根[3]は研究過程を理論と方法の循環であると述べている．経験的に得られた知識の一般化は理論構築の過程

表2　認定看護師分野

①救急看護	⑫透析看護
②皮膚・排泄ケア	⑬手術看護
③集中ケア	⑭乳がん看護
④緩和ケア	⑮摂食・嚥下障害看護
⑤がん性疼痛看護	⑯小児救急看護
⑥がん化学療法看護	⑰認知症看護
⑦感染管理	⑱脳卒中リハビリテーション看護
⑧訪問看護	
⑨糖尿病看護	⑲がん放射線療法看護
⑩不妊症看護	⑳慢性呼吸器疾患看護
⑪新生児集中ケア	㉑慢性心不全看護

2016年11月現在

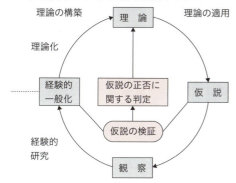

図9 経験科学における研究過程のモデル

(Walter Wallace, The Logic of Science in Sociology, 1971. を参考に作成(髙根)./髙根正昭:創造の方法学. p190, 講談社現代新書, 1979. より)

であり，理論から導き出した仮説の検証は，理論適用の過程の研究である．そして研究は「理論，仮説，観察，経験的一般化，仮説の検証，理論の修正」と循環するのである(図9).

どのような場所で高齢者看護に従事するにしても看護・ケアの向上に向けて研究の協力者あるいは実施者であることが求められる．私たちは専門職である以上，自己研鑽，看護研究とケアの質の改善を行わずに実践を続けることはできないのである．

6 老年学をベースにもつ高齢者看護学と国際社会における今後の発展

老年学は，1904年にロシアの免疫学者イリヤ・メチニコフによって"Gerontology"と名づけられた老年期を対象とした学問である．わが国では，1930(昭和5)年頃から社会や人口構造の変化に伴って，社会学的，および生物学的分野も取り入れた幅広い見地から老齢化について研究していく学問として老年学は発展し，老人医学，老年精神医学，老年看護学，保健学，高齢者福祉，老年社会学，老年心理学，建築学，年金，就労分野など学際的な研究分野で構成されている．

また，日本老年学会が1959(昭和34)年に設立され，現在では日本老年医学会，日本老年社会科学会，日本基礎老化学会，日本老年歯科医学会，日本老年精神医学会，日本ケアマネジメント学会，日本老年看護学会の7学会が加盟した連合体となっている．ステートメントの発信や2年に1回合同で学術大会を開催するなど，老年学を共に研究する連合体として活動を行っている．また，日本老年学会はInternational Association of Gerontology and Geriatrics (IAGG)にも加盟し，4年に1回各地で開催される国際会議に協力するなど，老年学は国際的な研究領域としても進展している．老年看護学は，このような老年学をベースにもっており，高齢者が尊重され，尊厳を守り，生活の質を向上していくための健康と生活面の支援を担っている．

国際連合(国連)は，2016年から2030年までの国際社会の共通目標として，持続可能な開発目標(Sustainable Development Goals：SDGs)17項目を採択し[2]，国連加盟国にはこれらの達成のための各国の取り組みを求めている(図10)．SDGsでは，全世界において貧困に終止符を打ち，地球を保護し，すべての人が平和と豊かさを享受できるようにすることなどをめざし，普遍的な各国の行動を呼びかけている．

貧困は途上国の課題であると考えられがちであるが，先進国であるわが国においても経済格差が健康格差につながっていることが指摘されており[3]，すべての高齢者が健康と福祉を享受しているとはいい難い現実があり，貧困や健康問題への対応は，全世界に共通した課題であるといえる．

世界保健機関(World Health Organization：WHO)[4]，および聖路加国際大学WHO看護開発協力センター[5]では，People-Centered Care(PCC；市民主導型ケア)をSDGsの達成のための解決策の1つとして提唱している．高齢者の多くは，病気や健康問題に対峙して生活しており，医療機関に受診しているときだけ治療を受けているのではない．むしろ，入院や受診以外の日常生活においてのケアの継続性が重要である．PCCとは，

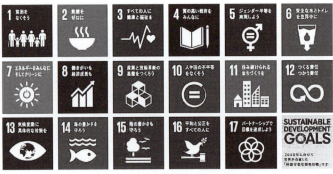

図10 国連 持続可能な開発目標（SDGs）

（国際連合広報センター：http://www.unic.or.jp/activities/economic_social_development/sustainable_development/2030agenda/. より）

医療を受ける人と家族，あるいはコミュニティが専門職とのパートナーシップをとり，本人と家族が尊重され，専門職による十分な説明とかかわりがあり，尊厳と思いやりをもって治療やケアを受けられることをさしている[4]．ケアの受け手と専門職はパートナーとして互いを理解し，信頼と尊敬，および役割分担しながら，ともに意思決定をしていくケアのプロセスである[5]．ケアが必要な人に対して，必要なときに，必要とされる場所で，両者のパートナーシップのもと，本人がどう生きたいのか，またどう治療したいのかを専門職が引き出し，それを尊重していくPCCが必要であり，PCCは，すべての人が保健・医療を受ける権利の姿である[4]．さらにPCCにより，無駄な検査や望んでいない治療を減らすことができ，医療システムの質と効率をも向上することができ，専門職の働きがいや満足感をももたらすことができるとしている[4]．

わが国は，1963（昭和38）年の国民健康保険制度，2000（平成12）年の公的介護保険制度をもつ2つのUniversal Health Coverage（UHC）を備える数少ない国の1つであり，これらにより世界最高の長寿を達成してきた．今後開発途上国において高齢化が急速に進展するため，わが国の地域包括ケアや医療，看護，介護などの具体的なケアモデルが諸外国にも活用され，先進国としてこれらの国々に貢献し，SDGsを達成していくことが期待されている．本書の読者が暮らす地域においても，看護職が中心となった高齢者ケアの新たな取り組みを各自が推進していくことが可能であるのではないかと考えられる．各地域の実情に応じた，持続的な保健・医療と看護の開発が求められている．

[亀井智子，小玉敏江]

引用文献
1) 野口美和子：老年看護学研究のススメ．老年看護学 2（1）：4-5, 1997.
2) United Nations: Sustainable development goals-17 Goals to Transform Our World.
http://www.un.org/sustainabledevelopment/sustainable-development-goals/
3) 近藤克則：健康格差社会. pp 1-68, 医学書院, 2016.
4) World Health Organization: People at the Center of Care.
http://www.wpro.who.int/health_services/people_at_the_centre_of_care/definition/en/
5) St. Luke's International University WHO Collaborating Center for People-Centered Care in Primary Care: 2016 Annual report St. Luke's International University, Tokyo, Japan, Research Center Division of People-Centered Care Development WHO CC for Nursing Development in Primary Health Care, pp 1-31, 2017.
http://research.luke.ac.jp/who/annualreport.html

参考文献
・日本看護系大学協議会：平成14年度版 専門看護師教育課程審査要項. 2002.
・門脇豊子・清水嘉与子・森山弘子編：看護法令要覧 平成14年版. 日本看護協会出版会, 2002.
・公益社団法人日本看護協会ホームページ：http://www.nurse.or.jp/

Column

📝 テレナーシングとテレメンタリング

　ICT（Information communication technology）の進展と，総務省医療分野におけるICT化戦略により，テレヘルス（遠隔医療）が新たな医療の提供方法として注目されている．

　テレナーシング（遠隔看護）は，1980年代後半頃より欧米を中心に看護の方法の1つとして普及してきた．ICN（International Council of Nurses：国際看護師協会）はテレナーシングを「看護における患者ケアの機能を強化するための電気通信技術の利用であり，音声・データ・画像伝達信号を送るための有線・無線通信手段を利用した人とコンピュータ間の電子的・光学的通信による遠隔コミュニケーション」と定義している．

　テレナーシング実践の効果には，患者へのタイムリーな情報提供によりコストの高い保健医療サービスの利用を低減すること，限られた保健医療資源を広い範囲の多くの人に効果的に提供できること，在院日数の減少，在宅ケアの基準に該当しない者や慢性疾患をもつ低所得者に対してアセスメントやモニタリングを高頻度に行う技術的効果，訪問看護コストの半減化，また，米国では訪問看護からテレナーシングに46％が移行したとされるなど，テレナーシングは広範囲に居住する人々に対する看護の方法として進展してきた．

　また，テレナーシングの方法には，双方向画像システムによる慢性疾患相談や，電話・電子メールによる生活習慣病相談，疾患特有の血圧やピークフロー等，ディジーズマネジメント（Disease Management：DM）としての疾病パラメータの管理など様々な保健指導とトリアージに応用されるようになった．

　筆者らが行う慢性疾患患者を対象とした増悪予防のためのテレナーシングの評価から，次のことがわかってきた．利用者への効果には急性増悪予防の回避，再入院予防，早期の細かい問題の解決，利用者の疾病の自己管理意識の向上，多様な不安の解消，"つながっている"安心感，見守られている安心感，かかりつけ医師への効果には，患者の療養生活の経過の詳細な把握，治療に必要な患者情報の増大，また，テレナーシングに要する費用と，急性増悪による再入院医療費との比較による医療経済的評価からは，医療コストは1/4以下になると試算されている．

　メンターとはよき指導者・助言者を意味し，メンタリングとは知識や経験の深い人が親身になって相談にのることを意味している．保健師・看護師は以前から患者や地域住民からの電話相談，疾病管理と看護相談などを行ってきた．電気通信技術を用いて，直接対面しないメンタリングをテレメンタリングというが，単に「指導」にとどまらないという意味で，電話，電子メール，テレビ電話などを用いた看護師によるテレメンタリングは急速に普及するものと思われる．

［亀井智子］

Column

📝 ユニバーサルヘルスカバレッジ

　ユニバーサルヘルスカバレッジ（UHC）とは，世界中のすべての人が生涯を通じて必要なときに，適切な健康増進，予防，治療，機能回復に関するサービスを，支払い可能な費用で受けられること（厚生労働省）を指している．お金のことを心配して受診を躊躇することや，医療機関に行くまでに何時間もかかること，医療機関に行っても専門職や薬がないなど，世界で10億人が基礎的な保健サービスを受けることができていないとされている．2012年12月12日の国連総会で「グローバル・ヘルスと対外政策」に関する決議が全会一致で採択され，その中でUHCを持続可能な開発の優先目標とすることが合意され，これを記念して，12月12日をユニバーサルヘルスカバレッジ（UHC）・デーとし，質の良い保健・医療サービスを金銭的な心配がなく享受できることを実現することを呼びかけるための日と定めている．2016年のG7伊勢志摩サミット首脳宣言にUHCが初めて盛り込まれ，わが国もUHCを保健の中心課題ととらえ，SDGsの達成に向けた努力を行っている．

［亀井智子］

索　引

A
ABC-16 …………………… 146
ABCXモデル ………………… 19
ACP ………………………… 339
ADL …………………… 24, 241, 250
ADL障害 …………………… 210
A-DROPシステム …………… 270
ADs ………………………… 339

B
BADL ………………… 37, 109, 110, 199
Barthel Index ……………… 38
BIA ………………………… 284
BMI ……………………… 36, 285
Borgスケール ……………… 262
BPSD …………… 43, 109, 115, 320
　…の予防と対応 …………… 327

C
CAP ………………………… 267
CAPD/APD ………………… 275
CDR ……………… 43, 115, 324
CDR-J ……………………… 117
CGA …………………… 107, 109
CHS Index ………………… 33
CKD ………………………… 277
CNS …………………… 158, 349
COPD ……………………… 260
CQI ………………………… 145

D
DASC-21 …………………… 43
DBDスケール ……………… 118
DESIGN-R ………………… 292
DNAR ……………………… 339
DOTS ……………………… 298
DPC …………………… 128, 144
DRS-R-98 ………………… 306
DST …………………… 115, 306
DVT ………………………… 250

E
eラーニング ………………… 347

F
FAST分類 …………… 118, 324
FCS ………………………… 146
FES ………………………… 200
FIM …………………… 37, 111, 112
FR …………………………… 112
Frailty ………… 194, 214, 284

G
GDS15 …………… 45, 115, 121

H
HbA1c ……………………… 282
HCAP ……………………… 267
HD ………………………… 275
HDLコレステロール ………… 283
HDS-R …………… 43, 78, 114, 324
HIV ………………………… 299
Hoehn-Yahr重症度分類 …… 252
HOT ………………………… 266

I
IADL ………… 25, 37, 109, 112, 199
ICF ………………………… 237
I-ROAD分類 ……………… 270

J
J-CHS Index ……………… 34
J-ZBI ………………… 122, 146
J-ZBI_8 ……………… 122, 146

K
Katz Index ………… 38, 112
KYT ………………………… 141

L
LDLコレステロール ………… 283
L-ドパ ……………………… 253

M
MCI …………………… 43, 324
MDAS ……………………… 119
MFS ………………………… 182
Mini-Cog ………………… 43
mMRC ……………………… 262
MMSE ……………… 43, 116, 324
MNA …………………… 113, 114
MNA-SF …………………… 217
MoCA-J …………………… 43
Motor Fitness Scale …… 182
MRA ………………………… 249
MRSA ……………………… 299
MSW ………………………… 160

N
NANDA看護診断 …………… 125
NCM ………………………… 216
NCS ………………………… 306
NHCAP ……………………… 267
non HDLコレステロール血症
　………………………………… 284
NST ………………………… 215

O
O-157 ……………………… 298
OA ………………………… 278
OHAT ……………………… 311
OT ………………………… 164

P
PAIND ……………………… 229
PCC ………………………… 351
PDCAサイクル ……………… 143
PEG ………………………… 221
PEM …………………… 34, 214
People-Centered Care
　………………………… 344, 351
PGCモラール・スケール …… 45
PT ………………………… 164

Q
QOL …………………… 10, 241
Quality of Life …………… 10

R
RA ………………………… 278
RO ………………………… 328

rt-PA静注療法 250

S
SDS 45
SEGICAPS 301
SF-36 117
SGA 217
SLTA 114
SNRI 303
SSRI 303, 325

T
TIA 248
Timed Up & Go(TUG)テスト 112, 182
T字杖 245

U
UHC 144, 354

V
VAP 267
VAS 280
Vitality Index 121
VZV 299

W
WHO QOL26 115
WHO-5 精神健康状態表 184

Z
Zarit介護負担尺度日本語版 122, 146
ZBI 47

あ
アウトカム 144
アクシデント 139
アクティビティ 89
アクティブラーニング 347
足白癬 288
アセスメント 106
アセスメントシート 136
アディポメーター 217
アドバンス・ケア・プランニング 339
アドベンチャーリーダーシッププログラム 151
アドボカシー 46, 333
アビー痛みスケール 229
アポトーシス 30
アメリカ 66
アルツハイマー病 322
アルフォンス・デーケン 22
安静時狭心症 257
あん摩マッサージ指圧師 153

い
胃がん 234
生きがい 27, 28
生きがいづくり 193
息切れ 261
イギリス 66
育児介護休業法 58
育児休業，介護休業等育児又は家族介護を行う労働者の福祉に関する法律 58
医師 153, 155
維持期リハビリテーション 240
意思決定 227
意思決定支援 130, 339
痛み 278
一時性 333
一過性脳虚血発作 248
一般介護予防事業 186
一般病床 98
意欲 115
医療安全 138
医療・介護関連肺炎 267, 268, 271
医療介護総合確保推進法 57
医療介護総合確保法 57
医療過誤 139
医療機器管理 163
医療ケア関連肺炎 267
医療事故 139
医療制度 49
医療費 53
医療保険 65
医療保険制度の国際比較 66
インサーテープ 217
インシデント 139
インスリン 281
インタビュー技法 220
院内肺炎 270
インフォーマルな社会資源 92
インフォームド・コンセント 227
インフルエンザ 297
インフルエンザワクチン接種 297

う
ウェアリング・オフ現象 253
う蝕 309
うつ 115, 301
運動器系 106
運動器症候群 34
運動機能の評価 181

え
エイジズム 23, 46
栄養アセスメント 218
栄養アセスメントキット 219
栄養管理サービス 216
栄養サポートチーム 215
栄養士 153
栄養状態 107, 114
栄養スクリーニング 217
栄養不足 188
笑顔体操 189
エモリエント 288
エラー 138
エラー蓄積説 30
エリクソン 20, 44
嚥下困難へのケア 340
エンドオブライフケア 85, 335, 344
エンパワメント 244

お
オレンジプラン 59
オン・オフ現象 253

| 音楽療法 | 169 |
| 音楽療法士 | 153, 169 |

か

開眼片足立ち	181
介護給付	62
介護サービス計画	63
介護サービス利用の手続き	62
介護支援専門員	63, 152, 167
介護支援専門員実務研修受講試験	152
介護施設における看護職の役割	96
介護認定割合	9
介護の必要度	16
介護福祉士	153, 166
介護負担尺度	146
介護負担度評価尺度	146
介護保険	65
介護保険制度	60
介護保険法	56
介護保険利用者	11
介護予防	63, 186
介護予防ケアマネジメント	62
介護予防サービス	61
介護予防サポーター	14
介護予防・生活支援サービス事業	187
介護予防・日常生活支援総合事業	62, 186
介護療養型医療施設	52
介護老人福祉施設	89, 95
介護老人保健施設	89, 92, 172
介護を頼みたい相手	10
疥癬	288, 299
疥癬トンネル	289
改訂長谷川式簡易知能評価スケール	43, 78, 114, 324
ガイドヘルパー	90
回復期リハビリテーション	83, 240
外来看護	131
カウンセリング	168
学際的チームアプローチ	150
喀痰塗抹陽性	297, 298
家族看護	15
…に関する理論	17
家族観の多様化	5
家族システム理論	17
家族の対処	16
家族発達理論	17
下腿周囲長	219
価値観	78
カッツインデックス	38, 111, 112
活動	237
活動能力の評価	183
活動理論	27
芽胞	299
かゆみ	287
カリキュラム	348
加齢	30, 194
加齢黄斑変性	39
加齢変化	30, 227
簡易栄養状態評価表	113, 114
感音難聴	39
感覚	41
感覚器	107
看護援助	315
看護学教育モデルコアカリキュラム	347
看護基礎教育	347
看護教育カリキュラム	348
看護記録	133
韓国	68
看護師	153, 156
看護小規模多機能型居宅介護	101
看護診断	125
カンジダ	288
乾性咳嗽	268
関節リウマチ	278
感染経路	296
感染症	295
感染症予防対策	94
感染防止対策加算	300
カンファレンス	131
管理栄養士	153
関連因子	125
緩和ケア	335
緩和ケア病棟	335

き

起居動作	164
危険因子	125
危険予知トレーニング	141
義肢装具士	153
義歯装着	309
絆づくり	193
季節性うつ病	303
機能強化型訪問看護ステーション	144
機能・形態障害	237
機能障害	238
機能性失禁	210
機能的自立度評価表	37, 112
気分変調症	302
基本チェックリスト	63, 187
基本的ADL	109, 199
基本的日常生活動作	37, 110
虐待	331
嗅覚	41
きゅう師	153
急性期医療	226
急性期リハビリテーション	240
急性腎不全	273
休養	303
狭心症	257
虚血性心疾患	257
虚弱	214
居宅介護支援	63
居宅サービス	61
居宅サービス計画書	176
記録	133

く

空気感染	296
口すぼめ呼吸	266
くも膜下出血	248
グリーフワーク	341
クリニカルインディケーター	144
グループホーム	101

クレアチニン　274
クレアチニンクリアランス　274
クロストリジウム・ディフィシル　299
クワシオルコル型　34

け

ケアカンファレンス　171
ケアチーム　155
ケアニーズ　150
ケアプラン　63, 95
ケアマネジメント　63, 162
　…のプロセス　171
ケアマネジャー　63, 152, 167
経管栄養　97
経済的虐待　331
軽症うつ病　302
継続的質改善　145
継続理論　28
傾聴　220
経腸栄養　221
系統別にみた老化　32
軽度認知障害　42, 324
経鼻胃管栄養法　221
経皮内視鏡的胃瘻造設術　221
血液浄化法　275
血液透析　275
血液媒介感染　296
血管性認知症　322
血清アルブミン値　214
血栓溶解療法　249
血糖値　282
下痢　209
健康　180, 190
　…の定義　37
健康格差　189
健康学習　188
健康観　6, 180
健康管理の自己採点　26
健康関連QOL　117
健康自己評価　6
健康指標　37
健康寿命　189
　…の延伸　189

健康状態　237
健康づくり　188
健康度自己評価　184
健康な高齢者　188
健康日本21　102, 185, 189, 238
健康レベル　77
言語聴覚士　153
原発性骨粗鬆症　36
権利擁護　333

こ

高LDL血症　283
高TG　283
抗うつ薬　303
後期高齢者　2, 53
口腔カンジダ症　310
口腔乾燥　310
口腔内疾患　309
高血圧　256
咬合力　198
高次脳機能障害　323
恒常性機能　30
厚生労働大臣が定める疾病等　65
構造─プロセス─成果モデル　145
高中性脂肪血症　283
高齢化の推移と将来推計　4
高齢化率　2
高齢者　2
　…のいる世帯　5
　…の生活スタイル　12
高齢者医療確保法　52
高齢社会　2
高齢社会対策基本法　55
高齢社会対策大綱　55
高齢者虐待　46, 331
高齢者虐待の防止，高齢者の養護者に対する支援等に関する法律　46, 60, 334
高齢者虐待発見チェックリスト　108
高齢者虐待防止法　46, 60, 334
高齢者差別　23, 46

高齢者総合的機能評価　107, 109
高齢者の医療の確保に関する法律　52
高齢者保健福祉推進十か年戦略　54
5S活動　142
誤嚥性肺炎　250, 296
コーピング　26
ゴールドプラン　54
ゴールドプラン21　55
呼吸器合併症　235
呼吸器疾患　260
呼吸・循環器系　106
呼吸不全　260
呼吸へのケア　341
国際障害分類　237
国際生活機能分類　237
国民医療費　49, 52
国民皆保険制度　49
こころの健康づくり　191
骨格筋減少症　215
骨・関節系疾患　278
骨折　202, 279
　…の原因　202
骨粗鬆症　36, 203, 279
骨量　204
孤独へのケア　340
コホーティング　296
コミュニケーション　72
コミュニケーションADL　199
根拠あるケア　81
今後5か年の高齢者保健福祉施策の方向　55
コンピテンシー　347

さ

サービス担当者会議　171
　…の進め方　175
　…の要点　177
災害　346
細菌性肺炎　269
在宅医療・介護連携推進事業　58
在宅酸素療法　266

在宅モニタリング 346	視能訓練士 153	純音聴力 41
在宅療養移行支援 131	死の三徴候 342	循環器系疾患 256
在宅療養支援診療所 144	死の受容 23	生涯未婚率 6, 336
作業療法士 153, 164	死亡数 4	障害老人の日常生活自立度 10
サクセスフルエイジング 27	シミュレーション教育 347	消化器系 106
サブスペシャリティ 159	市民主導型ケア 351	消化器ストーマ 209
ザリット介護負担尺度 47	社会環境 45	小規模多機能型居宅介護サービス 100
サルコペニア 34, 188, 215, 284	社会参加 187, 238	症候 31
サルコペニア肥満 284	社会資源 89	少産少死 3
参加 237	…の活用 130	症状 31
三環系抗うつ薬 303	…の地域差 12	上体起こし 181
	社会的不利 237	情報公開 145
し	社会的離脱理論 27	常用視力 41
シームレスケア 144	社会福祉協議会 15	将来の日常生活への不安 70
死因 180, 337	社会福祉士 153, 165	上腕骨頸部骨折 279
ジェットコースター・モデル 19	社会福祉士及び介護福祉士法 95	ショートステイ 84
ジェネラティビティ 44	社会保障改革プログラム法 57	ショートステイ事業 54
歯科医師 153, 167	社協 15	食形態 314, 316
歯科衛生士 153, 167	若年性認知症者 325	食事介助 314
視覚 39	シャント 260	食事記録法 219
磁気共鳴血管画像 249	自由化説 27	褥瘡 289
自己決定権 227, 244	週間サービス計画表 177	褥瘡感染症 297
自己効力感 25	周手術期 230	自立 14, 37
自己評価式抑うつ尺度 45	周術期合併症 227	自律 14, 37
脂質異常症 283	修正MRC質問票 262	…の原則 227
歯周病 309	集団音楽療法 170	自立支援 75
ジスキネジア 253	柔道整復師 153	自立状況 40
施設サービス 61, 89	終末期ケア 335	自立割合 39
施設入所者 63	10m障害物歩行 181	視力 112
自然災害 346	集約型まちづくり 47	視力低下 39
事前指示 339	主観的幸福感 28	死を迎えたい場所 337
持続可能な社会保障制度の確立を図るための改革の推進に関する法律 57	主観的包括的アセスメント 217	新オレンジプラン 59, 320
	手指衛生 295	人格 22
市中肺炎 267	手術 226	腎機能代償不全 276
市町村保健師 102	主体性の回復 243	心筋梗塞 258
失禁 107	手段的ADL 109, 199	神経因性膀胱 208
失語 280	手段的日常生活動作 37, 112	人工呼吸器関連肺炎 267
疾病 31	手段的日常生活動作尺度 111	人工骨頭置換術 234
疾病管理 246	術後せん妄 229	進行性核上性麻痺 322
疾病・病態の特徴 226	出生数 4	新ゴールドプラン 54
指定介護老人福祉施設 172	主要死因 180	腎疾患 273
しているADL 24, 250	受療率 7	人種差別 23
死の意味 23		新障害者プラン 103

心身機能・身体構造 ……… 237
心身機能変化 ……………… 106
心身社会的アセスメント … 107
心臓リハビリテーション … 258
身体計測 …………………… 218
身体拘束 …………………… 332
　…の禁止規定 …………… 140
身体拘束ゼロ作戦 ………… 333
身体づくり ………………… 191
身体的虐待 ………… 107, 331
新体力テスト ……………… 8
診断群分類 ………………… 128
診断群分類別包括評価 …… 144
診断指標 …………………… 125
深部静脈血栓症 …………… 250
腎不全 ……………………… 273
心理・社会的危機 ………… 21
心理状態の変化 …………… 44
心理的アセスメント ……… 168
心理的虐待 ………………… 331
診療所 ……………………… 98
心理療法 …………………… 168

す
衰退過程 …………………… 340
水痘・帯状疱疹ウイルス … 299
睡眠 ………………………… 107
睡眠障害 …………………… 222
睡眠薬 ……………………… 224
スキンテア ………………… 292
スキンテアSTAR分類システム
 …………………………… 293
ストレステスト …………… 208
ストレスへの対処 ………… 26
3 D-CT ……………………… 249

せ
成果 ………………………… 144
生活機能障害度 …………… 252
生活機能の加齢変化 ……… 37
生活期リハビリテーション
 …………………………… 240
生活行為 …………………… 164
生活習慣病 ………………… 31
生活障害 ……………… 26, 326

生活の質 …………………… 241
生活範囲 …………………… 24
生活満足度 ………………… 184
生活満足度尺度K ………… 185
生活リズム ………………… 74
清潔へのケア ……………… 340
性差別 ……………………… 23
生産年齢 …………………… 3
脆弱性 ……………………… 284
精神保健福祉士 …………… 153
精神療法 …………………… 303
成長 ………………………… 30
性的虐待 …………………… 331
成年後見制度
 …………… 46, 59, 60, 328, 333
生理的老化 ………………… 30
脊髄圧迫骨折 ……………… 279
セクシャリズム …………… 23
世帯 ………………………… 5
世帯構造 …………………… 13
摂食嚥下障害 ………… 215, 312
摂食・嚥下障害看護認定看護師
 …………………………… 161
摂食嚥下リハビリテーション
 …………………………… 313
接触感染 …………………… 296
切迫性 ……………………… 333
セルフ・エフィカシー …… 25
セルフケア ………………… 95
前期高齢者 ………………… 2, 53
前屈曲姿勢 ………………… 197
前傾姿勢 …………………… 197
潜在力 ……………………… 80
選択的セロトニン再取り込み阻害
　薬 ………………………… 325
剪断力 ……………………… 289
前頭側頭型認知症 ………… 322
全人間的復権 ……………… 244
せん妄 ………………… 250, 305
せん妄スクリーニング・ツール
 …………………………… 306
専門看護師 ………………… 349
前立腺肥大症 ……………… 231

そ
躁うつ病 …………………… 302
騒音性難聴 ………………… 39
臓器不全 …………………… 336
双極性障害 ………………… 302
早期離床 ………………… 229, 235
喪失体験 …………………… 302
創傷被覆材 ………………… 294
早朝覚醒 …………………… 222
ソーシャルニーズ ………… 90
ソーシャル・ネットワーク … 7
ソーシャルワーカー ……… 165
蘇生処置に関する意思表明
 …………………………… 339

た
ターミナル ………………… 335
ターミナルケア …………… 335
ターミナルケア加算 ……… 341
退院支援 ………………… 129, 130
退院支援加算 ……………… 129
退院調整看護師 …… 129, 157, 160
大うつ病 …………………… 302
対応能力 …………………… 16
第三者評価 ……………… 145, 147
第三者評価機関 …………… 147
代謝性疾患 ………………… 281
対象喪失 …………………… 302
代償法 ……………………… 315
帯状疱疹 …………………… 299
大腿骨頸部骨折 …………… 203, 279
大腿骨骨折 ………………… 232
大脳皮質基底核変性症 …… 322
代理意思決定 ……………… 228
体力測定による評価 ……… 181
多剤併用 …………………… 33
多死社会 …………………… 3
多職種 ……………………… 150
多職種連携 ………………… 82, 166
　…による療養指導 ……… 130
立ち上がりテスト ………… 35
脱水 ………………………… 215
脱水症状 …………………… 189
タバコ煙 …………………… 261
多発梗塞性認知症 ………… 322

多様性重視型 ... 6
短期入所 ... 54, 84
タンパク質・エネルギー低栄養 ... 34
タンパク質・エネルギー低栄養状態 ... 214

ち
地域介護施設整備促進法 ... 57
地域差 ... 13
地域支援事業 ... 63
地域における医療及び介護の総合的な確保の促進に関する法律 ... 57
地域における医療及び介護の総合的な確保を推進するための関係法律の整備等に関する法律 ... 57
地域における公的介護施設等の計画的な整備等の促進に関する法律 ... 57
地域の支え合い活動 ... 14
地域福祉権利擁護事業 ... 333
地域包括ケア ... 129
地域包括ケアシステム ... 14, 56, 57, 163
地域包括支援センター ... 55, 56, 62, 103, 161
地域密着型介護予防サービス ... 61
地域密着型サービス ... 61, 100
地域リハビリ ... 238
地域連携パス ... 144, 246
チームアプローチ ... 150, 155
チームケア ... 76
知覚 ... 41
痴呆 ... 58, 320
チャレンジプログラム ... 152
中途覚醒 ... 222
聴覚 ... 39
腸管出血性大腸炎 ... 298
超高齢社会 ... 2
超高齢多死社会 ... 70
長座体前屈 ... 181
聴力 ... 112

直腸・肛門機能障害 ... 209

つ
通所介護 ... 54
通所サービス ... 346
通所リハビリ ... 84
2ステップテスト ... 35
杖 ... 245
…の使い方 ... 245
爪白癬 ... 288

て
低HDL血症 ... 283
低アルブミン血症 ... 188
T字杖 ... 245
低栄養 ... 34, 214
デイケア ... 84
低血糖 ... 283
デイサービス事業 ... 54
低酸素血症 ... 260
ディジーズ・マネジメント ... 246
適応の型 ... 21
できるADL ... 24, 112, 250
デブリーフィング ... 151
テレナーシング ... 346, 353
テレヘルス ... 346
テレメンタリング ... 353
伝音難聴 ... 39
電子カルテ ... 133
転倒 ... 112, 141, 197
転倒恐怖感 ... 199
転倒後症候群 ... 198, 199
転倒自己効力感 ... 200
伝統重視型 ... 6
転倒要因の分類 ... 200
転倒予防 ... 202

と
ドイツ ... 68
頭蓋内圧亢進症状 ... 250
同居率 ... 3
橈骨遠位端骨折 ... 279
透析療法 ... 274
疼痛 ... 279

…の緩和 ... 234
疼痛コントロール ... 229
糖尿病 ... 281
糖尿病合併症 ... 282
糖尿病網膜症 ... 39
動脈硬化 ... 283
トータルケア・アセスメントシート ... 134
特定健康診査 ... 56
特定疾病 ... 61
特定保健指導 ... 56
特別養護老人ホーム ... 95
閉じこもり ... 243
閉じた質問 ... 220
突然死 ... 336
ドパミン ... 253
ドライスキン ... 106, 287
トロミ ... 316
ど忘れ ... 42

な
内分泌ホルモン ... 281
難聴 ... 39

に
21世紀における国民健康づくり運動 ... 189
24時間思い出し法 ... 219
24時間生活シート ... 136
日常生活活動 ... 241
日常生活自立支援制度 ... 329
日常生活動作 ... 24, 250
日中独居 ... 83
日本看護学会 ... 350
日本看護協会 ... 350
日本語版CAM-ICUフローシート ... 306
日本語版NEECHAM混乱・錯乱スケール ... 306
日本語版せん妄評価尺度98年改訂版 ... 306
入眠困難 ... 222
入眠障害 ... 222
尿失禁 ... 36, 208
尿毒症 ... 276

索引 361

尿排出障害 208
尿閉 232
尿路感染症 297
尿路ストーマ 208
任意後見制度 329
人間関係形成 73
認知機能 41,115
　…の加齢変化 24
認知機能障害 321
認知行動療法 303
認知症 42,212
　…の行動・心理症状
　　　　　　43,109,115,320
認知症カフェ 329
認知症看護認定看護師 160
認知症高齢者 319
認知症コーディネーター 14
認知症施策推進5か年計画
　　　　　　　　　　　　59
認知症施策推進総合戦略 320
認知症施策推進総合戦略〜認知症
　高齢者等にやさしい地域づくり
　に向けて〜 59
認知症初期集中支援チーム
　　　　　　　　　　　　328
認知症対応型共同生活介護
　　　　　　　　　　　　101
認知症対策 58
認知症治療薬 325
認知症の人と家族の会 329
認知療法 303
認定看護師 350

ね
寝かせきり老人 10
ネグレクト 46,107,331
寝たきり 8
寝たきり高齢者 10
寝たきり老人 10
ネットワーキング 98
年金制度の国際比較 67

の
脳血管障害 248
脳梗塞 248

脳出血 248
脳神経系疾患 248
脳卒中患者の流れ 239
能力低下 237
能力の諸段階 183
ノーマライゼーション 96,241
ノロウイルス 298
ノンレム睡眠 107

は
パーキンソニズム 252
パーキンソン症候群 252
パーキンソン病 251
バーセルインデックス 110
バーセル指標 183
パーソナリティ 22
パーソナル・ネットワーク 7
バーンアウト 97
肺炎 267
背景因子 237
肺結核 297
排泄 107
排泄アセスメント 209
排泄障害 205
排泄用具 211
肺内シャント 260
排尿障害 208
排便コントロール 232
廃用症候群予防 79
ハイリスクアプローチ 186
ハヴィガースト 20,85
白癬症 288
白内障 39,230
発達 30
発達課題 20,22
パッドテスト 210
バトラー 23
パトロナイジング・スピーチ
　　　　　　　　　　　　24
歯の欠損 309
バランス 112
バリアフリー 243
はり師 153
バリデーション療法 328
バンデューラ 25

反転授業 347

ひ
日帰り手術 230
ビジュアルアナログスケール
　　　　　　　　　　　　280
ヒゼンダニ 288,299
非代替性 333
ピック病 322
非定型肺炎 269
ヒト免疫不全ウイルス 299
皮膚 106
皮膚カンジダ症 288
皮膚糸状菌症 288
皮膚疾患 287
皮膚裂傷 292
飛沫感染 296
肥満症 284
ヒヤリ・ハット事例 139
ヒューマンエラー 142
病院 98
標準失語症検査 114
標準予防策 295
病的老化 30
病棟看護師 160
開かれた質問 220
頻尿 208

ふ
不安 115
ファンクショナルリーチ 112
不安全行動 142
不安定狭心症 257
フィジカルアセスメント
　　　　　　　　　　106,263
複合型サービス 101
副作用 127
福祉機器 27
腹膜透析 275
服薬確認を中心とした患者支援
　　　　　　　　　　　　298
不顕性誤嚥 340
不治の病 336
不動へのケア 340
不眠 222

プラーク 309
フランス 68
ブリストル便性状スケール 207
ブリンクマン指数 261
フレイル 33, 194, 214, 215, 284, 336
フレイル高齢者 127
ブレーデンスケール 290
プログラム説 30

へ
平均寿命 2, 180
平衡機能の関連図 198
ペーシング 315
ペック 20
ペットロス症候群 46
ヘモグロビンエーワンシー 282
ヘルスプロモーション 180, 184
ヘルスリテラシー 344
変形性関節症 278
便失禁 209
便秘 209

ほ
包括的呼吸リハビリテーション 265
膀胱内留置カテーテル挿入 232
膀胱・尿道機能障害 208
報告 133
法定後見制度 329
訪問介護員 166
訪問看護師 153, 162
訪問看護事業所 99
訪問看護ステーション 65, 99
訪問看護制度 64
ホームヘルパー 166
保健師 102, 153, 163
保健所 102
ポジショニング 316
補聴器 42
ポピュレーションアプローチ 186
ホメオスタシス 30
ポリファーマシー 33

ま
松葉杖 245
マラスムス型 34
慢性呼吸不全 260
慢性疾患 246
慢性疾患看護専門看護師 159
慢性腎臓病 277
慢性心不全 258
慢性疼痛 279
慢性閉塞性肺疾患 260

み
味覚 41
未婚率 5
水虫 288
看取り終えた家族への援助 341
看取り介護加算 341
ミニメンタルステート検査 43

む
無痛性狭心症 257

め
メチシリン耐性黄色ブドウ球菌 299
メディカルソーシャルワーカー 160
メディケア 66
メディケイド 66
免疫機能 20
免疫老化 295

も
モイスチャライザー 288

や
夜間頻尿 224
薬剤管理 114
薬剤師 153
薬剤耐性（AMR）対策アクションプラン 300
薬物 127
薬物有害反応 126
薬物療法 33
やせ 36, 284

ゆ
有訴者率 7
有料老人ホーム 89
ユニバーサルヘルスカバレッジ 144, 354
指輪っかテスト 188

よ
要介護となった主な原因 9
要介護度別利用者の構成割合 11
要介護認定 61
予備力 30
予防給付 62
四点杖 245

ら
ライフ・ストーリー 86

り
リアリティ・オリエンテーション 328
理学療法士 153, 164
リスク 139
リスクマネジメント 94, 137, 138, 139
リネン 296
リハビリテーション 164, 229, 234, 237
療養病床 52, 89, 98
臨床指標 144
臨床心理士 153, 168
臨床認知症評価法―日本語版 117
倫理 145
倫理綱領 140

れ

- レイシズム … 23
- レジリエンス … 44
- レビー小体型認知症 … 322
- レム睡眠 … 107

ろ

- 老化 … 2, 30, 194
- …でみられやすい変化 … 32
- 老研式活動能力指標 … 38, 183
- 労作時呼吸困難 … 261
- 労作性狭心症 … 257
- 老視 … 39
- 老人医療費 … 49, 53
- 老人看護専門看護師 … 158
- 老人看護分科会 … 350
- 老人性乾皮症 … 287
- 老人性紫斑 … 107
- 老人性難聴 … 39
- 老人性白内障 … 230
- 老人性皮膚搔痒症 … 287
- 老人性歩行 … 197
- 老人福祉施設 … 54
- 老人福祉法 … 53, 54
- 老人保健法 … 52, 54
- 老年学 … 351
- 老年症候群 … 31, 33
- 老年人口 … 2
- 老年的超越 … 44
- 老老介護 … 11, 332
- ロートン … 181
- ロコモティブシンドローム … 34
- 6分間歩行 … 181
- ロフストランド杖 … 245

執筆者紹介

編集者

亀井智子
（聖路加国際大学大学院看護学研究科教授・研究センターPCC実践開発研究部部長・WHO看護開発協力センターセンター長）

小玉敏江
（NPO法人日本アビリティーズ協会理事）

執筆者（執筆順）

川上千春（聖路加国際大学大学院看護学研究科）
渡辺修一郎（桜美林大学大学院老年学研究科）
清水由美子（東京慈恵会医科大学医学部看護学科）
河田萌生（聖路加国際大学大学院看護学研究科修士課程）
藤村芳子（聖路加国際大学大学院看護学研究科修士課程）
井上映子（城西国際大学看護学部）
髙木初子（聖徳大学看護学部）
長嶋まり子（大網白里市立国保大網病院）
根本敬子（目白大学看護学部）
工藤禎子（北海道医療大学看護福祉学部）
藤田君支（九州大学医学研究院保健学部門看護学分野）
坂井志麻（東京女子医科大学看護学部）
福嶋龍子（純真学園大学保健医療学部看護学科）
安武綾（熊本大学大学院生命科学研究部看護学講座）
杉本知子（千葉県立保健医療大学健康科学部）
辻彼南雄（水道橋東口クリニック）
桑田美代子（青梅慶友病院看護介護開発室）
松本明子（聖路加国際病院）
吉岡佐知子（松江市立病院）
猪飼やす子
　（聖路加国際大学大学院看護学研究科博士後期課程）
石原幸子（聖路加国際病院）
白坂誉子（合同会社トライ・アス, デイサービスとらい・あす）
小野若菜子（聖路加国際大学大学院看護学研究科）
望月秀樹（杏林大学保健学部作業療法学科）
神山裕美（大正大学人間学部社会福祉学科）
古屋純一
　（東京医科歯科大学大学院医歯学総合研究科地域・福祉口腔機能管理学分野）
黒川由紀子
　（上智大学名誉教授・慶成会老年学研究所）

藤野園子（初富保健病院）
芳賀博（桜美林大学大学院老年学研究科）
櫻井尚子（東京慈恵会医科大学大学院医学研究科）
梶井文子（東京慈恵会医科大学医学部看護学科）
江藤真紀（宇部フロンティア大学人間健康学部）
梶田悦子（名古屋大学大学院医学系研究科）
西村かおる（NPO法人日本コンチネンス協会会長）
尾﨑章子
　（東北大学大学院医学系研究科老年・在宅看護学分野）
長谷川真澄（札幌医科大学保健医療学部）
荒木美千子（湘南医療大学保健医療学部）
鳥谷めぐみ（札幌医科大学保健医療学部）
金盛琢也（聖路加国際大学大学院看護学研究科）
六角僚子（獨協医科大学看護学部）
谷口好美（金沢大学医薬保健研究域保健学系）
山本由子（武蔵野大学人間科学部）
南由起子（サンシティ横浜）
鈴木明子（城西国際大学看護学部）
堀内園子
　（NPO法人なずなコミュニティ・認知症対応型グループホームせせらぎ）
目黒斉実（聖路加国際大学大学院看護学研究科）
北川公子（共立女子大学看護学部）
西尾彰子
　（東京都心身障害者福祉センター地域支援課）
松本佳代（熊本大学大学院生命科学研究部看護学講座）
長澤充城子
　（川崎市社会福祉事業団川崎市れいんぼう川崎在宅支援室）

高齢者看護学　第3版
こうれいしゃかんごがく　だいはん

2003年4月20日	初　版　発　行	
2007年3月20日	改　訂　版　発　行	
2018年2月5日	第　3　版　発　行	
2022年7月20日	第3版第2刷発行	

編　　集	亀井智子・小玉敏江
	かめいともこ　こだまとしえ
発行者	荘村明彦
発行所	中央法規出版株式会社
	〒110-0016　東京都台東区台東 3-29-1 中央法規ビル
	TEL 03-6387-3196
	https://www.chuohoki.co.jp/

装幀・本文デザイン	大下賢一郎
装画	後藤　恵
イラスト	藤田侑巳
印刷・製本	株式会社太洋社

ISBN978-4-8058-5624-6
定価はカバーに表示してあります．

本書のコピー，スキャン，デジタル化等の無断複製は，著作権法上での例外を除き禁じられています．また，本書を代行業者等の第三者に依頼してコピー，スキャン，デジタル化することは，たとえ個人や家庭内での利用であっても著作権法違反です．

落丁本・乱丁本はお取り替えします．

本書の内容に関するご質問については，下記URLから「お問い合わせフォーム」にご入力いただきますようお願いいたします．
https://www.chuohoki.co.jp/contact/